Kohlhammer

Die Herausgeber

Die Herausgeber sind langjährige Vorstands- und Beiratsmitglieder der Deutschen Gesellschaft Pädiatrische Psychosomatik (DGPPS).

Guido Bürk ist Facharzt für Kinder- und Jugendmedizin, Kindergastroenterologe, Kinderrheumatologe, Infektiologe und Neonatologe; seit 2008 niedergelassen zunächst im MVZ für Kinder und Jugendliche Herne, ab 2013 in der Berufsausübungsgemeinschaft paedicum ruhrkidz Herne/Wanne/Herten; kinderärztliche Wirkstätten (seit 1983): Vestische Kinder- und Jugendklinik Datteln, Universitätsklinik für Kinder- und Jugendmedizin Leipzig, Gemeinschaftskrankenhaus Herdecke; Aufbau von Psychosomatik-Stationen in Datteln und Herdecke.

Dieter Kunert ist Dipl.-Pädagoge, Kinder- und Jugendlichenpsychotherapeut; Aus- und Weiterbildung in klientenzentrierter Psychotherapie und Gesprächsführung, tiefenpsychologisch fundierter Psychotherapie für Kinder und Jugendliche, analytischer Paar- und Familientherapie, Traumatherapie; seit 2001 Aufbau und psychotherapeutische Leitung der Abteilung Pädiatrische Psychosomatik und Psychotherapie im Kinderzentrum des Klinikums Kassel; Patientenschulungen bei Diabetes mellitus Typ 1 und Chronisch entzündlichen Darmerkrankungen (CED).

Dr. med. Jochen Meister ist Facharzt für Kinder- und Jugendmedizin; Kinder-Pneumologie, Allergologie, Psychotherapie. Tätigkeit in der Klinik für Kinder- und Jugendmedizin am HELIOS-Klinikum Aue: seit 1999 als Oberarzt; seit 2019 als Chefarzt, Aufbau und Leitung der Station für Psychosomatik/Psychotherapie. Spezialsprechstunde für Kinderpneumologie und Allergologie, Mukoviszidose-Ambulanz. Kinderschutzbeauftragter. Langjährige Vorstandstätigkeit in der Arbeitsgemeinschaft für Pädiatrische Pneumologie und Allergologie (APPA) e. V.

Dr. med. Maya von Stauffenberg ist Fachärztin für Kinder- und Jugendmedizin; Fachärztin für Kinder- und Jugendpsychiatrie und -psychotherapie; Weiterbildung in der Kinder- und Jugendpsychiatrie der Vestischen Kinderklinik Datteln, dem Zentrum für Kinderheilkunde der Universitätsklinik Frankfurt, dem Zentrums für Soziale Psychiatrie Eltville-Eichberg. Leitende Oberärztin am Clementine Kinderhospital Frankfurt bis 2012; Aufbau der Abteilung für Neurologische Erkrankungen und Rehabilitation und Ausbau der Psychosomatischen Abteilung.

Guido Bürk
Dieter Kunert
Jochen Meister
Maya von Stauffenberg
(Hrsg.)

Pädiatrische Psychosomatik

Ein Praxishandbuch

Verlag W. Kohlhammer

Dieses Werk einschließlich aller seiner Teile ist urheberrechtlich geschützt. Jede Verwendung außerhalb der engen Grenzen des Urheberrechts ist ohne Zustimmung des Verlags unzulässig und strafbar. Das gilt insbesondere für Vervielfältigungen, Übersetzungen, Mikroverfilmungen und für die Einspeicherung und Verarbeitung in elektronischen Systemen.

Pharmakologische Daten, d. h. u. a. Angaben von Medikamenten, ihren Dosierungen und Applikationen, verändern sich fortlaufend durch klinische Erfahrung, pharmakologische Forschung und Änderung von Produktionsverfahren. Verlag und Autoren haben große Sorgfalt darauf gelegt, dass alle in diesem Buch gemachten Angaben dem derzeitigen Wissensstand entsprechen. Da jedoch die Medizin als Wissenschaft ständig im Fluss ist, da menschliche Irrtümer und Druckfehler nie völlig auszuschließen sind, können Verlag und Autoren hierfür jedoch keine Gewähr und Haftung übernehmen. Jeder Benutzer ist daher dringend angehalten, die gemachten Angaben, insbesondere in Hinsicht auf Arzneimittelnamen, enthaltene Wirkstoffe, spezifische Anwendungsbereiche und Dosierungen anhand des Medikamentenbeipackzettels und der entsprechenden Fachinformationen zu überprüfen und in eigener Verantwortung im Bereich der Patientenversorgung zu handeln. Aufgrund der Auswahl häufig angewendeter Arzneimittel besteht kein Anspruch auf Vollständigkeit.

Die Wiedergabe von Warenbezeichnungen, Handelsnamen und sonstigen Kennzeichen in diesem Buch berechtigt nicht zu der Annahme, dass diese von jedermann frei benutzt werden dürfen. Vielmehr kann es sich auch dann um eingetragene Warenzeichen oder sonstige geschützte Kennzeichen handeln, wenn sie nicht eigens als solche gekennzeichnet sind.

Es konnten nicht alle Rechtsinhaber von Abbildungen ermittelt werden. Sollte dem Verlag gegenüber der Nachweis der Rechtsinhaberschaft geführt werden, wird das branchenübliche Honorar nachträglich gezahlt.

Dieses Werk enthält Hinweise/Links zu externen Websites Dritter, auf deren Inhalt der Verlag keinen Einfluss hat und die der Haftung der jeweiligen Seitenanbieter oder -betreiber unterliegen. Zum Zeitpunkt der Verlinkung wurden die externen Websites auf mögliche Rechtsverstöße überprüft und dabei keine Rechtsverletzung festgestellt. Ohne konkrete Hinweise auf eine solche Rechtsverletzung ist eine permanente inhaltliche Kontrolle der verlinkten Seiten nicht zumutbar. Sollten jedoch Rechtsverletzungen bekannt werden, werden die betroffenen externen Links soweit möglich unverzüglich entfernt.

1. Auflage 2022

Alle Rechte vorbehalten
© W. Kohlhammer GmbH, Stuttgart
Gesamtherstellung: W. Kohlhammer GmbH, Stuttgart

Print:
ISBN 978-3-17-036555-1

E-Book-Formate:
pdf: ISBN 978-3-17-036556-8
epub: ISBN 978-3-17-036557-5

Geleitwort

von Burkhard Rodeck

»Das Gebiet Kinder- und Jugendmedizin umfasst die Prävention, Diagnostik, Therapie, Rehabilitation und Nachsorge aller körperlichen, psychischen und psychosomatischen Erkrankungen, Verhaltensauffälligkeiten, Entwicklungsstörungen und Behinderungen des Säuglings, Kleinkindes, Kindes, Jugendlichen und Heranwachsenden in seinem sozialen Umfeld von der pränatalen Periode bis zur Transition in eine Weiterbetreuung.« So lautet die Definition der Muster-Weiterbildungsordnung der Bundesärztekammer im Jahr 2018. Die Psychosomatik gehört damit zur genuinen Kompetenz des Kinder- und Jugendarztes. Sie befasst sich mit individuellen Wechselwirkungen zwischen Körper und Psyche und den daraus resultierenden Beeinträchtigungen. Dem Betrachtungsansatz von Patienten liegt das bio-psycho-sozial-ökologische Modell zugrunde, es ermöglicht eine ganzheitliche (somatische und psychische) Einschätzung des Individuums auch im sozialen Kontext. Die Psychosomatik beinhaltet daher verschiedene Aspekte, die körperlichen Anteile psychischer Erkrankungen, die psychischen Auswirkungen körperlicher Erkrankungen z. B. auf die Lebensqualität, die Teilhabe und soziale Eingliederung sowie die Auswirkungen und Interaktionen bei gleichzeitigem Vorliegen psychischer und körperlicher Erkrankungen.

Die Fachgebiete Kinder- und Jugendmedizin und Kinder- und Jugendpsychiatrie und -psychotherapie sind mit ihren unterschiedlichen Kompetenzschwerpunkten gleichermaßen beteiligt. Auch Kinder- und Jugendlichenpsychotherapeuten sind in der Behandlung der betroffenen Patienten unverzichtbar.

Psychische Prozesse haben Einfluss auf körperliche Prozesse, dies gilt auch umgekehrt. Eine psychosomatische Symptomatik entwickelt sich aus der (drohenden) Dysbalance von Körper und Seele. Sie muss daher durch einen ganzheitlichen Ansatz verstanden und therapiert werden. Psychosomatische Beschwerden sind vor dem Hintergrund der sozialen und psychischen Bedingungen des einzelnen Kindes oder Jugendlichen individuell einzuschätzen.

Der Begriff der Psychosomatik wurde 1818 von Johannes Heinroth geprägt, seit ca. 1935 gibt es eine eigene Fachgesellschaft, 1950 wurde in Deutschland die erste psychosomatische Station gegründet (Heidelberg) und bereits 1962 wurde der erste Lehrstuhl für Psychosomatik in Gießen geschaffen. Die Psychosomatik ist somit ein Fach mit Tradition. Die erste psychosomatische Station für Kinder und Jugendliche, die Station Czerny, hat bereits 1958 an der Universitätskinderklinik in Münster ihre Arbeit aufgenommen. Die Deutsche Gesellschaft Pädiatrische Psychosomatik (DGPPS) – vormals AGPPS – wurde 2004 gegründet.

Die Daten der Studie zur Gesundheit von Kindern und Jugendlichen in Deutschland (KiGGS 2018) des Robert-Koch-Instituts zeigen einen deutlichen Anstieg psychischer Störungen und chronischer Erkrankungen relativ zu den Akutkrankheiten. Wir sprechen von den »Neuen Morbiditäten« in der Kinder- und Jugendmedizin. »Psychische Auffälligkeiten bei Kindern und Jugendlichen belasten die Betroffenen, die Familie und das soziale Umfeld. Bei jedem fünften Kind zwischen 3 und 17 Jahren können Hinweise auf psychische Störungen festgestellt werden. Kinder und Jugendliche aus Familien mit niedrigem sozialen Status sind häufiger von psychischen Auffälligkeiten betroffen.« (www.kiggs-studie.de).

Die Diagnostik und Therapie erfordert ein multidisziplinäres Team, das auch mit den außerklinischen Handlungspartnern gut vernetzt ist (niedergelassene Ärzte, Therapeuten, Schulen usw.). Von diesen werden oft zuerst die psychosomatischen Aspekte von körperlichen Symptomen (oft repetitiv von den Patienten vorgetragen) erkannt und Behandlern in Klinik und Praxis zugeführt.

Der zunehmenden Bedeutung der pädiatrischen Psychosomatik tragen die Autoren mit der Herausgabe eines Handbuchs in dem Fach Rechnung. Das Praxishandbuch »Pädiatrische Psychosomatik« schließt hier eine Lücke. In der Pädiatrie und damit auch in der klinischen Weiterbildung der Kinder- und Jugendmedizin ist die Psychosomatik nicht mehr wegzudenken. Eine strukturierte Zusammenfassung der vielen Aspekte ist dabei unabdingbar. Ich wünsche dem Buch viel Erfolg.

Geleitwort

von Harald Tegtmeyer-Metzdorf

Das Angebot an Literatur zur Psychosomatik in der Pädiatrie ist im Gegensatz zu somatisch orientierten Fachbüchern überschaubar. Das entspricht der Erfahrung von vielen ärztlich tätigen Kolleginnen und Kollegen in ihrem Studium und ihrer Weiterbildung: die Psychosomatik fristet darin ein Schattendasein, obwohl sie im Grunde das übergeordnete Verständnis zur Integration der unterschiedlichen Facetten menschlichen Zur-Welt-Seins und deren Störungen und Erkrankungen ermöglicht. Häufig trifft man auf ein wenig hinterfragtes dualistisches Verständnis von Soma und Psyche, bei denen Wechselwirkungen oder sogar eine mögliche Reduktion der psychischen Prozesse auf hirnphysiologische oder -pathologische Vorgänge angenommen werden. Diese »Hirnforschung« ist in den Medien auf ein steigendes Interesse gestoßen, scheint doch damit die ungeklärte Leib-Seele-Frage endlich gelöst. Gleichzeitig geht damit aber eine Entwertung psychischer Prozesse als bloßer Epiphänomene einher. Auch liegt es dann nahe, die eigentlich wirksamen Behandlungsmöglichkeiten mehr im Rahmen medikamentöser Therapien denn in der Psychotherapie zu sehen.

Tatsächlich sind Psyche und Körper und die Interaktion mit dem sozialen Umfeld Aspekte eines großen Ganzen, das mit methodisch ausgearbeiteten Sichtweisen Forschungsgegenstand unterschiedlicher Wissenschaften ist. Dieses bio-psycho-soziale Modell der Psychosomatik ist damit eine Position gegen monokausales und reduktionistisches Denken. Es berücksichtigt die vielen Faktoren, die zur Krankheitsentstehung beitragen, und bezieht das biografische Verständnis im Zusammenhang von Familie und Entwicklung von Persönlichkeit und Lebensgewohnheiten mit in die Überlegungen zu Saluto- und Pathogenese von vornherein mit ein. Aktuell erleben wir dies zum Beispiel in den Zeiten der Pandemie, in der besonders Schulkinder häufig erhebliche Gewichtsanstiege aufweisen, die nur unter dieser erweiterten Sicht adäquat zu verstehen sind. Diesem Verständnis trägt das vorliegende Werk Rechnung, indem damit das Mauerblümchen Psychosomatik von seinem abgeschiedenen, wenig beachteten Ort als Appendix der Kinder- und Jugendmedizin in den Fokus der Aufmerksamkeit gestellt wird. Es passt damit hervorragend zu den Bemühungen zur Implementierung der Psychosomatischen Grundversorgung als obligatorischem Bestandteil der Musterweiterbildungsordnung. In einigen Bundesländern ist dies bereits umgesetzt worden, sodass sich dort zukünftig jeder Absolvent der pädiatrischen Weiterbildung mit dieser Sichtweise auf kranke Kinder und Jugendliche detailliert auseinandergesetzt haben wird. Das mit großem Engagement der Herausgeber und der entsprechenden Bereitschaft zur Mitarbeit von vielen erfahrenen Autoren entstandene Fachbuch gibt einen weit gespannten und gleichzeitig auch in die notwendigen Details eingehenden Überblick zu diesem Thema und stellt solcher Maßen eine qualifizierte Grundlage für die Aneignung der Weiterbildungsinhalte dar. Als langjährig für die Anliegen der pädiatrischen Psychosomatik im Berufsverband der Kinder- und Jugendärzte zuständiger Sprecher wünsche ich dem Buch eine große Verbreitung und Resonanz – ganz im Sinne von einer ganzheitlichen Behandlung der uns anvertrauten Kinder und Jugendlichen!

Geleitwort

von Lisa Degener

Psychosomatische Kenntnisse und Fertigkeiten gehören zur Kernkompetenz hausärztlicher Arbeit. Ohne diese ist hausärztliche Tätigkeit undenkbar. Die allgemeinmedizinische Primärversorgung beinhaltet wohnortnahe, niedrigschwellige Betreuung der Patienten
und nicht selten auch der ganzen Familie. Hausärztinnen und Hausärzte kennen die sozialen und wirtschaftlichen Bedingungen und auch die kulturellen Prägungen, unter und mit denen ihre Patientinnen und Patienten leben. Selbstredend bedeutet Primärversorgung in erster Linie, unter den vielen Konsultationen die wenigen herauszufiltern, die medizinisch Anlass zur Sorge bieten (d. h., abwendbar gefährliche Verläufe zu identifizieren) und den Patientinnen und Patienten bei der Bewältigung ihrer Erkrankung zur Seite zu stehen. Das der Psychosomatik zugrunde liegende biopsychosoziale Krankheitsmodell hilft uns, viele der beklagten Symptome richtig einzuordnen.

Unsere ärztliche Heilkunst besteht nicht nur in der Deutung technischer und klinischer Diagnostik, dem Rezeptieren von notwendigen Medikamenten, der Wundversorgung und weiteren rein körperbezogenen Maßnahmen. Nicht selten besteht unser Heilen in der Gesundheitsbildung und im ärztlichen Gespräch, aber auch in der Integration und Koordination der Versorgung.

Dazu bedarf es der Netzwerkarbeit. Wir müssen wissen, wo unsere Patientinnen und Patienten Hilfe bekommen können, sowohl im stationären als auch im ambulanten Bereich.

Die »neuen Morbiditäten« bei Kindern und Jugendlichen, u. a. zunehmende psychische Probleme und/oder funktionelle Beschwerden werden auch in den allgemeinmedizinischen Hausarztpraxen sichtbar. Familien leiden, wenn Kinder krank sind, ob psychisch oder physisch krank. Auch Allgemeinmediziner, die keine große Anzahl an Kindern versorgen, erleben dieses, wenn die Eltern seelisch/psychosomatisch erkrankter Kinder ihren Hausarzt aufsuchen und ihm ihr Leid am Leid des Kindes klagen.

Die Ausbildung zur psychosomatischen Grundversorgung gehört zur Facharztweiterbildung der Allgemeinmedizin. Dieses Buch ergänzt in hervorragender Weise die eher erwachsenenzentrierten psychosomatischen Grundkenntnisse um den großen Bereich der pädiatrischen Psychosomatik. Das Buch dient als Nachschlagewerk für die tägliche Praxis, aber auch als vertiefende und grundlegende Lektüre in diesem spannenden medizinischen Fachgebiet. Es fordert auf zur intra- und interdisziplinären Netzwerkarbeit, um psychosomatisch erkrankten Kindern die bestmögliche Therapie zukommen zu lassen. Das Buch gehört in jede familienmedizinisch arbeitende Hausarztpraxis!

Inhalt

Geleitwort 5
von Burkhard Rodeck

Geleitwort 7
von Harald Tegtmeyer-Metzdorf

Geleitwort 9
von Lisa Degener

Unser Weg zum Buch – Vorwort der Herausgeber 23

Über dieses Buch 25
Guido Bürk und Egbert Lang

I Allgemeiner Teil

1 Epidemiologie – Psychische Gesundheit, psychosomatische Probleme und chronische körperliche Gesundheitsstörungen bei Kindern und Jugendlichen in Deutschland. Ergebnisse aus der »Studie zur Gesundheit von Kindern und Jugendlichen in Deutschland« (KiGGS) 31
Robert Schlack
   1.1 Psychische Auffälligkeiten gemäß psychopathologischem Screening 31
   1.2 ADHS 32
   1.3 Kopf-, Bauch- und Rückenschmerzen 34
   1.4 Somatoformer Schmerz und psychosomatische Beschwerden ... 34
   1.5 Atopische Erkrankungen 37
   1.6 Übergewicht und Adipositas 37
   1.7 Zusammenfassung und Fazit 38
   Literatur 39

2 Pädiatrische Psychosomatik – eine Annäherung 42
Hendrik Karpinski, Dieter Kunert, Guido Bürk, Maya von Stauffenberg und Jochen Meister

Literatur 46
2.1 Grundlagen 47
Dieter Kunert, Torsten Lucas, Guido Bürk und Maya von Stauffenberg
    2.1.1 Bio-psycho-sozial-ökologisches Denken 47
    2.1.2 Kindliche Entwicklung 49
    2.1.3 Bindung und Mentalisierung 51
    2.1.4 Genetik und Epigenetik (Anlage-Umwelt-Interaktion) . 53
    2.1.5 Kontext und Auswirkungen von Stress 53
    2.1.6 Die Bedeutung von Familie und Lebenswelt 54
    2.1.7 Pädiatrie in Zeiten zunehmender Ökonomisierung .. 56
Literatur 57
2.2 Handwerkszeug pädiatrischer Psychosomatik – von der Diagnostik zur Therapie 59
Dieter Kunert, Guido Bürk, Maya von Stauffenberg und Jochen Meister
    2.2.1 Einleitung 59
    2.2.2 Von der Haltung der helfenden Person 59
    2.2.3 Das Erstgespräch – allgemeine und psychosomatische Aspekte 61
    2.2.4 Körperlicher Befund, Differenzialdiagnostik und Fehldiagnosen 66
    2.2.5 Anamneseerhebung 66
    2.2.6 Psychischer und psychopathologischer Befund 67
    2.2.7 Verhaltens- und Psychodiagnostik 68
    2.2.8 Entwicklungs- Intelligenz- und Leistungsdiagnostik .. 70
    2.2.9 Familien- und Interaktionsdiagnostik 70
    2.2.10 Diagnosenbildung 71
Literatur 72
2.3 Biopsychosoziale Spurensuche 73
    2.3.1 Einleitung 73
Dieter Kunert und Guido Bürk
    2.3.2 Frühgeburt, Mehrlingsgeburt 74
Claudia Roll
    2.3.3 Mobbing und Ausgrenzung 79
Wolfgang Kindler
    2.3.4 Misshandlung, Missbrauch, Vernachlässigung 83
Bernd Herrmann
2.4 Psychosoziale Prävention für Kinder und Eltern 89
Matthias Franz

II Psychosomatik im Alltag der Kinder- und Jugendmedizin
Guido Bürk, Dieter Kunert, Jochen Meister und Maya von Stauffenberg

3 Symptome – das Symptom als kreative Leistung 99

3.1	Einleitung	99
	Jochen Meister	
3.2	Chronische Schmerzen	100
	Michael Frosch	
	3.2.1 Einleitung	101
	3.2.2 Begriffsbestimmung	101
	3.2.3 Prävalenz/Epidemiologie	102
	3.2.4 Klinik	102
	3.2.5 Ursachen/Risikofaktoren/Komorbiditäten/ Differenzialdiagnose	103
	3.2.6 Diagnostik	103
	3.2.7 Intervention/Behandlung/Prävention	104
	3.2.8 Prognose	105
	Literatur	106
3.3	Diffuse Beschwerden bei schulvermeidendem Verhalten	106
	Dieter Kunert und Martina Goblirsch	
	3.3.1 Einleitung	107
	3.3.2 Begriffsbestimmung	107
	3.3.3 Prävalenz und Epidemiologie	108
	3.3.4 Risikofaktoren und Komorbiditäten	109
	3.3.5 Diagnostik, Interventions- und Behandlungsmöglichkeiten	110
	3.3.6 Aspekte ambulanter Behandlung	111
	3.3.7 Aspekte stationärer Behandlung	111
	Literatur	113
3.4	Symptome der Atemwege	113
	Jochen Meister und Lars Vogler	
	3.4.1 Einleitung	114
	3.4.2 Begriffsbestimmung	115
	3.4.3 Epidemiologie	116
	3.4.4 Ursachen, Risikofaktoren und Komorbiditäten	116
	3.4.5 Diagnostik	117
	3.4.6 Therapie	118
	Literatur	120
3.5	Magen- und Darmsymptome	120
	Dietmar Scholz	
	3.5.1 Einleitung	121
	3.5.2 Begriffsbestimmung	121
	3.5.3 Prävalenz/Epidemiologie	122
	3.5.4 Klinik	122
	3.5.5 Ursachen/Risikofaktoren/Komorbiditäten/ Differenzialdiagnose	123
	3.5.6 Diagnostik	124
	3.5.7 Intervention/Behandlung/Prävention	124
	3.5.8 Prognose – Perspektive	126
	Literatur	127

3.6	Anfälle und Bewegungsstörungen *Markus Blankenburg*	128
	3.6.1 Einleitung und Begriffsbestimmung	128
	3.6.2 Definition	128
	3.6.3 Prävalenz/Epidemiologie	129
	3.6.4 Ätiologie und Pathogenese	129
	3.6.5 Klinik	129
	3.6.6 Differenzialdiagnose und Komorbiditäten	131
	3.6.7 Diagnostik	131
	3.6.8 Intervention/Behandlung/Prävention	132
	3.6.9 Prognose – Perspektive	133
	Literatur	133
3.7	Harnausscheidungsstörungen (Harninkontinenz) *Eberhard Kuwertz-Bröking und Christian Steuber*	134
	3.7.1 Einleitung	135
	3.7.2 Begriffsbestimmung	135
	3.7.3 Prävalenz und Epidemiologie	136
	3.7.4 Ursachen und Komorbiditäten	137
	3.7.5 Diagnostik	138
	3.7.6 Behandlung	138
	Literatur	140
3.8	Adipositas *Thomas Reinehr*	141
	3.8.1 Einleitung	142
	3.8.2 Definition	142
	3.8.3 Epidemiologie	142
	3.8.4 Klinik	142
	3.8.5 Ursachen	143
	3.8.6 Diagnostik	143
	3.8.7 Interventionen	144
	Literatur	150
3.9	Essstörungen *Martina Monninger und Bernd Reichert*	151
	3.9.1 Einleitung	151
	3.9.2 Epidemiologie	152
	3.9.3 Klassifikation und Symptomatik	152
	3.9.4 Ursachen, Risikofaktoren und Komorbiditäten	153
	3.9.5 Diagnostik	154
	3.9.6 Intervention und Behandlung	155
	Literatur	157
4	**Chronische Erkrankungen, Behinderungen und Unfallverletzungen Die Erkrankung als Einschnitt und Herausforderung**	**158**
	4.1 Einleitung *Guido Bürk, Dieter Kunert und Lars Vogler*	158

	Literatur	159
4.2	Diabetes mellitus Typ 1	159
	Charlotte Korsch und Kirsten Mönkemöller	
	4.2.1 Einleitung	160
	4.2.2 Diabetes mellitus Typ 1 und das Diabetes-Management	160
	4.2.3 Psychosoziale Auswirkungen	161
	4.2.4 Psychosoziale Diagnostik	163
	4.2.5 Psychosoziale und psychotherapeutische Intervention und Prävention	164
	4.2.6 Perspektiven und psychosoziale Prognose	165
	Literatur	166
4.3	Chronisch entzündliche Darmerkrankungen	166
	Thomas Berger	
	4.3.1 Einleitung	167
	4.3.2 Krankheitsbeschreibung	167
	4.3.3 Psychosoziale Auswirkungen	168
	4.3.4 Psychosoziale Diagnostik	169
	4.3.5 Psychosoziale und psychotherapeutische Intervention und Prävention	170
	4.3.6 Perspektiven und psychosoziale Prognose	171
	Literatur	172
4.4	Onkologische Erkrankungen	172
	Prasad Thomas Oommen und Michaela Nathrath	
	4.4.1 Einleitung	173
	4.4.2 Krankheitsbeschreibung	174
	4.4.3 Psychosoziale Auswirkungen	175
	4.4.4 Psychosoziale Diagnostik	176
	4.4.5 Psychosoziale und psychotherapeutische Intervention und Prävention	176
	4.4.6 Perspektiven und psychosoziale Prognose	178
	Literatur	179
4.5	Herzerkrankungen	179
	Ulrich Neudorf	
	4.5.1 Einleitung	180
	4.5.2 Begriffsbestimmung	181
	4.5.3 Prävalenz und Epidemiologie	182
	4.5.4 Klinik	183
	4.5.5 Ursachen/Risikofaktoren/Komorbiditäten/Differenzialdiagnose	184
	4.5.6 Diagnostik	185
	4.5.7 Intervention/Behandlung/Prävention (ggfls. ambulant/stationär)	185
	4.5.8 Prognose – Perspektive	186
4.6	Rheumatische Erkrankungen	188
	Michael Frosch	

		4.6.1	Einleitung	188
		4.6.2	Krankheitsbeschreibung	189
		4.6.3	Psychosoziale Auswirkungen	190
		4.6.4	Psychosoziale Diagnostik	191
		4.6.5	Psychosoziale und psychotherapeutische Interventionen und Prävention	191
		4.6.6	Perspektiven und psychosoziale Prognose	192
			Literatur	193
	4.7		Körperliche und geistige Behinderungen *Christian Fricke*	193
		4.7.1	Einleitung/Begriffsbestimmung	194
		4.7.2	Prävalenz	195
		4.7.3	Klinik	195
		4.7.4	Ursachen und Formen von Entwicklungsstörungen	196
		4.7.5	Diagnostik	197
		4.7.6	Prävention/Intervention/Behandlung	197
		4.7.7	Prognose/Perspektive/Transition	198
			Literatur	200
	4.8		Unfallverletzungen am Beispiel von Verbrennungen und Verbrühungen *Dieter Kunert und Andreas Strack*	201
		4.8.1	Einleitung	202
		4.8.2	Epidemiologie	202
		4.8.3	Krankheitsbeschreibung am Beispiel von Verbrennungsverletzungen	203
		4.8.4	Psychosoziale Auswirkungen	204
		4.8.5	Psychosoziale Interventionen	205
		4.8.6	Perspektiven und psychosoziale Prognose	206
		4.8.7	Prävention	206
			Literatur	207
5	**Psychische Störungen und Verhaltensauffälligkeiten Ausdrucksformen seelischer Belastungen**			**208**
	5.1		Einleitung *Torsten Lucas*	208
			Literatur	209
	5.2		Kindliche Bindungsstörungen *Torsten Lucas*	210
		5.2.1	Einleitung	210
		5.2.2	Begriffsbestimmung	211
		5.2.3	Diagnostik und Differenzialdiagnostik	211
		5.2.4	Interventions- und Behandlungsmöglichkeiten, Prognose	212
			Literatur	213
	5.3		Frühkindliche Regulationsstörungen *Maria Koester-Lück*	213

	5.3.1	Einleitung/Begriffsbestimmung	214
	5.3.2	Klassifikation	214
	5.3.3	Prävalenz und Epidemiologie	214
	5.3.4	Klinik	215
	5.3.5	Ursachen	216
	5.3.6	Risikofaktoren/Komorbiditäten/Differentialdiagnose	218
	5.3.7	Diagnostik	218
	5.3.8	Intervention und Behandlung	219
	5.3.9	Prävention	220
	5.3.10	Prognose	220
		Literatur	220
5.4		Angststörungen	221
	Thomas Lempp und Florian Daxer		
	5.4.1	Einleitung und Begriffsbestimmung	221
	5.4.2	Definition einer Angststörung	222
	5.4.3	Wie häufig sind Angststörungen im Kindes- und Jugendalter?	222
	5.4.4	Das klinische Bild	223
	5.4.5	Ursachen und Risikofaktoren	225
	5.4.6	Komorbiditäten und Differenzialdiagnose	225
	5.4.7	Diagnostik	226
	5.4.8	Therapie	227
	5.4.9	Prognose	228
		Weiterführende Literatur	229
5.5		Depressionen	229
	Torsten Lucas		
	5.5.1	Einleitung	230
	5.5.2	Diagnostik	231
	5.5.3	Altersabhängige Präsentation und Symptomatik	231
	5.5.4	Epidemiologie, Ätiologie und Komorbidität	232
	5.5.5	Interventions- und Behandlungsmöglichkeiten	233
		Literatur	234
5.6		Trauma und Traumafolgestörungen	235
	Andreas Krüger		
	5.6.1	Einleitung und Begriffsbestimmung	236
	5.6.2	Prävalenzen und Epidemiologie	237
	5.6.3	Klinik	237
	5.6.4	Diagnostik I – Symptomatik der PTBS	238
	5.6.5	Diagnostik II – Dissoziative Störungen, Entwicklungstraumastörung und diagnostisches Dilemma	239
	5.6.6	Intervention	240
	5.6.7	Prognose und Behandlungsdauer	241
	5.6.8	Ausblick	241
		Literatur	242
5.7		Dissoziative Störungen	243

Klaus Eckart Zillessen
    5.7.1 Einleitung 243
    5.7.2 Begriffsbestimmung 244
    5.7.3 Definition und Klassifikation 244
    5.7.4 Symptomatik 245
    5.7.5 Prävalenz und Epidemiologie 245
    5.7.6 Ursachen, Risikofaktoren und Komorbiditäten 245
    5.7.7 Diagnostik 246
    5.7.8 Interventions- und Behandlungsmöglichkeiten 247
    Literatur 249
5.8 Münchhausen-by-Proxy-Syndrom 250
Martina Monninger
    5.8.1 Einleitung 250
    5.8.2 Begriffsbestimmung, historischer Abriss 251
    5.8.3 Prävalenz, Epidemiologie 251
    5.8.4 Klinik 252
    5.8.5 Ursachen/Risikofaktoren/Komorbiditäten 252
    5.8.6 Diagnostik und Differenzialdiagnostik 253
    5.8.7 Intervention/Behandlung/Prävention ambulant/
           stationär 253
    5.8.8 Prognose, Perspektive 254
    Literatur 254
5.9 Zwangsstörungen im Kinder- und Jugendalter 255
Jan Kwant
    5.9.1 Einleitung 256
    5.9.2 Epidemiologie 256
    5.9.3 Klinik 256
    5.9.4 Ursachen 257
    5.9.5 Diagnostik 259
    5.9.6 Differenzialdiagnostik 259
    5.9.7 Komorbiditäten 259
    5.9.8 Therapie 260
    5.9.9 Transition und Prognose 260
    Literatur 261
5.10 Aufmerksamkeitsdefizit-/Hyperaktivitätsstörungen (ADHS) .. 262
Jan Kwant
    5.10.1 Einleitung 262
    5.10.2 Epidemiologie 263
    5.10.3 Klinik 263
    5.10.4 Ursachen 264
    5.10.5 Diagnostik 264
    5.10.6 Differenzialdiagnostik 265
    5.10.7 Komorbiditäten 266
    5.10.8 Therapie 266
    5.10.9 Transition und Prognose: 267
    Literatur 268

5.11 Störungen des Sozialverhaltens – Schulische und häusliche
Verhaltensauffälligkeiten 269
Andreas Lachnit
5.11.1 Einleitung 269
5.11.2 Begriffsbestimmung 270
5.11.3 Epidemiologie 270
5.11.4 Ursachen, Risikofaktoren, Komorbiditäten und
Differenzialdiagnosen 271
5.11.5 Diagnostik 272
5.11.6 Behandlung 273
Literatur 274

III Versorgungslandschaft – Brückenbau und Zusammenarbeit im Gesundheitssystem
Guido Bürk, Dieter Kunert, Jochen Meister und Maya von Stauffenberg

6 Psychosomatik in Ambulanz und Praxis 279
6.1 Einleitung 279
Guido Bürk, Dieter Kunert, Lars Vogler und Brigitte Essen
6.2 Psychosomatik in der Kinder- und Jugendarztpraxis 280
Harald Tegtmeyer-Metzdorf
6.2.1 Entwicklung ambulanter Pädiatrie und
Psychosomatik 280
6.2.2 Grundverständnis von Psychosomatik in der Praxis .. 281
6.2.3 Erwartungen der Eltern 281
6.2.4 Integration zeitaufwendiger Behandlung in die
Praxisorganisation 282
6.2.5 Inhaltliche Schwerpunkte und Vernetzung 283
Literatur 283
6.3 Praxis für Allgemeinmedizin 284
Lisa Degener
6.3.1 Einleitung 284
6.3.2 Krankheitsbeschreibung 284
6.3.3 Psychosoziale Diagnostik 285
6.3.4 Familienmedizin 285
6.3.5 Interventions- und Behandlungsmöglichkeiten 286
Literatur 287
6.4 Praxis für Kinder- und Jugendlichenpsychotherapie 287
Martina Goblirsch
6.4.1 Einleitung 287
6.4.2 Ein interdisziplinärer Blick 287
6.4.3 Ambulante psychotherapeutische Praxis 288
6.4.4 Ausblick 289
Literatur 290
6.5 Praxis für Kinder- und Jugendpsychiatrie 290

		Wolfgang Arend	
		Literatur	292
	6.6	Praxis für Psychotherapeutische Medizin	292
		Ulrike Stichnoth	
		Literatur	295
	6.7	Sozialpädiatrische Zentren	295
		Christian Fricke	
		6.7.1 Einleitung	295
		6.7.2 Geschichte	296
		6.7.3 Fachliche Entwicklung und Schwerpunkte	296
		6.7.4 Betreuung chronisch kranker Kinder und Jugendlicher	297
		Literatur	298
	6.8	Sozialmedizinische Nachsorge	299
		Christiane Bader und Andreas Podeswik	
		Literatur	301
7	**Psychosomatik in der Klinik**		**302**
	7.1	Klinik für Kinder- und Jugendmedizin	302
		7.1.1 Einleitung	302
		Jochen Meister, Dieter Kunert, Guido Bürk und Maya von Stauffenberg	
		7.1.2 Psychosomatisches Denken und Handeln in der stationären pädiatrischen Versorgung	304
		Hendrik Karpinski	
		7.1.3 Die diagnostische und therapeutische Lücke in der interdisziplinären Versorgung chronisch kranker Kinder und Jugendlicher und ihrer Familien	308
		Kirsten Mönkemöller	
		7.1.4 Psychosozialer Konsiliar- und Liaisondienst für Kinder und Jugendliche	312
		Torsten Lucas, Dieter Kunert und Maria Koester-Lück	
	7.2	Die Station für Pädiatrische Psychosomatik	318
		7.2.1 Einleitung: Vom Auftrag bis zur Entlassung	318
		Dieter Kunert, Maya von Stauffenberg, Jochen Meister und Guido Bürk	
		7.2.2 Therapeutisches Milieu	324
		Claudia Arend und Dieter Kunert	
		7.2.3 Somatische Behandlung – über die Notwendigkeit von Sicherheit, Entängstigung und Vertrauen	326
		Jochen Meister und Guido Bürk	
		7.2.4 Von der Haltung und Rolle des Kinderarztes in der Arbeit mit Patient und Team	328
		Michael Weckesser	
		7.2.5 Stationäre Psychotherapie	333
		Dieter Kunert und Yvonne Heidenreich	

		7.2.6	Familientherapie und Familienarbeit	336

7.2.6 Familientherapie und Familienarbeit 336
Wolfgang Arend
7.2.7 Musiktherapie 339
Bernd Reichert
7.2.8 Kunsttherapie 342
Eva Klein
7.2.9 Physiotherapie und Bewegung 346
Johanna Angersbach und Maya von Stauffenberg
7.2.10 Schule für Kranke 348
Nicole Hellemann und Manuela Rott-Schaberick
7.2.11 Umgang mit Notfällen und akuten Krisen 351
Dieter Kunert und Maya von Stauffenberg
7.2.12 Supervision als Notwendigkeit 354
Heidi Möller
7.2.13 Struktur-, Prozess- und Ergebnisqualität 356
Dieter Kunert, Jochen Meister und Guido Bürk
7.2.14 Ökonomische Rahmenbedingungen 362
Nicola Lutterbüse

7.3 Klinik für Kinder- und Jugendpsychiatrie (KJP) 370
Thomas Lempp und Daniel Radeloff
7.3.1 Historischer Rückblick 370
7.3.2 Aktuelle Situation der Kliniken für Kinder- und Jugendpsychiatrie in Deutschland 371
7.3.4 Besonderheiten von Kliniken für Kinder- und Jugendpsychiatrie 372
7.3.5 Hürden der Kooperation 373
7.3.6 Vorteile einer verstärkten Kooperation 374
7.3.7 Welche Formen der Kooperation wären vorstellbar? .. 375
Literatur 376

7.4 Klinik für Psychosomatische Medizin 377
Björn Nolting
Literatur 379

7.5 Stationäre Rehabilitation 380
Gerd Claußnitzer
7.5.1 Einleitung 380
7.5.2 Indikation 380
7.5.3 Beantragung 381
7.5.4 Rehabilitationsziele 381
7.5.5 Diagnostik 381
7.5.6 Therapeutisches Angebot 382
7.5.7 Qualitätssicherung 382
7.5.8 Nachsorge 383
7.5.9 Zusammenfassung 383
Literatur 383

8	Kooperationspartner im Psychosomatik-Netzwerk Von Familien über öffentliche Einrichtungen bis zu privaten Trägern	384

Petra Nickel

	8.1	Krippe und Kindergarten	384
	8.2	Schulen	386
	8.3	Kinder- und Jugendhilfe	386
	8.4	Gesundheitshilfe	388
	8.5	Selbsthilfe	389
	Literatur		390

IV Fazit

9	Pädiatrisch-Psychosomatische Merksätze	395

Guido Bürk, Dieter Kunert, Jochen Meister und Maya von Stauffenberg

10	Pädiatrische Psychosomatik braucht Menschen	396

Guido Bürk, Maya von Stauffenberg, Dieter Kunert und Jochen Meister

11	Quo vadis pädiatrische Psychosomatik? Situationsbeschreibung, Ausblick und Vision	397

Guido Bürk, Dieter Kunert, Jochen Meister und Maya von Stauffenberg

V Verzeichnisse

Verzeichnis der Autorinnen und Autoren	403
Stichwortverzeichnis	413

Unser Weg zum Buch – Vorwort der Herausgeber

Sie, unsere Leserinnen und Leser, arbeiten mit kranken Kindern und Jugendlichen und ihren Familien in Kliniken und Praxen.

Mit diesem Handbuch möchten wir Sie mitnehmen, Ihnen die Arbeit mit Kindern und Jugendlichen mit psychosomatischen Beschwerden nahebringen. Diese Kinder und ihre Familien fordern uns heraus, benötigen unsere ungeteilte Aufmerksamkeit und machen uns immer wieder auch hilflos. Wir treffen auf Säuglinge und Kinder mit Symptomen, die keinem Krankheitsbild eindeutig zuzuordnen sind, sowie auf Jugendliche mit komplexen, die Lebensqualität stark einschränkenden Erkrankungen. In unserer Arbeit lernen wir täglich, wie gewinnbringend eine bio-psycho-soziale Sichtweise für den Patienten und seine Familie sein kann. Mit einer entsprechenden therapeutischen Haltung können wir tragfähige Beziehungen aufbauen, die einen konstruktiven diagnostischen und therapeutischen Prozess ermöglichen und die Not unserer Patienten lindern.

Wir Herausgeber, alle Gründungsmitglieder der AGPPS und langjährig in Vorstand und Beirat aktiv, haben uns entschlossen, unsere Erfahrungen in einem Handbuch zusammenzutragen und an Sie als Leserinnen und Leser weiterzugeben. Viele kompetente Co-Autorinnen und Co-Autoren konnten gewonnen werden, sich an dem Projekt zu beteiligen. Dabei ist ein Buch entstanden, das eindrücklich belegt, dass das zarte Pflänzlein Pädiatrische Psychosomatik Wurzeln geschlagen hat und wächst, wenn auch noch nicht flächendeckend.

Unser Weg begann im Jahre 2004 in Coesfeld. Dort wurde die Arbeitsgemeinschaft pädiatrische Psychosomatik, kurz AGPPS, im Rahmen der Deutschen Gesellschaft für Kinderheilkunde (DGKJ) gegründet. Bei den jährlichen Tagungen der Arbeitsgemeinschaft, zunächst in Fulda und dann in Hünfeld stattfindend, treffen sich die Teilnehmenden in einer offenen, warmen und anregenden Atmosphäre. Hier können sich Menschen verschiedener Professionen und Disziplinen austauschen, in der Stadt des Computererfinders Konrad Zuse und im »Geist von Hünfeld«. Eine Form des Austauschs auf Augenhöhe, wie wir sie auch mit unseren Patienten und ihren Familien pflegen wollen, im therapeutischen Milieu, in den Fallkonferenzen – Mikrokosmos gleich Makrokosmos!

Seit ihrer Gründung hat die AGPPS aktiv an fast allen Kongressen der DGKJ, ihrer Muttergesellschaft, teilgenommen. Die AGPPS hat mittlerweile Mitglieder in fast allen Teilen Deutschlands. Hervorzuheben aus der Arbeit der AGPPS sind die Papiere zur Struktur- und Prozessqualität der pädiatrischen Psychosomatik und zum Konsiliar- und Liaisondienst. 2020 hat sich die AGPPS umbenannt in die Deutsche Gesellschaft Pädiatrische Psychosomatik – kurz DGPPS, die ihre Hauptaufgabe in einer breiten und uneitlen Zusammenarbeit mit allen Professionen, die Kinder behandeln, sieht.

Wir erleben in der Medizin eine Dominanz der somatischen Fächer, eine Zunahme der Subspezialisierungen und ein Auseinanderdriften von Zusammengehörigem, wie von Psyche/Seele und Körper – unser zentrales Thema. Die pädiatrische Psychosomatik hat sich die Aufgabe gestellt, Brücken zu bauen: Brücken zwischen den Professionen, Brücken zwischen Seelischem und Körperlichem, aber vor allem auch Brücken zu den Kindern und Jugendlichen und ihren Familien. Gerade sie sind es, die wir – in Gesundheit wie in Krankheit – in ihrer individuellen Einmaligkeit wahrnehmen wollen.

Das Buch ist ein Werk von über 50 Autorinnen und Autoren, denen wir für die hervorragende Zusammenarbeit danken. Gleichermaßen danken wollen wir unseren Ehepartnern für die unendliche Geduld und das Mitdenken: Gerti Bürk, Marion Kunert, Kerstin Meister und Patrick von Stauffenberg.

Bedanken wollen wir uns auch bei den Manuskriptleserinnen und -lesern: Christiane Goerzel-Schattschneider, Ulrike Stichnoth, Lars Vogler, Brigitte Essen, Marion Kunert und Vincent Bürk, die neben dem kritischen Lesen auch wichtige neue Aspekte einbrachten. Ein besonderer Dank gilt dem Kohlhammer-Verlag mit dem Lektor Jannik Schwarz und allen voran Anita Brutler, für die ständige, unerschütterliche und großzügige Begleitung – ohne sie wäre das Buch nicht entstanden.

Von den Kindern und Jugendlichen und ihren Familien, die uns ihr Vertrauen entgegengebracht und Einblicke in ihr Leben gewährt haben, konnten wir viel lernen und unser berufliches Handeln bereichern. Ihnen gilt unser ganz besonderer Dank.

Als Herausgeber sind wir uns der Unvollständigkeit des Praxishandbuches bewusst, einem Buch, das kein Lehrbuch sein will. Wir wünschen uns, dass das Buch Anregungen geben kann, zum Nutzen der Patienten und neugierig macht auf die Arbeit mit Kindern und Jugendlichen mit psychosomatischen Beschwerden sowie mit deren Familien.

Auch wenn im Buch zum Teil sprachlich nicht alle Geschlechter genannt sind, so sind sie doch immer alle (männlich, weiblich, divers) gemeint.

Guido Bürk
Dieter Kunert
Jochen Meister
Maya von Stauffenberg

Über dieses Buch

Guido Bürk und Egbert Lang

Zur Einstimmung und Hinführung zum Thema zunächst zwei Beispiele aus der Aufnahmestation einer Kinderklinik:

Max, elf Jahre, stürzt beim Spielen vom Klettergerüst und bricht sich den Arm. Die Anamnese ergibt Folgendes:
 Ehescheidung der Eltern vor einem Jahr. Bis dahin werden bei dem Jungen keine nennenswerten Krankheiten oder Unfälle berichtet. Kurz nach der Scheidung schwerer Fahrradunfall nach Kollision mit einem Auto ohne Verschulden des Autofahrers. Kurze Zeit später Badeunfall mit Beinahe-Ertrinken – Reanimation mit mehrtägigem Aufenthalt auf der Intensivstation. Erneuter schwerer Sturz mit dem Fahrrad, dieses Mal ohne Fremdbeteiligung. Wenige Wochen später Sturz vom Baum beim Kirschen-Pflücken mit Schädelbruch. Wieder einige Wochen danach Schnittverletzung beim Schnitzen eines Holzes mit der Folge einer Endgliedamputation des linken Zeigefingers. Jetzt oben genannter Armbruch.

Marion, vier Jahre, kommt zur stationären Aufnahme mit acetonämischem Erbrechen. Es ist der siebte stationäre Aufenthalt innerhalb von zwölf Monaten. Die Anamnese ergibt Folgendes:
 Im letzten Jahr war die Großmutter des Kindes siebenmal übers Wochenende zu Besuch. Sechs der sieben Krankenhausaufenthalte stimmten terminlich mit den Besuchen überein. Weiterhin war zu erfahren, dass die Großmutter eine Allergie gegen Hunde hat und Marion ihren geliebten Hund an den Besuchswochenenden zu Freunden geben musste.
 Es sind dies zwei Beispiele für Erkrankungen eines Kindes, die verdeutlichen, wie wichtig es ist, den Blick auf die gesamten Lebensumstände des Kindes zu richten.
 In den 80er Jahren des letzten Jahrhunderts entwickelten sich innerhalb der medizinischen Fachgebiete – nicht nur innerhalb der Pädiatrie – immer mehr Spezialgebiete. Mit der Verlegung vieler Kinder in Spezialkliniken/-abteilungen in Verbindung mit dem zeitgleichen drastischen Rückgang der durchschnittlichen Verweildauer war ein beunruhigender Belegungsrückgang zu verzeichnen. Zahlreiche Kinderabteilungen und -kliniken wurden geschlossen. In der Monatsschrift für Kinderheilkunde erschien der provokative Artikel »Brauchen wir in Zukunft noch Kinderkliniken?«.
 In den 90er Jahren des letzten Jahrhunderts wurde von den Ärztekammern die Gründung von Qualitätszirkeln propagiert und von den Kassenärztlichen Vereinigungen lebhaft unterstützt. Die Chef- und Abteilungsärzte des Coesfelder Qualitätszirkels formulierten die Frage »Brauchen wir noch Kinderkliniken?« um in die

Formulierung »Welche Kinderkliniken brauchen wir?«. Es wurde deutlich, dass die vorhandene Infrastruktur und die vorhandenen fachlichen Ressourcen nur unzureichend auf das sich ändernde Erkrankungsspektrum der Kinder und Jugendlichen vorbereitet waren. Wie sollte und kann eine Kinderklinik konzipiert und strukturiert sein, um auf die ständig sich erweiternden und differenzierteren Anforderungen kompetent reagieren zu können?

Konkrete Ansätze kamen aus den Betreuungszentren für chronisch kranke Kinder und den kinderonkologischen Zentren. Hier war es offensichtlich, dass die alleinige Korrektur der Stoffwechselsituation bzw. des Tumorstatus keine ausreichende und befriedigende Behandlung des kranken Kindes darstellt. Es wurden Wege der berufsgruppenübergreifenden, interdisziplinären und psychosozialen Betreuung geschaffen und etabliert. Dieses Vorgehen und die Erkenntnisse der Resilienz-Forschung ermöglichten die Hinwendung zu einem bio-psycho-sozialen Ansatz in der Kinderheilkunde.

Max braucht nicht nur den Kinderchirurgen! Marion braucht mehr als eine Infusion! Dem Kind mit Diabetes reicht nicht das richtig dosierte Insulin! Mit der Beatmung des Frühgeborenen ist die Behandlung nicht abgeschlossen! Nur ein umfassenderes, weiträumigeres, größeres Denken ermöglicht es, die Bedürfnisse, die Not und die gesamte Komplexität der »Krankheit« eines Kindes zu sehen und zu verstehen. Erst dann können wir eine effektive und nachhaltige Therapie einleiten.

Durch die Einbeziehung von Kollegen benachbarter Disziplinen und kooperierender Berufsgruppen veränderte sich der oben genannte »Qualitätszirkel« zu einem regionalen »Gesprächskreis«. Es wurde nach Konzepten gesucht, die eine »umfassende Erkennung, Behandlung, Prävention, Rehabilitation und Nachsorge aller körperlichen, neurologischen, psychischen und psychosomatischen Erkrankungen, Verhaltensauffälligkeiten, Entwicklungsstörungen und Behinderungen des Säuglings, Kleinkindes, Kindes und Jugendlichen von Beginn bis zum Abschluss seiner somatischen Entwicklung einschließlich pränataler und neonataler Erkrankungen« (Zitat aus der Weiterbildungsordnung der Ärztekammer Westfalen-Lippe) ermöglichen.

Aus dem regionalen »Gesprächskreis« entwickelte sich ein überregionaler »Arbeitskreis« und konsequenterweise kam es dann im Jahre 2004 zur Gründung der Arbeitsgemeinschaft Pädiatrische Psychosomatik (AGPPS) innerhalb der Deutschen Gesellschaft für Kinder- und Jugendmedizin (DGKJ). Im Jahre 2020 erfolgte dann die Umbenennung zur Deutschen Gesellschaft Pädiatrische Psychosomatik (DGPPS).

Zitat aus der Satzung der DGPPS: »Die Gesellschaft verfolgt [...] den Zweck, die pädiatrische Psychosomatik und deren wissenschaftliche Grundlagen als integrative Elemente der pädiatrischen und psychosomatischen Lehre, Praxis und Weiterbildung umfassend zu fördern und dem medizinischen Fortschritt auf diesem Gebiet zu dienen. Sie stellt sich insbesondere die Aufgabe, alle an der Psychosomatik in der Kinder- und Jugendheilkunde interessierten Ärzte, Psychotherapeuten und Vertreter anderer therapeutischer Disziplinen und psychosozialer Berufsgruppen zusammenzuführen.«

Das vorliegende Handbuch soll einen Beitrag dazu leisten, dass bei Kindern wie Max und Marion nicht nur das primäre Symptom gesehen wird. Dem eindimensionalen Algorithmus »Erbrechen« bzw. »Armbruch« folgend würden sie sich im Dickicht der Spezialgebiete und Subspezialitäten verlieren. Sie sollten sich vielmehr in die Obhut von Menschen begeben können, die sowohl ihre Ressourcen als auch ihre Belastungsfaktoren im Blick haben. Eine vernetzte Kinder- und Jugendmedizin, die ihre Patienten als Personen in ihrem gesamten Lebenskontext begreift, wird dem Anspruch einer »Kinderheil«-kunde gerecht.

I Allgemeiner Teil

1 Epidemiologie – Psychische Gesundheit, psychosomatische Probleme und chronische körperliche Gesundheitsstörungen bei Kindern und Jugendlichen in Deutschland. Ergebnisse aus der »Studie zur Gesundheit von Kindern und Jugendlichen in Deutschland« (KiGGS)

Robert Schlack

Die KiGGS-Studie im Rahmen des Gesundheitsmonitorings am Robert Koch-Institut ist eine bundesweit repräsentative bevölkerungsbezogene epidemiologische Langzeitstudie zur Gesundheit von Kindern und Jugendlichen in Deutschland. In der KiGGS-Studie wurden umfangreiche Daten zur körperlichen, psychischen und sozialen Gesundheit, zum Gesundheitsverhalten und zur medizinischen Versorgung von Kindern und Jugendlichen in Deutschland erhoben. Mit der Basiserhebung (2003–2006) konnten erstmals wichtige Fragen zur gesundheitlichen Lage der nachwachsenden Generation auf Bundesebene repräsentativ beantwortet werden. Mit den beiden Folgeerhebungen KiGGS Welle 1 (2009–2012) und KiGGS Welle 2 (2014–2017) sind auch Aussagen über zeitliche Trends über bis zu elf Jahren möglich. Mit Daten aus dem Kohortenarm können aus der Weiterverfolgung der Basisteilnehmenden auch Aussagen über individuelle Entwicklungsverläufe getroffen werden. Einzelheiten zu Zielen und Methodik sowie zu Kennzahlen der jeweiligen KiGGS-Erhebungen können den einschlägigen Publikationen entnommen werden (Kurth et al. 2008; Lange et al. 2014; Mauz et al. 2017).

In diesem Beitrag wird ein Überblick zu aktuellen Prävalenzen, zu zeitlichen Trends über sechs bzw. elf Jahre sowie individuellen Verläufen aus ausgewählten Ergebnissen längsschnittlicher Analysen aus der KiGGS-Studie zur psychischen Gesundheit, zu psychosomatischen Problemen und chronischen körperlichen Erkrankungen von Kindern und Jugendlichen in Deutschland gegeben.

1.1 Psychische Auffälligkeiten gemäß psychopathologischem Screening

Psychische Auffälligkeiten von Kindern und Jugendlichen wurden mit dem Strengths and Difficulties Questionnaire (SDQ) (Goodman 1997) im Quer- und Längsschnitt bei den Eltern der 3–17-jährigen Teilnehmenden erhoben. Aus den Angaben lässt sich ein Gesamtproblemwert errechnen, der anhand von Normwerten die Zuordnung zu den Gruppen »normal«, »grenzwertig« und »auffällig« ermöglicht. Als psychisch auffällig gelten im Folgenden als grenzwertig oder auffällig klassifizierte Kinder und Jugendliche (Hölling et al. 2014).

Die Prävalenz psychischer Auffälligkeiten lag in der KiGGS Welle 2 bei 16,9 % (Klipker et al. 2018; ▶ Abb. 1.1). Sie war damit gegenüber der KiGGS-Basiserhebung (19,9 %) erstmals rückläufig, um insgesamt drei Prozentpunkte oder ca. 15 % (Klipker et al. 2018). Der Rückgang war dabei nur bei den Jungen statistisch signifikant und bezog sich bei diesen nur auf den Altersbereich 9–17 Jahre (▶ Abb. 1.2). Noch zwischen der KiGGS-Basiserhebung und der KiGGS Welle 1 hatte es bezüglich der Häufigkeit psychischer Auffälligkeiten keine Veränderungen gegeben (Hölling et al. 2014).

Gründe für diesen Rückgang könnten beispielsweise in einer verbesserten Versorgung liegen. So hat sich im Beobachtungszeitraum die Anzahl der an der Versorgung teilnehmenden Kinder- und Jugendpsychiatern und Kinder- und Jugendlichenpsychotherapeuten stark erhöht (Bundesarztregister 2020). Zudem wurden die zusätzlichen Vorsorgeuntersuchungen U10 und U11 mit Fokus auf der (Früh-)Erkennung von Verhaltensauffälligkeiten eingeführt. Wenn diese Entwicklungen mitursächlich für die rückläufige Prävalenz psychischer Auffälligkeiten wären, hätten offenkundig vorrangig Jungen hiervon profitiert, die allerdings auch höhere Basisprävalenzen für psychische Auffälligkeiten aufweisen.

Längsschnittanalysen, die sich aktuell noch auf die ersten beiden Erhebungswellen beziehen, zeigen, dass das Auftreten psychischer Auffälligkeiten im zeitlichen Verlauf variiert: Über die Hälfte der Kinder und Jugendlichen, die zur KiGGS-Basiserhebung psychisch auffällig waren, waren dies zum Zeitpunkt von KiGGS Welle 1 nicht mehr. Umgekehrt waren 12 % der initial unauffälligen Kinder und Jugendlichen sechs Jahre später auffällig (Baumgarten et al. 2018, ▶ Abb. 1.1).

1.2 ADHS

In der KiGGS-Studie wurde die Lebenszeitprävalenz der ADHS bei 3–17-jährigen Teilnehmenden durch die Frage zum Vorliegen einer jemals durch einen Arzt oder Psychologen gestellten ADHS-Diagnose im Elternfragebogen erhoben (Schlack et al. 2007). Bezüglich elternberichteter ADHS-Diagnosen war ein signifikanter Prävalenzrückgang über den 11-Jahreszeitraum, um 0,7 Prozentpunkte (von 5,3 auf 4,4 %) oder 17 %, zu verzeichnen (Göbel et al. 2018; ▶ Abb. 1.3). Auch hier hatte es zwischen den ersten beiden KiGGS-Erhebungen keine Unterschiede gegeben (Schlack et al. 2014). Eine mögliche Erklärung für diesen Rückgang könnte in der Direktive des Gemeinsamen Bundesausschusses aus 2009/2010 zu einer restriktiveren Verordnungspraxis für Methylphenidat liegen, die auch eine sorgfältigere Diagnosestellung verlangt (G-BA 2010).

Bei der Wiederholungsbefragung der Basisteilnehmenden in KiGGS Welle 1 gaben nur noch 57,9 % der Eltern, die initial eine ADHS-Diagnose Kindes berichtet

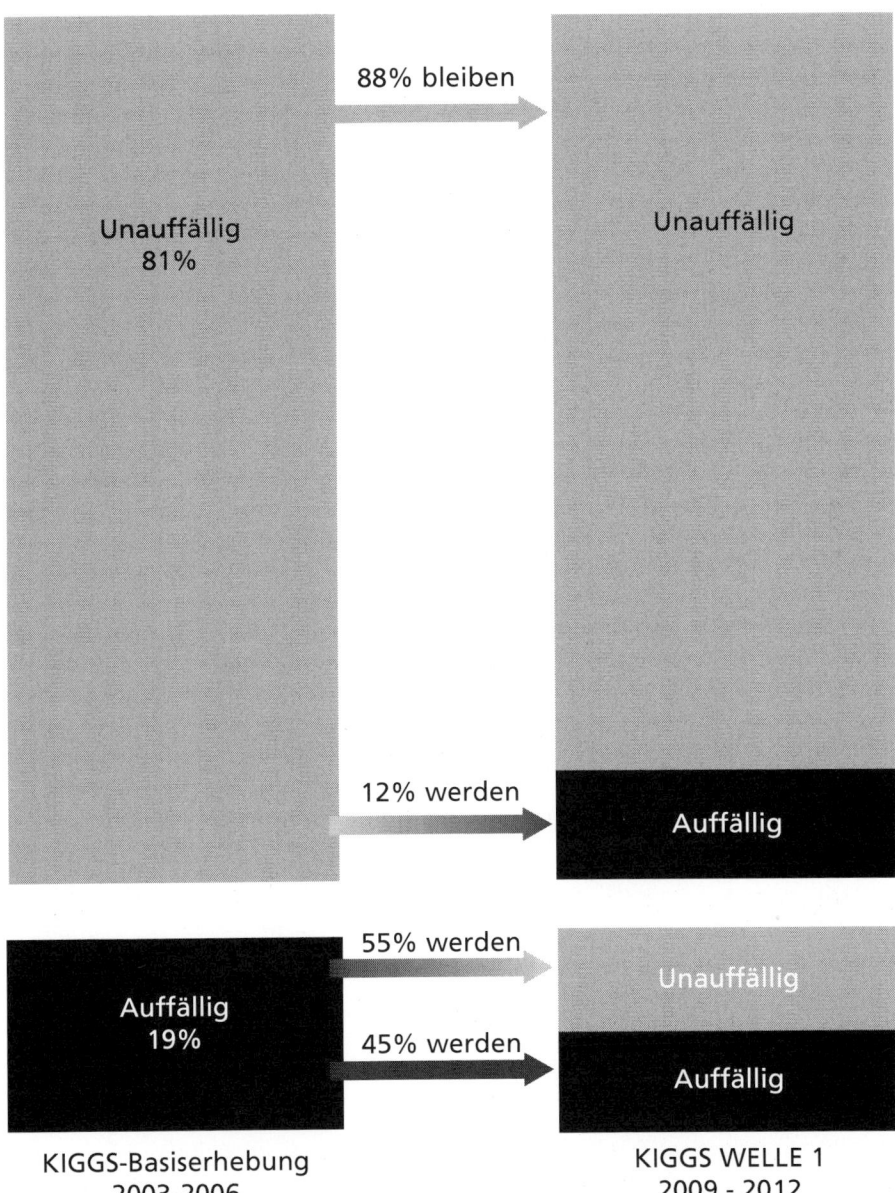

Abb. 1.1: Übergangswahrscheinlichkeiten psychischer Auffälligkeiten im zeitlichen Verlauf von der KiGGS-Basiserhebung (2003–2006) zur KiGGS Welle 1 (2009–2012) (Baumgarten et al. 2018)

hatten, diese erneut an (Schlack et al. 2018). Der Vergleich mit Studien zur Stabilität einer klinisch gestellten ADHS-Diagnose, aus denen ähnliche Rückgänge über vergleichbare Zeiträume berichtet wurden, legt nahe, dass eine ADHS-Diagnose von den Eltern möglicherweise nicht mehr genannt wurde, wenn die Symptomatik im Zeitverlauf rückgängig war (und damit ggf. auch Behandlungsanlässe wegfielen) oder eine andere (Differenzial-)Diagnose gestellt wurde. Für Mädchen wurde eine ADHS-Diagnose zum zweiten Erhebungszeitpunkt weniger als halb so oft wiederberichtet wie für Jungen (Schlack et al. 2018).

1.3 Kopf-, Bauch- und Rückenschmerzen

Eltern von 3–10-jährigen Kindern sowie Kinder und Jugendliche von 11–17 Jahren selbst beantworteten die Frage: »Hatte Ihr Kind/hattest du folgende Schmerzen in den letzten drei Monaten?«. Es folgte eine Liste mit Lokalisationen, darunter Kopf, Bauch und Rücken. Die folgenden Zahlen in Text und Abbildung beziehen sich auf die Angabe wiederholter Schmerzen in diesen drei Lokalisationen. Bezüglich aller drei Schmerzlokalisationen waren Mädchen deutlich überrepräsentiert (Krause et al. 2019).

Im Altersgang nahmen die Prävalenzen für Kopf- und Rückenschmerzen stark zu, je älter die Kinder waren. Etwa die Hälfte aller Mädchen und ein Drittel aller Jungen im Alter von 14–17 Jahren gaben wiederholte Kopfschmerzen in den letzten drei Monaten an, ca. ein Drittel der Mädchen und ein Viertel der Jungen dieser Altersgruppe wiederholte Rückenschmerzen (▶ Abb. 1.2). Bezüglich Bauchschmerzen war kein klarer Altersgang ersichtlich. Hier lagen bereits in der jüngsten Altersgruppe die Häufigkeiten für Mädchen bei ca. einem Drittel und bei den Jungen bei ca. einem Viertel (▶ Abb. 1.2).

1.4 Somatoformer Schmerz und psychosomatische Beschwerden

Mit dem nur in der KiGGS-Basiserhebung verfügbaren, detaillierteren Schmerz-Assessment wurde ex post die Diagnose einer somatoformen Schmerzstörung in Anlehnung an ICD-10 (F45.4: »Die vorherrschende Beschwerde ist ein andauernder, schwerer und quälender Schmerz, der durch einen physiologischen Prozess oder eine körperliche Störung nicht hinreichend erklärt werden kann [...]«) gebildet. Die angegebenen Schmerzlokalisationen wurden nach den ICD-Kriterien kategorisiert und anschließend von einem Arzt für Neurologie und Psychiatrie gegengeprüft. Ein Symptom, das während eines Zeitraums von drei Monaten mehrmals pro Woche oder täglich auftrat, wurde als anhaltend und häufig angesehen, was für ICD F45.4 gefordert wird. Wenn eine befragte Person angab, dass ein Symptom nicht als Folge

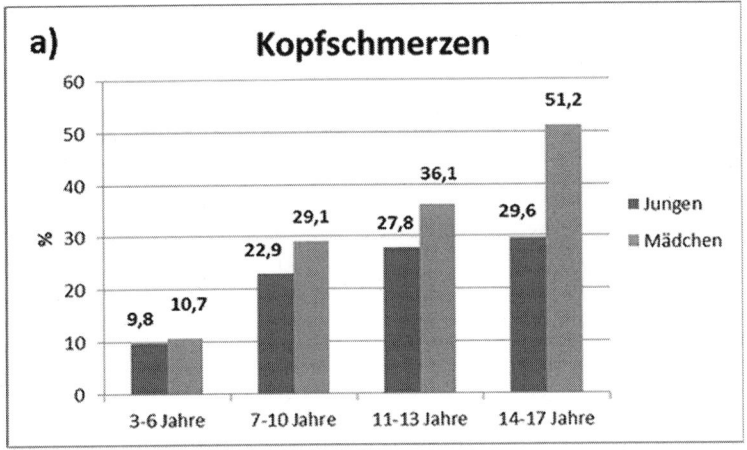
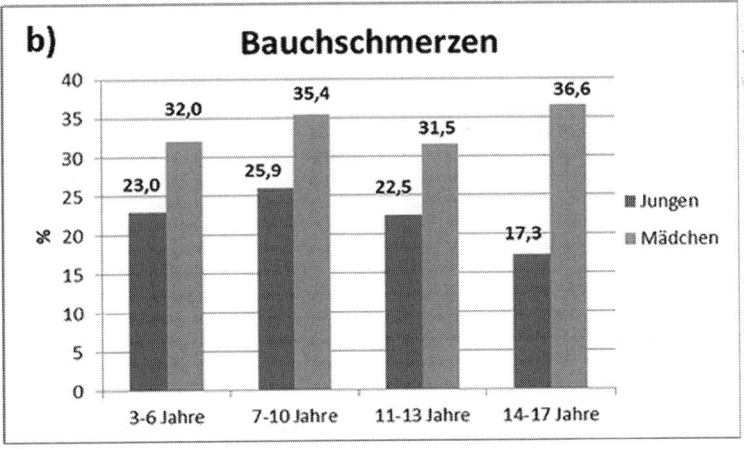
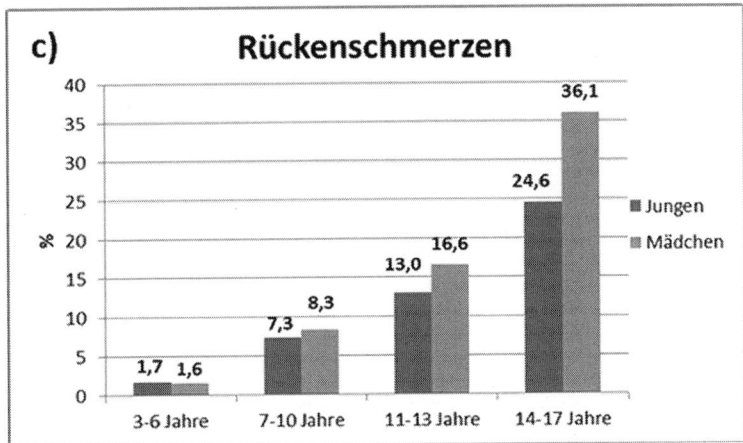

Abb. 1.2: 3-Monats-Prävalenzen wiederholter Kopf-, Bauch- und Rückenschmerzen in der KiGGS Welle 2 (2014–2017) (nach Krause et al. 2019)

einer körperlichen Erkrankung, eines physiologischen Prozesses (z. B. Wachstumsschmerzen oder Menstruationsbeschwerden), einer medizinischen oder zahnärztlichen Behandlung, einer Operation, einer Verletzung oder eines Sportereignisses aufgetreten war, wurde der Fall als Screening-positiv angesehen.

Hierzu wurden die Angaben der Kinder und Jugendlichen selbst ab einem Alter von elf Jahren herangezogen (Schlack und Petermann 2013). Mädchen sind mehr als dreimal häufiger Screening-positiv bezüglich somatoformer Schmerzen als Jungen (► Abb. 1.3). Unter der Risikoassoziation einer Gewalterfahrung kehren sich die Wahrscheinlichkeiten für die Geschlechter allerdings um: hier weisen Jungen mit Täterkontakt höhere Wahrscheinlichkeiten für somatoformen Schmerz auf. In einer Betrachtung nach Familienform zeigt sich, dass Jungen aus Eineltern- und Stieffamilien doppelt so häufig somatoformen Schmerz aufweisen wie Jungen aus Familien mit beiden leiblichen Eltern. Bei Mädchen findet sich dieser Unterschied nicht (Schlack 2013). In einer Längsschnittbetrachtung über zwei Jahre mit Daten des KiGGS-Moduls BELLA-Studie zeigte sich, dass psychosomatische Probleme, erhoben mit der deutschen Version der HBSC-Symptomcheckliste, bei 11–17-Jährigen im Selbstbericht stärker zunehmen als im Elternbericht (Barkmann et al. 2015).

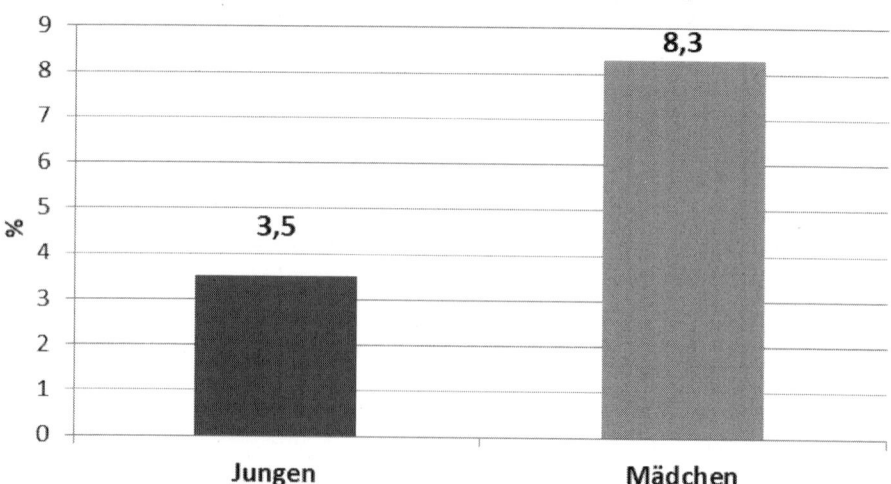

Abb. 1.3: Somatoformer Schmerz bei 11–17-jährigen Jungen und Mädchen in der KiGGS-Basiserhebung (2003–2006) (nach Schlack und Petermann 2013)

1.5 Atopische Erkrankungen

Atopische Erkrankungen der Kinder wurden bei den Eltern erfragt. Die 12-Monats-Prävalenz von Heuschnupfen in KiGGS Welle 2 im Altersbereich von 3–17 Jahren lag insgesamt bei 9,9 % (Mädchen 7,9 %, Jungen 11,9 %). Jungen sind häufiger betroffen als Mädchen, sowohl insgesamt als auch in den jeweiligen Altersgruppen (Poethko-Müller et al. 2018). Es zeigten sich jedoch seit der KiGGS-Basiserhebung weder insgesamt noch bei Jungen oder Mädchen signifikante zeitliche Trends. Bezüglich Asthma bronchiale lag die 12-Monats-Prävalenz in KiGGS Welle 2 bei 4 % (Mädchen: 3,0 %, Jungen: 5,0 %) und hatte sich gegenüber der KiGGS-Basiserhebung weder bei Mädchen noch bei Jungen signifikant verändert (Poethko-Müller et al. 2018).

1.6 Übergewicht und Adipositas

Im Untersuchungsteil sowohl der KiGGS-Basiserhebung als auch der KiGGS Welle 2 wurden die Kinder und Jugendlichen standardisiert gemessen und gewogen. Aus den Messwerten wurde der Body Mass Index (BMI= Körpergewicht (in kg)/Körperlänge in $(m)^2$ berechnet und perzentilbasiert in Beziehung zu den alters- und geschlechtsspezifischen deutschen Referenzwerten gesetzt (Kromeyer-Hauschild 2001, 2015). In der KiGGS-Basiserhebung waren insgesamt 15 % der Kinder und Jugendlichen in Deutschland von Übergewicht betroffen, darunter 6 % von Adipositas. Im Vergleich zu den oben genannten Referenzdaten hatte der Anteil übergewichtiger Kinder und Jugendlicher um 50 % zugenommen, der Anteil von Kindern und Jugendlichen mit Adipositas hatte sich verdoppelt. Die aktuellen KiGGS Welle 2-Daten weisen ähnlich hohe Anteile an übergewichtigen (15,4 %) bzw. adipösen (5,9 %) Kindern und Jugendlichen aus. Damit hat es seit der KiGGS-Basiserhebung keinen weiteren Anstieg gegeben (Schienkiewitz et al. 2018; ▶ Abb. 1.4).

I Allgemeiner Teil

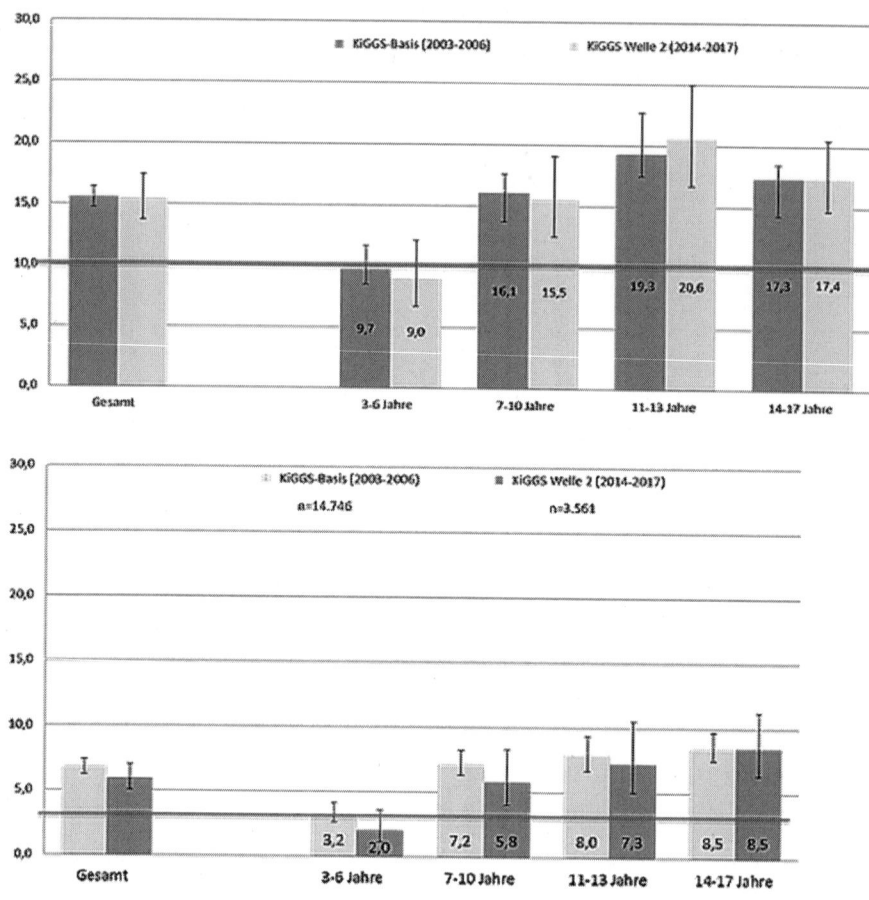

Abb. 1.4: a) Übergewicht und b) Adipositas im zeitlichen Trend (2003–2006 bis 2014–2017). KiGGS-Studie. (Schienkiewitz et al. 2018)

1.7 Zusammenfassung und Fazit

Für diesen Beitrag wurde eine Auswahl vorliegender Ergebnisse aus der KiGGS-Studie zu psychischen Auffälligkeiten, psychosomatischen Problemen und chronischen körperlichen Gesundheitsstörungen von Kindern und Jugendlichen in Deutschland zusammengefasst. Diese Gesundheitsstörungen werden auch unter dem Begriff der »Neuen Morbiditäten« geführt (Schlack 2004). Die Prävalenzen von psychischen Auffälligkeiten und ADHS sind immer noch als hoch zu bezeichnen. Mit Blick auf die zeitlichen Trends können die Resultate jedoch vorsichtig optimistisch interpretiert werden. Sie zeigen, dass häufig in den Medien kolportierte, vermeintliche Häufigkeitszunahmen psychischer Auffälligkeiten und von ADHS bei Kindern und Jugendlichen anhand der in der KiGGS-Studie verwendeten Indikatoren nicht belegt werden können. Vielmehr ist – zumindest im vorpandemischen Zeitraum – von einem leichten Rückgang der Prävalenzen auszugehen, was sich in international und für Deutschland berichtete Trends gleichbleibender oder abnehmender Häufigkeiten psychischer Auffälligkeiten bei Kindern und Jugendlichen (Barkmann und Schulte-Markwort 2012; Wittchen et al. 2011) einreiht. Die Längsschnittanalysen legen darüber hinaus nahe, dass psychische Symptome bei Kindern häufiger transienten Charakter haben. Die Schmerzhäufigkeiten bei Kindern und Jugendlichen sind, insbesondere mit zunehmendem Alter, hoch. Längsschnittbeobachtungen mit den BELLA-Daten legen nahe, dass mit zunehmendem Alter die Kinder und Jugendlichen hierzu bessere Auskunftsquellen sind (Barkmann et al. 2015). Kopf-, Bauch- und Rückenschmerzen treten bei Mädchen deutlich häufiger auf, auch ein enger definierter somatoformer Schmerz ist bei Mädchen häufiger. Beim somatoformen Schmerz lässt sich jedoch ein »Gender Paradox« beobachten, dass sich in Gegenwart eines Risikos (hier: Tätererfahrungen von Gewalthandlungen) die Geschlechterassoziationen umkehren (Schlack und Petermann 2013). Bezüglich atopischer Erkrankungen und Übergewicht/Adipositas zeigen sich ebenfalls keine Prävalenzanstiege im Zeitraum zwischen der KiGGS-Basiserhebung und KiGGS Welle 2. Bezüglich Übergewicht und Adipositas ist jedoch noch nicht geklärt ist, ob der zuvor beobachtete zunehmende Trend tatsächlich gestoppt ist, sich ein Plateau eingestellt hat oder ob der Trend mittlerweile sogar im Begriff ist, sich umzukehren (Schienkiewitz et al. 2018).

Literatur

Barkmann C, Otto C, Schoen G, Schulte-Markwort M, Schlack R, Ravens-Sieberer U, Klasen F, the BELLA study group (2015) Modelling Trajectories of Psychosomatic Health Complaints in Children and Adolescents: Results from the BELLA cohort study. European Child & Adolescent Psychiatry 24: 685–694.

Barkmann C, Schulte-Markwort M (2012) Prevalence of emotional and behavioural disorders in German children and adolescents: a meta-analysis. Journal of Epidemiology and Community Health 66(3): 194–203.

Baumgarten F, Klipker K, Göbel K, Janitza S, Hölling H (2018) Der Verlauf psychischer Auffälligkeiten bei Kindern und Jugendlichen–Ergebnisse der KiGGS-Kohorte. Journal of Health Monitoring 3(1): 60–65.

Bundesarztregister und Kassenärztliche Bundesvereinigung (2020) An der vertragsärztlichen Versorgung teilnehmende Ärztinnen und Ärzte sowie Psychotherapeutinnen und -therapeuten (Anzahl). (http://www.gbe-bund.de/gbe10/i?i=305:39094640D, Zugriff am 21.09.2020).

Gemeinsamer Bundesausschuss (G-BA) (2010) Zum Schutz von Kindern und Jugendlichen – Verordnung von Stimulantien nur in bestimmten Ausnahmefällen. Beschluss: Arzneimittel-Richtlinie/Anlage III Nummer 44 (Stimulantien). (https://www.g-ba.de/informationen/beschluesse/1185/, Zugriff am 21.09.2020).

Göbel K, Baumgarten F, Kuntz B, Hölling H, Schlack R (2018) ADHS bei Kindern und Jugendlichen in Deutschland–Querschnittergebnisse aus KiGGS Welle 2 und Trends. Journal of Health Monitoring 3(3): 46–53.

Goodman R (1997) The Strengths and Difficulties Questionnaire: a research note. Journal of Child Psychology and Psychiatry 38(5): 581–586.

Hölling H, Schlack R, Petermann F, Ravens-Sieberer U, Mauz E, KiGGS Study Group (2014) Psychische Auffälligkeiten und psychosoziale Beeinträchtigungen bei Kindern und Jugendlichen im Alter von 3 bis 17 Jahren in Deutschland – Prävalenz und zeitliche Trends zu 2 Erhebungszeitpunkten (2003–2006 und 2009–2012). Bundesgesundheitsblatt-Gesundheitsforschung-Gesundheitsschutz 57(7): 807–819.

Klipker K, Baumgarten F, Göbel K, Lampert T, Hölling H (2018) Psychische Auffälligkeiten bei Kindern und Jugendlichen in Deutschland-Querschnittergebnisse aus KiGGS Welle 2 und Trends. Journal of Health Monitoring 3(3): 37–45.

Krause L, Sarganas G, Thamm R, Neuhauser H (2019) Kopf-, Bauch- und Rückenschmerzen bei Kindern und Jugendlichen in Deutschland. Bundesgesundheitsblatt-Gesundheitsforschung-Gesundheitsschutz 62(10): 1184–1194.

Kromeyer-Hauschild K, Moss A, Wabitsch M (2015) Referenzwerte für den Body-Mass-Index für Kinder, Jugendliche und Erwachsene in Deutschland. Adipositas – Ursachen, Folgeerkrankungen, Therapie 9: 123–127.

Kromeyer-Hauschild K, Wabitsch M, Kunze D, Geller F, Geiß HC, Hesse V, Menner K (2001) Perzentile für den Body-Mass-Index für das Kindes- und Jugendalter unter Heranziehung verschiedener deutscher Stichproben. Monatsschrift Kinderheilkunde 149: 807–818.

Kurth BM, Kamtsiuris P, Hölling H, Schlaud M, Dölle R, Ellert U, Neuhauser H (2008) The challenge of comprehensively mapping children's health in a nation-wide health survey: design of the German KiGGS-Study. BMC Public Health 8(1): 196.

Lange M, Butschalowsky HG, Jentsch F, Kuhnert R, Rosario AS, Schlaud M, KiGGS Study Group (2014) Die erste KiGGS-Folgebefragung (KiGGS Welle 1). Bundesgesundheitsblatt-Gesundheitsforschung-Gesundheitsschutz 57(7): 747–761.

Mauz E, Gößwald A, Kamtsiuris P, Hoffmann R, Lange M, Schenck UV, Houben R (2017) Neue Daten für Taten. Die Datenerhebung zur KiGGS Welle 2 ist beendet. Journal of Health Monitoring 2(S3): 2–28.

Poethko-Müller C, Thamm M, Thamm R (2018) Heuschnupfen und Asthma bei Kindern und Jugendlichen in Deutschland–Querschnittergebnisse aus KiGGS Welle 2 und Trends. Journal of Health Monitoring 3(1): 55–59.

Schienkiewitz A, Brettschneider AK, Damerow S, Rosario AS (2018) Übergewicht und Adipositas im Kindes-und Jugendalter in Deutschland–Querschnittergebnisse aus KiGGS Welle 2 und Trends. Journal of Health Monitoring 3(1): 16–23.

Schlack HG (2004) Die neuen Kinderkrankheiten. Einflüsse der Lebenswelten auf Gesundheit und Entwicklung. Frühe Kindheit 6: 18–21.

Schlack R (2013) Die Gesundheit von Kindern und Jugendlichen in Eineltern- und Stieffamilien unter besonderer Berücksichtigung von Jungen. Ergebnisse aus dem Kinder- und Jugendgesundheitssurvey (KiGGS). In: Franz M, Karger A (Hrsg.) Scheiden tut weh. Elterliche Trennung aus Sicht der Väter und Jungen. Göttingen: Vandenhoek & Rupprecht. S. 122–144.

Schlack R, Göbel K, Hölling H, Petermann F, Romanos M (2018) Prädiktoren der Stabilität des Elternberichts über die ADHS-Lebenszeitprävalenz und Inzidenz der elternberichteten ADHS-Diagnose im Entwicklungsverlauf über sechs Jahre – Ergebnisse aus der KiGGS-Studie. Zeitschrift für Psychiatrie, Psychologie und Psychotherapie 66: 233–247.

Schlack R, Hölling H, Kurth BM, Huss M (2007) Die Prävalenz der Aufmerksamkeitsdefizit-/Hyperaktivitätsstörung (ADHS) bei Kindern und Jugendlichen in Deutschland. Bundesgesundheitsblatt-Gesundheitsforschung-Gesundheitsschutz 50(5–6): 827–835.

Schlack R, Mauz E, Hebebrand J, Hölling H, KiGGS Study Group (2014) Hat die Häufigkeit elternberichteter Diagnosen einer Aufmerksamkeitsdefizit-/Hyperaktivitätsstörung (ADHS) in Deutschland zwischen 2003–2006 und 2009–2012 zugenommen? Bundesgesundheitsblatt-Gesundheitsforschung-Gesundheitsschutz 57(7): 820–829.

Schlack R, Petermann F (2013) Prevalence and gender patterns of mental health problems in German youth with experience of violence: the KiGGS study. BMC Public Health 13(1): 628.

Wittchen HU, Jacobi F, Rehm J, Gustavsson A, Svensson M, Jönsson B, Fratiglioni L (2011) The size and burden of mental disorders and other disorders of the brain in Europe 2010. European Neuropsychopharmacology 21(9): 655–679.

2 Pädiatrische Psychosomatik – eine Annäherung

Hendrik Karpinski, Dieter Kunert, Guido Bürk, Maya von Stauffenberg und Jochen Meister

Historische Entwicklung

»So wie man nicht unternehmen dürfe, die Augen zu heilen ohne den Kopf, noch den Kopf ohne den ganzen Leib, so auch nicht den Leib ohne die Seele ... denn auch jetzt machen die Menschen genau den Fehler, dass manche getrennt für eins von beidem, die Gesundheit der Seele und des Körpers, Ärzte zu sein versuchen.« (Platon 427–347 v. Chr., 1986, S. 15–17).

Die Zweiteilung, dass der Mensch einen Körper *hat* und nicht dieser Körper *ist*, und die damit verbundene Frage nach Wesen und Wechselwirkung von Körper und Seele beschäftigt die Menschen schon seit dem Altertum. Das Leib-Seele-Problem ist eine bis heute diskutierte philosophische Fragestellung. Eine Person kann sowohl mit physischen (körperlichen) als auch mit psychischen (geistig-seelischen) Kategorien beschrieben werden. In der deutschen Sprache wird zwischen Leib und Körper unterschieden. Leib meint den beseelten oder vergeistigten Körper.

Die Idee, den Körper vom seelischen bzw. geistigen Bereich des Menschen abzutrennen ist historisch eine relativ junge Erscheinung. In Jahrtausenden der Menschheitsentwicklung davor bestand Gewissheit über das enge Zusammenwirken von psychischen und körperlichen Vorgängen beim Menschen.

Descartes wird häufig als Wegbereiter für das Verständnis der Funktion des menschlichen Körpers als Maschine genannt. Medizinhistorisch entwickelte sich aber erst später, mit der Entwicklung der Naturwissenschaften, ein Konzept, das die Menschen auch modellhaft als Maschine zu verstehen versucht. Für das Verständnis von Krankheiten bedeutete das eine Konzentration allein auf den Körper.

Ein Meilenstein im Verständnis von Krankheitsentwicklung wurde die *Zellularpathologie von Rudolf Virchow*. Der Blick richtete sich dabei auf die sichtbar morphologische Veränderung. An die Stelle von Konzepten, die auf der Betrachtung einer Vielzahl unübersichtlicher Einflussfaktoren beruhen, trat nun eine Sicht, die durch die sinnlich visuell erfassbare Veränderung auf der Ebene von Zellen, Geweben und Organen zu naturwissenschaftlich plausiblen Erklärungen führte. Das hat zu einem erleichterten Umgang mit Krankheiten geführt, den Fokus auf die Körperzelle als kleine organische Einheit im Organismus gelenkt und Krankheitsentstehung von daher gedacht. Auf diesem Wege sind viele erfolgreiche Behandlungen entwickelt worden. In dieser Tradition haben sich die Strukturen unserer neuzeitlichen europäischen Medizin entwickelt.

Einer solchen Versorgungstradition stehen inzwischen viele Jahre der Grundlagenforschung und medizinisch-klinischen Forschung gegenüber, mit dem Ergebnis, dass die Trennung zwischen psychischen und körperlichen Anteilen des menschlichen Organismus reduktionistisch und deshalb nicht zulässig ist. Allein in den Disziplinen der Neuroimmunologie und Neuroendokrinologie zeigt sich, dass die didaktische Trennung von funktionellen Körpersystemen wie Nervensystem, Immunsystem und hormonelles System nur noch begrenzt Sinn macht.

Morphologisch-ätiologische Krankheitsmodelle erleichtern in unserem gegenwärtigen Medizinsystem das Wirksamkeitsgefühl und die Handlungssicherheit von Ärzten und Pflegenden. Gerade aber für sich in der Entwicklung befindliche Kinder und Jugendliche, bei denen psychosoziale Faktoren einen besonderen Einfluss auf die körperliche Gesundheit ausüben, ist eine fachlich kundige und gleichzeitig einfühlsame, umfassende Umgangsweise durch die im Versorgungssystem Handelnden zu fordern. Somatisch nicht begründbare Beschwerden werden immer noch nicht als »echt« im Verständnis der Ärzte wahrgenommen. Dies führt zu Unsicherheiten bei Kindern und Jugendlichen sowie ihren Familien bis hin zum Gefühl der Minderwertigkeit der Leiden.

Von der Kultur des »entweder/oder« zur Kultur des »sowohl als auch«

Es ist noch nicht lange her, dass wegen Bauchschmerzen untersuchte Kinder immer wieder mit der Aussage aus dem Krankenhaus entlassen wurden: »Wir haben ihr Kind gründlich untersucht und nichts gefunden. Ihr Kind hat nichts«. Gemeint war, es liegt keine somatische Erkrankung vor und für das Weitere sind wir nicht zuständig. Derartige funktionelle Beschwerden wurden oft als Randerscheinung bzw. übrigbleibende Beschwerdebilder gesehen, die den üblichen pathogenetischen oder diagnostischen Kategorien (noch) nicht zuordenbar waren. Mit den Rome 4 Kriterien funktioneller gastrointestinaler Störungen haben wir heute ein biopsychosoziales Erklärungsmodell zur Verfügung (▶ Kap. 3.5).

Im Alltag der heutigen Kinder- und Jugendmedizin spielen funktionelle Beschwerden, psychosomatische Störungen sowie chronische körperliche Erkrankungen eine zunehmend bedeutsamere Rolle.

Die Prävalenz von Kindern und Jugendlichen in der deutschen Allgemeinbevölkerung mit Hinweisen auf psychische Auffälligkeiten liegt bei 16,9 % (Klipker et al. 2018) und steigt bei Kindern aus Familien mit niedrigem sozialem ökonomischem Status auf über 30 %. Die Analyse der bundesweiten vertragsärztlichen Abrechnungsdaten der Jahre 2009–2017 ergab eine Steigerung der Diagnoseprävalenz psychischer Störungen von 23 % auf 28 % (Steffen et al. 2019). Da das Chronifizierungsrisiko somatischer Symptome und Erkrankungen infolge psychosozialer Belastungen hoch ist, sind frühzeitige Interventionen essenziell (Shonkoff et al. 2012).

Diesen Herausforderungen wird man mit einer »Ausschlussdiagnostik« nicht gerecht (▶ Kap. 7.1.2). Nur wenn es gelingt, die Vielfalt der Einflussfaktoren zu berücksichtigen, die unser Befinden und unsere Gesundheit beeinflussen und sich wechselseitig bedingen, können wir adäquate Behandlungen und Hilfestellung einleiten und damit den Anspruch auf eine umfassende Behandlung erfüllen.

»Mit jeder neuen wissenschaftlichen Erkenntnis in den Humanwissenschaften haben wir die dringende Aufgabe, Kinder sowohl in ihren metaphysischen Bezügen als auch ihren seelisch-geistigen und körperlichen Entwicklungen zu sehen« (aus dem Programm der DGPPS). Diese Sichtweise bekommt in einer sich immer weiter differenzierenden Medizin eine besondere Bedeutung. Kinder und Jugendliche als unsere Patienten dürfen nicht in »Versorgungsstücke« aufgeteilt werden. Eine ganzheitliche Behandlung und Betreuung sowie die Entwicklung von Subdisziplinen mit ihrem jeweiligen Spezialwissen dürfen sich dabei nicht ausschließen. Das Überwinden alter linear-kausaler, somatischer oder psychosozialer pathogenetischer Denkmuster ist eine Herausforderung, der wir nur mit interdisziplinärer und multiprofessioneller Kooperation begegnen können.

Gedankenexperiment zur pädiatrischen Versorgung

Anhand der Abbildung 2.1 soll in einem Gedankenexperiment das Erfordernis einer komplexen Sichtweise in der gesamten pädiatrischen Versorgung veranschaulicht werden.

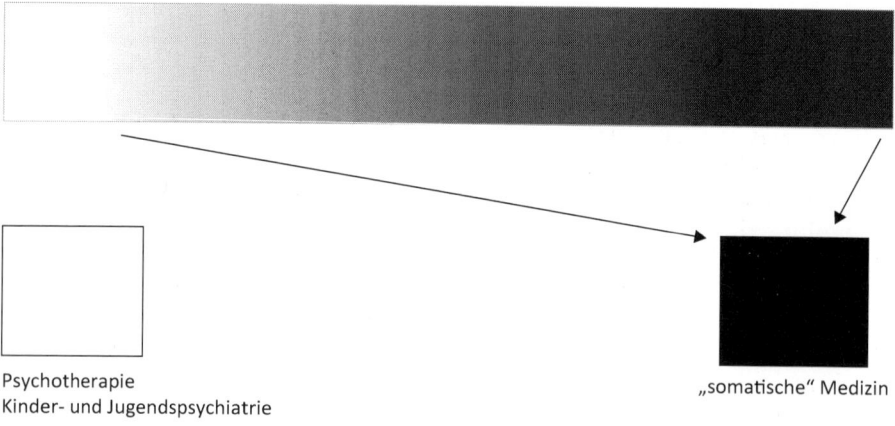

Abb. 2.1: Verteilung der Versorgung im Kontinuum

Man stelle sich die pädiatrischen Patienten einer beliebigen Region vor und setze als »schwarz« alle die Kinder und Jugendlichen, die ein rein körperliches Problem haben, und als »weiß« diejenigen mit rein psychischen Problemen. Schon bei wenig differenzierter Betrachtung zeigt sich, dass es schwierig ist, Patientengeschichten streng diesen Polen zuzuordnen: Beispielsweise bei Kindern mit einer »rein psychischen« Angststörung finden wir häufig körperliche Effekte und bei Kindern mit Verletzungen durch Unfälle gibt es solche, bei denen durch psychische Besonderheiten Unfälle häufiger passieren (▶ Über dieses Buch).

Bei vertiefter Betrachtung sieht man schnell, dass die meisten Patienten sich im realen Leben zwischen beiden Polen befinden, weil ihre Situation durch verschieden ausgeprägte Anteile von Psyche und Soma charakterisiert ist. Im Bild wird das durch die verschiedenen Grautöne im Kontinuum zwischen den Polen veranschaulicht. Je nachdem, wie tief sich beim Betrachter des Modells die oben erwähnte Kultur des »sowohl als auch« etabliert hat, findet er eine Verteilung in diesem Kontinuum mit einer Häufung von Grautönen zwischen den Weiß-Schwarz-Polen.

Unser Versorgungssystem und die Kultur in der medizinischen Praxis stellen sich oft so dar, als wenn es gerade die mittleren Grautöne gar nicht oder kaum geben würde. Kinder und Jugendliche mit offenbar körperlichen Problemen gehen zum Kinderarzt oder werden stationär in der Kinder- und Jugendklinik versorgt. Psychisch Kranke werden zum Kinder- und Jugendlichenpsychotherapeuten oder Kinder- und Jugendpsychiater geschickt. Wegen der immer noch erheblichen Stigmatisierung dieser Bereiche erfolgt häufig der Zugang über den Umweg der »schwarzen« Bereiche.

Die Abbildung 2.1 veranschaulicht die Verteilung der Versorgung im Kontinuum zwischen somatischer und psychiatrisch/psychotherapeutischer Medizin. Dabei ist erkennbar, dass Patienten mit unterschiedlichen Grautönen zunächst fast immer in den auf »Schwarz« ausgerichteten Bereichen versorgt werden.

Betrachtet man die individuelle Situation von Kindern und Jugendlichen nach diesem Modell vertiefter, bietet es sich an, ein Kontinuum zwischen »Schwarz« und »Weiß« für folgende Kategorien anzuwenden:

Symptome: wie nehmen wir das Problem wahr?
Ätiologie: was sind die tatsächlichen wesentlichen Ursachen und Faktoren?
Therapie: in welchem Bereich sollen die Interventionen liegen?

Die Abbildung 2.2 veranschaulicht für die drei Fragestellungen die Zuordnung im Kontinuum zwischen Grautönen.

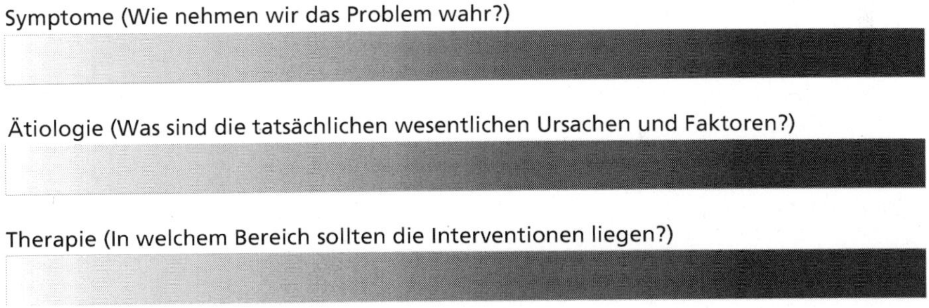

Symptome (Wie nehmen wir das Problem wahr?)

Ätiologie (Was sind die tatsächlichen wesentlichen Ursachen und Faktoren?)

Therapie (In welchem Bereich sollten die Interventionen liegen?)

Abb. 2.2: Zuordnung von Patienten im Kontinuum von psychischen und körperlichen Faktoren

In der praktischen Alltagstätigkeit im Versorgungssystem erfolgt die Zuordnung von Patienten meist auf der Symptomebene. Kopfschmerzen werden zunächst als rein neurologisch gewertet und dementsprechend erfolgt die Navigation durch das Versorgungssystem. Kopfschmerz als körperliches Symptom wird als »schwarz« verstanden und nach »schwarzen« Ursachen gefahndet. Oft wird zudem dem Paradigma der »Ausschlussdiagnostik« gefolgt. Die Orientierung auf den Schwerpunkt körperlich bleibt auch dann noch bestehen, wenn keine Ursachen aus dem »schwarzen« Bereich gefunden werden können. Das liegt in der Regel an der fehlenden Kompetenz der somatischen Akteure im Medizinsystem für »weiße« und »graue« Bereiche. In vielen Fällen folgt der Zuordnung in »schwarz« auch ein therapeutischer Ansatz, der sich fast ausschließlich auf die körperlichen Aspekte bezieht, obwohl keine somatische Ätiologie gefunden werden kann. Meist werden dann eine medikamentöse Behandlung und vielleicht auch Krankengymnastik empfohlen. In manchen Familien gibt es aber eine unbestimmte Intuition dafür, dass derartige Interventionen nicht genügen. Die Suche nach Alternativen erzeugt nicht selten ungewöhnliche und zuweilen auch fragwürdige Resultate.

Pädiatrische Psychosomatik

Von den in unserem medizinischen Versorgungssystem Handelnden ist eine wissenschaftlich begründete und ausgewogene Zuordnung in der ätiologischen Dimension zu fordern. Schon im Jahre 1993 wurden von der American Academy of Pediatrics entsprechende Forderungen erhoben: neue Kompetenzen dafür bei den Pädiatern zu schaffen, Skills für Gesprächsführung zu entwickeln, ein grundlegendes Modell für mental health in der Pädiatrie zu verankern und dementsprechend auch Ressourcen umzuverteilen (AAP 1993).

Es ist das Anliegen des Querschnittbereichs Pädiatrische Psychosomatik die Untrennbarkeit von Körper und Seele erfahrbar zu machen und entsprechendes Wissen zu vermitteln – auf dass sich die Strukturen und Gewohnheiten in der medizinischen, psychosozialen und pflegerischen Versorgung den Bedürfnissen der anvertrauten Kinder und Jugendlichen anpassen.

Literatur

AAP (1993) The Pediatrician and the »New Morbidity«. Pediatrics 92: 731–3.
Klipker K, Baumgarten F, Göbel K, Lampert T, Hölling H (2018) Psychische Auffälligkeiten bei Kindern und Jugendlichen in Deutschland – Querschnittergebnisse aus KiGGS Welle 2 und Trends. Journal of Health Monitoring 3(3): 37–45.
Platon (1986) Charmides. Ditzingen: Reclam.
Shonkoff JP, Garner AS, Siegel BS, Dobbins MI, EarlsMF, McGuinn L, Wood DL (2012) The lifelong effectsof early childhood adversity and toxic stress. Pediatrics 129(1): 232–246.
Steffen A, Akmatov MK, Holstiege J, Bätzing J (2019) Diagnoseprävalenz psychischer Störungen bei Kindern und Jugendlichen in Deutschland: Eine Analyse bundesweiter vertragsärztlicher Abrechnungsdaten der Jahre 2009 bis 2017. Zentralinstitut für die kassenärztliche Versorgung in Deutschland. Versorgungsatlas-Bericht Nr. 18/07, Version 2 vom 15.01.2019. Berlin. (https://www.versorgungsat-las.de/themen/alle-analysen-nach-datum-sortiert/?tab=6&uid=93, Zugriff am 02.03.2021).

2.1 Grundlagen

Dieter Kunert, Torsten Lucas, Guido Bürk und Maya von Stauffenberg

2.1.1 Bio-psycho-sozial-ökologisches Denken

Die *dichotome Sicht* auf den Menschen, der aus einem Leib (Materie) und einer Seele (Geist) besteht, hat zwar zu einem besseren Verständnis von Gesundheit und Krankheit beigetragen, ist aber bald an ihre Grenzen gekommen und kann heute als überholt betrachtet werden.

Demgegenüber hat sich das *biopsychosoziale Krankheitsmodell* (Engel 1977) in den letzten Jahrzehnten als die aktuell universellste Theorie für das Verständnis der Beziehung zwischen Körper und Seele/Geist etabliert. Erweiterungen, wie die Einbeziehung der ökologischen Perspektive, sind hinzugekommen. Das Modell geht auf Bertalanffys allgemeine Systemtheorie und die Theorie komplexer Systeme zurück. Ein System besteht demnach aus mehreren Elementen, die miteinander interagieren. Die Eigenschaften eines komplexen Systems lassen sich nicht vollständig aus den Eigenschaften seiner einzelnen Bestandteile erklären. Vielmehr gilt es, die vielfältigen Wechselwirkungen der einzelnen Bestandteile des Systems zu beobachten, zu beschreiben und zu verstehen. Lineares Ursache-Wirkungsdenken wird damit obsolet.

Aus Sicht der *Systemtheorie* wird die Natur beschrieben als eine hierarchische Ordnung, als ein Kontinuum von den kleinsten Einheiten (Systemen) hin zu immer komplexeren, größeren Einheiten. Der Mensch (eine Person) besteht einerseits aus Subsystemen von Atomen, Molekülen, Gewebe und Organen und ist andererseits Teil größerer Einheiten, wie Zweierbeziehungen, Familie, Gemeinschaft, Kultur, Gesellschaft und Biosphäre (▶ Abb. 2.3). Keines dieser Subsysteme funktioniert für sich allein, »alle Ebenen der Organisation sind verbunden, sodass eine Änderung auf einer Ebene im Prinzip auch eine Änderung in den anderen ... Systemebenen bewirken kann« (Egger 2005, S. 5).

Überträgt man dieses Modell auf unser Verständnis von *Gesundheit* und *Krankheit*, gibt es keine kategorial psychosomatischen, psychischen und somatischen Erkrankungen. Vielmehr wird Krankheit und Gesundheit als ein Kontinuum und umfassender dynamischer Prozess verstanden, bei dem biologische, psychische, soziale und auch ökologische Faktoren auf verschiedenen Ebenen miteinander interagieren. Vieles im Zusammenwirken dieser Faktoren ist noch unerforscht. Hingegen wurde die Wechselwirkung zwischen Organismus und Umwelt umfassend belegt, etwa in den Bereichen der erfahrungsgesteuerten neuronalen Plastizität und der Epigenetik (Egger 2008; Egle 2020). Von *Krankheit* können wir nach diesem Verständnis dann sprechen, wenn Störungen in den Regelkreisen die Funktionstüchtigkeit des Organismus beeinträchtigen und die autoregulativen Kompetenzen der Person nicht ausreichen, um die Störung zu beseitigen. *Gesundheit* bedeutet demzufolge, dass auftretende Störungen von einer Person autoregulativ bewältigbar und krankmachende Faktoren ausreichend eindämmbar sind. Egger spricht hier von

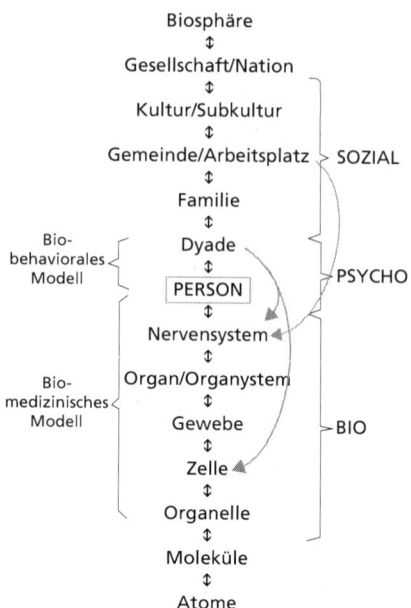

Abb. 2.3: Bio-psycho-soziales Krankheitsmodell (Engel 1977) vs. Biomedizinisches und biobehaviorales Krankheitsmodell (Egle 2020, S. 40)

Bewältigungskompetenz. »So gesehen muss Gesundheit in jeder Sekunde des Lebens ›geschaffen‹ werden.« (Egger 2015, S. 80)

Zwei Kritikpunkte am bio-psycho-sozialen Modell seien erwähnt:

Dieses Modell verfügt über kein gemeinsames Begriffssystem für das Psychologische (Mentale) und das Neurophysiologische (Materielle). Die Sprachen der somatischen Medizin und die der psychosozialen Medizin sind konzeptuell kaum miteinander verbunden, was das gegenseitige Verstehen im beruflichen Alltag oft erschwert. Auch kann es die zentrale Fragestellung des Leib-Seele-Problems nicht lösen: »Wie kann ein nicht-materieller, geistiger Vorgang (z. B. Gedanke) ... der also ohne physische Existenz konzipiert ist – Einfluss nehmen auf etwas Materielles wie das Hirn, ohne dabei die fundamentalen physikalischen Grundgesetze von der Erhaltung der Masse und Energie außer Kraft zu setzen.« (Egger 2015, S. 64)

Eine Erweiterung des biopsychosozialen Modells macht sich die *Theorie der Materie-Geist-Einheit* zunutze und besagt, dass mentale Phänomene (z. B. Gedanken) relativ zum Nervensystem emergent sind. Das heißt, seelische Phänomene basieren zwar auf physiologischen und biochemischen Prozessen, besitzen aber emergente Eigenschaften, die sich von den neurobiologischen Eigenschaften unterscheiden. Zentral ist hierbei der aus der Systemtheorie stammende Begriff der *Emergenz*, also das Hervorbringen von Phänomenen auf einer Systemebene, die nicht ausschließlich aus den Eigenschaften der Elemente aus der darunterliegenden Systemebene ableitbar sind (Egger 2015). Hat doch bereits Aristoteles konstatiert, dass das Ganze mehr als die Summe seiner Teile ist.

Fazit: Ein zeitgemäßes Verständnis von Gesundheit und Krankheit erfordert ein Denken in vernetzten Strukturen und komplexen Systemen und stellt allein kategoriale Krankheitsmodelle infrage. Demzufolge gibt es auch keine psychosomatischen Erkrankungen im engeren Sinne. Stets gilt es biologische, psychische und soziale Aspekte und ihre Interaktion zu berücksichtigen. Die Einbeziehung ökologischer Faktoren erscheint notwendig, bedarf aber noch weiterer Forschung.

2.1.2 Kindliche Entwicklung

Entwicklung beschreibt den komplexen Veränderungsprozess eines Menschen von der Zeugung bis zum Tod. Insbesondere in den ersten Lebensjahren ist dieser in hohem Maße von Reifung, Wachstum und Ausdifferenzierung geprägt. Auf Basis des vererbten Genoms wird die Ausgestaltung individueller Merkmale durch die jeweiligen Umweltbedingungen modifiziert (▶ Kap. 2.1.4). Dies fördert die bestmögliche Anpassung sowie das Überleben des Individuums und begünstigt zudem die Realisierung seines Potenzials. Gerade die Entwicklung des Gehirns ist von spezifischen Erfahrungen abhängig, die die Vernetzung und Verstärkung neuronaler Verknüpfungen beeinflussen (Largo 2019). *Sensorik und Motorik* ermöglichen die Wahrnehmung und Verarbeitung von Reizen im zentralen Nervensystem und die körperliche Reaktion (*Entwicklungsneurologie*). Entwicklung erfolgt meist kontinuierlich, wird jedoch gern in Phasen oder Stufen gefasst oder mit Begriffen wie »Meilensteine« beschrieben. Grundlegende Stufentheorien sind die Theorie der kognitiven Entwicklung von Jean Piaget, Erik Eriksons Entwicklungskrisen oder Lawrence Kohlbergs Entwicklung des moralischen Urteils.

Die *Entwicklungspsychologie* beschreibt sowohl Entwicklungsaufgaben und Entwicklungsschritte als auch die kindlichen Emotionen, die kognitive Verarbeitung und Bewertung samt dem resultierenden Verhalten. Ausgehend von der symbiotischen Abhängigkeit des komplett zu versorgenden Neugeborenen in der dyadischen Mutter-Kind-Beziehung folgt unter Einbeziehung des anderen Elternteils die komplexere Interaktion zu Dritt. Die Reifung eines Säuglings und dessen Fähigkeit zu Selbstberuhigung werden durch eine einfühlsame Bezugsperson gefördert, die ihm seine Befindlichkeit *spiegelt*. Dies erfolgt intuitiv durch die sogenannte Ammensprache mit übertrieben betonter und intonierter Sprechweise samt expressiver Mimik und ermöglicht als Vorläufer einer sicheren Bindung (▶ Kap. 2.1.3) frühe emotionale und soziale Erfahrungen von Sicherheit und Geborgenheit. Von der Regulation eigener Affekte und Impulse in der Trotzphase bis hin zum Erproben zunehmender Autonomie als Teil der jugendlichen Identitätsentwicklung, fordert bereits die gesunde, »normale« Entwicklung Kinder und Jugendliche, ebenso wie ihre Eltern, massiv heraus. Das gilt insbesondere gilt für das Kleinkind- und Pubertätsalter. Während sich die soziale Entwicklung zunächst maßgeblich im Rahmen der Familie vollzieht, werden im Verlauf Gleichaltrige als Referenz bedeutsamer und Eltern verlieren an Einfluss.

In allen Phasen der individuellen Entwicklung stellen sich Kindern psychosoziale *Entwicklungsaufgaben* (Havighurst 1953), deren Bewältigung Selbstvertrauen gibt und neue Entwicklungsanreize schafft und deren Nichtgelingen die Entwicklung hemmt. Hurrelmann und Bauer haben diesen Ansatz sozialisationstheoretisch weiterentwickelt: Entwicklungsaufgaben werden einerseits durch die individuelle körperliche und psychische Entwicklung (Fokus Individuum) bestimmt, andererseits aber auch vom sozialen Umfeld an die Kinder und Jugendlichen herangetragen (Fokus Gesellschaft). »Durch alle Lebens- und Entwicklungsphasen zieht sich die Anforderung, die persönliche Individuation mit der gesellschaftlichen Integration in Einklang zu bringen, um die Ich-Identität zu sichern« (Hurrelmann und Bauer 2019 S. 97). Der lebenslange Prozess der »produktiven Realitätsverarbeitung« wird von Hurrelmann in folgenden umfassenden Kernannahmen beschrieben: Verhältnis von innerer und äußerer Realität, aktive Gestaltung der eigenen Persönlichkeit, Bewältigung der Entwicklungsaufgaben, Bildung einer Ich-Identität, Persönlichkeitsentwicklung, Bedeutung der Familie, der Bildungsinstitutionen und der alltäglichen Lebenswelt für die Sozialisation, Ungleichheit von Sozialisationsprozessen, geschlechtliche Diversität in der Realitätsverarbeitung (Hurrelmann und Bauer 2019 S. 197 f.). Die Bewältigung der Entwicklungsaufgaben hängt nicht unwesentlich von den zur Verfügung stehenden materiellen, sozialen, psychischen und physischen Ressourcen ab. Für manche Entwicklungsaufgaben gibt es sensitive Zeitfenster.

Kinder mit frühen Erfahrungen emotionaler Vernachlässigung und Traumatisierung zeigen Schwierigkeiten bei der Bewältigung phasenspezifischer Entwicklungsaufgaben (Egle 2020). Unter den Entwicklungsrisiken wird am häufigsten die ausgeprägte und nachhaltige Gefährdung durch eine frühkindliche Deprivation nicht erkannt, obwohl diese bereits früh – inklusive Filmaufnahmen – eingehend dokumentiert und beschrieben wurden (Spitz 1945).

Belastende Ereignisse führen nicht selten auf dem Hintergrund mangelnder persönlicher Schutzfaktoren zur Ausbildung von Symptomen. Spätestens wenn diese das Ausmaß von Regulations- oder Anpassungsstörungen annehmen (▶ Kap. 5.3) wird Hilfe notwendig bzw. aufgesucht.

Zentraler Bestandteil der Entwicklung emotionaler und sozialer Kompetenzen ist der Erwerb der Fähigkeit die eigene innere Befindlichkeit und Motivation zu ergründen. Dies ermöglicht den Perspektivwechsel, sich in andere Menschen hineinversetzen, sie zu verstehen und dadurch zufriedenstellende Beziehungen zu ihnen entwickeln zu können. Diese Fähigkeit und diesen Prozess bezeichneten Fonagy et al. (2004) in Weiterentwicklung der Theory of Mind (ToM) als *Mentalisieren*. Unter Einbeziehung von Erkenntnissen der Säuglingsforschung und der Bindungstheorie beschreibt *Mentalisieren* das Ergebnis eines sensiblen Entwicklungsprozesses, der in der frühesten Kindheit beginnt. Dieses Konzept erweitert den individuell-dyadischen (ToM) zu einem gruppal-sozialen Prozess. So ermöglichen frühe Bindungserfahrungen die Entwicklung eines inneren Repräsentationssystems, das für Menschen überlebenswichtig ist. Auch wirken sich diese Erfahrungen auf die Lernbereitschaft des Kindes aus. Sichere emotionale Bindungen und epistemisches Vertrauen sind eine Vorrausetzung für gelingende Lernprozesse und die Entwicklung von Resilienz. *Epistemisches Vertrauen* definieren Wilson und Sperber (2012) als basales Vertrauen in eine Person als sichere Informationsquelle. Demgegenüber entwickeln Kinder mit Vernachlässigungs- oder Misshandlungsefahrungen eine erhöhte *epistemische Wachsamkeit*.

Fazit: Die Kindliche Entwicklung zeigt eine große Vielfalt und breite Varianz, die zu sehr unterschiedlichen Ausprägungen von Merkmalen führt. Angelegte Eigenschaften und Fähigkeiten werden durch Reifung und Lernprozesse verfeinert und ausdifferenziert. Remo Largos wohl wichtigste Botschaften sind: die Individualität von Kindern ist zu respektieren, die intraindividuelle Variabilität von Entwicklung zu beachten und Kindern die für sie förderlichen Freiräume zu gewähren, statt normative Erwartungen an sie zu stellen (Largo 2019). Ein *Zurechterziehen* lehnt Remo Largo als Anwalt des Kindes ebenso ab, wie das Abverlangen einer *Effizienzoptimierung*. Dagegen ruft er auf zu Vertrauen in das kindliche Potenzial, stets die Geheimnisse der Umgebung zu erkunden, die der Entwicklung gerade am dienlichsten sind.

2.1.3 Bindung und Mentalisierung

Säuglinge, Kinder und Jugendliche sind im Laufe ihrer Entwicklung mit sich schnell verändernden Lebenslagen konfrontiert, die permanente Anpassungsleistungen erfordern.

Säuglinge sind mit biologisch vorgegebenen Grundbedürfnissen ausgestattet, die Schutz bieten und für ein gesundes Hineinwachsen in die Welt besonders bedeutsam sind. In der Säuglingsforschung wurden überlebenswichtige motivationale Systeme definiert, die folgende Grundbedürfnisse umfassen: »Befriedigung lebenserhaltender physiologischer Bedürfnisse, Bindung, Exploration, sensorisch-sexuelle Stimulation, Abwehr aversiver Reize und Selbsteffektivität« (Brisch 2016, S. 124).

Das Bindungs- und das Explorationssystem sind zwei fein aufeinander abgestimmte und sich wechselseitig ergänzende Systeme, die für die Entwicklung der Persönlichkeit und des Selbst von lebenslanger Bedeutung sind. Bowlby sprach als Begründer der Bindungstheorie beim Bedürfnis nach engen emotionalen Bindungen von einem Grundelement mit Überlebensfunktion. Nur wenn der Säugling sich seiner Mutter sicher ist und sie in der Nähe weiß, wird er neugierig seine Umgebung erkunden (Explorationsdrang), was ihm neue Erfahrungen, also Entwicklungsschritte ermöglicht. Sobald etwas Unerwartetes geschieht, wird das Bindungsbedürfnis aktiv und er sucht erneut die schützende Nähe der Mutter. Fühlt er sich emotional wieder sicher, wächst die Neugier und er geht erneut auf Erkundungstour.

Durch diese elementaren frühen Erfahrungen in der Eltern-Kind-Interaktion entwickeln sich fundamentale *Bindungsqualitäten*, auch als innere Muster für das Potenzial und die Begrenzungen menschlicher Interaktion und Beziehungen, die als frühe Vorläufer und Basis zur Entwicklung von *Mentalisierungsfähigkeit* bedeutsam erscheinen (▶ Kap. 2.1.2).

Ainsworth arbeitete anhand des sog. »strange situation test« drei *Bindungsmuster* heraus:

1. Ein *sicheres Bindungsmuster (Typ B)*, in dem sich die kindlichen Grundbedürfnisse nach Sicherheit und Exploration in ein Gleichgewicht gebracht und Nähe und Distanz angemessen und verlässlich reguliert werden können. Eine sichere Bin-

dung ist ein Schutzfaktor für gesunde körperliche, soziale, kognitive und psychische Entwicklung.
2. Ein *unsicher-ambivalentes bzw. unsicher-ängstliches Bindungsmuster (Typ C)*, bei dem das Kind ein übermäßiges Bedürfnis nach Sicherheit und sozialer Zuwendung zeigt, sich nach Trennung nur schwer beruhigen lässt. Diese Kinder haben im Entwicklungsverlauf Erfahrungen von Unsicherheit durch unzureichenden emotionalen Halt durch die primären Bezugspersonen internalisiert. Sie sind verunsichert in Bezug auf ihre eigene Wahrnehmung, können beispielsweise als Jugendliche in ihren Ablösungs- und Autonomiebestrebungen blockiert sein. Sie neigen oft zu einer Rollenumkehr mit Parentifizierung bezogen auf den als schwach erlebten Elternteil. Befunde zeigen, »dass Patienten mit somatoformen Störungen in stärkerem Maße zu schmerzverstärkendem katastrophisierendem Denken neigen, wenn sie unsicher ängstlich gebunden sind« (Subic-Wrana 2016, S. 150). Generalisierte Angststörungen werden im Zusammenhang mit diesem Bindungsstil gesehen (Scheidt und Waller 2005).
3. Ein *unsicher-vermeidendes Bindungsmuster (Typ A)* zeigt sich in einem übermäßig ausgeprägten Bedürfnis nach Exploration bei großem Misstrauen der primären Bezugsperson gegenüber, durch die sie sich nicht emotional gehalten fühlen. Bei Phobischen Störungen wird ein Zusammenhang mit unsicher-vermeidenden Bindungen zu primären Bezugspersonen diskutiert (Scheidt und Waller 2005).

Später wurde in einer erweiterten Klassifikation, das unsicher-desorganisierte Bindungsmuster (Typ D) eingeführt, das eine hohe Korrelation mit Deprivation, Beziehungsabbrüchen und traumatogenen Erlebnissen zeigt.

Auf *Fonagy* geht ein weiterreichendes Modell zurück, dass einen Zusammenhang zwischen Bindung und *Mentalisierung* herstellt. Häufig finden sich hier unverarbeitete Traumata bei den Eltern, die zur Verunsicherung und Ängsten beitragen. Auch hier sind oft stressinduzierte Körpersymptome zu finden (▶ Kap. 2.1.2).

Bindungsstörungen, die meist auf belastende Lebensereignisse bis hin zu Traumata des Kindes oder auf nachhaltig belastete Primärbeziehungen zu engen Bezugspersonen zurückzuführen sind, werden in Kapitel 5.2 dargestellt.

Fazit: Erkenntnisse der Bindungstheorien und -forschung sind wichtig für das Verstehen der Genese psychosomatischer Symptome und des Umgangs einer Person mit Krankheit und belastenden Lebenserfahrungen. Die Selbstregulationsfähigkeit hängt eng mit frühkindlichen Bindungserfahrungen zusammen. Das Mentalisieren, d. h. die Fähigkeit die eigene innere Befindlichkeit und Motivation zu ergründen, sich in andere Personen hineinversetzen und zufriedenstellende Beziehungen aufbauen zu können, ist dabei ebenso bedeutsam, wie die transgenerationalen Auswirkungen früher Bindungserfahrungen und kindlicher Stressbelastungen (▶ Kap. 2.4).

2.1.4 Genetik und Epigenetik (Anlage-Umwelt-Interaktion)

Als essenzielle Erkenntnis der Biologie galt, dass unsere Merkmale als Individuum bereits vor der Geburt unveränderbar in unseren Genen angelegt sind. Gilt das heute noch?

Der Begriff *Epigenetik* definiert Veränderungen in der *Genexpression*, die nicht in der DNA-Sequenz selbst kodiert sind. In einer Art Weiterentwicklung der *Nature-Nurture-Kontroverse*, ob der Mensch maßgeblich durch seine Gene oder aber durch seine Umwelt geprägt wird, führen uns aktuelle wissenschaftliche Erkenntnisse zur integrativen Sichtweise der *Epigenetik*. Diese beschreibt Mechanismen der Vererbung und der Genregulation. Hierbei sind – bei unveränderter DNA-Sequenz (Genotyp), also ohne Mutation – Veränderungen im Phänotyp nachweisbar. Resultieren nach Ereignissen epigenetische Veränderungen, so geraten diese zudem nicht »in Vergessenheit«, sondern werden bei der Zellteilung weitergegeben.

Das Erfahren elterlicher Fürsorge beeinflusst über die Methylierung des Glukokortikoidrezeptor-Gens die Genexpression und die resultierende Produktion des Rezeptorproteins (Roth und Strüber 2014). Eineiige Zwillinge mit identischem Genom unterscheiden sich epigenetisch mit zunehmendem Alter umso mehr, je unterschiedlicher ihre Lebensumstände und Biografien sind. Die Aktivität des Enzyms Telomerase, das die Enden der Chromosomen vor Alterung schützt, kann durch psychische Belastungen verändert werden (Entringer et al. 2020). Stress (▶ Kap. 2.1.5) kann demnach auf Basis des Epigenoms eine Zellalterung bewirken.

So wird bei der *transgenerationalen Weitergabe und Ausprägung von Merkmalen* wie Affekten und Verhalten die Frage des »*Entweder – oder?*« genetischer vs. sozialer und psychoreaktiver Faktoren vom »*Sowohl, als auch!*« epigenetischer Mechanismen abgelöst (Binder 2020).

Fazit: Das Epigenom reagiert flexibel auf Lebensumstände und verwirft damit über Generationen etablierte Dogmen. Das hat weitreichende Implikationen für unser Verständnis der Ätiologie und unsere Ansätze zur Behandlung psychischer Störungen und psychosomatischer Symptome – bis hin zur Frage nach den Wirkmechanismen von Psychotherapie.

2.1.5 Kontext und Auswirkungen von Stress

Unser Alltag beinhaltet beständig Herausforderungen, deren Bewältigung unsere Einschätzungen und Entscheidungen erfordern. In diesen Situationen steigt, durch die Evolution gebahnt, das Niveau unserer Wachheit, Aufmerksamkeit und Reaktionsbereitschaft (Arousal). Soweit dabei sogenannter *Eu-Stress* entsteht, kann uns dieser anspornen, indem er hilft, konzentriert und motiviert über unsere Fähigkeiten und Fertigkeiten zu verfügen. Durch eine positive Bewältigung dieser Situationen werden Lernprozesse und Entwicklungen angestoßen, die die Stresstoleranz erhöhen.

Bindung dient der Suche nach Sicherheit durch soziale Nähe und Schutz vor Gefahr und Verletzung (▶ Kap. 2.1.3). Eine sichere Bindung stärkt uns bei der Stressbewältigung und gilt als wichtiger Resilienzfaktor. Hierzu wird aktuell die

Rolle von Oxytocin als körpereigenem »Bindungshormon« mit prosozialen und stressdämpfenden Wirkungen erforscht. Eine unsichere Bindung bedingt dagegen eine höhere Vulnerabilität gegenüber sozialen Stressoren. Die durch Hirnzentren initiierte neuroendokrine Stresskaskade des Körpers und ihre Auswirkungen wird in Kapitel 5.1 erläutert.

Akuter oder chronischer *Dys-Stress*, der unsere Ressourcen im Bereich der *Regulations- und Bewältigungsmechanismen (Coping)* überfordert, kann pathogen wirken. In Alarmsituationen *(fright)* wird die evolutionär bedeutsame *fight or flight-Reaktion* getriggert, in der wir auf der Basis unseres hohen inneren Erregungs- und Anspannungsniveaus sofort kämpfen oder die Flucht ergreifen können. Bei akut traumatischen Situationen kann eine ohnmächtige Lähmung und Handlungsunfähigkeit eintreten (▶ Kap. 5.1: freeze). Erleben und bewerten wir eine chronische Konfliktsituation als überwältigend und unlösbar, so bahnt dies die Entwicklung psychosomatischer Symptome und Erkrankungen. Hiervon können das Empfinden und die Verarbeitung von Schmerz betroffen sein. Eine erhöhte Somatisierungsneigung korreliert mit eingeschränkter elterlicher Feinfühligkeit in der Kindheit (Strauß und Nolte 2020; Egle 2020).

Die *Mechanismen der Pathogenese* von Stress werden intensiv erforscht. So kann Stress offenbar eine Zellalterung bewirken (▶ Kap. 2.1.4). Ein chronisch erhöhtes Stressniveau führt zu einer unspezifischen Erhöhung der Entzündungsaktivität (inkl. proinflammatorische Zytokine) und begünstigt die Entstehung von somatischen Krankheiten und psychischen Störungen. Die Qualität der Fürsorge der Eltern kann die Stressempfindlichkeit ihres heranwachsenden Kindes epigenetisch transgenerational beeinflussen, also das Ausmaß seiner Vulnerabilität oder aber Resilienz gegenüber Belastungen (Strauß und Nolte 2020; Egle 2020).

Studien an großen Populationen belegen die ungünstige Prognose früher *Kindheitsbelastungen*, sog. *Adverse Childhood Experiences* (ACE) und deren Ausmaß über die gesamte Lebensspanne. ACEs bahnen erhöhte Inzidenzen sowie Prävalenzen sowohl psychischer Störungen als auch körperlicher Erkrankungen und betreffen nahezu das gesamte Spektrum der Medizin, bis hin zu einer insgesamt reduzierten Lebenserwartung (Felitti et al. 1998). Hier wird von *toxischem Stress* gesprochen.

Fazit: Neben der Art und Ausprägung von Stressoren sind die individuellen Bewältigungsmechanismen von zentraler Bedeutung für die Auswirkungen von Stress auf die seelische und körperliche Gesundheit. Diese werden in vielfältiger Form von Eltern an ihre Kinder weitergegeben und haben dementsprechend großes Potenzial im Bereich der Prävention.

2.1.6 Die Bedeutung von Familie und Lebenswelt

Wollen wir den Umgang von Menschen mit ihrer eigenen Krankheit oder mit Krankheit in ihrem sozialen Umfeld nachvollziehen, so gilt unsere Aufmerksamkeit deren Lebenswelt und Beziehungen untereinander. Die Familie als Beziehungssystem, in dem Kinder prägende Erfahrungen machen, hat als primäre Sozialisationsinstanz zentrale Bedeutung. Kinder und Jugendliche sind je nach Alter mehr oder weniger auf ihre Eltern angewiesen und von ihnen abhängig. Wir wissen, dass belastende familiäre Einflüsse, selbst bei genetisch disponierten Störungen, zu Psychopathologien beim Kind führen können (Lehmkuhl et al. 2013). Im Umgang mit kranken Kindern sollten deshalb stets die Eltern und besonders bei chronisch kranken Kindern auch die Geschwister einbezogen werden. Kinder- und Jugendmedizin ist immer auch Familienmedizin. Dabei gilt es das Augenmerk jenseits von Störungen im Familiensystem auch auf die Ressourcen der Familien zu richten, diese zu nutzen und zu stärken.

Was aber ist eigentlich eine Familie? Im Handbuch der Familiendiagnostik gibt Cierpka folgende Definition: »In einer (Ein- oder Zweieltern-)Familie leben mehrere, meist die zwei Generationen der (leiblichen, Adoptiv-, Pflege-, Stief-)Eltern und der (leiblichen, Adoptiv-, Pflege-, Stief-)Kinder, zusammen. Das Zusammenleben in der Familie ist charakterisiert durch gemeinsame Aufgabenstellungen, durch die Suche nach Intimität und Privatheit und durch die Utopie der Familie. Bei der Familiengründung bringt der Partner seine persönliche Utopie von Familie ein, die sich in der Auseinandersetzung mit den Vorstellungen des Partners und der sozialen Wirklichkeit als Lebensform realisiert. Dadurch wird ein Rahmen für das geschaffen, was die Familie oder eine andere Lebensform an Lebens- und Entwicklungsaufgaben erfüllt.« (Cierpka 2008, S. 20).

Die Systemische Theorie hilft uns familiäre Beziehungsgefüge besser zu verstehen, indem sie die Wechselwirkungen einzelner Faktoren in einem übergreifenden, integrativen Ansatz erfasst. Die hierarchischen Ebenen in der Familie zeichnen sich dabei durch eine zunehmende Komplexität aus, vom Individuum über dyadische Beziehungen hin zur Familie als Gesamtheit. Auf der interpersonellen Ebene geht es um die Erfassung der Rollenverteilung und der Kommunikation untereinander, um die affektive Beziehungsgestaltung, um Werte und Normen und um Aufgabenerfüllung. Auf der Ebene der Gesamtfamilie geht es um die Familienstruktur (Hierarchien sowie intra- und interfamiliäre Grenzen), deren Geschlossenheit oder Offenheit und um den Zusammenhalt in der Familie; zudem um ihre Anpassungsfähigkeit und Flexibilität, sich auf neue Situationen einstellen zu können oder ihre Rigidität. Für den Umgang mit einer Familie ist es von Bedeutung zu erfassen, in welchem Lebenszyklus sie sich befindet. Wird das erste Kind geboren, sind Eltern vor ganz andere Aufgaben gestellt als beim Auszug des Kindes aus dem elterlichen Haushalt. Probleme oder auch Krankheitssymptome können auftreten, wenn Eltern(-teile) in ihrer Kommunikation und ihrem affektiven Ausdruck keine Passung mit den Autonomiebestrebungen und der veränderten Rolle ihres jugendlichen Kindes erreichen können. Auch kann es zur Fixierung auf eine lebenszyklische Phase kommen, wenn anstehende Entwicklungsaufgaben stark angstbesetzt sind und Jugendliche überfordern, wie es häufig bei Patienten mit Essstörungen zu beobachten ist.

Dem Umgang mit Generationsgrenzen sollte besonderes Augenmerk gelten, besonders deren Nichtbeachtung – wenn beispielsweise Großeltern versuchen das Verhalten der Eltern zu dominieren und Eltern ihnen dies gewähren oder wenn Kinder in die Rolle eines Partnerersatzes für einen Elternteil geraten.

Wie Cierpka aufzeigt, sind familiäre Lebensformen heute sehr vielseitig. Sie zu beachten ist für den respektvollen Umgang mit Familien wichtig. Neben der »traditionellen Familie« haben wir es zunehmend mit Alleinerziehenden (meist Müttern), mit Scheidungs- und Patchwork-Familien, mit nichtehelichen Lebensgemeinschaften sowie mit Adoptions- und Pflegefamilien zu tun. Hinzu kommen gleichgeschlechtliche Lebensgemeinschaften. So lebten 2003 in 20 % der lesbischen und in 10 % der schwulen Lebensgemeinschaften Kinder. Besonders Migranten- und Flüchtlingsfamilien konfrontieren uns vor dem Hintergrund ihrer Biografien und soziokulturellen Prägungen mit spezifischen Herausforderungen, aber auch Ressourcen. Diese gilt es im transkulturellen Kontext – mit oder ohne Sprachmittler – gemeinsam zu entdecken und erkunden, um die anfängliche Fremdheit zugunsten von Begegnung und Verbundenheit zu überwinden. Zudem sollte die Möglichkeit einer Abkoppelung leiblicher biologischer von sozialer Elternschaft etwa durch heterologe Insemination berücksichtigt werden.

Erziehungsstile haben in Familien eine prägende Bedeutung. Dabei ist heute sowohl eine starke Verunsicherung vieler Eltern zu beobachten als auch eine erhebliche Diskrepanz zwischen den berichteten Erziehungsvorstellungen und dem tatsächlichen Erziehungsverhalten. Das Spektrum der Erziehungsstile reicht vom autoritativen (partnerschaftlich-demokratisch) über den autoritären und den Laissez-faire-Stil bis hin zum vernachlässigenden Erziehungsstil (Ratzke et al. 2008).

Auch der kulturelle Hintergrund, Religion und familiäre Traditionen haben großen Einfluss auf das Beziehungsgefüge und die Erziehung.

Über die Betrachtung des gegenwärtigen Familiensystems hinaus verschafft die Mehrgenerationenperspektive wesentliche Erkenntnisse. Familientherapeuten verbindet die Erfahrung, dass unbewusste, konfliktbesetzte oder unerledigte Themen der Eltern und vorausgehender Generationen auch im aktuellen Familiengeschehen wirksam sind und Erlebens- und Verhaltensmuster beeinflussen (Reich et al. 2008). Diese können beispielsweise in der Genogrammarbeit gemeinsam erkundet werden (▶ Kap. 2.2.9).

Fazit: Die heute existierenden vielfältigen Familienformen und Erziehungsstile sowie deren kulturelle Hintergründe sind prägend – auch über Generationen hinweg – für den Umgang mit Gesundheit und Krankheit. Bei der Behandlung gilt es, den individuellen Entwicklungs- und Sozialisationskontext in seiner Komplexität zu erfassen und zu berücksichtigen.

2.1.7 Pädiatrie in Zeiten zunehmender Ökonomisierung

In den letzten Jahrzehnten ist der Einfluss von Ärzten und Pflegenden auf die finanziellen Rahmenbedingungen und die personelle Ausstattung ihrer Kliniken zugunsten kaufmännisch motivierter Entscheidungen des Klinikmanagements stark zurückgegangen. Zunehmend entsteht ein Druck zur Priorisierung auf ökonomischer Basis, der das Patientenwohl zu kompromittieren droht. Von 1991–2017 sank die Zahl der Fachabteilungen für Kinderheilkunde und Jugendmedizin von 539 auf 444, die Zahl deren Betten von 35.160 auf 20.331, bei einer Steigerung der Fallzahlen von knapp 1,05 Millionen auf 1,2 Millionen. Auch hier drängen zunehmend überregionale private Klinikkonzerne auf den Markt und fordern eine Bettenzuweisung, bevorzugt in profitablen Bereichen. Es entsteht eine Unterfinanzierung der Pädiatrie, der Versorgungsbedarf für Kinder als besonders vulnerable Patientengruppe wird nicht gedeckt, die Versorgungsqualität ist beeinträchtigt. Zudem fehlen durch die Umstrukturierung in der Ausbildung der Gesundheits- und Kinderkrankenpflege spezialisierte Ausbildungsplätze. Dies gilt insbesondere für die Subspezialitäten der Pädiatrie, die vom Frühgeborenen bis zum Jungerwachsenen reichen. Nicht einmal das laut Pflegepersonaluntergrenzenverordnung vorgeschriebene Personal, steht oft zur Verfügung. Dadurch sind die Behandlungskapazitäten eingeschränkt. In allen Bereichen der Pädiatrie und insbesondere in der psychosozialen Versorgung kommt es zu Engpässen. Für die Diagnostik und Behandlung und insbesondere für das zugewandte persönliche Gespräch der Behandler mit ihren Patienten ist immer weniger Zeit verfügbar. Zunehmend bedingt dies ethische Konfliktkonstellationen für das Klinikpersonal, zumal gerade die vertrauensvolle Behandlung von Kindern samt ihren Familien hohes Einfühlungsvermögen und die Ressource Zeit voraussetzt (Weyersberg 2018, 2019). Im Bereich der stationären Pädiatrischen Psychosomatik manifestiert sich der Mangel an Behandlungsplätzen in Form langer Wartelisten, die den Symptombelastungen und dem hohen Leidensdruck der Kinder und Familien nicht gerecht werden. Kostenträger und politisch Verantwortliche scheinen im hier skizzierten Gesundheitsbereich keinen Handlungsbedarf zu erkennen (Badenberg 2020), obwohl essenzielle wissenschaftliche Leitlinien für die Entwicklung, Gesundheit und Teilhabe der heranwachsenden Generation im Rahmen der konstatierten Unterfinanzierung nur bedingt umgesetzt sind.

Fazit: Die zunehmende Ökonomisierung in der Pädiatrie erschwert eine angemessene und zugewandte Versorgung der Patienten und ihrer Familien unter Berücksichtigung biopsychosozialer Faktoren nachhaltig und bedarf der Korrektur.

Literatur

Badenberg C (2020) Weniger Kinderkliniken. Regierung sieht für Kinder keine Gefahr der Unterversorgung. Ärztezeitung Springer Nature (https://www.aerztezeitung.de/Politik/Regierung-sieht-keine-Gefahr-der-Unterversorgung-fuer-Kinder-412415.html, Zugriff 20.09.2020).
Binder EB (2020) Stress und Epigenetik. In: Egle UT, Heim C, Strauß B, von Känel R (Hrsg.) Psychosomatik – neurobiologisch fundiert und evidenzbasiert. Ein Lehr- und Handbuch. Stuttgart: Kohlhammer. S. 139–146.
Brisch KH (2016) Bindungstheorie. In: Köhle K, Herzog W, Joraschky P, Kruse J, Langewitz W, Söllner W (Hrsg.) Uexküll. Psychosomatische Medizin. 8. Aufl. München: Elsevier.
Cierpka M (Hrsg.) (2008) Handbuch der Familiendiagnostik. 3. Aufl. Heidelberg: Springer.
Egger JW (2005) Das biopsychosoziale Krankheitsmodell. Grundzüge eines wissenschaftlich begründeten ganzheitlichen Verständnisses von Krankheit. Psychologische Medizin 16: 3–12.
Egger JW (2008) Grundlagen der »Psychosomatik«. Zur Anwendung des biopsychosozialen Krankheitsmodells in der Praxis. Psychologische Medizin 19: 12–22.
Egger JW (2015) Integrative Verhaltenstherapie und psychotherapeutische Medizin. Ein biopsychosoziales Modell. Wiesbaden: Springer.
Egle UT, Heim C, Strauß B, von Känel R (Hrsg.) (2020) Psychosomatik – neurobiologisch fundiert und evidenzbasiert. Ein Lehr- und Handbuch. Stuttgart: Kohlhammer.
Egle UT (2020) Langzeitfolgen früher Stresserfahrungen für die körperliche Gesundheit und Lebenserwartung. In: Egle UT, Heim C, Strauß B, von Känel R (Hrsg.) Psychosomatik –

neurobiologisch fundiert und evidenzbasiert. Ein Lehr- und Handbuch. Stuttgart: Kohlhammer. S. 247–254.

Engel GL (1977) The need for a new medical model: a challenge for biomedicine. Science 196(4286): 129–136.

Entringer S, Lazarides C, Epel SE (2020) Stress, Depression und Telomerbiologie. In: Egle UT, Heim C, Strauß B, von Känel R (Hrsg.) Psychosomatik – neurobiologisch fundiert und evidenzbasiert. Ein Lehr- und Handbuch. Stuttgart: Kohlhammer. S. 147–152.

Felitti VJ, Anda RF, Nordenberg D, Williamson DF, Spitz AM, Edwards V, Marks JS (1998) Relationship of childhood abuse and household dysfunction to many of the leading causes of death in adults: The Adverse Childhood Experiences (ACE) Study. American journal of preventive medicine 14(4): 245–258.

Fonagy P, Gergely G, Jurist EL, Target M (2004) Affektregulierung, Mentalisierung und die Entwicklung des Selbst. Stuttgart: Klett-Cotta.

Havighurst JR (1953) Human Development and Education. New York: David McKay.

Hurrelmann K, Bauer U (2019) Einführung in die Sozialisationstheorie. 13. Aufl. Weinheim: Beltz.

Largo RH (2019) Kinderjahre. Die Individualität des Kindes als erzieherische Herausforderung. München: Piper.

Lehmkuhl G, Poustka F, Holtmann M, Steiner H (2013) Lehrbuch der Kinder- und Jugendpsychiatrie. Band 1: Grundlagen. Band 2: Störungsbilder. Göttingen: Hogrefe.

Ratzke K, Gebhardt-Krempin, Zander B (2008) Diagnostik der Erziehungsstile. In: Cierpka M (Hrsg.) Handbuch der Familiendiagnostik. 3. Aufl. Heidelberg: Springer. S. 242–257.

Reich G, Massing A, Cierpka M (2008) Mehrgenerationenperspektive und Genogramm. In: Cierpka M (Hrsg.) Handbuch der Familiendiagnostik. 3. Aufl. Heidelberg: Springer. S. 260–289.

Roth G, Strüber N (2014) Pränatale Entwicklung und neurobiologische Grundlagen der psychischen Entwicklung. In: Cierpka M (Hrsg.) Frühe Kindheit 0–3 Jahre. Beratung und Psychotherapie für Eltern mit Säuglingen und Kleinkindern. 2. Aufl. Berlin, Heidelberg: Springer. S. 3–17.

Scheidt CE, Waller E (2005) Angststörungen und Bindungsforschung. Psychotherapie im Dialog 4: 362–369.

Spitz R (1945) Hospitalism: An Inquiry into the Genesis of Psychiatric Conditions in Early Childhood. Psychoanal Study Child 1: 53–74.

Strauß B, Nolte T (2020) Bindungsforschung. In: Egle UT, Heim C, Strauß B, von Känel R (Hrsg.) Psychosomatik – neurobiologisch fundiert und evidenzbasiert. Ein Lehr- und Handbuch. Stuttgart: Kohlhammer. S. 171–184.

Subic-Wrana C (2016) Von der Alexithymie zur Mentalisierung. In: Köhle K, Herzog W, Joraschky P, Kruse J, Langewitz W, Söllner W (Hrsg.) Uexküll. Psychosomatische Medizin. 8. Aufl. München: Elsevier.

Weyersberg A, Roth B, Köster U, Woopen C (2018) Pädiatrie: Folgen der Ökonomisierung. Dtsch Arztebl 115(9): A 382–6.

Weyersberg A, Roth B, Köster U, Woopen C (2019) Pädiatrie: Gefangen zwischen Ethik und Ökonomie. Dtsch Arztebl 116(37): A 1586–91.

Wilson D, Sperber D (2012) Meaning and relevance. Cambridge: Cambridge University Press.

2.2 Handwerkszeug pädiatrischer Psychosomatik – von der Diagnostik zur Therapie

Dieter Kunert, Guido Bürk, Maya von Stauffenberg und Jochen Meister

2.2.1 Einleitung

Bei der Entstehung von psychosomatischen Beschwerden und psychischen Störungen wirken biologische, psychische und soziale Faktoren zusammen. Einfache Kausalitäten sind in der Regel nicht feststellbar. Vielmehr bestehen meist komplexe Ursachen- und Wirkungszusammenhänge, die nur vor dem Hintergrund der persönlichen Lebensgeschichte des einzelnen Patienten zu erfassen sind. Die Resilienzforschung hat gezeigt, dass hohe psychosoziale Belastungen bei manchen Menschen ohne Folgen bleiben und bei anderen zu schwersten Beeinträchtigungen führen.

Um die von Eltern und Kind vorgetragenen psychosomatischen Beschwerden, die Begleitumstände und biografische Daten zu erfassen und zu einer diagnostischen Einschätzung zu kommen, können verschiedenste Informationsquellen genutzt werden.

Die dimensionale Diagnostik wird dabei immer wichtiger, da psychische und psychosomatische Störungen »als Endpunkt kontinuierlich verteilter Merkmale und nicht als diskrete, klar von der Normalität abgrenzbare Einheiten« (Döpfner und Petermann 2012, S. 1) verstanden werden müssen.

Der diagnostische Prozess geht meist nahtlos in den therapeutischen Prozess über. Welche Schwerpunkte im diagnostischen Prozess gesetzt werden und ob die Diagnostik im Verlauf erweitert werden muss, hängt von der Fragestellung und den im Prozess gebildeten Hypothesen ab.

Die folgenden Unterpunkte sind als Anregung zu verstehen. Die Reihenfolge kann variieren. Je nachdem, ob ein Patient beim Kinderarzt, in einer psychotherapeutischen Praxis oder in einer Klinik vorgestellt wird, ergeben sich unterschiedliche Schwerpunkte und Vorgehensweisen.

Der adäquate Gebrauch der dargestellten Erhebungsinstrumente und Informationsquellen muss erlernt werden und setzt Übung und Training voraus. Neben der Kenntnis der Erhebungsinstrumente haben sich vor allem Selbsterfahrung und Supervision als hilfreich erwiesen.

2.2.2 Von der Haltung der helfenden Person

Eine groß angelegte Studie des Picker Instituts zur Patienten- und Mitarbeiterzufriedenheit in deutschen Krankenhäusern kam zu dem Ergebnis, dass für die Zufriedenheit der Patienten Kommunikation, Empathie, Respekt und Information am wichtigsten sind. Eine positive Haltung des Personals ist von deren Zufriedenheit am Arbeitsplatz abhängig (Stahl und Nadj-Kittler 2013). Kranke Menschen wünschen sich zugewandte Kommunikation, Einfühlungsvermögen und eine vertrauensvolle Beziehung zu ihren Behandlern. Es ist für sie bedeutsam, dass sie nicht nur medizinisch, sondern auch menschlich gut versorgt sind.

Was bedeutet das für die Arbeit mit Kindern/Jugendlichen und ihren Familien? In erster Linie ist eine sprechende und personenzentrierte Medizin erforderlich, bei der die Beziehung im Mittelpunkt steht.

Auch zu Menschen, die man nur einmal trifft, hat man im Moment der Begegnung eine Beziehung, auf deren Gestaltung man Einfluss hat.

Eine entwicklungsfördernde Grundhaltung – oder wie schafft man eine hilfreiche Beziehung?

Es geht nicht um gesprächstechnische Tricks, sondern um die Haltung der helfenden Person. Carl Rogers hat grundlegende Bedingungen formuliert, die notwendig sind, um eine hilfreiche Beziehung herzustellen (Rogers 1983; Rogers und Schmid 1991):

- *Kongruenz, echt sein, ohne Fassade sein:* die Übereinstimmung mit mir selbst ist die wichtigste Bedingung. Diese Grundhaltung ist im engeren Sinne nicht erlernbar. Sie setzt voraus, dass ich mir meiner eigenen Gefühle bewusst bin und sie nach Möglichkeit nicht hinter einer professionellen Fassade verberge. Zwei Fragen kann man sich dazu stellen:
Wie kann ich so sein, dass der andere mich als vertrauenswürdig, verlässlich wahrnimmt?
Kann ich mich so ausdrücken, dass das, was ich bin, unzweideutig ausgedrückt wird?
Das Nichtgelingen einer hilfreichen Beziehung geht immer auf eine unbefriedigende Beantwortung dieser Fragen zurück.
- *Empathie, einfühlendes Verstehen, aktives Zuhören:* was jemand sagt, stellt nur einen kleinen Teil seiner Mitteilung dar. Wie etwas gesagt wird, ist oft wichtiger. Tonfall, Gesichtsausdruck und Körpersprache sagen viel aus. Sorgfältiges Hören und genaue Beobachtung – aktiv sein mit Augen und Ohren – ermöglicht es, einen Eindruck, eine Vermutung vom inneren Erleben des Gegenübers zu bekommen. Diese Vermutung über Empfindungen und Gefühle kann man mit seinen eigenen Worten äußern. Eine damit verbundene Frage könnte lauten: Kann ich es mir erlauben, voll und ganz in die Sphäre des anderen, in die Welt seiner Gefühle einzutreten und sie zu sehen, wie er? Diese Haltung ist nicht zu verwechseln mit dem einfachen Wiederholen des Gesagten.
- *Akzeptanz und eine nicht an Bedingungen geknüpfte Wertschätzung des Hilfesuchenden:* es ist nicht selten eine große Herausforderung die hilfsuchende Person anzunehmen, ungeachtet ihres aktuellen Verhaltens. Für den Aufbau einer hilfreichen Beziehung ist es von zentraler Bedeutung, dass die Hilfesuchenden (z. B. Kind, Vater, Mutter) sich in ihrer Persönlichkeit wertgeschätzt fühlen, auch wenn der Helfer deren Auffassung nicht teilt. Hilfreiche Fragen dazu könnten lauten: Bin ich selbst sicher genug, um ihm sein Anderssein zu erlauben? Kann ich es ihm zugestehen zu sein, wie er ist – ehrlich oder betrügerisch, infantil oder erwachsen, verzweifelnd oder überzuversichtlich? Kann ich ihm die Freiheit geben, er selbst zu sein? Oder meine ich, er müsste meinem Rat folgen?

Eine so gelebte Grundhaltung öffnet Türen – Türen, die dann offen sind für Informationsaustausch, Argumente, Orientierung und Fragen.
Dabei müssen die verschiedenen Arten von Autorität immer beachtet werden.

- *Autorität, die auf Wissen und Kenntnissen beruht,* wird in der Regel sehr geschätzt. Das ist zu merken, wenn Patienten die Autorität des Behandelnden anerkennen.
- *Autorität, die mit der Stellung eines Menschen verknüpft ist:* z. B. wird einem Oberarzt, dessen berufliche Funktion als legitim anerkannt ist, die Autorität zugesprochen, Indikationsentscheidungen für medizinische Eingriffe zu fällen.
- *Autorität, die auf Vereinbarungen und Verträgen beruht:* Vereinbarungen werden im Alltag regelmäßig getroffen, wie zwischen Eltern und Kindern, Lehrern und Schülern, unter Kollegen.
- *Autorität, die auf Macht basiert*, ist die Form von Autorität, die in erster Linie verantwortlich ist für Beziehungsprobleme. Macht ist die Fähigkeit anderen Schmerzen zuzufügen oder Lust zu verschaffen. Dabei geht es um Belohnung und Strafe. Im Umgang mit Macht gibt es drei wesentliche Bewältigungsmechanismen: Kampf, Flucht und Unterwerfung (Gordon 2013).

2.2.3 Das Erstgespräch – allgemeine und psychosomatische Aspekte

»Das psychosomatische Erstgespräch dient dem Erkennen der Bedeutung von Beziehungsaspekten zwischen Kind, Familie und Arzt. Es schafft ein Arbeitsbündnis und verlangt die Reflexion über die Wirkung ärztlicher Botschaften.« (Frevert 2010, S. 2)

Wenn Kinder und Jugendliche zum Erstgespräch kommen, meist in Begleitung von Mutter und/oder Vater, geht es nicht nur um Krankheiten, sondern um junge Menschen mit ihren Erfahrungen, ihren Familiengeschichten und um das, was sie gerade persönlich bedrückt.

Das Werkzeug, das dem Behandelnden zur Verfügung steht, ist die eigene Person, mit ihrem erlernten Wissen und ihrer Erfahrung, mit ihren eigenen Gefühlen im Moment der Begegnung, die vielleicht noch durchdrungen sind von eigenen Sorgen, der Hektik des Arbeitsalltags oder auch positiven Erlebnissen.

> **Voranmeldung/Erstkontakt am Telefon**
>
> Auf wessen Wunsch erfolgt die Anmeldung und durch wen? Wie war die Atmosphäre am Telefon? Wurden schon bestimmte Erwartungen formuliert? Sprechen Kind, Eltern, Behandler die gleiche Sprache?

Vorbereitung des Gesprächs

Ist der Raum vorbereitet? Gibt es genügend und passende Sitzmöglichkeiten? Ist Mal- und Spielzeug vorhanden? Können Störungen von außen und durch das Telefon vermieden werden? Ist eine Überweisung/Kostenzusage vorhanden?

Innehalten

Einstellen auf die Situation, »sich leer machen«.

Begrüßung und Vorstellung

Sich die Szene anschauen; wer ist gekommen? Wer sitzt wo und wie? Wer hat mit wem Blickkontakt? Das Kind zuerst begrüßen? Zeitablauf, Setting und Regeln besprechen: mit Kind/Jugendlichem zeitweise allein sprechen? Die jeweilign Erwartungshaltungen und Ziel des Gesprächs klären.

Einleitung

Die erste Aussage des Kindes ist wichtig. Bitte merken! Z. B. Kind: »Ich habe keine Ahnung.« – »Ich kann nicht in die Schule gehen, weil ich Angst habe, dass ich brechen muss.«

Abschluss des Gesprächs/Zusammenfassung

Erwartungen und Wünsche des Kindes und der Eltern erfragen; Ist ein weiterer Termin erforderlich? Überweisung an andere Behandler? Bei Notwendigkeit einer stationären Behandlung um telefonische Rückmeldung des Jugendlichen bitten, ob er mit einer Aufnahme einverstanden ist.

Selbstreflexion und Bericht

Wie geht es mir nach dem Gespräch? Fühlten sich Patient und Eltern verstanden? Gibt es Ideen zur Bedeutsamkeit von Themen und Konflikten? Oder war es ein zäher Verlauf? Blieben Anliegen unklar? Ärger?

Ziele des ersten Gesprächs

Ziel ist die *Erhebung der Anamnese* zur Erfassung der Krankheitsentstehung.

Patientenzentriertes Ziel:

1. Erhebung *objektiver Daten:* Informationen über Beschwerden, Biografie, Lebensumstände, Life events

2. Erhebung *subjektiver Daten:* subjektive Bedeutungsgebung des Erzählten und Selbsterleben des Kindes (z. B. Darstellung von Konflikten und Rolle im interpersonellen System)
3. *Szenische Informationen:* Erleben der Situation mit allen Gefühlsregungen und Vorstellungen, auch wenn der Patient schweigt. Diese Informationen sind nicht nachprüfbar, aber für den therapeutischen Prozess am aufschlussreichsten (Argelander 2014).

Auf die Erhebung oben beschriebener patientenzentrierten Daten baut die Anbahnung einer Therapeut-Patienten-Beziehung auf. Zudem müssen kontextabhängig (ambulant, stationär, Praxis) verschiedene Fragen beantwortet und Entscheidungen getroffen werden:

- Geht es um eine Zweitmeinung oder nur um eine Beratung?
- Liegen behandlungsbedürftige seelische Belastungen vor und können diese ambulant oder müssen sie stationär behandelt werden?
- Gibt es Ausschlusskriterien für eine stationäre psychosomatische Behandlung?
- Gibt es adäquate wohnortnahe Behandlungsmöglichkeiten und im Falle einer stationären Behandlung Beschulungsmöglichkeiten?
- Bestehen eine vitale Gefährdung (z. B. bei Essstörungen) und/oder eine Kindeswohlgefährdung mit der Notwendigkeit einer Krisenintervention?
- Haben Vorbehandlungen stattgefunden und mit welchem Ergebnis?
- Welches Krankheitsverständnis hat die Familie und wie sieht es mit der Behandlungsmotivation von Kind und Eltern aus?

Die psychosomatischen Aspekte

Im psychosomatischen Kontext werden die Kinder meist mit Körpersymptomen vorgestellt. Oft haben schon Arztbesuche stattgefunden, ohne dass dabei Hinweise auf eine körperliche Erkrankung gefunden wurden. Vielleicht sind auch schon Therapien bei Vorbehandlern gescheitert. Oder die Mutter berichtet, dass keine Ursachen für die Schmerzen gefunden worden seien, ihr Kind sich die Beschwerden einbilde oder es dann wohl seelisch sein müsse.

Explizit sollte eine Klärung des Auftrags erfolgen. Es empfiehlt sich, eine gezielte Befragung jedes Mitglieds der Familie bzw. des Bezugssystems. Gleiches gilt für die Erwartungen an das Gespräch.

Verständnis von Psychosomatik

Grundsätzlich ist es wichtig, dass der Behandler dem Kind und der Familie sein Verständnis von Psychosomatik mitteilt. Das könnte beispielsweise folgendermaßen lauten: »Ihr Kind hat Schmerzen. Das sind wichtige Signale des Körpers, die sich ihr Kind sicher nicht einbildet. Sie machen deutlich, dass etwas nicht in Ordnung ist. Zahnschmerzen geben z. B. Hinweise darauf, dass eine Entzündung am Zahn vorliegt, die behandelt werden muss. Gäbe es das Schmerzsignal nicht, würde die

Entzündung fortschreiten und der Zahn müsste entfernt werden. Jetzt ist ihr Kind gründlich untersucht worden, Behandlungsversuche mit Medikamenten haben keine Linderung gebracht. Auch eine Operation muss nicht durchgeführt werden. Es braucht also eine Behandlung, die die Seele mit einbezieht.«

Ungeklärte und psychosomatische Beschwerden

Bei der Exploration sucht man nach Zusammenhängen zwischen dem Körpersymptom und dem emotionalen Erleben des Kindes. Es muss deutlich werden, dass Schmerzen, wie beim Beispiel der Zahnschmerzen, ein Signal sind, das ernstgenommen werden muss und dem nachzugehen ist.

Wichtige Fragen, die Hinweise auf die Symptomentstehung geben und auf Zusammenhänge mit Familienereignissen oder Schwellensituationen (Schulwechsel, Geburt eines neuen Geschwisters, neue Lehrer, Umzug, Pubertätsbeginn etc.) aufmerksam machen können, sind:

- Seit wann genau hast du Bauchschmerzen? Treten die Beschwerden zu bestimmten Zeiten oder im Zusammenhang mit bestimmten Ereignissen auf? Sind die Beschwerden plötzlich aufgetreten oder haben sie sich schleichend entwickelt?
- Was hat die Beschwerden gelindert, was hat sie verstärkt? Treten die Beschwerden auch auf, wenn du dich ablenkst, z. B. Playstation spielst?
- Hast du früher schon einmal solche Beschwerden gehabt?
- Wie reagieren deine Eltern, wenn du diese Beschwerden hast? Wer leidet eigentlich am meisten unter der Erkrankung?
- Gibt es Hinweise auf Gewalt beim Kind/Jugendlichen oder im Lebensumfeld? Das Kind muss ohne Eltern dazu befragt werden. Psychosomatische Beschwerden nach Gewalterfahrungen des Kindes sind häufig (▶ Kap. 5.6).
- Hilfreich sein können auch Fragen zu subjektiven Erklärungen oder Ursachenvermutungen des Kindes und der anderen Familienmitglieder (z. B.: »Woran merkst du, dass du gestresst bist, z. B. vor einer Prüfung?«).

Ressourcen und Stärken des Kindes und der Familie

Ressourcen und Stärken beim Kind und der Familie von Anfang an im Blick zu haben, zahlt sich gewöhnlich im Behandlungsverlauf aus. Hilfreich ist es, nach Hobbys, Lieblingsfächern des Kindes und nach geliebten Familienaktivitäten zu fragen.

Krisen im Gespräch und Notfälle

Wenn es um ungeklärte und vermutlich psychosomatische Symptome geht, sind die betroffenen Familien innerlich alarmiert. Die Gründe dafür sind vielfältig: längerer Leidensweg mit erfolglosen Behandlungsversuchen und überzogener Diagnostik, Fehldiagnosen, Angst vor Stigmatisierung und Schuldzuweisungen. In diesem

Kontext reagieren Menschen sehr unterschiedlich und nicht vorhersehbar. Das Kind zeigt sich beispielsweise schweigend, kaspert herum oder läuft sogar weg. Eltern hingegen können sich z. B. vorwurfsvoll, aggressiv und entwertend oder ironisch und intellektualisierend einbringen. Familien können durch ihre Trauer und Verzweiflung überwältigt und blockiert sein. In solchen Situationen ist der Behandler gefragt. Es gilt einen sicheren und Halt vermittelnden Rahmen zu bieten und Gefühlen Raum zu geben. Eine besondere Herausforderung stellt die Thematisierung von Suizidalität dar. Im Extremfall muss eine akute Suizidalität abgeklärt und Notfallmaßnahmen eingeleitet werden. Grundsätzlich stellen solche Krisen eine Belastung dar, sollten aber vor allem als Chance für den Aufbau tragfähiger Arbeitsbeziehungen gesehen werden.

Vermittlung von Sachinformation

Eltern und Patient wollen über die Erkrankung oder die Beschwerden aufgeklärt werden. Sie wollen Informationen, die ihnen Orientierung geben. Dabei ist nicht die Qualität der Argumente bedeutsam, vielmehr müssen die Informationen so formuliert werden, dass sie vom Gegenüber zu verstehen sind. Durch zu schnelles Argumentieren und unterbleibendes Zuhören entstehen oft Missverständnisse.

Fragetechniken (Auswahl)

- *Offene Fragen oder W-Fragen* (wie, warum, was …): sie können nicht mit »ja« oder »nein« beantwortet werden, fordern zum Erzählen auf und können ein Gespräch in Gang bringen.
- *Zirkuläres Fragen* – »um die Ecke fragen«: Was würde wohl Deine Oma denken, wenn sie die Situation beobachten würde?«
- *Wunderfrage:* »Stell dir vor, über Nacht geschieht ein Wunder und deine Sorgen sind verschwunden. Woran würde das deine Mutter merken?«
- *Verschlimmerungsfrage:* »Was könnte dazu beitragen, dass dein Problem noch schlimmer wird?«
- *Reframing* – Dinge in einen anderen »Rahmen« setzen: »Das habe ich noch nie ausprobiert!« wird in einem positiven Rahmen zu: »Da kann ich neue Erfahrungen machen!«
- *Externalisieren* – Problem und Person trennen: »Gib den Gedanken, die dich zum Hungern zwingen einen Namen/eine Gestalt?« – »Wenn du dich mit dieser Gestalt unterhalten würdest, worüber würdet ihr reden?«
- *Implizites Erfragen:* bewusst wahrnehmen und ansprechen, wenn Eltern z. B. Stärken ihres Kindes beschreiben.
- *Explizites Erfragen:* »Was kannst du gut?«; »Was macht dir Spaß und was machst du gerne?«
- *Suggestivfragen* sollten nicht verwendet werden (»Als dein Papa so laut geschrien hat, hast du da Angst bekommen?«).

> Eine umfassende Darstellung von Interventionen mit Kindern und Jugendlichen sind zu finden in »Spiel-Räume« (Retzlaff 2008).

2.2.4 Körperlicher Befund, Differenzialdiagnostik und Fehldiagnosen

Besteht bei einem Kind oder Jugendlichen der Verdacht auf psychosomatische Beschwerden, ist eine körperliche und neurologische Untersuchung obligat mit Erstellung des Somatogramms und Beurteilung des Entwicklungsstandes. Treten die Beschwerden erstmalig auf, müssen ergänzende Laboruntersuchungen und der Einsatz bildgebender Verfahren erwogen und im Zweifelsfall durchgeführt werden. Die Diagnostik folgt den Regeln: »so viel und so invasiv wie nötig, so wenig wie möglich«. Leidet der Patient an einer chronischen Erkrankung, ist auch zu klären, ob die unklaren Symptome Therapienebenwirkungen sein können oder ob psychische Auffälligkeiten oder Komorbiditäten vorliegen.

Die somatische und die psychosoziale Diagnostik werden parallel durchgeführt und dem Patienten und seinen Angehörigen als gleich wichtig vermittelt.

Aus allen Bereichen pädiatrischer Subdisziplinen und Erkrankungen sind wichtige Diagnosen zu bedenken bei anamnestisch beschriebenen unklaren Beschwerden eines Kindes oder Jugendlichen. Das Nichterkennen beispielsweise einer Achalasie, eines Morbus Crohn, einer Hyperthyreose, eines Krampfgeschehens, eines Hirntumors, einer rheumatischen Erkrankung oder eines Familiären Mittelmeerfiebers wäre folgenschwer.

Ziel jeglicher Diagnostik ist Klarheit und eine zweifelsfreie Zuordnung der Symptome. Gegebenenfalls müssen pädiatrische Spezialisten hinzugezogen werden; der fallführende Arzt sollte möglichst eine umfassende pädiatrische Ausbildung haben, Generalist sein.

2.2.5 Anamneseerhebung

Die Erhebung detaillierter anamnestischer und biografischer Daten ist für die Diagnoseerstellung und die therapeutischen Maßnahmen bei Kindern und Jugendliche mit psychosomatischen Beschwerden unverzichtbar. Abhängig vom Kontext sind nicht selten mehrere Schritte bzw. Vorstellungen dazu erforderlich. Die Ausgestaltung und der Umfang sind von der individuellen Fragestellung und dem institutionellen Kontext abhängig.

Die Daten können sowohl in Form eines Fragebogens oder in einem freien oder strukturierten Gespräch, erhoben werden. Bei speziellen Fragestellungen muss auf Fremdanamnesen zurückgegriffen werden (z. B. von Kindergarten oder Schule).

Eine Anamnese sollte eigenanamnestische, familienanamnestische und sozioökonomische Informationen enthalten und folgende Aspekte umfassen (Kubinger und Deegener 2001):

- Aktueller Vorstellungsgrund, Entwicklung der Symptomatik/Problematik/Erkrankung
- Weitere Beschwerden, Symptome, Erkrankungen
- Schwangerschaft, Geburt und frühkindlicher Entwicklung
- Psychosexuelle Entwicklung
- Kindergarten, Schule, Beruf
- Kontakt- und Freizeitbereich: soziale Kontakte zu Gleichaltrigen; Interessen; Hobbys; Freizeitgestaltung
- Verhaltensauffälligkeiten des Kindes/Jugendlichen
- Familiäre Situation: Angaben zu den Eltern, Geschwistern, Großeltern; Familienklima; Erziehungsstil; Erkrankungen der Eltern
- Sozioökonomische Situation: Wohnverhältnisse; Familieneinkommen; Freizeitverhalten

2.2.6 Psychischer und psychopathologischer Befund

Bei der Erhebung des psychischen Befundes nimmt der Untersucher die eingangs in Kapitel 2.2.2 beschriebene Haltung ein und achtet auf eine altersgemäße Ansprache des Kindes oder Jugendlichen.

Im Gespräch mit dem Kind/Jugendlichen (sowohl allein als auch mit Eltern) oder in der (Spiel-)Beobachtung werden Eindrücke gesammelt und nach Altersangemessenheit oder Auffälligkeit bewertet und eingeordnet. Dabei jeweils bedeutsam sind der Entwicklungsstand und die individuelle Anpassung oder Fehlanpassung des Kindes an die Lebensumstände. Welche Ressourcen gibt es und welche Risiken liegen vor? Wie akut sind die Symptome? Was sind mögliche Auslösesituationen?

Der psychopathologische Befund soll, nüchtern und mit Verständnis erhoben, einerseits den aktuellen Zustand der seelischen Funktionen eines Menschen abbilden sowie Erlebnisinhalte, Beschwerden und Verhaltensmotive erfassen und diese in den Kontext des Entwicklungsstandes stellen.

Letztlich ist der psychopathologische Befund eine gegliederte und strukturierte Symptombeschreibung entsprechend verschiedener vorgegebener Elemente und Kategorien. Der Befund beginnt mit einer allgemeinen Beschreibung (zum Beispiel des äußeren Erscheinungsbildes) und endet mit der Beurteilung der Reliabilität der erhobenen Information. Eine wertfreie Beschreibung erleichtert die individuelle Verlaufsbeobachtung und die Vergleichbarkeit der von verschiedenen Untersuchern erhobenen Befunden.

> **Beispiel für Psychopathologischen Befund (modifiziert nach Döpfner et al. 1999)**
>
> - *Interaktion* (unkooperativ, überangepasst, scheu/unsicher, sozial zurückgezogen, Sprechverweigerung/Mutismus, demonstrativ, distanzgemindert/enthemmt, Empathiestörung, Mangel an sozialer Gegenseitigkeit)

- *Oppositionell-dissoziales Verhalten* (dominant, oppositionell-verweigernd, aggressiv; Lügen/Betrügen, Stehlen, Weglaufen/Schuleschwänzen, andere Regelüberschreitungen)
- *Entwicklungsstörungen* (Intelligenzminderung; Störungen der Artikulation, der expressiven bzw. rezeptiven Sprache, der Redeflüssigkeit, der Motorik, des Spiels und schulischer Fertigkeiten)
- *Aktivität und Aufmerksamkeit* (verminderte/gesteigerte Aktivität, Impulsivität, Unaufmerksamkeit/Ablenkbarkeit)
- *Psychomotorik* (motorische/vokale Tics, Manierismen/Stereotypien)
- *Angst* (Trennungsangst, Sozialangst, Leistungsangst, spezifische Phobien, Agoraphobie, Panikattacken, generalisierte Angst)
- *Zwang* (Zwangsgedanken, Zwangshandlungen)
- *Stimmung und Affekt* (klagsam, gereizt-dysphorisch, depressiv/traurig, affektarm, affektlabil, ambivalent; Insuffizienzgefühle/mangelndes Selbstvertrauen, Schuldgefühle/Selbstvorwürfe, innere Unruhe, gesteigertes Selbstwertgefühl/ euphorisch, andere Störung von Stimmung/Affekt)
- *Essverhalten* (erhöhte/verminderte Nahrungsaufnahme, Heißhunger- und Essattacken, selbstinduziertes Erbrechen, andere Maßnahmen zur Gewichtsreduktion, Körperschema-Störung, Rumination, Pica)
- *Körperliche Beschwerden* (z. B. Einnässen, Einkoten, Schlafprobleme, dissoziative Zustände/Konversion, Schmerzzustände, Fatigue, Hypochondrie)
- *Denken und Wahrnehmung* (gehemmt/verlangsamt, umständlich/weitschweifend, eingeengt, inkohärent/zerfahren; Perseveration, Grübeln, Ideenflucht, Gedankendrängen, gesperrt/Gedankenabreißen, Derealisation/Depersonalisation, illusionäre Verkennung, Halluzination, Wahn, andere formale und inhaltliche Denkstörungen)
- *Gedächtnis, Orientierung und Bewusstsein* (Merkfähigkeits-/Gedächtnis-/Orientierungsstörung, Störung der Wachheit/des Bewusstseins)
- *Sonstige Auffälligkeiten* (nicht-suizidales selbstverletzendes Verhalten, Suizidgedanken/-handlungen, sexuelle Auffälligkeiten, abnorme Bindung an Objekte/Interessen, Alkohol-/Drogenmissbrauch, sonstige nicht näher bezeichnete Störungen).

ausführlich siehe: Döpfner et al. (1999) Psychopathologisches Befund-System für Kinder und Jugendliche (Clinical Assessment Scale for Child and Adolescent Psychopathology-CASCAP)

2.2.7 Verhaltens- und Psychodiagnostik

Anamneseerhebung und ausführliche *klinische Exploration* sind, respektive der *Verhaltensbeobachtung*, die wichtigsten Instrumente der Informationsgewinnung. Zur weiteren Verhaltens- und Psychodiagnostik haben sich *Diagnose-Systeme, Fragebogenverfahren* (Selbst- und Fremdurteil) sowie kombinierte und projektive Verfahren im praktischen Gebrauch bewährt.

Es wird zwischen störungsübergreifenden Basisverfahren und störungsspezifischen Verfahren (z. B. zu Depressionen, Angst) unterschieden. Der Einsatz von Selbstbeschreibungsverfahren ist erst dann sinnvoll, wenn das Kind flüssig lesen und den Text verstehen kann.

Zu den Diagnose-Systemen gehört, neben dem in Kapitel 2.2.6 beschriebenen CASCAP-D, das DISYPS-III (Diagnostik-System für Psychische Störungen im Kindes- und Jugendalter nach ICD-10 und DSM-5 von Döpfner et al. 2017). Das DISYPS III enthält sowohl störungsspezifische Selbst- und Fremdbeurteilungsversionen und Diagnose-Checklisten zur klinischen Beurteilung als auch ein störungsübergreifendes Screening. Zu den bereits in DISYPS-II enthaltenen Störungen wie ADHS, Sozialverhaltensstörungen, Angst- und Zwangsstörungen, Depressiven Störungen, Tic-Störungen und tiefgreifenden Entwicklungsstörungen, sind Trauma- und belastungsbezogene Störungen, Bindungs- und Beziehungsstörungen sowie Zwangs-Spektrum-Störungen in der aktuellen Version hinzugekommen.

Mit den *Deutschen Schulalter-Formen der Child Behavior Checklist* von Achenbach (Döpfner et al. 2014) liegt ein etabliertes standardisiertes Screening-Verfahren vor, das einen Elternfragebogen über das Verhalten von Kindern und Jugendlichen (CBCL/6–18R), einen Lehrerfragebogen über das Verhalten von Kindern und Jugendlichen (TRF/6–18R) und einen Fragebogen für Jugendliche (YSR/11–18) enthält. Es werden sowohl Probleme als auch Stärken aus der Sicht von Eltern, Lehrkräften und, ab dem Alter von elf Jahren, der Kinder und Jugendlichen sowie klinische Cut-off-Werte zur Beurteilung der klinischen Symptomatik erfasst.

Das *Störungsübergreifende Diagnostik-System für die Kinder- und Jugendpsychotherapie (SDS-KJ)* ist ein therapieschulenübergreifendes Verfahren, das neben Hilfen zur Exploration und Verhaltensbeobachtung, Tests und Fragebögen auch Anleitungen zu Beziehungs-, Motivations-, System-, Ressourcen- und Verhaltensanalysen enthält (Borg-Laufs 2016).

Ein *psychodynamisches Diagnosesystem* stellt die *Operationalisierte psychodynamische Diagnostik im Kindes- und Jugendalter 2 (OPD-KJ-2)* dar. Sie erfasst psychodynamische Prozesse und stellt sie in den jeweiligen Entwicklungskontext des Kindes oder Jugendlichen (Arbeitskreis OPD-KJ-2 2020). Auf vier psychodynamischen Achsen werden Befunde erhoben: Beziehung, Struktur, Konflikt, Behandlungsvoraussetzungen. Ressourcen, Introspektionsfähigkeit, Psychotherapiemotivation, Krankheitsgewinn und Arbeitsbündnisfähigkeit werden benannt.

Mit den Verfahren zur *Persönlichkeitsdiagnostik* sollen allgemeine Persönlichkeitsdimensionen erfasst werden. Für Kinder ist der *Persönlichkeitsfragebogen für Kinder* (PFK 9–14) zu nennen. Im Jugendalter haben sich folgende Verfahren, die für Jugendliche und Erwachsene konzipiert wurden, bewährt: das *Freiburger Persönlichkeitsinventar* (FPI) und das *Persönlichkeits-Stil- und Störungs-Inventar* (PSSI).

Die *Projektiven Verfahren* sind ein anderer Zugang zum Patienten. Sie sollen Raum schaffen für die Projektion der Gefühle, Gedanken, Vorstellungen und Wünsche der Kinder und Jugendlichen. Sie nutzen Zeichnungen, Geschichten, Imaginationen und das Spiel als Medium. Für die Hypothesengenerierung können sie nützlich sein, entsprechen jedoch in der Regel nicht den Testgütekriterien. Sie eröffnen einen qualitativen Zugang zu den Kindern und erleichtern es, mit ihnen in Beziehung zu treten. Sie erleichtern das Verstehen des emotionalen Erlebens der

Patienten in ihrer jeweiligen Lebenssituation. Nicht selten können über den Einsatz projektiver Verfahren Themen in den diagnostischen und therapeutischen Prozess hineingeholt werden. Bei der Interpretation der dargestellten Themen ist jedoch äußerste Vorsicht und Zurückhaltung geboten. Projektive Verfahren sollten nie alleinige Informationsquelle sein. Sie eignen sich zum Aufspüren interpersoneller und intrapsychischer Konfliktkonstellationen und traumatisch besetzter Erlebnisse ebenso, wie zum Erkennen der familiären Beziehungsdynamik und einer Einschätzung des Entwicklungsstandes. Bekannte Verfahren sind: Familie-in-Tieren, Sceno-Test, 10-Wünsche-Phantasiespiel, Sätze ergänzen, der Schweinchen-Schwarzfuß-Test.

Als bindungsdiagnostische Verfahren seien genannt: Geschichtenergänzungsverfahren zur Bindung 5–8-jähriger Kinder von Gloger-Tippelt und König, der Bochumer Bindungstest für 8–14-Jährige von Trudewind und Steckel sowie der Adult Attachment Projective (AAP) für Jugendliche und Erwachsene von Georg et al. Eine Übersicht über den Einsatz projektiver Verfahren bietet Franz Wienand (2018).

2.2.8 Entwicklungs- Intelligenz- und Leistungsdiagnostik

Diese sind erforderlich zur Einschätzung von umschriebenen Entwicklungsstörungen und kognitiven Beeinträchtigungen, die im Zusammenhang mit psychosomatischen Auffälligkeiten auftreten können. Sie sollen eingesetzt werden, wenn sich aus der Anamnese beispielsweise Hinweise auf Entwicklungsauffälligkeiten ergeben. Testpsychologische Untersuchungen von Intelligenz und Teilleistungsstörungen sind zur Erfassung von schulischer Über- oder Unterforderung sowie anderer emotionaler Auffälligkeiten oder Verhaltensprobleme, die in der Schule auftreten, unverzichtbar.

2.2.9 Familien- und Interaktionsdiagnostik

Die grundlegende Bedeutung familiärer und lebensfeldbezogener Faktoren für die Entstehung psychosomatischer Beschwerden und psychosozialer Auffälligkeiten wurde bereits in Kapitel 2.1.6 dargestellt. An dieser Stelle soll exemplarisch auf einige Verfahren eingegangen werden, die sich im diagnostischen und therapeutischen Prozess mit Familien bewährt haben. Ziel der Diagnostik ist es, etwas über die Qualität der familiären Beziehungen und Interaktionen zu erfahren. Auch der vorherrschende Erziehungsstil (autoritativ-autoritär-laissez faire-vernachlässigend), mögliche intrafamiliäre Unterschiede des Erziehungsstils sowie dessen Auswirkungen auf das Familienklima müssen beurteilt werden (▶ Kap. 2.1.6).

In der *Genogrammarbeit* können komplexe Informationen über das Familiensystem grafisch übersichtlich dargestellt werden (Reich et al. 2008). Im Rahmen eines Familiengesprächs werden alle Informationen über die Familienmitglieder und ihre Beziehungen untereinander über drei Generationen (Kinder, Eltern, Großeltern) zusammengetragen. Dadurch kann beispielsweise die transgenerationale Weitergabe von Familienregeln oder Aufträgen von einer Generation an die nächste herausgearbeitet werden. Auch das Auftreten von Erkrankungen und der Umgang damit lassen sich so ins Gespräch bringen. Charakterzüge einzelner Familienmitglieder lassen sich herausarbeiten und in Beziehung setzen. Nicht selten führt dies zur emotionalen Entlastung beim Patienten. Auch Fragen wie »Wer ist vergessen worden?« oder »Welche Ereignisse werden verschwiegen?« liefern wichtige szenische Informationen. Ressourcen können ebenfalls erfasst werden: »Wie haben es die Großeltern geschafft, mit diesem schweren Schicksalsschlag fertig zu werden?« – »Welche Menschen in Deiner Familie sind Dir besonders wichtig?« – »Welche positiven Erfahrungen aus Deiner Familie möchtest Du bewahren?«.

Mit einer *Familienskulptur* wird versucht zum einen »die Struktur der familiären Beziehungskonstellation zu einem bestimmten Zeitpunkt ... zum anderen die Beziehung zwischen dem Problem und den familiären Interaktionen« (Arnold et al. 2008, S. 306) zu erfassen. Dieses Verfahren ist sowohl diagnostisch als auch therapeutisch nutzbar.

Es bestehen die Möglichkeiten mithilfe der anwesenden Personen eine lebende Skulptur zu stellen oder Figuren (z. B. Holz- oder Playmobilfiguren) zu verwenden.

Ein standardisiertes Verfahren stellt der Familien-System-Test (FAST) dar, mit dessen Hilfe die Kohäsion und die Hierarchie einer Familienstruktur abgebildet und ausgewertet werden kann (Arnold et al. 2008).

2.2.10 Diagnosenbildung

Einen Überblick über eine Vielzahl von Verfahren, die im Rahmen der multimodalen Diagnostik eingesetzt werden können, geben Barkmann et al. (2011). Außerdem sei auf die Testzentrale als zentrale Bezugsquelle für psychologische Testverfahren verwiesen (www.testzentrale.de).

Die mit den dargestellten Verfahren gewonnenen Daten sollten in eine Diagnosestellung münden, die den multifaktoriellen Bedingungsfaktoren und der Komplexität der psychosomatischen Beschwerden und psychischen Störungen im Kindes- und Jugendalter entspricht und aus der eine individuelle Behandlungsempfehlung abgeleitet werden kann.

Hierzu eigen sich aktuell die auf die kategoriale Diagnostik der internationalen Klassifikationssysteme ICD-10 (in Zukunft ICD-11) und DSM-5 aufbauenden Systeme mit ihren jeweiligen Achsen bzw. Ebenen sowie deren Untergliederungen:

- das Multiaxiale Klassifikationssystem psychischer Störungen des Kindes- und Jugendalters (MAS) mit den Achsen Klinisch-psychiatrisches Syndrom, Umschriebene Entwicklungsstörungen, Intelligenzniveau, Körperliche Symptomatik, Assoziierte aktuelle abnorme psychosoziale Umstände und Globale Beurteilung des psychosozialen Funktionsniveaus (Remschmidt et al. 2017),
- die Mehrdimensionale Bereichsdiagnostik der Sozialpädiatrie (MBS) mit den Ebenen Entwicklung und Intelligenz, Körperlich-neurologischer Befund, Psychischer Befund und Verhalten, Soziale Begleitumstände und Umweltfaktoren, Abklärung der Ätiologie und Teilhabe an der Gesellschaft (Hollmann und Mendes 2020) sowie

- die Diagnostische Klassifikation seelischer Gesundheit und Entwicklungsstörungen der frühen Kindheit (DC:0–5) mit den Achsen Klinische (psychische) Störung, Beziehungskontext, Medizinische Diagnosen, Psychosoziale Stressoren und Entwicklungskompetenzen (ZERO TO THREE 2019). Eine wesentliche Neuerung ist hier, dass der bisher geläufige Begriff »Regulationsstörung« durch »Sensorische Verarbeitungsstörung« ersetzt worden ist.

Literatur

Arbeitskreis OPD-KJ-2 (Hrsg.) (2020) OPD-KJ-2 – Operationalisierte Psychodynamische Diagnostik im Kindes- und Jugendalter. Grundlagen und Manual. 3. Aufl. Göttingen: Hogrefe.
Argelander H (2014) Das Erstinterview in der Psychotherapie. 10. Aufl. Darmstadt: WBG.
Arnold S, Joraschky A, Cierpka A (2008) Skulpturverfahren. In: Cierpka M (Hrsg.) Handbuch der Familiendiagnostik. 3. Aufl. Heidelberg: Springer. S. 306–333.
Barkmann C, Schulte-Markwort M, Brähler E (Hrsg.) (2011) Klinisch-psychiatrische Rating-Skalen für das Kindes- und Jugendalter. Göttingen: Hogrefe.
Borg-Laufs M (2016) Störungsübergreifendes Diagnostik-System für die Kinder- und Jugendlichenpsychotherapie (SDS-KJ). Manual für die Therapieplanung. 3. Aufl. Tübingen: Dgvt-Verlag.
Döpfner M, Berner W, Flechtner H, Lehmkuhl G, Steinhausen HC (1999) Psychopathologisches Befund-System für Kinder und Jugendliche (CASCAP-D). Göttingen: Hogrefe.
Döpfner M, Plück J, Kinnen C (2014) CBCL/6–18R. TRF/6–18R.YSR/11–18R. Deutsche Schulalter-Formen der Child Behavior Checklisz von Thomas M. Achenbach. Göttingen: Hogrefe.
Döpfner M, Görtz-Dorten A (2017) Diagnostik-System für psychische Störungen nach ICD-10 und DSM-5 für Kinder und Jugendliche – III. Göttingen: Hogrefe.
Döpfner M, Petermann F (2012) Diagnostik psychischer Störungen im Kindes- und Jugendalter. 3. Aufl. Göttingen: Hogrefe.
Frevert EF (2010) Praktische Überlegungen zu krankheitsspezifischen Inszenierungen beim Erstgespräch anhand des stattgehabten Erstgesprächs. 16. Curriculum Psychosomatische Grundversorgung. Bad Nauheim. (https://www.pierre-frevert.de/pdf/krankheitsspezifischen.pdf, Zugriff am 31.01.2021).
Gordon T (2013) Gute Beziehungen – Wie sie entstehen und stärker werden. Stuttgart: Klett-Cotta.
Hollmann H, Mendes U (2020) Mehrdimensionale Bereichsdiagnostik der Sozialpädiatrie. (https://www.dgspj.de/wp-content/uploads/qualitaetssicherung-mbs-glossar-2020.pdf, Zugriff am 31.01.2021).
Kubinger KG, Deegener G (2001) Psychologische Anamnese bei Kindern und Jugendlichen. Göttingen: Hogrefe.
Reich G, Massing A, Cierpka M (2008) Mehrgenerationenperspektive und Genogramm. In: Cierpka M (Hrsg.) Handbuch der Familiendiagnostik. 3. Aufl. Heidelberg: Springer. S. 260–289.
Remschmidt H, Schmidt M, Poustka F (Hrsg.) (2017) Multiaxiales Klassifikationsschema für psychische Störungen des Kindes- und Jugendalters nach ICD-10. 7. Aufl. Göttingen: Hogrefe.
Retzlaff R (2008) Spiel-Räume. Lehrbuch der systemischen Therapie mit Kindern und Jugendlichen. Stuttgart: Klett-Cotta.
Rogers CR (1983) Therapeut und Klient. Grundlagen der Gesprächspsychotherapie. Berlin: Fischer.
Rogers CR, Schmid PF (1991) Person-zentriert. Grundlagen von Theorie und Praxis. Mainz: Grünewald.
Stahl K, Nadj-Kittler M (2013) Zentrale Faktoren der Patienten- und Mitarbeiterzufriedenheit. Picker Report 2013. Hamburg: Picker Institut Deutschland gGmbH.

Wienand F (2018) Projektive Diagnostik bei Kindern, Jugendlichen und Familien. Grundlagen und Praxis – ein Handbuch. 2. Aufl. Stuttgart: Kohlhammer.
ZERO TO THREE (2019) DC:0–5. Diagnostische Klassifikation seelischer Gesundheit und Entwicklungsstörungen der frühen Kindheit. Stuttgart: Kohlhammer.

2.3 Biopsychosoziale Spurensuche

2.3.1 Einleitung

Dieter Kunert und Guido Bürk

Es ist bekannt und durch viele Studien belegt, dass schwere körperliche, psychische und soziale Belastungen, sog. »Adverse Childhood Experiences« (ACE), bei Kindern und Jugendlichen Veränderungen im sich ausdifferenzierendem Nervensystem bewirken und sich potenziell schädigend auf die kindliche Entwicklung und ihren Lebensweg auswirken können (▶ Kap. 2.1). Solche Belastungen können bereits am Anfang des Lebens auftreten, beispielsweise in Form von Geburtskomplikationen, aber auch durch psychisch kranke Eltern sowie durch Gewalt in der Familie induziert werden. Gerade in den ersten Lebensjahren sind Kinder besonders verletzlich gegenüber negativen Umgebungseinflüssen und haben noch wenig Widerstandskraft. Aus der Bindungsforschung ist bekannt, dass bestimmte Bindungsstile Schutzfaktoren, andere aber auch Risikofaktoren für die kindliche Entwicklung bedeuten. Deshalb wurden im Rahmen der Gesundheitsversorgung von Säuglingen und Kleinkindern seitens des Staates präventive Hilfsangebote wie die »Frühen Hilfen« aufgebaut; die schon lange etablierten Früherkennungsuntersuchungen nehmen dabei eine Schlüsselrolle ein.

Die Herausforderungen der Schule, einem bedeutsamen und einflussreichen Lebensraum von Kindern und Jugendlichen, sind vielfältig. Es gibt zunehmend Belastungen, die sich negativ auf das Verhalten und Entwicklung auswirken können: Mit Schuleintritt müssen neue soziale Kompetenzen erworben werden, im Verlauf sind Anpassungsprozesse und Konflikte in der sozialen Gruppe zu meistern. Wenn die schulischen und sozialen Aufgaben vom einzelnen Schüler nicht mehr bewältigt werden können und er dadurch einem erhöhten Stresserleben ausgesetzt ist, kann dies dazu beitragen, dass sich Krisen und Krankheiten entwickeln. Auf das Phänomen Mobbing wird im Buch gesondert eingegangen.

Kinder und Jugendliche wachsen in einem sozialen Gefüge auf, das besonders von der Familie, auch mehrgenerational, geprägt ist. Kritische Lebensereignisse in diesem Kontext können schwerwiegende Folgen für die emotionale und kognitive Entwicklung dieser Kinder haben. Beispiele: körperlicher/sexueller Missbrauch, häusliche Gewalt, eigene schwere Erkrankung, Trennung/Scheidung der Eltern, schwere Erkrankungen von Familienangehörigen, Tod wichtiger Bezugspersonen,

Suchtmittelgebrauch in der Familie. Das Auftreten mehrerer dieser Ereignisse erhöht für die Kinder das Risiko im Laufe ihres Lebens körperlich und/oder psychisch zu erkranken ebenso, wie das Leben in prekären Verhältnissen (z. B. Armut, Arbeitslosigkeit). Form, Dauer und Schweregrad der jeweiligen Ereignisse haben entscheidenden Einfluss auf die gesundheitlichen Auswirkungen (Hughes und Bellis 2017).

Die soziokulturelle Dimension von Krankheit darf nicht unerwähnt bleiben. Familien mit Migrationshintergrund bringen oft ein anderes Krankheitsverständnis aus ihrem Kulturkreis mit und leben einen anderen Umgang mit Krankheit und auch Tod. Dies fordert einen Anpassungsprozess sowohl aufseiten der Familien als auch aufseiten der Behandelnden. Flucht- und Vertreibungserfahrungen müssen in diesem Zusammenhang dringend berücksichtigt werden.

Beachtung sollen auch die »Seltenen Erkrankungen« von Kindern finden, die ein breites Spektrum von 6.000–8.000 Krankheitsbildern umfassen und allein in Deutschland mehr als vier Millionen Betroffene zählen (Bruckner-Tuderman 2019). Oft ergeben sich aus diesen Erkrankungen neue Belastungen für Kind und Familie.

In den folgenden drei Beiträgen (▶ Kap. 2.3.2–2.3.4) werden beispielhaft belastende Lebensereignisse und ihre Auswirkungen auf die Entwicklung der betroffenen Kinder und Jugendlichen sowie deren Familien dargestellt.

Literatur

Bruckner-Tuderman L (2019) Seltene Erkrankungen in Deutschland und in Europa. Zeitschrift für Epileptologie 32(4): 264–267.

Hughes K, Bellis MA (2017) The effect of multiple adverse childhood experiences on health: a systematic review and metaanalysis. Lancet Public Health 2: e356–e366.

2.3.2 Frühgeburt, Mehrlingsgeburt

Claudia Roll

Frühgeborene: Zahlen und Fakten

Weltweit ist knapp eins von zehn Kindern ein Frühgeborenes, in Deutschland sind es derzeit gut 8 %. Das bedeutet: Jedes Jahr kommen in Deutschland ca. 60.000 Kinder mit einem Gestationsalter von weniger als 37 Wochen zur Welt. Als Grenze der Lebensfähigkeit gilt heute in Deutschland ein Gestationsalter von 22 und 23 Wochen.

Vor der Geburt

Wenn zu erwarten ist, dass ein Kind zu früh zur Welt kommt, sollen ausführliche Gespräche des Behandlungsteams mit beiden Eltern und deren Unterstützung durch ein psychosoziales Team erfolgen. Wichtiger als Details zur Prognose ihres Kindes ist den Eltern zu erfahren, was direkt nach der Geburt passiert, was ihre Rolle als Eltern auf der Neugeborenen-Intensivstation ist und wie es auf der Station aussieht.

Der Beginn einer tief emotionalen Beziehung – auf einer Intensivstation

Während der ersten Wochen sind gerade extrem unreife Frühgeborene von Komplikationen bedroht, die nicht nur zum Tod, sondern zu lebenslangen Einschränkungen führen können. Doch die Mehrzahl Frühgeborener entwickelt sich normal. Dennoch ist es ein weit verbreitetes Vorurteil nicht nur von Laien, sondern auch von Mitarbeitern in Pflege, Sozialberufen und Medizinern, dass die meisten sehr kleinen Frühgeborenen später behindert sind. Dieses Vorurteil, den Eltern gegenüber verbal oder nonverbal vermittelt, erschwert eine gute Bindung zwischen Eltern und Kind und die notwendige Zuversicht, die Eltern eines Frühgeborenen von Beginn an brauchen, um die schwere Zeit nach der Geburt im Krankenhaus zu bestehen und dann sicher ins Leben zu Hause entlassen zu werden.

Eine Frühgeburt bedeutet nicht nur, dass ein Kind zu früh die Sicherheit des mütterlichen Körpers verlassen muss – auch den Eltern fehlt ein Teil der Schwangerschaft. Die Schwangere ist so früh noch nicht auf die Mutterschaft eingestellt – sie ist eine früh gebärende Mutter eines frühgeborenen Kindes. Der Mutter fällt es schwer zu verstehen, dass das Kind, das sie sieht, ihr eigenes Kind ist, das so sehr von dem abweicht, was sie sich vorgestellt hat. Schwangere machen sich 3–4 Monate vor dem eigentlichen Geburtstermin oft ein Bild von ihrem Neugeborenen, das dem Bild eines 2–3 Monate alten Säuglings entspricht: Lächelnd, in sich ruhend, mit gerichtetem, gehaltenen Blick, rundlichen Wangen und einem strahlenden Gesicht. Je näher der Geburtstermin kommt, desto mehr verschwimmt dieses erste Bild zu etwas Ungewissem. So wird die Mutter offen dafür, ihr Neugeborenes nach der Geburt anzunehmen, wie es ist. Ganz anders bei der früh gebärenden Mutter: Sie hat noch die Vorstellung des perfekten 2–3 Monate alten Säuglings und sieht dann ein fragiles, mit durchscheinender Haut bedecktes kleines Lebewesen, das eher einem aus dem Nest gefallenen Vögelchen entspricht als ihrem Wunschbild. Für die Eltern bricht eine Welt zusammen – nicht nur, weil die Vorstellung ganz anders war. Es gibt große, sehr berechtigte Sorgen und Ängste. Wird mein Kind überleben? Hat mein Kind Schmerzen? Wird mein Kind gesund und glücklich sein? Wird mein Kind behindert sein? Wie werde ich weiterleben? Was wird aus meiner Familie? Werde ich diese Situation meistern können? Dazu kommen bei fast allen Müttern Schuldgefühle: Warum konnte ich mein Kind nicht austragen? Was habe ich falsch gemacht? Hier können aus Ängsten und Sorgen spätere psychosomatische Störungen erwachsen. In der Akutphase reagieren Eltern oft geschlechtsspezifisch unterschiedlich. Während die Mütter ihre Ängste und Bestürzung häufig emotional zum Ausdruck bringen, halten sich die Väter eher an einer technischen, faktenorientierten Sichtweise fest.

Das Trauma der frühen Geburt kann sich durch die nachfolgende Zeit auf der Intensivstation verstärken – aber auch abschwächen. Der frühzeitige direkte Hautkontakt zwischen Mutter (Vater) und Kind (»Känguru-Pflege«), die Einbeziehung der Eltern in pflegerische Maßnahmen, der Kontakt zu anderen »Frühchen«-Eltern –

all das hilft, mit der Situation zurecht zu kommen und den Schicksalsschlag einer zu frühen Geburt positiv in das eigene Leben aufzunehmen.

Wie sich ein Frühgeborenes später entwickelt, hängt zunächst davon ab, wie klein und unreif es bei der Geburt war und welche Komplikationen auf der Neugeborenen-Intensivstation aufgetreten sind. Wesentlich für die Langzeitentwicklung frühgeborener Kinder sind aber auch der Sozialstatus der Eltern und die Qualität der Mutter-Kind-Bindung. Wir können wenig Einfluss auf die äußeren Lebensumstände der Eltern, ihren Sozialstatus und ihre finanziellen Möglichkeiten nehmen. Aus diesem Grund ist es umso wichtiger, alles zu tun, um eine gute Eltern-Kind-Bindung von Anfang an zu unterstützen. So wirkt sich ein intensiver Körperkontakt in den ersten Stunden nach der Geburt, Haut an Haut, trotz laufenden intensivmedizinischen Überwachungsmaßnahmen, nachhaltig positiv auf die Mutter-Kind-Beziehung aus.

Für die Mutter ist es völlig unnatürlich, ihr Kind nicht bei sich haben zu können, sondern an das Team der neonatologischen Intensivstation »abgeben« zu müssen. Die Mutter eines reifen, gesunden Neugeborenen wiegt es in den Armen, will es immer bei sich haben: Sie fühlt, keiner kann ihr Kind so gut versorgen und beschützen wie sie selbst. Das extrem kleine Frühgeborene hingegen wird von wildfremden Menschen versorgt, die näher an ihrem Kind sind als die Mutter selbst und offenbar über wichtige Kompetenzen in der Versorgung verfügen, die sie selbst nicht hat. Sie muss ihr Kind in deren Obhut lassen, ihnen vertrauen, sie selbst scheint keine Rolle zu spielen.

Das Team der Neonatologie muss den Gedanken, dass Eltern Teil des Behandlungsteams sind und keine Besucher, verinnerlichen und leben, damit Eltern Familie sein können auf der Station und es gelingt, den Bindungsaufbau positiv zu gestalten. Hierzu braucht es Kompetenz und ein gut aufgestelltes Team mit einer professionellen psychosozialen Betreuung der Eltern wie es für Perinatalzentren vom Gemeinsamen Bundesausschuss in der Qualitätssicherungs-Richtlinie Früh- und Reifgeborene jetzt festgeschrieben ist.

Es ist wichtig, wiederholt anzusprechen, dass die Mutter nicht schuld ist an der frühen Geburt ihres Kindes. Frühgeburtlichkeit ist etwas, was wir bisher wenig beeinflussen können. Mütter haben insbesondere dann häufig das Gefühl, nicht genügt zu haben, wenn aus »mütterlicher« Indikation das Kind zur Welt geholt werden muss.

Positiv wirkt sich die Stillförderung aus – nur die Mutter hat die für das Kind optimale Nahrung und damit eine Rolle, die ihr von Pflegenden und Ärztinnen nicht genommen werden kann. Auch hier ist jedoch Einfühlsamkeit wichtig – wenn die Milchbildung nicht in Gang kommt oder es objektive Stillhindernisse gibt.

Alle modernen Neonatologie-Stationen sollten über Rooming-in-Zimmer oder Elternappartements verfügen, in denen die Eltern neben oder ganz in der Nähe ihrer frühgeborenen Kinder übernachten können. Dies wird vor Müttern extrem Frühgeborener vor allem während der letzten Wochen des Krankenhausaufenthaltes genutzt, um mehr und mehr Aufgaben in der Versorgung eigenständig wahrzunehmen, während das Kind noch apparativer Hilfen bedarf. Allerdings ist es aus organisatorischen Gründen für viele Mütter nicht einfach, wirklich längere Zeit im Krankenhaus zu bleiben, wenn sie etwa schon andere Kinder haben.

Für Eltern mag die Zeit im Krankenhaus auch deshalb schwierig sein, weil anders als ein Reifgeborenes das Frühgeborene noch kaum Kontakt aufnimmt, weniger responsiv ist. Es kann wichtig sein, dies anzusprechen und zu erklären, dass das Frühgeborene noch ganz auf Wachsen in einer gemütlichen dunklen Höhle, die meiste Zeit schlafend, eingestellt ist, dass es jedoch dennoch Nähe und Geborgenheit durch die Anwesenheit der Eltern erlebt.

Die Entlassung nach Hause ist für Eltern frühgeborener Kinder ein großer Schritt, der nicht zum Schnitt werden sollte. Eine gut abgefederte Entlassung mit Sozialmedizinischer Nachsorge ist heute Standard der Versorgung. Dazu gehört auch die Anbindung an eine Frühgeborenen-Nachsorgeambulanz oder ein entsprechend ausgewiesenes Sozialpädiatrisches Zentrum.

Spezifische psychosomatische Probleme frühgeborener Kinder und Erwachsener

Die meisten Frühgeborenen entwickeln sich später normal oder nahezu normal. Man braucht gut gewählte Vergleichsgruppen, um Unterschiede exakt quantifizieren zu können. Dessen ungeachtet treten bestimmte Verhaltensmuster bei Frühgeborenen häufiger auf als bei Reifgeborenen. Nicht nur Autismus-Störungen und das Hyperaktivitätssyndrom mit Aufmerksamkeitsstörungen sind bei Frühgeborenen statistisch gesehen häufiger als bei Reifgeborenen, ganz allgemein fällt es den Frühgeborenen schwerer als anderen Kindern, mehrere Reize parallel zu prozessieren. Das macht sich in der Schule und in Gruppen Gleichaltriger bemerkbar und kann zu sozialer Isolation führen. Frühgeborene werden in der Schule leichter zum Opfer von Mobbing-Attacken, haben als Jugendliche und junge Erwachsene eher weniger Freunde und mehr Schwierigkeiten, einen Partner zu finden. Wir wissen bisher nicht, welchen Anteil hier tatsächliche Einschränkungen der kognitiven Verarbeitungen haben, und was eher Folge der initialen intensivmedizinischen Versorgung mit beeinträchtigtem familiären Bindungsaufbau sein kann. Es ist sehr zu hoffen, dass in der jetzigen Generation von Frühgeborenen, bei denen von Anfang an ein enger, ausdauernder Körperkontakt mit den Eltern besteht und deren Eltern selbstverständlich auch auf der Intensivstation präsent und einbezogen sind, diese Probleme seltener werden.

Mehrlinge: Zahlen und Fakten

Jedes Jahr gibt es in Deutschland gut 14.000 Mehrlingsgeburten (1,8% der Geburten), die weitaus meisten sind Zwillingsgeburten. Für Drillingsgeburten werden vom Statistischen Bundesamt 250–280 pro Jahr angegeben. Die Anzahl von Mehrlingsgeburten ist im Laufe der Jahre angestiegen, bedingt durch die Reproduktionsmedizin und durch den Anstieg des Alters der Schwangeren. Zwillingsschwangerschaften treten auch spontan bei älteren Frauen häufiger auf. Höhergradige Mehrlingsschwangerschaften sind fast immer durch reproduktionsmedizinische Maßnahmen induziert. Ein erheblicher Anteil der Zwillinge und alle höhergradigen Mehrlinge sind gleichzeitig Frühgeborene.

Besondere Belastungen bei Mehrlingen

Trotz Aufklärung haben die meisten Mehrlingseltern keine konkrete Vorstellung davon, was auf sie zukommt. Die Versorgung von zwei oder mehr Neugeborenen führt zu Übermüdung und körperlicher Erschöpfung. Eltern berichten, dass sie durch die hohe Alltagsbelastung mit Bewältigung der Haushaltsroutine und Versorgung der Kinder nur noch funktionieren, sich nur noch Ruhe wünschen. Die ungeteilte Aufmerksamkeit, die jedem Kind eigentlich zustände, können sie ihm nicht geben. Sie sind überfordert und enttäuscht von sich selbst. Folgen sind Depressivität und letztlich auch soziale Isolation, weil es nicht möglich ist, mit den Kindern viel zu unternehmen und keine Zeit für soziale Kontakte im Freundeskreis bleibt. Eine Rückkehr der Mutter in den Beruf rückt in weite Ferne, Zweisamkeit ist fast nicht mehr möglich. Bei Müttern von frühgeborenen Zwillingen entwickelt sich während des Krankenhausaufenthaltes nicht selten eine Präferenz für den gesünderen, responsiveren Zwilling, was sie aber nicht daran hindert, zu beiden eine gute Bindung aufzubauen. Es hat sich sogar gezeigt, dass, wenn sie dies nicht tun, die Bindung zu beiden Kindern eher weniger gut ist. Eineiige Zwillinge werden von den Eltern bisweilen wie eine Person wahrgenommen, während bei zweieiigen Zwillingen Unterschiede pointiert erlebt und betont herausgestellt werden. Dies kann zu einer mangelnden Toleranz für Abweichungen von diesen Bildern führen, die sich negativ auf das Entwicklungspotenzial der Kinder auswirken kann.

Fazit

Familien mit Frühgeborenen und Mehrlingskindern verdienen unsere besondere Aufmerksamkeit und Unterstützung, die schon vor der Geburt beginnen und weit über den Klinikaufenthalt hinausdauern sollten, um Entwicklungsrisiken beim Kind und im Familiensystem frühzeitig zu erkennen und ihnen entgegenzuwirken.

Literatur

Ausgewählte Referenzen und weiterführende Literatur

Mehler K, Hucklenbruch-Rother E, Trautmann-Villalba P, Becker I, Roth B, Kribs A (2020) Delivery room skin-to-skin contact for preterm infants – A randomized clinical trial. Acta Pædiatr 109: 518–526.

Ricciardi S, Blatz MA (2020) Developmental Care – Understanding an Applying the Science. In: Fanaroff AA, Fanaroff JM (Hrsg.) Klaus and Fanaroff's Care of the High-Risk Neonate. Amsterdam: Elsevier. S. 171–189.

Von der Wense A, Bindt C (2013) Risikofaktor Frühgeburt. Entwicklungsrisiken erkennen und behandeln. Weinheim, Basel: Beltz.

Voos KC, Fanaroff JM (2020) Care of the Parents. In: Fanaroff AA, Fanaroff JM (Hrsg.) Klaus and Fanaroff's Care of the High-Risk Neonate. Amsterdam: Elsevier. S. 148–170.

Wolke D (2019) Is social inequality in cognitive outcomes increased by preterm birth-related complications? JAMA Netw Open 2: e192902.

Wurst C, Abele H, Hertzberg C, Peters M, Reuner G, Roll C, Rüdiger M, Trollmann R, Weißbroth A, Wilken (2018) S2k-Leitlinie AWMF-Leitlinien-Register Nr. 071–013: Sozialpädiatrische Nachsorge extrem unreifer Frühgeborener mit einem Geburtsgewicht unter 1000 Gramm (https://www.awmf.org/uploads/tx_szleitlinien/071-013l_S2k_Sozialpaed-Nachsorge-Fruehgeborener-unter-1000-g_2019-01.pdf), Zugriff am 30.07.2020).

2.3.3 Mobbing und Ausgrenzung

Wolfgang Kindler

Einleitung und Begriffsbestimmung

Viele Begriffe werden im Bereich der Sozialwissenschaften unterschiedlich interpretiert. So trifft auch der Begriff Mobbing auf ein breites Interpretationsspektrum, was zur Folge hat, dass Statistiken über Mobbing erheblich voneinander abweichen. Die Pisa Studie konstatiert, dass jeder sechste 15-Jährige (15,7 %) regelmäßig Opfer von teils massiver körperlicher oder seelischer Misshandlung durch Mitschüler wird (Süddeutsche Zeitung 2017). Andere Erhebungen zeigen deutlich geringere Werte (Alsaker 2004). Es liegt auf der Hand: Je geringer die Anforderungen gesetzt werden, um Mobbing zu definieren, desto höher ist der entsprechende Prozentwert.

Allgemein hat man sich auf folgende Kriterien geeinigt, um Mobbing zu klassifizieren: Mobbing basiert auf Machtunterschieden, kann sowohl psychische als auch physische Gewalt ausdrücken, ist eine langfristige Gewaltform (langfristig wird unterschiedlich gefasst, meist sechs Monate, manchmal drei Monate), ruft Hilflosigkeit hervor, die Übergriffe finden systematisch statt, das Opfer wird in dem jeweiligen System isoliert (Leymann 1993). Oft werden diese Bedingungen im Rahmen statistischer Erhebungen nur teilweise berücksichtigt, wie in der Pisa Studie. Das Problem im Umgang mit Mobbing liegt jedoch tiefer. Die bloße Aufzählung von Kriterien unterschlägt, was hier in besonderem Maße schädigend und relevant ist. Das führt dazu, dass zu oft lediglich die Dauer von Übergriffen zur Klassifikation von Mobbing herangezogen wird, weil ein genauer Zeitrahmen scheinbar definitorische Sicherheit verleiht. Dabei stützt man sich in der Regel auf die Aussagen der Opfer, die in eigener Sache nicht sichere Zeugen sind. Nicht zielführend ist auch die Trennung zwischen Mobbing in der Realität und Cybermobbing, zumindest auf die Schule bezogen. Ab der 5. Klasse spätestens vermischen sich beide Mobbingformen.

Hilflosigkeit und Rollenübernahme als Kernbegriffe

Auf die Opfer bezogen ist das Kernproblem die Hilflosigkeit, die sie gegenüber den dauernden gegen sie gerichteten Übergriffen entwickeln. »Ich wehre mich manchmal noch, irgendwie, aber ich weiß, dass mir das nichts nützt. Im Gegenteil, wenn ich mich wehre, wird es schlimmer. Und dann fresse ich lieber alles in mich rein.«, erzählt ein 16-Jähriger. Das dauerhafte Gefühl, hilflos gegenüber Angriffen zu sein, ruft Angst hervor. Diese Angst und die Erfahrung, ohne Unterstützung zu sein, verändert das Selbstbild: »Alle hassen mich, keiner steht mir bei, ich bin nichts wert, es muss wohl meine Schuld sein!«, sind typische Aussagen von Mobbingopfern. Und das Bewusstsein der Hilflosigkeit verändert die Handlungsstrategien der Opfer. Sie ziehen sich zurück, werden passiv, versuchen im Voraus Übergriffen zu entgehen oder, seltener, reagieren mit hilfloser Aggression. Auf die Dauer führt das veränderte Selbstbild zur Rollenübernahme, bei Tätern und bei Opfern (Kindler 2020).

Opfer sind selten in der Lage, das soziale Umfeld realistisch wahrzunehmen, ein positives Selbstbild zu bewahren und auch in anderen sozialen Feldern offen und angstfrei zu handeln. In einigen Fällen entwickeln sie eine Doppelstrategie. Bei Mobbing ziehen sie sich zurück, in sicherem Umfeld leiden sie und fordern Trost ein.

Aktiv Mobbende verlieren ebenfalls die Fähigkeit, sich im sozialen Feld zu orientieren. Sie schätzen ihre Übergriffe als berechtigt ein, bedingt durch die vermeintlichen oder realen Fehler ihres Opfers, und gewöhnen sich daran, sich selbst aufzuwerten, indem sie andere abwerten und demütigen.

Will man also feststellen, ob es bei einem sozialen Konflikt wirklich um Mobbing geht, sollte man sich unbedingt auf die Kernbegriffe Hilflosigkeit und Rollenübernahme konzentrieren (Kindler 2020).

Welche Folgen hat Mobbing?

Die Folgen von Mobbing sind vielfältig und reduzieren sich nicht auf Mobbende und ihre Opfer, sondern wirken sich auch auf scheinbar Unbeteiligte aus. Klassen, in den gemobbt wird, reagieren erkennbar aggressiver, haben weniger Motivation zum Lernen, weniger Vertrauen in Lehrende und verlieren oft ethische Maßstäbe. »Der Starke hat Recht! Mobbing ist normal! Das Opfer hat Schuld! Eingreifen schadet!«

Dass Mobbing auch den Mobbenden selbst schadet, wird nur selten wahrgenommen, denn der Blick konzentriert sich in der Regel mitleidsvoll auf das Opfer. Mobbende verlieren in der Regel den Blick für das, was ethisch akzeptabel ist und was nicht, denn sie erfahren nicht selten durch ihre Übergriffe Bestätigung und Beifall. Verlieren sie das Opfer aus dem Blickfeld, suchen sie neue Opfer, um wieder das Gefühl von Macht und Selbstbestätigung zu erhalten. Denn Mobbing ist keine zufällige Handlung, sondern dauerhaft und systematisch. Mobber entscheiden sich dafür zu mobben. Aber was in der Schule zu oft folgenlos bleibt, kann im Beruf zu erheblichen Konsequenzen führen, bis zur fristlosen Kündigung. Die Aggressivität, die Mobbende oft ausstrahlen, führt in sozialen Zusammenhängen dauerhaft zur Isolation. Mehrere empirische Untersuchungen sagen aus, dass Personen, die als Schüler aktiv gemobbt haben, als Erwachsene einem erheblich erhöhten Risiko ausgesetzt sind, Opfer von Depressionen oder Suizid zu werden. Eine Studie (Copeland et al. 2013) kommt sogar zu dem Schluss, dass Mobbingtäter langfristig mehr unter dem Mobbing leiden als die Opfer.

Die Folgen für die Mobbingopfer sind vielfältig: Unmittelbare Folgen von Mobbing zeigen sich im Verlust sozialer Kontakte, im Rückzugsverhalten, in Störungen des Selbstwertgefühls, in Vermeidungen, in Angst vor der Schule und häufigem Fehlen. Typische somatische Reaktionen sind Kopf- und Bauchschmerzen, Rückenschmerzen, Schlafstörungen, Magen-Darmprobleme und erhöhte Infektanfälligkeit. Einschneidend sind auch die langfristigen Folgen. Nicht selten werden die somatischen Beeinträchtigungen zu chronischen Beschwerden.

Eine 2015 in den USA veröffentlichte Studie (Wolke und Lereya 2015) sagt aus, dass gemobbte Kinder im späteren Leben unter schwereren psychischen Folgen zu leiden haben als Kinder, die von ihren Eltern misshandelt wurden. Andere Studien belegen, dass Mobbingopfer später dreifach häufiger unter Depressionen und unter einem ähnlich erhöhten Suizidrisiko leiden. Die hier aufgelisteten Folgen machen deutlich, dass Mobbing nicht toleriert werden darf.

Wie ist Mobbing zu erkennen?

Der Begriff Mobbing wird, wie eingangs erläutert, unterschiedlich definiert. Gegenwärtig wird besonders aufseiten von Schülern und Eltern der Begriff inflationär verwendet. Schüler, die geärgert werden, klagen darüber Opfer von Mobbing zu sein, und überbesorgte, distanzlose Eltern, die inzwischen unter der Bezeichnung Helikopter eingeordnet werden, stufen selbst harmlose Konflikte als Mobbing ein. Deren aufgeregten Interventionen verschärfen alltägliche Streitereien und machen ihre Kinder zu Opfern.

Außenstehende, die nicht direkt in der Schule tätig sind, sind darauf angewiesen, sich auf das Opfer selbst zu konzentrieren. Lehrende haben weitreichendere Möglichkeiten Mobbingprozesse zu erkennen.

Will man durch Gespräche mit dem Opfer Klarheit gewinnen, ob es sich um Mobbing oder eine andere Form von Gewalt handelt, hilft es sehr, sich darauf zu konzentrieren, ob das Opfer mit dauerhafter Hilflosigkeit und mit der Verinnerlichung der Opferrolle auf Übergriffe reagiert.

Hilfreiche Fragen, um Mobbing zu erfassen:

- Wie lange dauern die Übergriffe gegen dich an?
- Wie oft am Tag, in der Woche, finden sie statt?
- Wie gehen die Mobber gegen dich vor? Was tun sie? Was sagen sie?
- Wie viele machen dabei mit?
- Was haben deine Lehrer davon mitbekommen?
- Wie reagierst du auf Übergriffe?
- Gibt es Reaktionen, die dir gegen das Mobbing geholfen haben?
- Gibt es Mitschüler, die dich unterstützen und gegen das Mobbing sind?
- Beschreib den Hauptmobber!
- Weshalb hat er Macht über dich, über die Mitschüler?
- Was mögen die Mobber nicht an dir?
- Was ist für dich besonders schlimm am Mobbing?
- Stell dir vor, das Mobbing geht weiter, was bedeutet es für dich?

Alarmierend ist es, wenn der Prozess länger dauert, wenn kein Mitschüler das Opfer unterstützt und es Übergriffe hilflos erträgt. Im Gespräch mit dem Opfer sollten dessen Ängste respektiert werden. Bedrängt wird es durch die Mobbenden schon zur Genüge.

Was sollte man nicht tun, was kann getan werden?

Eltern und Ärzte sind, im Gegensatz zu Lehrern, nicht Teil des Systems, in dem das Mobbing stattfindet. Deshalb sind ihre Eingriffsmöglichkeiten begrenzt. Bei Versuchen, dem Opfer zu helfen, *schaden* sie ihm, wenn sie...

- das Mobbing dramatisieren oder verharmlosen.
- den Opferstatus des Kindes betonen und es so noch stärker in die Opferrolle bringen.
- das Opfer intensiv bemitleiden. Das hat nicht selten zur Folge, dass diese sich in der Schule mit den Übergriffen abfinden und zuhause leiden.
- sich an die Täter oder deren Eltern wenden. Im Regelfall nehmen die Eltern der Mobbenden Partei für ihre Kinder und das Opfer wird als Petze, als schwach und hilflos abgestempelt.
- einen Forderungskatalog an die Schule stellen, besonders Strafen für die Mobber fordern. Lehrende wehren sich in der Regel, wenn man ihnen Vorschriften machen will.
- das Opfer auffordern, sich zu wehren. Dabei weist man einerseits indirekt dem Opfer die Schuld am Mobbing zu, andererseits lässt man es hilflos zurück. Wie soll es sich gegen eine aggressive Übermacht wehren?
- das Opfer auffordern, ein Mobbingtagebuch zu führen. Erfahrungsgemäß führt das häufig dazu, dass das Opfer zum passiven Beobachter seines eigenen Lebens wird und regelrecht nach Übergriffen sucht.
- sofort ein Schulwechsel angestrebt wird. Im Zeichen von Facebook und WhatsApp ist das Opfer an der neuen Schule bereits stigmatisiert. Das Opfer nimmt das Bewusstsein des Scheiterns mit an die neue Schule und reagiert nicht selten auf Harmloses überempfindlich. Ein Schulwechsel sollte nur angestrebt werden, wenn die Schule selbst gar nicht oder hilflos auf das Mobbing reagiert.

Berater, Ärzte und Eltern können dem Opfer in erste Linie *helfen*, wenn es ihnen gelingt, die Schule dazu zu bewegen, einzugreifen. Dabei hilft es, die Schule sachlich zu informieren, das Krankheitsbild und die Folgen für das Opfer darstellen (soweit es aus Gründen des Datenschutzes möglich ist), und möglichst nicht das Wort Mobbing zu verwenden. Denn das bedeutet, dass die Schule Fehler gemacht hat und Schuld trägt. Und das wollen Schulen ungern eingestehen. Es hilft auch, sich von der Schule exakt beschreiben zu lassen, welche Schritte sie unternehmen wird, um dem Opfer zu helfen.

Zu oft flüchten sich die Verantwortlichen in blumige inhaltsleere Vorgaben wie: »Wir werden mit der Klasse reden.« Wie soll denn das Gespräch aussehen? Wieso kommt man auf den Gedanken, dass lediglich ein Gespräch gewohnheitsmäßige Übergriffe beenden wird? Um das zu vermeiden, sollte man möglichst schriftlich festhalten, welche Maßnahme angestrebt werden. Und hier gilt es, beharrlich zu bleiben. Die Fürsorgepflicht verlangt von Schulen, bei Mobbing zu intervenieren. Erfolgen Angriffe und Schmähungen durch das Netz und werden diese am Nachmittag oder in der Nacht verschickt, behaupten viele Schulen, dass dies Privatsache sei und sich hier die Schule nicht einmischen dürfte. Das ist falsch und eine Ausrede. Schulen müssen bei Übergriffen im Netz eingreifen, wenn sich diese unmittelbar auf die Klasse auswirken. Und das ist bei fast allen Mobbingattacken der Fall.

Im Umgang mit dem Opfer selbst ist zunächst festzuhalten, dass ein kurzes Gespräch, so erfolgreich es auch sein mag, keine wirkliche Hilfe für das Opfer bedeutet. Ärzte, denen nur ein geringer Zeitrahmen zur Verfügung steht, Eltern, denen die emotionale Distanz fehlt, Berater, die sich mit Mobbing und psychosozialen Prozessen nicht auskennen, sollten dem Opfer unbedingt raten, sich an einen Coach, Psychologen oder einen mit Mobbing vertrauten Sozialarbeiter zu wenden. Allein können sich Opfer in der Regel nicht helfen.

Eine zusätzliche Hilfe für das Opfer kann darin bestehen, den Mobber zu entzaubern. Mobber sind schwach, sonst müssten sie nicht mobben, Aggressivität ist nicht Stärke. Wichtig ist es auch, das Opfer aus der Opferrolle zu lösen. Das kann erfolgen, indem man gemeinsam Handlungsmöglichkeiten erprobt, eventuell trainiert und auf Übergriffe reagiert. Dem Opfer sollten seine Stärken bewusst gemacht werden und es sollte davon abgebracht werden, Mobbing als Ausdruck seiner Schuld wahrzunehmen. Schuld am Mobbing haben die, die sich zum Mobbing entscheiden. Schwächen und Fehler des Opfers sind höchstens Anlass zum Mobbing, in keinem Fall die Ursache.

Literatur

Alsaker F (2004) Quälgeister und ihre Opfer. Mobbing unter Kindern – und wie man damit umgeht. Bern: Huber.
Copeland WE, Wolke D, Angold A (2013) Adult Psychiatric Outcomes of Bullying and Being Bullied by Peers in Childhood and Adolescence. JAMA Psychiatry 70(4): 419–426.
Kindler W (2020) Mobbing -Fehler vermeiden, gute Lösungen finden. Weinheim: Beltz.
Leymann H (1993) Mobbing: Psychoterror am Arbeitsplatz und wie man sich dagegen wehren kann. Hamburg: Rowohlt.
Süddeutsche Zeitung (2017) »PISA«: Jeder sechste deutsche Schüler oft Mobbing-Opfer. (https://www.sueddeutsche.de/bildung/bildung-pisa-jeder-sechste-deutsche-schueler-oft-mobbing-opfer-dpa.urn-newsml-dpa-com-20090101-170419-99-119797, Zugriff am 07.01.2020).
Wolke D, Lereya ST (2015) Long-term effects of bullying. Arch Dis Child 100: 879–885.

2.3.4 Misshandlung, Missbrauch, Vernachlässigung

Bernd Herrmann

Definitionen

Kindesmisshandlung und -vernachlässigung als Oberbegriff für alle Formen von Gewalt gegen Kinder und Jugendliche, ist eine nicht zufällige, bewusste oder unbewusste, meist wiederholte, gewaltsame körperliche und/oder seelische Schädigung von Kindern und Jugendlichen durch Handlungen oder Unterlassungen. Diese kann sich in verschiedenen Formen manifestieren: körperliche, sexuelle und seelische Gewalt sowie körperliche und seelische Vernachlässigung, wobei sich aktive und passive Formen unterscheiden lassen. Häufig koexistieren verschiedene Formen. Kindesmisshandlung lässt sich als schwerwiegende Beziehungsstörung charakterisieren, die sich meist in Familien und weniger in Institutionen abspielt.

Mit Ausnahme des prognostisch ungünstigen Schütteltraumas haben die äußerlich erkennbaren körperlichen, behandelbaren und häufig abheilenden Verletzungsfolgen oder Folgen einer behebbaren Mangelversorgung in der Regel eher einen hinweisenden Charakter. Dagegen weisen misshandelte Kinder und Jugendliche häufig schwerwiegende psychische, emotionale, kognitive und verhaltensbezogene Störungen auf. Diese sind mit erheblichem seelischem Leiden, Kränkungen, belasteten Lebensläufen und Störungen der Beziehungsfähigkeit und gesellschaftlicher Teilhabe verbunden. Hinsichtlich der psychischen Gesundheit sind sie mit einer ungünstigen Prognose verknüpft. Nach der amerikanischen ACE-Studie (Adverse Childhood Experiences, Brüning et al. 2019) folgen auf negative Kindheitserfahrungen signifikante emotionale, kognitive und soziale Beeinträchtigungen. Diese führen u. a. zur Aufnahme von gesundheitlichem Risikoverhalten, welches wiederum zu einer erhöhten Rate chronischer somatischer Erkrankungen, Behinderungen und sozialen Problemen im Erwachsenenalter beiträgt. Neben der Beeinträchtigung der Lebensqualität führt dies zudem zu früherem Tod. Es zeigen sich unterschiedliche Auswirkungen verschiedener Misshandlungsformen je nach Art, Dauer und Intensität der Misshandlung, Alter und Resilienz der Betroffenen, Nähe zum Täter, Reaktion auf Hilfegesuch, Art der Hilfen bzw. Intervention, Wirksamkeit von Schutzmaßnahmen, Möglichkeiten der Verarbeitung, Therapieangeboten und mehr. Gewalt gegen Kinder und Jugendliche ist daher ein epidemiologisch und gesellschaftlich bedeutsames Thema, welches zudem mit hohen gesellschaftlichen und ökonomischen Folgekosten behaftet ist.

Körperliche Misshandlung

Bei körperlichen Misshandlungen werden Kindern durch physische Gewaltanwendung ernsthafte vorübergehende oder bleibende Verletzungen zugefügt. Durch Angst, Entwürdigung, Bedrohung und Vertrauensverlust führen diese in der Regel auch zu seelischen Schäden. Nicht selten ist gewalttätiges Verhalten der Sorgeberechtigten ein Grundelement der Erziehung. Dies widerspricht diametral dem im BGB § 1631 verbrieften Recht auf gewaltfreie Erziehung. Im strafrechtlichen Sinne misshandelt derjenige Kinder, der sie »…quält oder roh misshandelt oder wer durch böswillige Vernachlässigung seiner Pflicht, für sie zu sorgen, sie an der Gesundheit schädigt …« (§ 223b, StGB). Diese enge Definition erfasst allerdings nur einen kleinen Teil der Fälle von Kindesmisshandlung (Christian et al. 2015).

Sexueller Missbrauch

Sexueller Missbrauch bedeutet, die meist chronische Einbeziehung von Kindern und Jugendlichen in sexuelle Handlungen. Dabei werden zur Befriedigung der Bedürfnisse des Misshandelnden in einem bedeutsamen Machtgefälle Abhängigkeit, Bindung, Unwissenheit und Unterlegenheit ausgenutzt. Die Handlungen unterliegen meist einem starken Gebot der Geheimhaltung (Herrmann et al. 2022; Adams et al. 2018).

Vernachlässigung

Vernachlässigung ist eine ausgeprägte, wiederholte oder andauernde Beeinträchtigung und Schädigung der Gesundheit und Entwicklung von Kindern und Jugendlichen durch die Sorgeberechtigten durch Unterlassen. Als körperliche Vernachlässigung umfasst sie unzureichende Fürsorge bezüglich körperlicher Bedürfnisse und Gesundheit, Ernährung und anderer physischer Grundbedürfnisse sowie unzureichende Beaufsichtigung und Schutz vor Gefahren. Emotionale oder seelische Vernachlässigung bedeutet Vorenthalten von Zuwendung, Wärme, Liebe, Respekt und Geborgenheit. Dies umfasst auch fehlende Kommunikation, Interaktion und Verlässlichkeit in der Bindung sowie mangelnde Anregung, Förderung und Erziehung. Die Unterlassung fürsorglichen Handelns kann aktiv oder passiv sein, aufgrund unzureichender Einsicht oder unzureichenden Wissens und ist Ausdruck einer stark beeinträchtigten Beziehung zwischen Eltern und Kind (Naughton et al. 2013).

Emotionale Misshandlung

Seelische oder emotionale Misshandlung beschreibt eine feindliche, abweisende, entwürdigende oder ignorierende Haltung oder entsprechendes Verhalten gegenüber einem Kind oder Jugendlichen als fester Bestandteil der Interaktion oder Erziehung. Eine seelische Misshandlung ist eine wesentliche Komponente bei nahezu jeder Form von körperlicher oder sexueller Misshandlung oder schwerer Vernachlässigung.

Epidemiologie

Die Prävalenz von Kindesmisshandlungen und -vernachlässigungen liegt im zweistelligen Prozentbereich. 30 % der deutschen Bevölkerung berichten von einer Art von mindestens moderat schwerer Misshandlung, 14 % über mehrere Arten von Misshandlung. Dabei überwiegt anteilig bei weitem mit etwa 70 % die seelische und körperliche Vernachlässigung sowie seelische Misshandlung, gefolgt von körperlicher Misshandlung (etwa 20 %) und sexuellem Missbrauch (etwa 10 %). Das bedeutet für Deutschland global ca. 5,5 Mio. von körperlicher Vernachlässigung und 1,8 Mio. von sexuellem Missbrauch Betroffene, für die moderaten bis schweren

Formen knapp 3 Mio., respektive 1 Mio. Kinder und Jugendliche bis 17 Jahre (Witt et al. 2017). Allein sexueller Kindesmissbrauch ist wesentlich häufiger als Krebs im Kindesalter (Prävalenz 0,2 %), Diabetes bei Kindern (0,15 %) und angeborene Herzfehler (1,1 %) zusammen (Herrmann et al. 2016). Die weltweit vergleichbare Prävalenz liegt bei 10–15 % bei Mädchen und 5–10 % bei Jungen. Das amerikanische Pflichtmeldesystem erfasst jährlich 2,5–3,5 Mio. Meldungen und 0,6–1 Mio. bestätigte Fälle. Die vorliegenden Prävalenzstudien zeigen ein hohes Maß an internationaler Übereinstimmung. In den USA liegt die Inzidenz, die auf angezeigten und bestätigten Fällen beruht, bei 1–2 %. Es ist jedoch davon auszugehen, dass die Dunkelziffer weitaus höher anzunehmen ist. Für Kinder unter vier Jahren besteht das höchste Risiko für tödliche Misshandlungen. Von den 1500–2000 gesicherten misshandlungsbedingten Todesfällen pro Jahr in den USA sind mehr auf Vernachlässigung als auf aktive Misshandlung zurückzuführen. Davon betreffen 76 % Kinder unter vier Jahren, 41 % Kinder unter einem Jahr (Stoltenborgh et al. 2011; Child Maltreatment 2018; Herrmann et al. 2016; WHO 2002).

Geschichte

Das heute selbstverständliche Konzept Gewalt gegen Kinder zu verurteilen, ist historisch relativ neu. Kindesmisshandlung existierte früher ebenso wenig als Begriff oder Konzept wie »Kindheit« an sich. Der Stellenwert und die Rechte von Kindern waren umso geringer, je weiter man in der Geschichte zurückgeht. In den antiken Hochkulturen war Infantizid nicht erwünschter oder behinderter Kinder üblich, vielfach wurden Kinder aus religiösen Gründen geopfert. Kinder für sexuelle Zwecke zu »nutzen« war legitim und idealisiert. Kinder galten lange Zeit als »kleine Erwachsene« und mussten unter oft unsäglichen Arbeitsbedingungen zum Familieneinkommen beitragen. Das Phänomen der Gewalt an Kindern wurde erstmals 1874 durch den Fall der Mary Ellen in New York in das öffentliche Bewusstsein gerückt. Im Jahre 1875 wurde dort die weltweit erste Kinderschutzvereinigung als Abspaltung aus dem Tierschutz gegründet. Die erste detaillierte medizinische Beschreibung der Symptome und Befunde nach sexueller und körperlicher Misshandlung erfolgte 1857 durch den Pariser Gerichtsmediziner Ambroise Tardieu; 1961 beschrieb der deutschstämmige Pädiater C. Henry Kempe das »Battered-child-Syndrom« und wurde dadurch zum Pionier und Begründer des modernen medizinischen, bereits multiprofessionell ausgerichteten Kinderschutzes. Im Jahre 1968 erschien das gleichnamige erste medizinische Lehrbuch; 1971 und 1972 erfolgte die Beschreibung des Shaken-Baby-Syndroms durch Guthkelch und Caffey, 1977 des Münchhausen-Syndroms-by-Proxy durch Meadow (Herrmann et al. 2022).

Gesundheitswesen und Kinderschutz

Kinderschutz gehört grundsätzlich in den Verantwortungsbereich aller Institutionen und Fachpersonen, die beruflich mit Kindern zu tun haben. Dabei sieht nicht nur die WHO insbesondere Fachleute des Gesundheitswesens in der Pflicht, Misshandlungen und Vernachlässigungen zu diagnostizieren und Schutz und Therapie durch multiprofessionelle Kooperation zu sichern (WHO 2002). In Kinderkliniken soll der Kinderschutz integrierter Teil des Leistungsauftrages aller dort tätigen Disziplinen sein. Im Säuglings- und Kleinkindalter sind Kinder- und Jugendärzte oft die einzigen Fachleute, die regelmäßig Kinder dieser Altersgruppe auf beruflicher Basis sehen. Bei Vorstellungen in den Arztpraxen kann der Verdacht auf Gewalt oder Vernachlässigung entstehen, wenn gestörte Eltern-Kind-Beziehungen und Verhaltensauffälligkeiten beobachtet werden. In der Klinik muss bei konkreten Verdachtsfällen eine gezielte und rationale Diagnostik und Differenzialdiagnostik erfolgen. Dies erfordert die enge Zusammenarbeit verschiedener ärztlicher und nichtärztlicher innerklinischer Berufsgruppen. Der mittlerweile bundesweit gültige fachliche Standard sieht dies in Form von multiprofessionellen Kinderschutzgruppen in Kliniken vor. Entsprechende Konzepte wurden von der Deutschen Gesellschaft für Kinderschutz in der Medizin (DGKiM) publiziert und von den kindermedizinischen Fachgesellschaften übernommen (DGKiM und DAKJ 2016; Überarbeitung für 2022 angekündigt). Obligatorisch sind dabei die Kenntnis von Interventionsmöglichkeiten und rechtlichen Rahmenbedingungen sowie die Bereitschaft zur multiprofessionellen Kooperation innerhalb und außerhalb der Klinik. Kinder- und Jugendärzte haben insbesondere bei der Diagnose einer körperlichen Misshandlung eine Schlüsselfunktion. Dabei besteht die Kardinalfrage, ob eine vorliegende Verletzung mit dem angegebenen oder einem fehlenden Entstehungsmechanismus vereinbar ist oder/und eine gewaltsame Zufügung anzunehmen ist. Weitere Fragen werfen die Genese einer Gedeihstörung durch Vernachlässigung und die einer auffälligen psychosozialen Entwicklung durch emotionale Misshandlung oder Vernachlässigung auf. Die Konfrontation mit Gewalt an Kindern und Jugendlichen ist auch für Mitarbeiter des Gesundheitswesens ein belastendes und oft mit Unsicherheiten behaftetes Thema. Oft empfinden diese aufgrund der unter Umständen lebenslangen Implikationen der Diagnose Kindesmisshandlung ihre Rolle als Gratwanderung zwischen Unter- und Überdiagnose. In diesem Kontext bedeutet professionelles Handeln eine hohe Verantwortung und erfordert Weiterbildung, spezifische Kenntnisse und gute Evidenz für eine Diagnosestellung (Herrmann et al. 2022; Flaherty et al. 2010; Royal College of Paediatrics and Child Health Protection Evidence – Systematic Reviews).

Mittlerweile hat sich der Kinderschutz in der Medizin zu einer differenzierten und multiprofessionellen, über die Pädiatrie interdisziplinär hinausgehenden Subdisziplin entwickelt. Die Deutsche Gesellschaft für Kinderschutz in der Medizin (DGKiM) hat ein entsprechendes Curriculum und Zertifikat Kinderschutzmedizin entwickelt (www.dgkim.de) und überprüft die Strukturqualität von Kinderschutzgruppen durch eine Akkreditierung. Eine AWMF S3+-Leitlinie Kinderschutz mit Beteiligung von über 70 Fachgesellschaften wurde ebenfalls über die DGKiM erarbeitet und Anfang 2019 veröffentlicht (Kinderschutzleitlinienbüro 2019). Sie zeichnet sich durch hohe medizinische Evidenz im medizinischen Kinderschutz aus und ist weltweit einzigartig durch die Beteiligung nichtmedizinischer Professionen an der Leitlinienentwicklung und die Berücksichtigung der Schnittstellen.

Intervention

Die Diagnose einer Kindesmisshandlung und der nachfolgende Schutz der Opfer setzt voraus: Aufmerksamkeit, fachliche Kenntnisse, strukturiertes, fachgerechtes Vorgehen der Verdachtsabklärung, rationale Diagnostik und Differenzialdiagnostik entsprechend aktueller Leitlinien, Kompetenzen in der Erfassung und Beurteilung von familiären Risiken und Ressourcen, Rechtssicherheit, Bereitschaft zu multiprofessionellem Handeln. Zu diesem Zweck soll es als fachlichen Standard an jeder Kinder- und Jugendklinik ein den lokalen Strukturen angepasstes Vorgehen in Verdachtsfällen geben. Dieses umfasst eine strukturierte, verbindliche Leitlinie mit Diagnostik und Dokumentation entsprechend dem von der DGKiM und der DAKJ publizierten Leitfaden für Kinderschutz in Kliniken (DGKiM und DAKJ 2016).

Wie interveniert wird, hängt ab von der aktuellen Bedrohung des Kindeswohls, dem Verdachtsgrad und der Art der Misshandlung und auch von den Ressourcen und Kompetenzen der jeweiligen involvierten Institution. Verdachtsfälle in der kinderärztlichen Praxis erfordern andere Herangehensweisen als schwerwiegende Misshandlungen in stationärer Behandlung, sexueller Missbrauch ein anderes Herangehen als ein Verdacht auf eine Vernachlässigung. Kinderschutz kann grundsätzlich nur multiprofessionell verwirklicht werden und erfordert Kenntnis der lokalen bzw. regionalen Kinderschutzangebote. Außer in weniger schweren Fällen, in denen eine Inanspruchnahme von Beratungs- und Unterstützungsangeboten ausreichend erscheint, ist in der Regel die Einbeziehung des Jugendamtes unabdingbar.

Die Intervention zielt primär auf den Schutz des betroffenen Kindes. Im Weiteren dient sie dem etwaigen Schutz weiterer betroffener Geschwister und der Verarbeitung der Misshandlung sowie ggf. der Rehabilitation des Opfers. Die Planung der Intervention erfordert ein multiprofessionelles Vorgehen und gründliches Abwägen der oft widerstreitenden Rechtsgüter. Dazu zählen: das Recht des Kindes auf körperliche und seelische Unversehrtheit, Förderung und Liebe, das Recht, möglichst in der Herkunftsfamilie aufzuwachsen, das Recht auf Sicherung von Ansprüchen im Schädigungsfall, das Recht der oft selbst jungen bzw. selbst früher traumatisierten Eltern/Täter auf soziale und psychologische Hilfe und Therapie, weiterhin die Rechtsbedürfnisse und Normen der Gesellschaft sowie ein öffentliches Interesse an Gewaltprävention (Herrmann et al. 2022).

Welches Mittel am besten geeignet ist, das Kind zu schützen, sollte bei allen Überlegungen den Ausschlag geben. Der strafrechtliche Weg ist nicht primär auf den Kinderschutz, sondern auf Verurteilung eines Täters fokussiert. Der Verzicht auf eine gesetzliche Meldepflicht von Verdachtsfällen ermöglicht es, das in Deutschland weitgehend akzeptierte Konzept »Hilfe statt Strafe« zu praktizieren, soweit dies nach einer gründlichen Bewertung der Situation des Kindes als sinnvoll und erfolgversprechend erachtet wird. Da Hilfe, einschließlich Prävention, nicht selten auch die Mitteilung von Misshandlungs-, Missbrauchs- und Vernachlässigungsfällen an staatliche Stellen bedeutet (Jugendamt, Polizei, Staatsanwaltschaft), gehört zu einem umfassenden Konzept des Umgangs mit Gewalt gegen Kinder auch die Kenntnis einschlägiger gesetzlicher Normen und ihrer Konsequenzen für die betroffenen Kinder und ihre Familien.

Literatur

Adams JA, Farst KJ, Kellogg ND (2018) Interpretation of Medical Findings in Suspected Child Sexual Abuse: An Update for 2018. J Pediatr Adol Gynecol 31: 225–231. (www.jpagonline.org/article/S1083-3188(17)30542-9/fulltext, Zugriff am 25.07.2020).

Brüning T, Mohr C, Clauß D, Ramsauer T, Simon-Stolz L (2019) Auswirkungen und Folgen von Kindesmisshandlung und Vernachlässigung. Monatsschr Kinderheilkd 167: 881–890.

Child Maltreatment 2018. US Department of Health & Human Services National Child Abuse and Neglect Data Survey. (www.acf.hhs.gov/cb/resource/child-maltreatment-2018, Zugriff am 25.07.2020).

Christian CW et al., American Academy of Pediatrics (2015) The evaluation of suspected child physical abuse. Pediatrics 135: e1337–e1354. (www.pediatrics.aappublications.org/content/135/5/e1337.full.pdf+html).

DGKiM und DAKJ (2016) Vorgehen bei Kindesmisshandlung und -vernachlässigung. Empfehlungen für Kinderschutz an Kliniken, Version 1.6, November 2016. (www.dgkim.de/forschung/standard-bei-v-a-kindesmisshandlung, Zugriff am 25.07.2020.

Flaherty EG, Stirling J Jr, The Committee on Child Abuse and Neglect (2010; bestätigt 2014) Clinical report: the pediatrician's role in child maltreatment prevention. Pediatrics 126(4):833–841

Herrmann B, Dettmeyer R, Banaschak S, Thyen U (2022) Kindesmisshandlung. Medizinische Diagnostik, Intervention und rechtliche Grundlagen. 4. überarb. Aufl. Heidelberg/Berlin/New York: Springer.

Kinderschutzleitlinienbüro (2019). AWMF S3+ Leitlinie Kindesmisshandlung, -missbrauch, -vernachlässigung unter Einbindung der Jugendhilfe und Pädagogik (Kinderschutzleitlinie), Langfassung 1.0, Februar 2019, AWMF-Registernummer: 027–069. (www.awmf.org/leitlinien/detail/ll/027-069.html, Zugriff am 25.07.2020).

Naughton AM, Maguire SA, Mann MK, Lumb RC, Tempest V, Gracias S, Kemp AM (2013) Emotional, behavioural, and developmental features indicative of neglect or emotional abuse in preschool children: a systematic review. JAMA Pediatrics167(8): 769–775.

Royal College of Paediatrics and Child Health (RCPCH) Child Protection Evidence – Systematic Reviews. (https://www.rcpch.ac.uk/child-protection-evidence/, Zugriff am 25.07.2020).

Stoltenborgh M, van Ijzendoorn MH, Euser EM, Bakermans-Kranenburg MJ (2011) A global perspective on child sexual abuse: meta-analysis of prevalence around the world. Child Maltreat 16: 79–101.

WHO (2002) World report on violence and health. WHO, Genf. (www.who.int/violence_injury_prevention/violence/world_report/en/, Zugriff am 25.07.2020).

Witt A, Brown RC, Plener PL, Brähler E, Fegert JM (2017) Child maltreatment in Germany: prevalence rates in the general population. Child Adolesc Psychiatry Ment Health 29: 47.

2.4 Psychosoziale Prävention für Kinder und Eltern

Matthias Franz

Psychosoziale Prävention widmet sich den Erkrankungen, die in Entstehung und Verlauf vorwiegend durch psychosoziale Faktoren beeinflusst werden. Zu den wichtigsten psychosomatischen Erkrankungen zählen hier Angsterkrankungen, Depressionen, Essstörungen, Suchterkrankungen, somatoforme Erkrankungen sowie Persönlichkeitsstörungen bzw. im Kindesalter Verhaltensauffälligkeiten. Gemeinsam ist dieser heterogen anmutenden Gruppe von Erkrankungen die maßgebliche Verursachung durch frühkindlich erfahrene Belastungen und Entwicklungskonflikte und die hierdurch besonders in späteren sozialen Konfliktsituationen bedingte Beeinträchtigung der Regulation von Trieb- und Affektimpulsen, mit negativen Auswirkungen auf kognitive Funktionen, Verhaltenssteuerung und soziale Beziehungen. Ursächlich bedeutsam sind also transgenerational wirksame, in der Kindheit erfahrene und verinnerlichte affektiv aversive Stressbelastungen und Versagungen. Frühe Stresserfahrungen (z. B. ein wenig feinfühliger, nicht bindungsgerechter oder sogar gewalttätiger und vernachlässigender Umgang der Eltern – und der Gesellschaft – mit dem Kind) und die mit ihnen assoziierten dysregulierten Affektzustände des Kindes werden in Abhängigkeit von Gen-Umwelt-Interaktionen in das implizite vorsprachliche Affektgedächtnis und das stressmodulierende System des sich entwickelnden kindlichen Gehirns eingeschrieben. Dies kann lebenslang zu psychischen Beeinträchtigungen wie einer erhöhten Angstbereitschaft, einer erniedrigten Schmerzschwelle, einer beeinträchtigten Impulskontrolle, Selbstschädigungstendenzen und einer dysfunktionalen bzw. selbstschädigenden Stressverarbeitung führen (Felitti et al. 1998; Brown et al. 2009; Radtke et al. 2015).

Die transgenerationalen Auswirkungen kindlicher Stressbelastungen

Es erscheint heute fast als eine Trivialität, dass sich psychische Beeinträchtigungen der Eltern, familiäre Gewalt oder Ablehnung negativ auf die Entwicklung und die gesamte Biografie betroffener Kinder auswirken können. Die zugrunde liegenden Zusammenhänge wurden einschließlich der auf molekulargenetischer Ebene ablaufenden Prozesse allerdings erst in den letzten 20 Jahren im Sinne des biopsychosozialen Krankheitsmodells der Psychosomatischen Medizin (Engel 1977) erarbeitet und verstanden (▶ Kap. 2.1).

Die interdisziplinär zusammengetragenen Forschungsresultate zeigen: Frühkindlich erfahrene, adäquate Zuwendung und Affektregulation wird in bestimmten Funktionssystemen des Gehirns repräsentiert und in Form seelischer Gesundheit und sozial kompetentem Verhalten transgenerational realisiert. In der Kindheit erfahrene Gewalt, Missbrauch und Vernachlässigung beeinflussen die Entwicklung des kindlichen Gehirns »psychosomatisch« und bewirken – in Abhängigkeit von genetischen Prädispositionen – eine lebenslang gesenkte Angst- und Stressschwelle sowie beeinträchtigte soziale und emotionale Kompetenzen in der Auseinandersetzung mit späteren psychosozialen Konfliktsituationen und Belastungen.

Die Konsequenzen für die psychosoziale Prävention sind daher klar ersichtlich. Aufgrund der transgenerational vermittelten Erkrankungsrisiken zielt psychosoziale Primärprävention auf die allgemeine Unterstützung von Eltern und Kindern über die Förderung bindungs- und entwicklungsgerechter Lebensbedingungen. Psychosoziale Sekundärprävention widmet sich mittels spezieller Programme Zielgruppen, die besonderen Risiken ausgesetzt sind (Cierpka et al. 2011). Die tertiäre – oder indizierte – psychosoziale Prävention erstreckt sich auf die Behandlung psychisch bereits erkrankter Eltern und Kinder, nicht nur um akute Krankheitszustände zu verbessern, sondern auch, um Rückfällen und irreversiblen Folgeschäden vorzubeugen.

Wirksamkeit und Qualitätskriterien psychosozialer Prävention

Etwa bei 20 % aller Kinder und Jugendlichen bestehen ernsthaftere Verhaltens- oder Gesundheitsprobleme (Hölling et al. 2014). Von zentraler Bedeutung für die Vorbeugung kindlicher Verhaltensauffälligkeiten, emotionaler Entwicklungsstörungen und späterer Gesundheitsrisiken ist die Förderung der Entwicklung eines sicheren Bindungsmusters des Kindes. Hierfür sind die elterliche Feinfühligkeit, ein affektiv resonantes und kontingentes Elternverhalten dem Kind gegenüber (Beebe et al. 2010), mütterlich identifizierte Zugewandtheit (*maternal mind-mindedness*; Laranjo et al. 2008) und empathisch spiegelnde Regulationsbereitschaft in Bezug auf die intentionalen Affektsignale des Kindes (*reflective function*; Slade et al. 2005) von großer Bedeutung. Deshalb sind auf die Stärkung von Kindern und elterliche Feinfühligkeit abzielende Elterntrainings grundsätzlich sinnvoll und effektiv (Yap et al. 2016).

Barlow et al. (2016) untersuchten die Wirksamkeit entsprechender Gruppenprogramme zur Förderung von Elternkompetenzen für Eltern von Kindern bis zu einem Alter von knapp vier Jahren. Moderate positive Effekte zeigten sich in Bezug auf externalisierendes Problemverhalten, Hyperaktivität-Aufmerksamkeitsstörungen, soziale Fähigkeiten der Kinder und eine Verbesserung der Eltern-Kind-Interaktion. Geringe bis moderate Effekte von Elterntrainings wurden auch für ältere Kinder beschrieben (Furlong et al. 2012).

Eine groß angelegte Metaanalyse zur allgemeinen Prävention und Gesundheitsförderung im deutschen Sprachraum bei Kindern und Jugendlichen in Kitas und Schulen erbrachte eine Gesamteffektstärke von d = 0.24 (Beelmann et al. 2014). Geringe und nicht signifikante Effektstärken erzielten Entspannungsverfahren, Multikomponentenprogramme sowie peer-administrierte Programme. Relativ höhere Interventionseffekte ergaben sich u. a. für

- zielgruppenspezifisch konzipierte Interventionen im Vergleich zu universell ausgelegten
- Programme der Frühförderung von Risikogruppen im Gegensatz zu Suchtpräventionsprogrammen
- die Programmdurchführung in Kitas (erfolgreichstes Setting)
- den Altersbereich bis sechs Jahren

Kaminski et al. (2008) stellten auf der Basis einer weiteren Metaanalyse ebenfalls Erfolgsprädiktoren von Elterntrainings zusammen. Als besonders günstig erwies sich die Förderung der

- Elternkompetenzen möglichst vor der Einschulung des Kindes
- positiven Interaktion der Eltern mit ihrem Kind

- emotionalen Kommunikation mit dem Kind
- Konsistenz des elterlichen Erziehungsverhaltens
- Erziehungsfertigkeiten durch alltagsnahes Einüben mit dem Kind

Petermann und Petermann (2011) nennen weitere Indikatoren qualitativ guter Präventionsprogramme für Kinder und Eltern:

- Durchführung in einem natürlichen Umfeld, um die Inhalte maximal übertragbar zu machen
- alters- und entwicklungsangemessenes Programminhalte
- empirisch abgesichertes, zielgruppengerechtes und attraktives Angebot
- Einbezug der zentralen Bezugspersonen

Insgesamt zeichnet sich eine positive Wirksamkeit psychosozialer Präventionsprogramme auf unterschiedliche emotionale, Verhaltens- und Entwicklungsparameter von Kindern und Jugendlichen ab, wenn bestimmte Qualitätskriterien beachtet werden.

In Deutschland existiert das Internetportal www.gruene-liste-praevention.de, das vom niedersächsischen Präventionsrat getragen wird und einen guten Überblick über psychosoziale Präventionsprogramme bietet. Die Programme sind je nach vorliegender Evaluationsgüte in unterschiedliche Evidenzklassen eingeteilt. Als Beispiel eines Elterntrainings der höchsten Evidenzkategorie soll hier mit wir2 (früher PALME) ein Programm für die Zielgruppe der konflikthaft getrennten und psychosozial überdurchschnittlich hoch belasteten Alleinerziehenden (Franz und Rampoldt 2021) und ihre Kinder erwähnt werden. Das bindungstheoretisch fundierte Gruppenprogramm wurde für alleinerziehende Eltern von Kindern im Vor- und Grundschulalter entwickelt. Im Vordergrund stehen die Förderung elterlicher Kompetenzen und Feinfühligkeit, der Bindungssicherheit zwischen Mutter/Vater und Kind und die Reduktion von psychischen Belastungen bei Eltern und Kindern. Das Gruppenprogramm läuft in kommunalen Settings über 20 wöchentliche Sitzungen zu je 1,5 Stunden und wird mittels des hochstrukturierten Manuals (Franz 2014) standardisiert und qualitätsgesichert von einem geschulten Leitungspaar durchgeführt.

Die kurz- und längerfristige Wirksamkeit des *wir2*-Bindungstrainings auf mütterliche und kindliche Belastungskennwerte wurde in einer randomisierten, kontrollierten Interventionsstudie nachgewiesen (Franz et al. 2010; Weihrauch et al. 2014). Aufgrund seiner starken und nachhaltigen Effekte auf psychische/psychosomatische Symptomlast der alleinerziehenden Eltern und mittelbar auch auf Verhaltensauffälligkeiten der Kinder wird das Programm mittlerweile auch von den gesetzlichen Krankenkassen und der Deutschen Rentenversicherung in der stationären psychosomatischen Rehabilitation finanziert.

Volkswirtschaftliche Bedeutung psychosozialer Prävention

Die hohen volkswirtschaftlichen Kosten, die im Zusammenhang mit in der Kindheit erlittenen aversiven Stressbelastungen, Deprivation und Traumatisierungen stehen und häufig von somatischen Folgeerkrankungen begleitet werden, sind belegt (Felitti et al. 1998; Thielen et al. 2016). Allerdings erlauben nur wenige Studien Aussagen zur langfristigen Wirksamkeit psychosozialer Präventionsprogramme hinsichtlich gesundheitlicher und volkswirtschaftlicher Aspekte. Eine eindrucksvolle, jedoch weithin unbekannte Langzeituntersuchung läuft seit über 50 Jahren ausgehend von der US-amerikanischen Stadt Ypsilanti. David Weikart initiierte dort 1962 das Perry Preschool Project (Weikart 1975). Vorschulkinder aus Familien in psychosozialen Hochrisikokonstellationen wurden randomisiert einer Interventions- bzw. einer Kontrollgruppe zugeteilt. Die Intervention bestand in einem intensiven entwicklungspsychologisch fundierten Programm für die Kinder und elterlicher Unterstützung durch akademisch qualifizierte und gut bezahlte Erzieher. Die Effekte wurden über Jahrzehnte hinweg evaluiert (z. B. Schweinhart et al. 2005). Bereits im Schulalter waren die Kinder der Interventionsgruppe erfolgreicher als die Kinder der Kontrollgruppe, später als Erwachsene im Alter von etwa 40 Jahren deutlich seltener kriminell oder drogenabhängig. Die Frauen waren häufiger verheiratet und seltener alleinerziehend als die ehemaligen Kinder der Kontrollgruppe. Die letzte Evaluation der volkswirtschaftlichen Rendite dieser primärpräventiven Frühintervention wurde von dem Wirtschaftsnobelpreisträger James Heckman und seiner Arbeitsgruppe durchgeführt (Heckman et al. 2010). Insgesamt löste das Programm eine volkswirtschaftliche Rendite von jährlich 7–10 % aus.

Eine Studie zur Prävention von Jugendkriminalität legten Forgatch et al. (2009) vor. Sie überprüften die Langzeitwirksamkeit eines sekundär präventiven, zielgruppenspezifischen Elterntrainings (14 Sitzungen) für alleinerziehende Mütter mit Söhnen im Alter von acht Jahren. Hintergrund war die überdurchschnittlich erhöhte Delinquenzrate von Jungen aus Trennungsfamilien. Das in der Interventionsgruppe verbesserte mütterliche Elternverhalten war noch neun Jahre später mit einem deutlichen Rückgang der Arrestierungsrate der Söhne assoziiert.

Erwähnenswert ist in diesem Zusammenhang das Dormagener Modell (Hilgers et al. 2009). Dieses Modell basiert auf einer altersgestuften Präventionskette und einem Interventionsspektrum aufeinander abgestimmten Angebote mit aktiver, nicht stigmatisierender Kontaktaufnahme in der kommunalen Regelversorgung (Trzeszkowski 2008). Bereits zwei Jahre nach Etablierung der Präventionskette wies Dormagen die niedrigsten kommunalen Kosten pro Hilfefall im Bereich der frühen Familienhilfen in NRW auf.

Insgesamt liegen heute also durchaus Hinweise auch auf die volkswirtschaftliche Rentabilität psychosozialer Prävention vor und es stellt sich damit die Frage nach einer öffentlichen Finanzierung entsprechender Angebote.

Rechtliche Rahmung und Forderungen an die Politik und Gesellschaft

Die Entwicklung und Implementierung wirksamer, qualitätsgesicherter präventiver Angebote für gesundheitlich besonders belastete und benachteiligte Bevölkerungsgruppen und insbesondere junge Familien in schwierigen Lebenslagen stellt angesichts schwerwiegender transgenerational und psychosozial vermittelter Gesundheitsrisiken (Cierpka et al. 2011) eine gesamtgesellschaftlich und versorgungspolitisch zu erbringende Notwendigkeit dar.

Die gestaltende Verantwortung für diesen Bereich wurde jedoch viel zu lange zwischen den unterschiedlichen Akteuren teilweise kontrovers, häufig ineffektiv und unkoordiniert oder nicht nachhaltig genug diskutiert. Auf der Grundlage forschungsbasierter Evidenz und praxisorientierter Erfahrungen formulierte deshalb eine Expertengruppe im Rahmen des Förderschwerpunkts *Präventionsforschung* des Bundesministeriums für Bildung und Forschung Empfehlungen zur Weiterentwicklung der Prävention und Gesundheitsförderung in Deutschland (Walter et al. 2015). Zentrale Forderungen sind strukturbildende und stabilisierende Maßnahmen zur Sicherung der Nachhaltigkeit von Prävention und Gesundheitsförderung sowie eine gesetzlich ausformulierte Rechtsgrundlage, welche die *Akzeptanz von Prävention und Gesundheitsförderung* als essenzielle Elemente ressortübergreifender staatlicher Daseinsvorsorge und gesamtgesellschaftlicher Verantwortung sicherstellt.

Es bleibt abzuwarten, ob diese Bringschuld durch das 2015 endlich verabschiedete Präventionsgesetz (Gesetz zur Gesundheitsförderung und Prävention – PrävG) künftig besser eingelöst und der Entwicklungszyklus präventiver psychosozialer Interventionen hinein in die gesellschaftliche Versorgungswirklichkeit effektiver gestaltet werden kann. Das Gesetz sieht u. a. Investitionen für Gesundheitsförderung und Prävention seitens der Kranken- und Pflegekassen in kommunalen Lebenswelten wie Kita, Schule, Kommunen, Betriebe und Pflegeeinrichtungen vor. Es schafft die rechtlichen Voraussetzungen bzw. den Rahmen für eine Verbesserung der Kooperation sowie Koordination der Leistungen der Akteure auf Bundes-, Landes- und kommunaler Ebene und soll so die angesichts der bestehenden Bedarfslagen dringend erforderliche breite Umsetzung wissenschaftlich schon lang erarbeiteter und evaluierter psychosozialer Präventionsprogramme für Kinder und Eltern fördern.

Psychosoziale Prävention für Eltern und Kinder in schwierigen Lebenslagen bedarf angesichts der in diesem Bereich lokalisierbaren enormen gesundheitlichen und volkswirtschaftlichen Risiken einer noch höheren Aufmerksamkeit, politischer Verantwortungsübernahme und breit verfügbarer, wissenschaftlich evaluierter und ausreichend finanzierter Versorgungsangebote.

Literatur

Barlow J, Bergman H, Kornør H, Wei Y, Bennett C (2016) Group-based parent training programmes for improving emotional and behavioural adjustment in young children. Cochrane Database of Systematic Reviews (8): CD003680.

Beebe B, Jaffe J, Markese S, Buck K, Chen H, Cohen P Feldstein S (2010) The origins of 12-month attachment: A microanalysis of 4-month mother–infant interaction. Attachment & human development 12(1–2): 3–141.
Beelmann A, Pfost M, Schmitt C (2014) Prävention und Gesundheitsförderung bei Kindern und Jugendlichen. Zeitschrift für Gesundheitspsychologie 22: 1–14.
Brown D, Anda R, Tiemeier H, Felitti V, Edwards V, Croft J, Giles W (2009). Adverse Childhood Experiences and the Risk of Premature Mortality. American Journal of Preventive Medicine 37(5): 389–396.
Cierpka M, Franz M, Egle U (2011) Früherkennung und Prävention. In: Psychosomatische Medizin. Theoretische Modelle und klinische Praxis. 7. Aufl. Uexküll T, Adler RH (Hrsg.) München: Elsevier Urban & Fischer. S. 389–398.
Engel G L (1977) The need for a new medical model: a challenge for biomedicine. Science 196(4286): 129–136.
Felitti V J, Anda R F, Nordenberg D, Williamson D F, Spitz A M, Edwards V, Marks J S (1998) Relationship of childhood abuse and household dysfunction to many of the leading causes of death in adults: The Adverse Childhood Experiences (ACE) Study. American journal of preventive medicine 14(4): 245–258.
Forgatch M S, Patterson G R, Degarmo D S, Beldavs Z G (2009) Testing the Oregon delinquency model with 9-year follow-up of the Oregon Divorce Study. Development and psychopathology 21(2): 637–660.
Franz M, Weihrauch L, Buddenberg T, Güttgemanns J, Haubold S, Schäfer R (2010) Effekte eines bindungstheoretisch fundierten Gruppenprogramms für alleinerziehende Mütter und ihre Kinder: PALME. Kindheit und Entwicklung 19(2): 90–101.
Franz M (2014). wir2 – Bindungstraining für Alleinerziehende. Göttingen: Vandenhoeck, Ruprecht.
Franz M, Rampoldt D (2021) Familiäre Trennung als Gesundheitsrisiko. Ärztliche Psychotherapie 16(1): 45–49.
Franz M, Weihrauch L, Buddenberg T, Güttgemanns J, Haubold S, Schäfer R (2010) Effekte eines bindungstheoretisch fundierten Gruppenprogramms für alleinerziehende Mütter und ihre Kinder: PALME. Kindheit und Entwicklung 19(2): 90–101.
Furlong M, McGilloway S, Bywater T, Hutchings J, Smith S M, Donnelly M (2012) Behavioural and cognitive-behavioural group-based parenting programmes for early-onset conduct problems in children aged 3 to 12 years. Campbell Systematic Reviews 8(1): 1–239.
Heckman J J, Moon S H, Pinto R, Savelyev P A, Yavitz A (2010) The rate of return to the HighScope Perry Preschool Program. Journal of public Economics 94(1–2): 114–128.
Hilgers H, Sandvoss U, Jasper C (2009) Von der Verwaltung der Kinderarmut zur frühen umfassenden Hilfe. Das Dormagener Modell: Was es beinhaltet und was man von ihm lernen kann. Handbuch Kommunalpolitik. S. 2–34. (https://dormagen.de/fileadmin/civserv/pdf-dateien/fachbereich_1/Sonstiges/Das_Dormagener_Modell.pdf, Zugriff am 13.08.2020).
Hölling H, Schlack R, Petermann F, Ravens-Sieberer U, Mauz E, KiGGS Study Group (2014) Psychische Auffälligkeiten und psychosoziale Beeinträchtigungen bei Kindern und Jugendlichen im Alter von 3 bis 17 Jahren in Deutschland–Prävalenz und zeitliche Trends zu 2 Erhebungszeitpunkten (2003–2006 und 2009–2012). Bundesgesundheitsblatt-Gesundheitsforschung-Gesundheitsschutz 57(7): 807–819.
Kaminski J W, Valle L A, Filene J H, Boyle C L (2008) A meta-analytic review of components associated with parent training program effectiveness. Journal of abnormal child psychology 36(4): 567–589.
Laranjo J, Bernier A, Meins, E (2008) Associations between maternal mind-mindedness and infant attachment security: Investigating the mediating role of maternal sensitivity. Infant Behavior and Development 31(4): 688–695.
Petermann F, Petermann U (2011) Prävention. Kindheit und Entwicklung 20: 197–200.
Radtke K M, Schauer M, Gunter H M, Ruf-Leuschner M, Sill J, Meyer A, Elbert T (2015) Epigenetic modifications of the glucocorticoid receptor gene are associated with the vulnerability to psychopathology in childhood maltreatment. Translational Psychiatry 5(5): e571–e571.

Schweinhart LJ, Montie J, Xiang Z, Barnett WS, Belfield CR, Nores M (2005) Lifetime effects: the High/Scope Perry Preschool study through age 40. Ypsilanti, MI: High/Scope Press.

Slade A, Grienenberger J, Bernbach E, Levy D, Locker A (2005) Maternal reflective functioning, attachment, and the transmission gap: A preliminary study. Attachment & Human Development 7(3): 283–298.

Thielen F W, Ten Have M, de Graaf R, Cuijpers P, Beekman A, Evers S, Smit F (2016) Long-term economic consequences of child maltreatment: a population-based study. European child & adolescent psychiatry 25(12): 1297–1305.

Trzeszkowski G (2008) NeFF-ein Netzwerk für Familien. Das Dormagener Modell »Willkommen im Leben«.

Walter U, Nöcker G, Pawils S, Robra BP, Trojan, A, Franz, M, Grossman, B, Schmidt TA, Lehmann H, Bauer U, Göpel, E, Janz, A, Kuhn, J, Naegele, G, Müller-Kohlenberg H, Plaumann M, Stender KP, Stolzenberg R, Süß W, Trenker, M, Wanek V, Wildner M (2015) Memorandum – Prävention und Gesundheitsförderung nachhaltig stärken: Herausforderungen auf Bundes-, Landes- und kommunaler Ebene. Das Gesundheitswesen 77(5): 382–388.

Weihrauch L, Schäfer R, Franz M (2014) Long-term efficacy of an attachment-based parental training program for single mothers and their children: A randomized controlled trial. Journal of Public Health 22(2): 139–153.

Weikart D P (1975) Parent Involvement: Process and Results of the High/Scope Foundation's Projects.

Yap M B, Morgan A J, Cairns K, Jorm A F, Hetrick S E, Merry S (2016) Parents in prevention: a meta-analysis of randomized controlled trials of parenting interventions to prevent internalizing problems in children from birth to age 18. Clinical Psychology Review 50: 138–158.

II Psychosomatik im Alltag der Kinder- und Jugendmedizin

Guido Bürk, Dieter Kunert, Jochen Meister und Maya von Stauffenberg

Psychosomatische Beschwerden sind an kein Alter gebunden und zeigen sich auf sehr unterschiedliche Art und Weise. Schon im frühen Säuglingsalter können Störungen auftreten, die für die Eltern eine enorme Belastung sind. Der Kinderarzt, der – vielleicht erstmalig – aufgesucht wird, hat eine große Verantwortung, um den Sorgen der jungen Familie adäquat zu begegnen.

Die Vielfalt der Symptome, die sich z. B. bei Überforderung, Stress und Angst in den unterschiedlichsten Organen manifestieren, sind beispielhaft in den folgenden Kapiteln anhand von Einzelfällen beschrieben.

Ein besonderes Anliegen sind chronisch kranke Kinder und Jugendliche, die neben der somatischen Diagnostik und Dauertherapie psychosoziale Begleitung und ggf. Therapie benötigen, um psychische Auffälligkeiten und Komorbiditäten zu erkennen und zu behandeln. Hierfür sind an Diabetes mellitus Typ 1 erkrankte Kinder ein Beispiel. Dies gilt aber auch für Kinder mit onkologischen Erkrankungen, Erkrankungen aus dem rheumatischen Formenkreis, Kinder nach Organtransplantationen, Kinder an der Dialyse und viele mehr.

Sich Zeit zu nehmen, hinzuschauen und der komplexen Probleme anzunehmen, die eine lebenslange Behinderung, Unfallfolgen oder eine chronische Erkrankung für die Betroffenen, ihre Familien und das weitere Umfeld bedeuten, sind Aufgaben von psychosozialen Diensten bzw. psychosomatischen Teams, die in einigen Kliniken schon etabliert sind. Vielerorts und im ambulanten Sektor besteht jedoch noch ein erheblicher Mangel an entsprechendem ausgebildetem Personal und Handlungsbedarf.

Jedem Menschen, der sich körperlich nicht wohl fühlt, sei es infektbedingt oder durch ein gebrochenes Bein, schlägt dies »aufs Gemüt«. Wieviel mehr muss jemand um sein seelisches Gleichgewicht kämpfen, der existenzielle Bedrohung erlebt hat, der durch sein direktes vertrautes Umfeld beschädigt wurde, Gewalt erlebt hat. Psychische Auffälligkeiten und psychische Störungen sind selten monokausal und häufig bleiben die Auslöser im Dunkeln. Umso wichtiger ist der biopsychosoziale Blick des Behandlers.

3 Symptome – das Symptom als kreative Leistung

3.1 Einleitung

Jochen Meister

Der Symptomatik bzw. der Symptombildung kommt in der pädiatrischen Psychosomatik eine zentrale Bedeutung zu: Erst die Symptomatik führt den Patienten bzw. die Familien zum Arzt oder zum Therapeuten. Die Symptome selbst werden oft angstbesetzt erlebt (»woher kommt das«), nicht so selten entsteht beim Arzt das gleiche Gefühl (Angst, etwas zu übersehen oder dem Anliegen der Familie nicht gerecht zu werden).

Die Symptome selbst haben im Blick des Betrachters dabei ganz unterschiedliche Bedeutungen. Sie können physiologisch sein, eine Wächterfunktion haben, der Krankheitsbewältigung dienen oder gar eine Überlebensstrategie darstellen (▶ Tab. 3.1.) Symptome können aber auch – und dies gerade in der pädiatrischen Psychosomatik – einen indirekten Hinweis geben, dass etwas nicht stimmt. Die Symptomatik stellt in diesem Fall eine kreative Leistung des Organismus dar im Sinne einer Veränderungschance für Kind und Familie. Wenn wir so bislang unverstandene oder auch »nervige«, immer wiederkehrende Symptome betrachten, wird es eher gelingen, die Kinder und Jugendlichen in ihrer eigentlichen Not zu verstehen. Ein Problem, das sie (noch) nicht benennen können, das sich aber – zum Glück – durch körperliche Symptome präsentiert.

Tab. 3.1: Bedeutungen der Symptombildung

Bedeutung der Symptombildung	Beispiele
Wächterfunktion (direkter Hinweis, dass etwas nicht stimmt)	Erbrechen bei Hirndruck, Dyspnoe bei Pneumonie, Petechien bei Thrombozytopenie
Überlebensstrategie	Fieber bei Infekt, Herzfrequenzanstieg bei Belastung, Antriebsminderung bei Depression
Krankheitsbewältigung	Stöhnende Atmung des Frühgeborenen, Erbrechen bei Magen-Darm-Infektion, Pollakisurie bei Harnwegsinfektion

Tab. 3.1: Bedeutungen der Symptombildung – Fortsetzung

Bedeutung der Symptombildung	Beispiele
Symptome als kreative Leistung (indirekter Hinweis, dass etwas nicht stimmt)	Bauchschmerzen bei Angst nach Mobbing, Kopfschmerzen bei schulischer Überforderung
Physiologische Symptome	Furcht, Trauerreaktion, Symptome der Pubertät
»Sinnlose« Symptome (mit unklarer Bedeutung)	Anhaltendes Schreien des jungen Säuglings, Nahrungsverweigerung des Kleinkindes
Kommunikative Symptome (ohne die eine intrafamiliäre Kommunikation nicht mehr möglich scheint)	Zappelphilipp und Suppenkasper

Die transparente, für alle Seiten verständliche und tragfähige Bewertung der Symptomatik ist die Voraussetzung dafür, dass wir den Anliegen der Familien gerecht werden können. Entlastung und Entängstigung sollten dabei ein primäres Anliegen sein, bevor dem Wunsch nach Symptomminderung nachgegangen werden kann.

In den nachfolgenden Kapiteln (▶ Kap. 3.2–3.9) werden häufige Symptome aus dem Alltag der Kinder- und Jugendmedizin und ihre Bedeutung als »kreative Leistung« dargestellt.

3.2 Chronische Schmerzen

Michael Frosch

Fallbeispiel

Bei dem zwölfjährigen Paul ist seit sechs Jahren eine Migräne bekannt. Im Grundschulalter kommt es 1–2 x pro Monat zu einer Attacke. Ohne Medikamente dauert eine Attacke 2–3 Tage, bei rechtzeitiger Einnahme von Ibuprofen ist er nach einigen Stunden fast beschwerdefrei. Seit neun Monaten häufen sich die Kopfschmerzen ohne dass Medikamente Besserung erbringen. Neben Ibuprofen wird ein Triptan verordnet, zusätzlich der Versuch einer medikamentösen Prophylaxe gestartet. Oft halten ihn die Schmerzen vom Fußballspielen ab. Ein oder zweimal in der Woche geht es ihm morgens so schlecht, dass er nicht die Schule besuchen kann oder er wird mittags vorzeitig von seiner Mutter abgeholt. Die meiste Zeit verbringt er jetzt mit Computerspielen, das Treffen mit Freunden bereitet ihm keinen großen Spaß mehr. Seit 4 Wochen hat er den ganzen Tag über Kopfschmerzen und geht nur noch unregelmäßig zur Schule. Seine Eltern sind verzweifelt, da alle Behandlungsversuche der letzten Monate erfolglos bleiben. Es wird eine MRT Untersuchung des Kopfes durchgeführt. Hier zeigt sich ein Normalbefund, auch die Kontrolle beim Augenarzt ergibt keine neuen Erkenntnisse.

3.2.1 Einleitung

Bei der Entstehung langanhaltender, chronischer Schmerzen bis zur Entwicklung einer chronischen oder somatoformen Schmerzstörung spielen biologische, psychische und soziale Faktoren gleichermaßen eine entscheidende Rolle. Eine chronische Schmerzerkrankung ist also immer eine bio-psycho-soziale Erkrankung. Dabei stehen diese Anteile nicht nebeneinander, sondern beeinflussen sich gegenseitig. So ist es zu erklären, dass ganz gleich, ob biologische, psychische oder soziale Faktoren ausschlaggebend waren für die Entstehung, diese auslösenden Faktoren im weiteren Verlauf immer weniger das klinische Bild bestimmen. Unabhängig vom Auslöser ist die Erkrankung geprägt von individuellen, emotionalen, kognitiven und sozialen Bedingungen.

Grundlage dieser Besonderheiten chronischer Schmerzerkrankungen ist die Tatsache, dass Schmerz keine isolierte sensible Wahrnehmung darstellt. Die Schmerzwahrnehmung ist sowohl abhängig vom auslösenden Reiz als auch von der peripheren und zentralen Schmerzmodulation. Sowohl kognitive, emotionale und soziale Kontextfaktoren als auch das Verhalten haben Einfluss auf die subjektive Schmerzwahrnehmung. Dies gilt für den akuten Entzündungs- oder Verletzungsschmerz genauso wie für die chronische Schmerzerkrankung. Neurobiologisch sind bei chronischem Schmerz viele Bereiche des ZNS dauerhaft durch Assoziation an der Schmerzwahrnehmung aktiv beteiligt. Es kommt zur chronischen Schmerzsensibilisierung, sodass viele Reize auch außerhalb der klassischen nozizeptiven Bahnen mit der Schmerzwahrnehmung verknüpft sind und damit die Schmerzwahrnehmung verstärkt und aufrechterhalten wird. Gleichzeitig ist die Fähigkeit des ZNS zur aktiven Schmerzhemmung vermindert.

Rezidivierende und chronische Schmerzen nehmen in der Adoleszenz deutlich zu. Wenn diese Schmerzen zu einer anhaltenden täglichen Beeinträchtigung führen und das gesamte Leben negativ beeinflussen und somit Krankheitswertigkeit besitzen, sprechen wir von einer Schmerzstörung.

3.2.2 Begriffsbestimmung

Bei einer chronischen Schmerzstörung kann der Ausgangspunkt der Erkrankung ein Ereignis (z. B. ein Unfall) oder eine akute oder chronische körperliche Erkrankung (z. B. eine stattgehabte Entzündung oder eine Migräne) sein. Im Laufe der Zeit sind die körperlichen Befunde jedoch nicht ausreichend, um die Schmerzen vollständig zu erklären. Psychischen und sozialen Faktoren wird eine wichtige Rolle für Schweregrad, Exazerbation oder Aufrechterhaltung beigemessen, sie sind jedoch nicht die Ursache für den Beginn der Erkrankung. Im Rahmen der Schmerzstörung führen die Schmerzen zu bedeutsamen Beeinträchtigungen in sozialen, beruflichen, schulischen oder anderen Funktionsbereichen.

Von einer somatoformen Schmerzstörung sprechen wir, wenn für den Beginn kein Ereignis und keine körperliche Erkrankung ursächlich fassbar sind. Hier werden psychosozialen Belastungen die Hauptrolle für Beginn, Schweregrad und Aufrechterhaltung zugeschrieben.

3.2.3 Prävalenz/Epidemiologie

In verschiedenen Studien wird die Prävalenz rezidivierender und langanhaltender Schmerzen über einen Zeitraum von mehr als drei Monate bei Kindern ab dem Schulalter und Jugendlichen mit etwa 5 % angegeben. Viele von ihnen sind im Alltag wenig beeinträchtigt. Etwa 1,5–3 % dieser Kinder und Jugendlichen sind emotional belastet und entwickeln deutliche Einschränkungen mit negativen Auswirkungen auf Schule, Freizeit und soziale Kontakte (Huguet und Miro 2008). Im Jugendalter steigt die Inzidenz gegenüber dem frühen Schulalter an, Mädchen sind insgesamt häufiger betroffen als Jungen (King et al. 2011).

Das Auftreten chronischer Schmerzen im Kindes- und Jugendalter ist ein Prädiktor für chronische Schmerzen im Erwachsenenalter (Hestbaek 2006).

3.2.4 Klinik

Kinder und Jugendliche mit chronischen Schmerzen geben den Kopf am häufigsten als Hauptschmerzort an. Andere Schmerzlokalisationen sind der Bauch und das Muskuloskelettalsystem. Bei längerer Dauer der Erkrankung werden von einem Patienten häufig mehrere Schmerzorte gleichzeitig oder nebeneinander wahrgenommen, die Angabe des Hauptschmerzortes kann dann im Verlauf wechseln.

Chronischen Kopfschmerzen geht meist eine längere Episode primärer Kopfschmerzen voraus, z. B. eine Migräne oder Spannungskopfschmerzen oder beide kombiniert.

Auch bei chronischen Bauchschmerzen (▶ Kap. 3.5.) ist der Beginn häufig mit funktionellen Bauchschmerzen des Kindes- und Jugendalters verbunden, die nach den ROME IV-Kriterien verschiedenen Verlaufsformen – der funktionellen Dyspepsie, dem Reizdarmsyndrom, der abdominellen Migräne oder den primär funktionellen Bauchschmerzen des Kindesalters – zugeordnet werden (Hyams et al. 2016). Auch andere abdominelle Erkrankungen, wie eine akute Diarrhoe oder eine chronisch entzündliche Darmerkrankung können Ausgangspunkt für die Entwicklung einer chronischen Schmerzstörung sein.

Chronische muskuloskelettale Schmerzen bei Kindern und Jugendlichen entwickeln sich nicht selten infolge chronischer Erkrankungen des Bewegungsapparates, wie skelettalen Erkrankungen mit Fehlstellungen und häufigem OP-Bedarf oder juvenilen idiopathischen Arthritiden mit Schmerzsensibilisierung unabhängig von der Krankheitsaktivität. Kleine und größere Verletzungen oder akute Infektionen mit Beteiligung des Bewegungsapparates können Ausgangspunkt für eine chronische Schmerzstörung sein.

Die genannten Schmerzorte können auch im Rahmen einer somatoformen Schmerzstörung klinisch manifest werden, definitionsgemäß unabhängig von einem somatischen Auslöser. Mit der Dauer und Zunahme der Schmerzsensibilisierung und Beeinträchtigung bestimmen ebenso häufig kombinierte Schmerzorte das klinische Bild.

3.2.5 Ursachen/Risikofaktoren/Komorbiditäten/ Differenzialdiagnose

Entsprechend dem Konzept des bio-psycho-sozialen Krankheitsmodells chronischer Schmerzen sind für alle Ebenen Bedingungsfaktoren bekannt, die für die Entstehung, Aufrechterhaltung, Therapie-Refraktärität oder den Rückfall nach erfolgreicher Therapie bedeutsam sein können (Wager und Zernikow 2017). Auf der biologischen Ebene sind genetische Faktoren, beispielsweise bei der Migräne, bekannt. Verletzungen oder Entzündungen verstärken über verschiedene Botenstoffe peripher und zentral die nozizeptive Reizübertragung und triggern Mechanismen der peripheren und zentralen Schmerzsensibilisierung. Auf der psychischen Ebene können Kognitionen, wie maladaptive Bewertungen und Grundüberzeugungen und geringe Selbstwirksamkeit sowie Verhaltensmerkmale wie Schonung und Passivität zur Verstärkung und Aufrechterhaltung der Schmerzverstärkung beitragen. Psychische Komorbiditäten wie Angststörungen, Depressionen und posttraumatische Belastungsstörungen (PTBS) sind mögliche Auslöser oder Verstärker einer chronischen und somatoformen Schmerzstörung. Andererseits sind die Schnittstellen der Symptomatik zwischen PTBS und chronischer Schmerzstörung sehr groß, sodass diese Erkrankung eine wichtige Differenzialdiagnose darstellt. Auf der sozialen Ebene sind Schmerzerkrankungen und psychische Störungen innerhalb der Familie ebenso bekannte Belastungsfaktoren wie unregelmäßiger Schulbesuch, negative Rückmeldungen von Freunden und sozialer Rückzug.

3.2.6 Diagnostik

Die medizinische Diagnostik hat das Ziel der Ursachenklärung der Schmerzen. Zu klären ist differenzialdiagnostisch, ob es sich um eine primäre Schmerzerkrankung ohne eine nachweisbare Grunderkrankung handelt, ob eine akute Erkrankung als Auslöser in Betracht kommt oder eine chronische Erkrankung ursächlich mitverantwortlich ist. Auch im Falle einer chronischen Grunderkrankung, wie z. B. Rheuma, kann sich eine Schmerzstörung entwickeln und die Schmerzsensibilisierung bei stabiler oder inaktiver Grunderkrankung die Symptomatik und Beeinträchtigung des Kindes oder Jugendlichen bestimmen. Bei Vorerkrankungen oder Verletzungen ist zusätzlich zu klären, inwieweit Komplikationen fortbestehen und welche medizinischen Behandlungen aktuell sinnvoll sind. Ein weiteres Ziel der medizinischen Diagnostik ist die Klärung der aktuellen körperlichen Belastbarkeit, hier sollte ggf. eine interdisziplinäre Abklärung erfolgen.

Grundlage der Differenzialdiagnostik sind Anamnese und klinische Untersuchung. Bei systematischer Prüfung klinischer Warnzeichen kann über die Indikation erweiterter Diagnostik, mittels Labor, Bildgebung und andere Untersuchungen entschieden werden. Ist diese Diagnostik abgeschlossen, erfolgt die schmerzmedizinische Zuordnung der Erkrankung.

Werden bei Patienten mit chronischen Schmerzen unnötige Untersuchungen durchgeführt, begünstigt dies eine iatrogene Chronifizierung. Dadurch steigt das Risiko irrelevanter Nebenbefunde, die potenziell nicht erfolgversprechende Therapieversuche nach sich ziehen und eine effektive Behandlung verzögern oder verhindern können.

Zur Schmerzdiagnostik gehört parallel zur medizinischen Diagnostik die Erfassung psychologischer und sozialer Aspekte des Schmerzes. Ergänzend können standardisierte Fragebögen eingesetzt werden. Der Deutsche Schmerzfragebogen für Kinder, Jugendliche und Eltern beinhaltet neben Schmerzcharakteristika eine Beurteilung der Beeinträchtigungen im täglichen Leben und das Ausmaß der Schulfehltage (abrufbar unter: www.deutsches-kinderschmerzzentrum.de). Die psychologische Diagnostik kann standardisierte Fragebögen zum Screening auf Angst- und depressive Erkrankungen oder eine PTBS nutzen. Diese werden im direkten Kontakt mit Patient und Familie evaluiert. Innerhalb der psychologischen Diagnostik ist die Erfassung der emotionalen Stabilität und Belastbarkeit wichtig. Ebenso bedeutsam ist die Klärung, ob eine emotionale Störung aktuell eine Kontraindikation zur Schmerztherapie bedeutet oder die Behandlung einer vorliegenden psychischen Störung Priorität hat.

3.2.7 Intervention/Behandlung/Prävention

Ziel der Schmerztherapie nach Diagnosesicherung ist die Reduktion der schmerzbezogenen Beeinträchtigungen im Alltag, die Verbesserung des psychischen und physischen Wohlergehens und die Reduktion von Schmerzsymptomen. Solange die Beeinträchtigungen im Alltag nur gering ausgeprägt sind, ist eine ambulante Behandlung durch den Kinder- und Jugendarzt oft adäquat. Grundlage dafür ist eine Edukation von Patient und Familie, die das bio-psycho-soziale Krankheitskonzept erläutert und Wege zur Behandlung aufzeigt. Ganz wichtig ist es, dass trotz Schmerzen sich bei Kindern und deren Familien die Bereitschaft zur schrittweisen Wiederherstellung normaler Aktivitäten in Schule, Familie und Freizeit entwickelt. Sollten soziale oder familiäre Konflikte identifiziert werden, können Beratungsstellen in die Behandlung einbezogen werden. Ergeben sich Hinweise für Angst und/oder Depression ist eine kinder- und jugendlichenpsychotherapeutische Mitbeurteilung und Klärung einer ambulanten Therapie ratsam. Auch wenn komorbide psychische Erkrankungen ausgeschlossen sind, kann eine ambulante psychologische Therapie bei chronischen Schmerzen mit bevorzugt kognitiv-behavioralen oder akzeptanzbasierten Therapien indiziert und hilfreich sein (Eccleston et al. 2014).

Bei langanhaltendem chronischem Schmerz, hohem Schweregrad der Beeinträchtigung und hohen Schulfehlzeiten ist in der Regel eine intensivierte interdisziplinäre multimodale Therapie indiziert (Dobe und Zernikow 2019). Die stationäre multimodale Schmerztherapie nimmt in der Regel 21–28 Tage in Anspruch und besteht aus sechs Modulen: erweiterte Edukation und individuelles Krankheitsmodell sowie Therapiezielklärung; Modifikation des Schmerzverhaltens und Erlernen individueller Schmerzbewältigungstechniken; Interventionen bei komorbiden psychischen Erkrankungen; Einbeziehung des Familiensystems; optionale Interventionen, z. B. Physiotherapie, Musik- oder Kunsttherapie, Sozialarbeit; poststationäre Therapieplanung und Rückfallprophylaxe (Dobe und Zernikow 2019).

Präventiv können vor Auftreten chronischer Schmerzen die Diagnostik, Edukation und Beratung funktioneller Schmerzen in der Kinder- und Jugendarztpraxis genutzt werden, um Ängsten und ungünstigen Verhaltensweisen vorzubeugen und eine normale Aktivität trotz funktioneller Schmerzen beizubehalten. Gleichzeitig kann die Früherfassung psychosozialer Faktoren und eine adäquate Beratung und Hilfestellung vorbeugend hilfreich sein.

3.2.8 Prognose

Wissenschaftliche Studien belegen die Wirksamkeit der stationären multimodalen Therapie auch bei langanhaltenden chronischen Schmerzen und hoher Beeinträchtigung im Kindes- und Jugendalter (Hechler et al. 2013). Ein Jahr nach Therapieende gelten mehr als 60 % der Patienten als geheilt. Dies wird durch Untersuchungen zum Langzeitverlauf bestätigt (Zernikow et al. 2018). Langfristig ist es wichtig, Patienten mit therapieresistentem Verlauf zu charakterisieren, Gründe für die Persistenz oder den Rückfall der Erkrankung zu identifizieren und Optimierungen der Therapie für diese Patientengruppe zu entwickeln.

Wesentliches für die Praxis

- Biologische, psychische und soziale Faktoren sind verantwortlich für Entstehung und Aufrechterhaltung chronischer Schmerzen im Kindes- und Jugendalter.
- Hauptschmerzorte sind Kopf-, Bauch- und Muskuloskelettalsystem. Bei chronisch persistierendem Verlauf kommen oft mehrere Schmerzorte hinzu.
- Sowohl primäre funktionelle Schmerzen, primäre Schmerzerkrankungen wie beispielsweise Migräne und andere angeborene und erworbene Grunderkrankungen können Ausgangspunkt für die chronische Schmerzsensibilisierung sein.
- Anamnese und körperliche Untersuchung liefern die Grundlage der medizinischen Diagnostik. Bei Nachweis klinischer Warnzeichen wird die Diagnostik durch Labor, Bildgebung oder andere organspezifische Untersuchung erweitert.
- Bei chronischen Schmerzen sollte eine standardisierte Fragebogendiagnostik (DSFKJ, psychologische Screening-Diagnostik) erfolgen, die den Grad der Beeinträchtigung und psychosoziale Aspekte der Erkrankung erfasst.
- Edukation und das Umsetzen normaler Alltagsaktivitäten bilden die Grundlage der Behandlung chronischer Schmerzen, ggf. ergänzt durch psychotherapeutische Interventionen.

- Bei Persistenz der Symptomatik und hoher Alltagsbeeinträchtigung ist eine intensivierte interdisziplinäre multimodale Schmerztherapie indiziert.

Literatur

Dobe M, Zernikow B (2019) Therapie von Schmerzstörungen im Kindes- und Jugendalter. Ein Manual für Psychotherapeuten, Ärzte und Pflegepersonal. 2. Aufl. Berlin, Heidelberg: Springer.

Eccleston C, Palermo TM, Williams ACDC, Lewandowski Holley A, Morley S, Fisher E, Law E (2014) Psychological therapies for the management of chronic and recurrent pain in children and adolescents. Cochrane Database Syst Rev 5: CD003968.

Hestbaek L, Leboeuf-Yde C, Kyvik KO, Manniche C, Sci M (2006) The course of low back pain from adolescence to adulthood: Eight-year follow-up of 9600 twins. Spine 31: 468–472.

Huguet A, Miro J (2008) The severity of chronic paediatric pain: An epidemiological study. J Pain 9: 226–236.

Hyams JS, Di Lorenzo C, Saps M, Shulman RJ, Staiano A, van Tilburg M (2016) Childhood functional gastrointestinal disorders: child/adolescent. Gastroenterology 150: 1456–1468.

Hechler T, Dobe M, Zernikow B (2013) Is it all worthwhile? – Effectiveness of intensive interdisciplinary pain treatment. In: Dobe M, Zernikow B (Hrsg.). Practical treatment options for chronic pain in children and adolescents. Berlin: Springer. S. 215–228.

King S, Chambers CT, Huguet A, MacNevin RC, McGrath PJ, Parker L, MacDonald AJ (2011) The epidemiology of chronic pain in children and adolescents revisited: A systematic review. Pain 152: 2729–2738.

Wager J, Zernikow B (2017) Kinder und Jugendliche mit chronischen Schmerzen: Aktuelle Konzepte der Diagnostik und Therapie. Ther Umsch 74: 215–221.

Zernikow B, Ruhe AK, Stahlschmidt L, Schmidt P, Staratzke T, Frosch M, Wager J (2018) Clinical and Economic Long-Term Treatment Outcome of Children and Adolescents with Disabling Chronic Pain. Pain Med. 19: 16–28.

3.3 Diffuse Beschwerden bei schulvermeidendem Verhalten

Dieter Kunert und Martina Goblirsch

Fallbeispiel

Der früher kerngesunde 13-jährige Alex berichtet beim Erstkontakt: »Ich kann nicht zur Schule gehen, mir ist morgens so übel.« Seit drei Jahren klagt er über Übelkeit am Morgen, die im Tagesverlauf abnimmt. Auch habe er sich zunehmend zurückgezogen. Er lebt mit seinen Eltern, die beide berufstätig sind und seinem zehnjährigen Bruder in einer Familie. Die Mutter litt als junge Frau unter Depressionen. Beide Söhne und der Vater betreiben intensiv Sport.

Die Kinderärztin konnte keine somatischen Ursachen für die Übelkeit feststellen. Über Monate war Alex krankgeschrieben worden, mittlerweile ist der ehemals gute Gymnasiast seit fast einem Jahr nicht mehr zur Schule gegangen.

Während dieser Zeit wurden verschiedene Ärzte und ein Heilpraktiker konsultiert.

Schließlich erfolgte eine stationäre Einweisung in die Kinderklinik. Eine umfangreiche allgemeinpädiatrische und kindergastroenterologische Diagnostik erbrachte keine auffälligen somatischen Befunde. Parallel wurden von einem Mitarbeiter des Psychosozialen Dienstes Gespräche mit Alex und den Eltern geführt. Es zeigten sich soziale Ängste und eine ausgeprägte Selbstunsicherheit mit körperdysmorphen Symptomen, die zu Spannungen mit Mitschülern und Lehrern geführt hatten. Die Eltern hatten sich »zum Schutz ihres Sohnes« auf seine Seite gestellt und ihrerseits Vorwürfe gegen Schule und Mitschüler erhoben. Wegen der erheblichen Einschränkung seines psychosozialen Funktionsniveaus (seit einem Jahr kein Schulbesuch möglich, Vermeidung der Nutzung öffentlicher Verkehrsmittel, sozialer Rückzug) wurde die Indikation für eine stationäre psychosomatische Behandlung gestellt, die zwei Wochen später erfolgte.

3.3.1 Einleitung

Schulvermeidendes Verhalten ist ein komplexes Phänomen, dem häufig nicht von Anfang an mit der genügenden Aufmerksamkeit begegnet wird und das eine erhebliche Entwicklungsgefährdung für die betroffenen Kinder und Jugendlichen darstellt (Lenzen et al. 2016). Die frühzeitige Weichenstellung für eine adäquate psychosoziale Intervention verbessert die Prognose (Lehmkuhl et al. 2003). Scheitert eine zeitnahe Rückkehr in die Schule und tritt eine Chronifizierung des schulvermeidenden Verhaltens ein, wird eine stationäre Behandlung notwendig.

In den kinderärztlichen Praxen und Kliniken für Kinder- und Jugendmedizin werden in den letzten Jahren vermehrt Kinder und Jugendliche vorgestellt, die aufgrund diverser körperlicher Beschwerden die Schule über längere Zeit nicht besuchen. Nicht selten werden diese Patienten einer breiten organmedizinischen Diagnostik unterzogen, ohne dabei ausreichend psychosoziale Faktoren zu berücksichtigen. Je länger die körperliche Symptomatik fortbesteht und die Schule nicht besucht werden kann, umso mehr werden die Behandler vor besondere diagnostische und therapeutische Herausforderungen gestellt. Die Gründe für das Nicht-zur-Schule-gehen sind oft nicht auf den ersten Blick durchschaubar (Goblirsch 2012). Bei Einnahme einer bio-psycho-sozialen Perspektive und bei aufmerksamem Zuhören deuten sich häufig psychische und soziale Belastungen des Kindes und/oder familiäre Konflikte an. Kind und Familie stehen unter einem enormen psychischen und sozialen Druck, den Eltern »sitzt die Schule im Nacken«, Sorgen um die schulische und berufliche Zukunft kommen hinzu.

3.3.2 Begriffsbestimmung

Die Begriffe, die das Fehlen von Schülern in der Schule umschreiben, sind so vielseitig wie das Phänomen selbst. Auch sind verschiedene Institutionen und Professionen aus den Bereichen Schule, Jugendhilfe und Gesundheit in unterschiedlicher Weise mit dem Thema befasst. Eine bisher fehlende einheitliche Definition erschwert – neben der Problematik des föderalen Bildungssystems – eine flächendeckende Erfassung relevanter Daten. Die Begriffe des Schulabsentismus und des schulvermeidenden Verhaltens haben sich im Fachdiskurs als Oberbegriffe für alle Formen des Fehlens von Schülern in der Schule, das nicht aufgrund somatischer Befunde erfolgt, durchgesetzt. Der Gebrauch dieser Umschreibungen wird meist damit begründet, dass sie weitgehend neutral sind.

Walter und Döpfner schlagen den Begriff Schulvermeidung vor und schließen damit alle intrapsychischen und interpersonellen Ursachen des Fernbleibens vom Unterricht ein (Walter und Döpfner 2020). Innerhalb des schulvermeidenden Verhaltens unterscheiden die meisten Autoren zwischen Schulverweigerung, Schulschwänzen und einer gemischten Gruppe.

In Abbildung 3.1 werden diese Hauptbegriffe definiert. Die grau unterlegten Felder legen den Fokus auf Schulvermeidung bei stationär psychosomatisch behandelten Kindern und Jugendlichen, so wie es sich in der von uns untersuchten Population darstellt. Mit dieser Gruppe von Kindern und Jugendlichen ist die gesamte ambulante und stationäre Kinder- und Jugendmedizin befasst, gerade wegen der regelmäßig auftretenden somatischen Begleitsymptome. Typische körperliche Beschwerdebilder sind funktionelle Schmerzstörungen, Übelkeit, Schwindel und Erschöpfung. Meist kommt es zu einer wechselseitigen Aufrechterhaltung von Schulverweigerung und funktionellen Körperbeschwerden (Goblirsch und Kunert 2013).

3.3.3 Prävalenz und Epidemiologie

Schulvermeidendes Verhalten in behandlungsbedürftiger Form kommt in Deutschland nach aktuellen Studien bei etwa 5 % aller Kinder und Jugendlichen vor (Knollmann et al. 2010), bundesweite Erhebungen fehlen jedoch. In Städten tritt Schulvermeidung deutlich häufiger auf als auf dem Land. Schulvermeidendes Verhalten nimmt mit dem Alter der Kinder zu und hat seinen Höhepunkt zwischen dem 14. und 16. Lebensjahr. In den Hauptschulen fehlen Schüler häufiger als in den Realschulen und dort häufiger als in Gymnasien (Lenzen et al. 2016). In einer Studie von Egger zeigten sich in der Gruppe der Schulverweigerer bei 24,5 % psychische Störungen: Angststörungen, Phobien, Depressionen, emotionale Störungen, Somatisierungsstörungen (Egger et al. 2003; Knollmann et al. 2017). In einer eigenen Untersuchung konnten wir zeigen, dass die Gruppe der Schulverweigerer (89 %) im Rahmen unserer stationären pädiatrischen Psychosomatik im Klinikum Kassel gegenüber der gemischten Gruppe (7,3 %) und den Schulschwänzern (3,7 %) deutlich überwog. Untersucht wurden 235 Fälle, wovon vor Beginn der Behandlung 82 Patienten (55 weiblich; Alter: M = 14,1, Range 8–17,6 Jahre), entsprechend 34,9 %, ein schulvermeidendes Verhalten über Wochen bis Monate zeigten (Goblirsch und Kunert 2013). In einer Untersuchung der kinder- und jugendpsychiatrischen Spezialambulanz für schulvermeidende Kinder und Jugendliche der Rheinischen Klinik Essen fiel die Gruppe der Schulschwänzer mit 29,2 % und die gemischte Gruppe mit 16,9 % der Patienten signifikant größer, die Gruppe der Schulverweigerer mit

3 Symptome – das Symptom als kreative Leistung

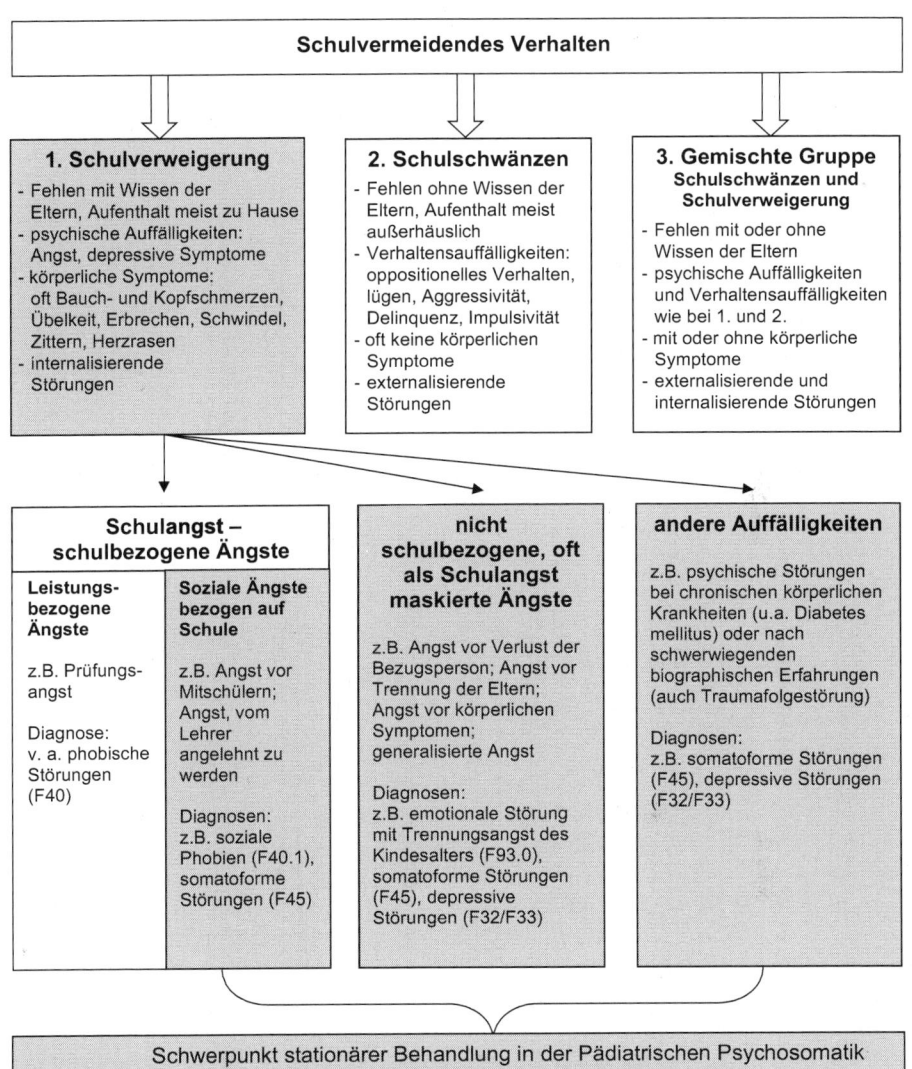

Abb. 3.1: Begriffsbestimmung (Goblirsch und Kunert 2013, S. 161)

53,9 % (Knollmann et al. 2009) kleiner aus, als in der von uns untersuchten und oben genannten Stichprobe in der pädiatrischen Psychosomatik.

3.3.4 Risikofaktoren und Komorbiditäten

Schulabsentismus beschreibt ein Phänomen, das viele Lebensbereiche umfasst und das angesichts zunehmender Leistungsanforderungen und familiärer Belastungen eine große Herausforderung darstellt. Die Risikofaktoren für Schulvermeidung liegen sowohl bei den Kindern und Jugendlichen (Schulleistungen, körperliche und psychische Erkrankungen) als auch in den Familien (körperliche und psychische Erkrankungen von Eltern, Sucht, Armut, Arbeitslosigkeit, Vernachlässigung, Gewalt, Überbehütung) und in den Schulen (Mobbing, schwieriges Klassen- und Schulklima, Leistungsdruck). Mit der Anzahl belastender Kindheitserlebnisse (Adverse Childhood Experiences, ACEs) steigt die Wahrscheinlichkeit für schulvermeidendes Verhalten (Stempel 2017). Diese Zusammenstellung zeigt, dass Hilfen aus dem Gesundheitssystem allein nicht ausreichen, um nachhaltige Wirkung zu erzielen.

Nicht jedes schulvermeidende Verhalten geht mit einer psychischen Störung einher, hat aber ein hohes Risiko für die Entwicklung einer solchen (Knollmann et al. 2017). In einer eigenen Untersuchung waren bei den Schulverweigerern depressive Störungen, Trennungsängste und somatoforme Störungen die häufigsten Komorbiditäten. Da in der Literatur depressive Erkrankungen bei schulabsenten Kindern und Jugendlichen als selten beschrieben werden (Petermann und Petermann 2010), mag dieses Ergebnis zunächst überraschen. Depressionen werden aber oft durch körperliche Symptome überdeckt und erst durch eine differenzierte psychosomatisch-psychotherapeutische Diagnostik und Behandlung sichtbar (»larvierte Depression«) (Goblirsch und Kunert 2013).

3.3.5 Diagnostik, Interventions- und Behandlungsmöglichkeiten

Die betroffenen Kinder und ihre Familien sind mit unterschiedlichen Helfersystemen konfrontiert, die jeweils ihre eigenen Schwerpunkte setzen. So verfügt das System Schule über ein eigenes Beratungs- und Förderangebot (Beratungslehrer, Beratungs- und Förderzentren, Schulpsychologischer Dienst, Schulsozialarbeit). Das System der Jugendhilfe hält ambulante und stationäre Hilfeangebote mit oft individuellen Zielen und Projekte mit zeitlich begrenzter Finanzierung bereit. Im Gesundheitssystem stehen im ambulanten Bereich Fachärzte für Kinder- und Jugendmedizin, Kinder- und Jugendpsychiatrie, Psychosomatische Medizin, sowie Kinder- und Jugendlichenpsychotherapeuten zur Verfügung. Im stationären Bereich gibt es den Schwerpunkt Psychosomatik in Kliniken für Kinder- und Jugendmedizin, Kliniken für Kinder- und Jugendpsychiatrie sowie Rehabilitationskliniken.

Im klinischen Alltag existiert oftmals nur eine unzureichende Vernetzung zwischen Familie, Schule, Jugendhilfe und Gesundheitssystem. Sedlacek konnte die Notwendigkeit interprofessioneller Zusammenarbeit empirisch belegen. Die Umsetzung empfohlener Anschlussmaßnahmen führten poststationär zu längerfristigen Therapieerfolgen (Sedlacek 2015). Greifen die Hilfen frühzeitig, können negative Folgen für die schulische, soziale und psychische Entwicklung der Kinder abgemildert werden. Hinsichtlich des Umfangs der Schulfehlzeiten werden bei unzureichender Datenlage unterschiedliche Zeiträume für behandlungsbedürftigen Schulabsentismus angegeben. Walter und Döpfner definieren das Fehlen in »mindestens 25 % der Unterrichtszeit innerhalb der letzten 14 Tage oder mindestens 15 % Fehlzeiten innerhalb der letzten 15 Wochen« als ausgeprägte schulische Fehlzeiten

(Walter und Döpfner 2020). Ob es sich dabei um entschuldigtes oder unentschuldigtes Fehlen handelt, ist nicht von Bedeutung, insbesondere beim Vorliegen somatischer Begleitsymptome (Lenzen et al. 2016).

Um festzustellen, ab wann es sich um eine behandlungsbedürftige Störung handelt, hat Knollmann zwei zielführende Fragen formuliert:

- »Ist die Entwicklung des Kindes/Jugendlichen gefährdet bzw. ist sein psychosoziales Funktionsniveau (Alltagsbewältigung, soziale Beziehungen usw.) durch die … Probleme erheblich eingeschränkt?
- Ist diese Einschränkung/Gefährdung durch Symptome begründet, die die Kriterien für eine oder mehrere kinder- und jugendpsychiatrischen Störungen erfüllen?« (Knollmann et al. 2017, S. 8)

Stehen bei der Vorstellung körperliche Beschwerden im Vordergrund, ist eine gründliche somatische Diagnostik erforderlich. Hier sei insbesondere auf Kapitel 3.5 in diesem Buch verwiesen. Auch nach Ausschluss somatischer Ursachen ist es wichtig, die körperlichen Beschwerden ernst zu nehmen und gleichzeitig den Blick auf das psychische Befinden und die familiäre und soziale Situation der Betroffenen zu richten. Es sollte keine vorschnelle Krankschreibung erfolgen. Ist die Alltagsbewältigung deutlich eingeschränkt (Schulbesuch nicht regelmäßig möglich, sozialer Rückzug) ist parallel eine ausführliche psychosoziale/psychotherapeutische Diagnostik, einschließlich Intelligenz- und Leistungsdiagnostik, notwendig.

3.3.6 Aspekte ambulanter Behandlung

Ist der Schulbesuch eingeschränkt oder nicht mehr möglich, sollte ein ambulanter Behandlungsversuch begonnen werden. Mit dem Kind/Jugendlichen und seinen Eltern sollte ein zeitlicher Rahmen vereinbart werden, in dem das Ziel »Wiederaufnahme des Schulbesuchs« erreicht werden soll (Knollmann et al. 2017). Bei diesem Therapievertrag empfiehlt sich ein gestuftes Vorgehen: Beispielsweise in der ersten Woche mindestens ein Tag Schulbesuch, in der zweiten Woche zwei Tage usw. Ein partieller Schulbesuch sollte innerhalb von zwei Monaten möglich sein. Zwischen Behandlern, Eltern, Kind und Schule sollte enger Kontakt zum Austausch über den Umfang des Schulbesuchs und zur Besprechung weiterer Behandlungsschritte bestehen, wenn vereinbarte Ziele nicht erreicht werden. Vorsorglich kann eine Anmeldung zu einer stationären Behandlung erfolgen.

3.3.7 Aspekte stationärer Behandlung

Die stationäre Aufnahme sollte freiwillig sein, durch Vorgespräche und eine Stationsbesichtigung gut vorbereitet. Eine klare Haltung beider Eltern ist zumindest hilfreich, wenn nicht notwendig. Dabei sollte vor mehreren Versuchen nicht zurückgeschreckt werden.

Für den Behandlungserfolg ist eine multimodale Vorgehensweise von großer Bedeutung. Dabei wird die psychotherapeutische Arbeit im engeren Sinne mit der

Alltagsgestaltung auf der Station (»Milieutherapie«) und der Arbeit der Schule für Kranke verknüpft. Es findet eine enge Zusammenarbeit mit den Heimatschulen und den Familien der Kinder und Jugendlichen statt. Obwohl die Kinder nach der Aufnahme in die Klinik die Schule für Kranke besuchen müssen, klingen die körperlichen Beschwerden in der Regel schnell ab, und der Schulbesuch ist ohne nennenswerte Probleme möglich. Die Symptome verlieren ihre Funktion als Alltagsentlastung und als Schutz vor psychischer Überforderung. Ängste, insbesondere Trennungsängste, soziale Unsicherheiten und andere psychische Probleme treten in den Vordergrund. Oft zeigen sich depressive Symptome verbunden mit tiefsitzenden Kränkungserfahrungen (Specht 2004), die zum sozialen Rückzug, zur Resignation und Antriebsarmut geführt haben. Dabei wird die seelische Not der Kinder und Jugendlichen deutlich, und es wird verständlich, dass die Vermeidung von Alltagsanforderungen, u. a. des Schulbesuchs, aus deren Sicht sinnvoll ist und einen Lösungsversuch in einer ausweglosen Situation darstellt.

Eine intensive Familienarbeit ist notwendig, um die unter massivem Druck stehenden Eltern für eine konstruktive Zusammenarbeit zu gewinnen. Nur so können sie darin unterstützt werden, dass sie ihren Kindern die notwendigen Handlungsräume zugestehen und den Erwartungsdruck reduzieren. Verstrickte oder konflikthafte Familieninteraktionen gilt es zu bearbeiten (Schweitzer und Ochs 2003). Vor allem gilt es, familiäre und kindliche Ressourcen herauszuarbeiten und die elterliche Präsenz zu stärken. Häufig besteht bei den Eltern große Hilflosigkeit, kombiniert mit einem überbehütenden Erziehungsstil. Die Verantwortung wird an das Helfersystem delegiert. Es ist deshalb große Vorsicht geboten, wenn zu viele Helfer im Spiel sind. Eine zentrale Herausforderung besteht in einer Stärkung der Elternrolle. Den Eltern sollte außerdem vermittelt werden, dass der Verzicht auf eine Krankschreibung nach somatischer Abklärung notwendig ist, um den die körperlichen Symptome und die Schulvermeidung aufrechterhaltenden Teufelskreis zu durchbrechen.

Wesentliches für die Praxis

- Schulverweigerung in Kombination mit funktionellen Körpersymptomen ist oft Ausdruck komplexer psychischer Störungen, die mit Depressionen und Ängsten einhergehen und dringend einer psychodiagnostischen Abklärung bedürfen.
- Bei funktionellen körperlichen Beschwerden muss immer nach Schulfehlzeiten und deren Dauer gefragt werden.
- Wiederholte und längerdauernde Krankschreibungen sind zu vermeiden.
- Bei längerer Schulverweigerung ist entschiedenes Handeln, nicht Abwarten angezeigt und eine stationäre psychosomatisch-psychotherapeutische oder kinder- und jugendpsychiatrische Komplexbehandlung in enger Zusammenarbeit mit der Schule für Kranke und der Heimatschule erforderlich.
- Interprofessionelle Zusammenarbeit (Schule, Jugendhilfe, Gesundheitswesen) erhöht den längerfristigen Therapieerfolg.

Literatur

Egger HL, Costello EJ, Angold A (2003) School refusal and psychiatric disorders: a community study. Journal of the American Academy of Child and Adolescent Psychiatry 42(7): 797–807.
Goblirsch M (2012) Schulabsentismus und körperliche Symptome. pädiat. prax. 79: 159–168.
Goblirsch M, Kunert D (2013) Schulabsentismus und psychosomatische Störungen. Kinderärztliche Praxis 84: 160–164.
Knollmann M, Al-Mouhtasseb K, Hebebrand J (2009) Schulverweigerung und psychische Störungen: Merkmale von schulverweigernden Kindern und Jugendlichen und ihren Familien einer kinder- und jugendpsychiatrischen Schulverweigererambulanz. Prax. Kinderpsychol. Kinderpsychiat 58: 434–449.
Knollmann M, Knoll S, Reissner V, Metzelaars J, Hebebrand J (2010) Schulvermeidendes Verhalten aus kinder- und jugendpsychiatrischer Sicht. Dtsch Arztebl Int 107: 43–49.
Knollmann M, Reissner V, Hebebrand J Starke K, Kerlen K (2017) Schulvermeidendes Verhalten: Eine kinder- und jugendpsychiatrische Perspektive. Schulmagazin 5–10 11: 7–14.
Lehmkuhl G, Flechtner H, Lehmkuhl U (2003) Schulverweigerung: Klassifikation, Entwicklungspsychopathologie, Prognose und therapeutische Ansätze. Prax. Kinderpsychol. Kinderpsychiat. 52: 371–386.
Lenzen C, Brunner R, Resch F (2016) Schulabsentismus: Entwicklung und fortbestehende Herausforderungen. Zeitschrift für Kinder- und Jugendpsychiatrie und Psychotherapie 44: 101–111.
Petermann F, Petermann U (2010) Schulangst. Monatsschr Kinderheilkd 158: 391–401.
Sedlacek F (2015) Strategische Jugendlichenpsychotherapie bei internalisierenden Störungen und Schulverweigerung. Eine Evaluationsstudie. Norderstedt: Books on Demand.
Schweitzer J, Ochs M (2003) Systemische Familientherapie bei schulverweigerndem Verhalten. Prax. Kinderpsychol. Kinderpsychiat. 52: 440–455.
Specht F (2004) Schulvermeidendes Verhalten. Bundesgesundheitsblatt-Gesundheitsforschung-Gesundheitsschutz 47: 31–35.
Stempel H, Cox-Martin M, Bronsert M, Dickinson LM, Allison MA (2017) Chronic School Absenteeism and the Role of Adverse Childhood Experiences. Academic pediatrics 17(8): 837–843.
Walter D, Döpfner M (2020) Schulvermeidung. Leitfaden Kinder- und Jugendpsychotherapie. Göttingen: Hogrefe.

3.4 Symptome der Atemwege

Jochen Meister und Lars Vogler

Fallbeispiel

Julia ist 14 Jahre alt. Seit etwa sechs Monaten falle sie durch einen harten, bellenden Husten auf. Der Husten sei nicht von Fieber, Atemnot, Atemnebengeräusche oder anderen Symptomen begleitet gewesen. Dieser Husten habe sich zunehmend als störend erwiesen: Immer wieder werde Julia wegen des Hustens von der Schule nach Hause geschickt, seit vier Wochen könne sie die Schule gar nicht mehr besuchen, die Lehrer bestehen auf einer Abklärung im Krankenhaus. Auf Nachfrage erinnerten sich Mutter und Patientin, dass Julia vor sechs Monaten an einem fieberhaften Infekt erkrankt war, der Husten sei »übriggeblieben«. Der Husten nehme jeweils bei Anspannung zu; nachts huste Julia nicht. Ihre Mutter begleitet Julia zu der Vorstellung in der kinderpneumologischen Praxis. Nach ausführlicher Schilderung der Symptome durch die Mutter legt diese einen Ordner aller bisherigen aus ihrer Sicht ergebnislosen Untersuchungen vor: Blutuntersuchungen, Allergieteste, Röntgenaufnahmen, Tuberkulose-Testung, Lungenfunktionsuntersuchung, HNO-ärztliche Untersuchung, sowie ein Thorax-CT. Auch die bisherige Behandlung wurde frustran erlebt. »Nichts hat wirklich geholfen«: inhalative und orale Kortikosteroide, dreierlei Antibiotika, verschiedene Hustenstiller.

Julia ist das einzige Kind der verheirateten Eltern; beide Eltern sind berufstätig. Julia besucht die 8. Klasse eines Gymnasiums und wird als ehrgeizige Schülerin mit sehr guten Schulleistungen beschrieben. Lediglich im Sport schaffe sie nie die Note 1.

In der Erstvorstellung zeigte sich ein hoher Leidensdruck bei der Mutter, verbunden mit der festen Überzeugung, dass eine seltene körperliche Erkrankung vorliege. Julia müsse endlich mal »richtig« untersucht werden und »dazu gehöre ja schließlich eine Bronchoskopie«. Die Mutter äußerte sich zugleich abwertend über die Voruntersucher, die ja nichts gefunden hatten und angedeutet haben, dass sei alles »nur psychisch«. Julia selbst schien wenig unter der Situation zu leiden. Das Gespräch mit der Familie wurde immer wieder von Julias lautem Husten unterbrochen.

3.4.1 Einleitung

Die Zusammenhänge von Symptomen im Bereich der Atemwege, der psychischen Befindlichkeit und psychosozialen Belastungsfaktoren sind lange bekannt (Chida et al. 2008) und auch im Alltagssprachgebrauch fest verwurzelt: Wir »schnauben vor Wut« und machen »unserem Ärger Luft«. Wir »halten vor Schreck den Atem an«, uns »stockt der Atem«, »etwas schnürt uns die Kehle zu« oder wir »ersticken in unseren Sorgen«. Manchmal »husten wir dem anderen etwas« oder »kämpfen bis zum letzten Atemzug« (Meister und Niggemann 2013).

Diese biopsychosozialen Zusammenhänge führen zur Beeinflussung von primär somatisch definierten Erkrankungen der Atemwege, insbesondere des Asthma bronchiale in Bezug auf Manifestation und Exazerbationen. Resilienzfaktoren und Copingstrategien beeinflussen zudem wesentlich den Verlauf aller chronischen Erkrankungen der Atemwege.

Darüber hinaus zeigen sich Symptome der Atemwege ohne Organpathologie als dysfunktionelle respiratorische Symptomatik (DRS) mit Husten, Atemnot und/oder Atemnebengeräuschen (Schlegtendal und Koerner-Rettberg 2019). Die DRS werden im praktischen Alltag häufig entweder gar nicht oder zu spät in die differenzialdiagnostischen Überlegungen einbezogen (Meister und Niggemann 2013; Niggemann et al. 2007). Die Folgen sind wiederholte, für das Kind nicht risikofreie Untersuchungen (Radiologische Diagnostik, Bronchoskopie in Narkose) und unbegründete Therapien (Antitussiva, Steroide). Vor allem aber besteht die Gefahr, durch die voreilige Wertung (»Du hast doch nichts«) die eigentliche Not des Kindes oder der Umgebung nicht ernst zu nehmen.

In diesem Kapitel wird auf die Symptome Husten, belastungsabhängige Atemnot und Atemnebengeräusche im Allgemeinen und auf die Störungsbilder der DRS im Besonderen eingegangen. Die sichere differenzialdiagnostische Abgrenzung, insbesondere zum Asthma bronchiale spielt dabei eine wichtige Rolle.

3.4.2 Begriffsbestimmung

Unter *dysfunktionellen respiratorischen Symptomen (DRS)* nach ICD 10: F45.33 sind Symptome der Atemwege zu verstehen, die sich nicht durch strukturelle Anomalien oder andere somatische Erkrankungen der Atemwege erklären lassen. Das Spektrum der Symptomatik reicht dabei von Stereotypien (z. B. Habitueller Husten, Räusper-Tic) über Auffälligkeiten des Atemmusters (z. B. Hyperventilation, Seufzerdyspnoe), der Atemzüge (z. B. Vocal Cord Dysfunction), der Atmungswahrnehmung (z. B. Globusgefühl, Panikattacken) bis hin zu anstrengungsassoziierten Atembeschwerden (DATIV, EILO) (Schlegtendal und Koerner-Rettberg 2019; ▶ Tab. 3.2). In der internationalen Nomenklatur der European Respiratory Society werden dabei VCD und EILO als Inducible Laryngeal Obstruction (ILO) zusammengefasst (Halvorsen et al. 2017).

Tab. 3.2: Dysfunktionelle Respiratorische Symptome (mod. nach Schlegtendal und Koerner-Rettberg 2019; Koerner-Rettberg 2018; Niggemann und Grüber 2014)

Ätiologische Zuordnung	Typische Symptomatik	Diagnosen
Stereotypien	Harter, »bellender« Husten, Anhaltendes Räuspern	Habitueller Husten (Habit Cough), Räusper-Tic
Funktionelle Atemstörung	Anfallsweiser inspiratorischer Stridor	Vocal Cord Dysfunction (VCD)
Störung des Atemmusters	Schnelle und inadäquate Ventilation	Hyperventilation
	Vertiefte Atemzüge mit inadäquater Anstrengung	Seufzer-Dyspnoe
Anstrengungsinduzierte Atemnot	Inspiratorischer Stridor bei längerer körperlicher Anstrengung (bes. bei Sportlern)	Exercise Induced Laryngeal Obstruction (EILO)
	Atemnot kurz nach Beginn der Belastung mit inadäquater thorakaler Atmung und Laktatanstieg	Dysfunktionelle Atmung vom thorakalen Typ mit insuffizienter Ventilation (DATIV)
Rein psychogene Atemstörungen	Angst ausreichend atmen zu können	Globusgefühl, Erstickungsangst

3.4.3 Epidemiologie

Genaue Zahlen zu Prävalenz der DRS sind nicht verfügbar. Es besteht eine hohe Dunkelziffer, da vom Behandler häufig körperliche Ursachen bzw. Erkrankungen vermutet und behandelt werden: So wird typischerweise sowohl bei dem habituellen Husten als auch bei der VCD zunächst ein Asthma bronchiale vermutet und behandelt. Bei den anstrengungsinduzierten DRS wird ebenfalls eher an ein Asthma bronchiale gedacht, aber auch an Herzerkrankungen oder Konditionsmangel. Unter den Störungsbildern der DRS dominieren zahlenmäßig der Habituelle Husten, die rein psychogenen Atemstörungen und die Vocal Cord Dysfunction (Niggemann 2010).

3.4.4 Ursachen, Risikofaktoren und Komorbiditäten

Die Ätiopathogenese der DRS ist komplex und schließt sowohl psychische und somatische Ursachen als auch erlebte Krankheits- und Behandlungserfahrungen sowie individuelle Vulnerabilitätsfaktoren ein. Dazu kommen im Verlauf störungsspezifische symptomerhaltende Bedingungen (z. B. veränderter familiärer Aufmerksamkeitsfokus beim habituellen Husten oder unsichere diagnostische Bewertung bei der VCD). Die Erfassung der einzelnen pathogenetischen Faktoren ist oft nur im zeitlichen Kontext möglich, da sich die Schwerpunkte im Verlauf verschieben. Dies sei am Beispiel des Habituellen Hustens dargestellt:

Typischerweise besteht hier initial eine mehr oder weniger ausgeprägte Infekt-Symptomatik der oberen Atemwege, die zu einer entsprechenden Behandlung, aber auch zu einer Veränderung der Umgebungsbedingungen führt (vermehrte Zuwendung, Krankschreibung usw.). Im weiteren Verlauf bessert sich der Infekt, es kann (gerade nach Virusinfektionen) eine unterschiedlich lange dauernde Phase einer bronchialen Hyperreaktivität verbleiben, die das Kind weiter husten lässt. Allmählich verändert sich der Husten, und er geht in die typische Symptomatik (bellender stereotyper Husten mit fehlendem Husten im Schlaf) über. Je länger der Verlauf, desto mehr spielen symptomerhaltende psychosoziale Bedingungen eine Rolle. Bei sicherer Bewertung (Diagnosestellung) ist der habituelle Husten in den allermeisten Fällen eine selbstlimitierende Erkrankung, nur selten erfolgt der Übergang in eine somatoforme Anpassungsstörung (Noeker 2008). Dann spielen dysfunktionale Anpassungsprozesse eine wesentliche Rolle: Vor allem eine nicht gelungene Symptombewertung durch Kind, Familie und Arzt sowie psychopathologische Komorbiditäten beim Kind und in der Familie tragen zu diesem Prozess bei. Im Zentrum der Psychodynamik stehen bei der somatoformen Anpassungsstörung die Abwehr von Affekten (Trennungs- und Verlustängste, narzisstische Wut, Neid usw.) und (gerade bei Jugendlichen) die Abwehr von depressivem Erleben. Die Symptom-Chronifizierung (durch den Infekt getriggert) kann dann durch reale oder phantasierte Kränkungen (Selbstwertkonflikt), Entbehrungen, Verluste oder Trennungen (Versorgungskonflikt) entstehen; hinzu kommen aktuelle (z. B. schulische) Überlastungen mit sekundärem Krankheitsgewinn.

3.4.5 Diagnostik

Die diagnostische Abklärung von Beschwerden der Atemwege richtet sich wie bei anderen Symptomen auch nach der Anamnese, der Symptomatik und dem klinischen Befund. Dabei stehen drei Symptomkomplexe im Vordergrund:

- Husten (persistierend oder intermittierend)
- Atemnebengeräusche (in- und/oder expiratorisch)
- Belastungsabhängige Atemnot

Anhaltender *Husten* als isoliertes Symptom ist einer der häufigsten Vorstellungsgründe beim Kinderarzt. Die Beseitigung des Hustens gilt für die Familie als Kriterium einer erfolgreichen Behandlung. Dabei wird häufig vergessen, dass der Husten neben der mukoziliären Clearance und der alveolären Phagozytose der entscheidende Reinigungsmechanismus der Atemwege ist. Darüber hinaus ist der Husten ein wichtiger Abwehrmechanismus (Fremdkörper, inhalative Reizstoffe). Husten ist also gerade beim Kind nicht automatisch ein Krankheitssymptom, 11–30 Hustenstöße pro Tag sind durchaus normal (Munyard und Busch 1996).

Der persistierende oder intermittierend-prolongierte Husten kann hingegen durch eine ganze Reihe von Erkrankungen verursacht sein (Vogelberg 2018).

Die Kombination von intermittierendem Husten verbunden mit (expiratorischen) Atemnebengeräuschen und situationsabhängiger Atemnot ist immer verdächtig auf das Vorliegen eines *Asthma bronchiale*. Die Diagnosestellung erfolgt in erster Linie klinisch. Sie stützt sich auf charakteristische Beschwerden und Symptome und den Nachweis einer variablen, häufig reversiblen Atemwegsobstruktion und/oder einer bronchialen Hyperreagibilität (Nationale Versorgungsleitlinie Asthma bronchiale 2020).

Während das Asthma bronchiale und die meisten somatisch definierten Erkrankungen der Atemwege messbar oder klinisch leicht zu diagnostizieren sind, wird vom Untersucher bei den DRS häufig eine »Ausschlussbetrachtung« vorgenommen. Diese Herangehensweise lässt selten eine sichere Bewertung der Symptomatik mit der Familie zu und verhindert damit eine gemeinsame Perspektive.

Die Diagnosestellung muss deshalb bei den DRS im Allgemeinen und beim Habituellen Husten im Besonderen genau wie beim Asthma bronchiale anhand von »Positiv-Kriterien« erfolgen (▶ Kasten 3.1).

Kasten 3.1: Diagnosekriterien Habitueller Husten (Meister und Niggemann 2013)

- Typische Anamnese: Beginn nach einem Infekt der oberen Atemwege; Husten mindestens vier Wochen über den Infekt hinausreichend
- Vorhandensein der klinischen Kernsymptomatik: Trachealer, bellender Klangcharakter des Hustens, individuelle Stereotypie
- Fehlen der Symptomatik bei Ablenkung und im Schlaf
- Nichtansprechen auf eine adäquate Pharmakotherapie
- Normalbefunde bei Lungenfunktion und tcO2-Messung

Auch bei der Abklärung von Atemnebengräuschen oder anstrengungsbedingter Atemnot sollten bei Verdacht auf DRS definierte Diagnosekriterien genutzt werden, die eine sichere Zuordnung zulassen (▶ Kasten 3.2, ▶ Kasten 3.3, ▶ Kasten 3.4).

Kasten 3.2: Diagnosekriterien Vocal Cord Dysfunction

- Intermittierender funktioneller überwiegend inspiratorischer Stridor
- Plötzlicher Beginn; variable und überwiegend kurze Dauer; selbstlimitierend
- Engegefühl im Hals mit Aphonie und Angst
- Vorhandensein von Triggerfaktoren, insbesondere Gerüche
- Nichtansprechen auf eine adäquate Pharmakotherapie
- Im Intervall Normalbefunde bei Laryngoskopie, Lungenfunktion und tcO2-Messung
- Im Anfall endoskopische Darstellung der paradoxen Stimmbandbewegung und deutlich abgeflachte Fluß-Volumen-Kurve in der Lungenfunktion

Kasten 3.3: Diagnosekriterien Exercised Induced Laryngeal Obstruction (EILO)

- Typische Anamnese mit dem Auftretens eines inspiratorischen Stridors im Verlauf einer längeren Belastung vor allem bei Sportlern
- Typischer Verlauf der Provokationstestung (Laufbelastung) mit allmählicher Entwicklung eines inspiratorischen Stridors ohne Laktatazidose
- Normaler Befund der Laryngoskopie im Intervall
- Kein Ansprechen auf eine inhalative Asthmabehandlung

Kasten 3.4: Diagnosekriterien Dysfunktionelle Atmung vom thorakalen Typ mit insuffizienter Ventilation (DATIV) (nach Koerner-Rettberg 2018)

- Typische Anamnese mit dem Leitsymptom des Auftretens von Luftnot bereits kurz nach Beginn einer Belastung (nach 1–2 min)
- Typischer Verauf der Provokationstestung (Laufbelastung) mit rasch einsetzender ineffizienter Atemaktivität durch überwiegendem Einsatz der thorakalen Atemhilfsmuskulatur mit schneller und zunehmend flacher Atmung
- Entwicklung einer Laktatazidose mit stark erhöhtem Laktat
- Keine Atemnebengeräusche
- Normale Lungenfunktion auch während der Symptomatik

3.4.6 Therapie

Die Therapie der DRS richtet sich nach dem Gesamtbild der Störung. *Eine sichere Diagnosestellung stellt dabei den ersten und oft entscheidenden Therapieschritt dar!* Die Besprechung der Diagnose (z. B. habitueller Husten) ist unbedingt eine ärztliche Aufgabe. Die Familie hat sich wegen des Symptoms bei einem Arzt vorgestellt, dort sollte auch die Diagnostik zusammengefasst werden. Der Autor hat die Erfahrung gemacht, dass das »Delegieren« der Diagnosebesprechung (z. B. an den Psychologen) dem Anliegen der Familie nicht gerecht wird und alle Untersucher in eine schwierige Situation bringt.

Ganz allgemein kann postuliert werden, dass die DRS im Allgemeinen und der habituelle Husten im Besonderen weder einer Medikation noch einer spezifischen Psychotherapie bedarf. Eine umfassende Information über die Genese und Prognose der Störung ist erforderlich, häufig muss diese Information auch in den Alltag der Betroffenen transportiert werden (Schule, Sportverein usw.). Bei vorliegenden symptomerhaltenden Bedingungen ist eine Psychoedukation der Familie notwendig: Es geht hier vor allem darum, die Symptomatik (z. B. Husten) im zeitlichen Kontext als eine körperliche Reaktion auf einen seelischen Zustand zu verstehen und auch anzunehmen. Das Symptom kann dann weniger defizitär, sondern als kreative Leistung des Körpers verstanden werden. Damit wandelt sich auch grundsätzlich der Zielparameter jeder Intervention: Das Kind mit seinen Problemen sollte wieder im Mittelpunkt stehen und nicht die respiratorische Symptomatik. Diese Sichtweise bedeutet z. B. beim habituellen Husten, dass bei der Psychoedukation für Eltern und Therapeuten die Suche nach Gründen, warum der Husten sich entwickelt hat, nicht im Vordergrund stehen sollte. Da am Anfang der Infekt stand, steht vielmehr die Frage, warum geht der Husten nicht weg? Oder anders formuliert: Was sind die symptomerhaltenden Bedingungen? Allein dieser scheinbar kleine Unterschied der Betrachtungsweise erleichtert den therapeutischen Zugang.

Nur wenn es zu anhaltenden sozialen Einschränkungen (Schulbesuch) kommt und sich der Leidensdruck im Verlauf nicht bessert, ist eine Therapie (je nach Ausprägungsgrad der Symptomatik stationär oder ambulant) notwendig, die dann immer multimodal angelegt sein sollte. Symptomabhängig werden dann neben der medizinischen Behandlung auch Psychotherapeuten, Pädagogen, Physiotherapeuten, Logopäden, Sozialarbeiter u. a. m. einbezogen.

Wesentliches für die Praxis

- Atemwegssymptome können funktionaler Natur (z. B. beim Asthma bronchiale), dysfunktioneller Natur (z. B. beim Habituellen Husten) und physiologischer Natur (z. B. bei Aufregung) sein.
- »Man erkennt nur, was man kennt« (Goethe 1948). Dysfunktionelle respiratorische Symptome werden nach Positivkriterien diagnostiziert. Eine Ausschlussdiagnostik verunsichert; Befürchtungen belasten. Die bewusste Wahrnehmung des infektgetriggerten Beginns einer dysfunktionellen Störung entlastet.
- Die Erarbeitung eines individuellen Störungskonzeptes mit dem Kind/Jugendlichen und der Familie inkl. der Besprechung von Bedürfnissen und symptomerhaltenden Bedingungen ist zielführend.

Literatur

Chida Y, Hamer M, Steptoe A (2008) A bidirectional relationship between psychosocial factors and atopic disorders: a systematic review and meta-analysis. Psychosom Med 70: 102–116.

Goethe, JW von (1948) Gedenkausgabe der Werke, Briefe und Gespräche. Atemis-Verlag Zürich Stuttgart Bd. 13: 142.

Halvorsen T, Walsted ES, Bucca C, Bush A, Cantarella G, Friedrich G, Herth FJF, Hull JH, Maat R, Nordang L, Remacle M, Rasmussen N, Wilson JA, Heimdahl JH (2017) Inducible laryngeal obstruction: an official joint European Respiratory Society and European Laryngological Society statement. Eur Respir J 50(3): 1602221. (DOI: 10.1183/13993003.02221-2016).

Koerner-Rettberg C (2018) Dysfunktionelle respiratorische Symptome im Kindes- und Jugendalter – eine Herausforderung. Atemwegs- und Lungenkrankheiten 44: 212–220.

Meister J. und Niggemann B (2013) Psychosomatik in der Kinder-Pneumologie. Kinderärztliche Praxis 84: 170–173.

Munyard P, Bush A (1996) How much coughing is normal? Arch Dis Child 74: 531–534.

Nationale Versorgungsleitlinie Asthma bronchiale (2020) – Langfassung 4. Auf. (www.leitlinien.de/nvl/html/asthma/4-auflage, Zugriff am 30.10.2020).

Niggemann B (2010) How to diagnose psychogenic and functional breathing disorder in children and adolescents. Pediatr Allergy Immunol 21: 895–899.

Niggemann B, Grüber C (2014) Dysfunktionelle respiratorische Symptome bei Kindern und Jugendlichen. Consilium Pneumologie Sonderausgabe 2014; ISSN 1869-5701.

Niggemann B, Lehmann C, Weiss C, Wahn U (2007) Psychogene und funktionelle Atemstörungen bei Kindern und Jugendlichen. Allergo J 16: 341–349.

Noeker M (2008) Funktionelle und somatoforme Störungen im Kindes- und Jugendalter. Hogrefe, Göttingen.

Schlegtendal A, Koerner-Rettberg C (2019) Dysfunktionelle respiratorische Symptome. Pneumologe 16: 33–39.

Vogelberg C (2018) Prolongierter Husten nach Atemwegsinfektion: Schicksal oder Behandlungsfehler? Consilium live 12–18.

3.5 Magen- und Darmsymptome

Dietmar Scholz

Fallbeispiel

Die 13-jährige Maria stellt sich ambulant vor. Anhaltende Bauchschmerzen beeinträchtigen Nachtschlaf, Freizeitaktivitäten und Schulleistung. Die Schulfehltage häufen sich. Angefangen habe es mit einem Magen-Darm-Virus. Ruhe helfe, Spasmolytika kaum. Vorab wurde nach unauffälliger Magen-/Darmspiegelung eine Fruktosemalabsorption diagnostiziert. Das Calprotectin im Stuhl war leicht erhöht. Unter einer an fermentierbaren Oligo-, Di-, Monosacchariden und Polyolen (FODMAP) armen Kost besserten sich die Beschwerden wenig. Der Glaube dominiert das Leben der siebenköpfigen Familie. Maria möchte nach der Schule ein Jahr in den USA verbringen. Nach einem Monat stationärer Therapie ging es ihr besser.

Zwei Jahre später wurde bei zunehmenden Beschwerden ein Dünndarm-Crohn mittels Kapselendoskopie ausgeschlossen. Zwischenzeitlich war die Mutter an einem »Burn-out« erkrankt, beim Bruder manifestierte sich eine Epilepsie. Bei zunehmendem Novaminsulfon-Bedarf und anhaltendem Schulabsentismus wurde Maria mit behandlungsbedürftiger Depression in eine interdisziplinäre Psychosomatik-Einheit aufgenommen. Unter Langzeit-Psychotherapie besserte sich auch die körperliche Symptomatik. Zentrale, in diesem Fallbeispiel wirksame Faktoren lassen sich gut tabellarisch im bio-psycho-sozialen Modell differenzieren (▶ Tab. 3.3).

Tab. 3.3: Bio-psycho-soziales Modell im Fallbeispiel wirksamer Faktoren

Faktoren	soziale	psychische	biologische
prädisponierende	gesellschaftliche Zwänge	Selbstunsicherheit	Fruktosemalabsorption
auslösende	Überforderung der Mutter	Schuldgefühle	Magen-Darm-Virus
erhaltende	Parentifizierung	Angst vor Ablehnung	affektive Agnosie

3.5.1 Einleitung

Magen- und Darmsymptome können Zeichen somatischer Erkrankungen sein. In der Regel liegt eine *Störung der Darm-Hirn-Achse* vor. Konflikte in Entwicklungsphasen begünstigen das Auftreten funktioneller gastro-intestinaler Störungen (FGIS). Eine Obstipation bleibt oft undiagnostiziert, solange Stuhlkonsistenz und -frequenz normal wirken. Obwohl Defäkationsstörungen Lebensqualität und gesellschaftliche Teilhabe einschränken, bleibt die Hälfte der Betroffenen unbehandelt, aus Scham oder Schuldgefühl wird nur ein Drittel ärztlich vorgestellt (Scholz und von Klitzing 2018). Familien mit FGIS wünschen sich emotionale Unterstützung, Anerkennung ihres Leidens, Erklärungen der Ursachen und Bestätigung der gutartigen Natur der Erkrankung. Mit den Symptomen werden intrapsychische Konflikte und negative Emotionen abgewehrt und regressive Verhaltensweisen gefördert. Widerstände resultieren aus gewohnten Interaktionsmustern und vertrauten Rollenzuschreibungen im Familiensystem. Oft erhalten die Betroffenen keine angemessene psychosoziale Diagnostik und Behandlung.

3.5.2 Begriffsbestimmung

Die ICD-10 kennt *funktionelle Dyspepsie*, *Reizdarmsyndrom (RDS)* und *sonstige funktionelle Darmstörungen*. Das neue Kapitel *FGIS bei Säuglingen, Kleinkindern und Kindern* der ICD-11 differenziert nicht jenseits des Säuglingsalters. Die 2016 publizierten Rom-IV-Kriterien benennen auf somatische Erkrankungen hinweisende

Alarmsymptome und unterscheiden bei Kindern/Jugendlichen zwischen *Störungen mit Übelkeit/Erbrechen*, *mit Bauchschmerz* und *Defäkationsstörungen* (▶ Tab.3.4).

Tab. 3.4: FGIS bei Kindern/Jugendlichen nach Rom-IV-Kriterien (Hyams et al. 2016)

Störungen mit Übelkeit/Erbrechen	Störungen mit Bauchschmerz	Defäkationsstörungen
Zyklisches Erbrechen	Dyspepsie	Obstipation
Übelkeit/Erbrechen	Reizdarmsyndrom	Nicht-retentive Stuhlinkontinenz
Ruminationssyndrom	Abdominelle Migräne	
Aerophagie	Sonstiger Bauchschmerz	

3.5.3 Prävalenz/Epidemiologie

In Europa leiden rund 10,5 % der Kinder und Jugendlichen an mit Bauchschmerz assoziierten FGIS, Mädchen mehr als Jungen. Am häufigsten (8,8 %) ist RDS, gefolgt von Dyspepsie (4,5 %), sonstigem Bauchschmerz (3,5 %) und abdomineller Migräne (1,5 %) (Devanarayana und Rajindrajith 2018).

Die Prävalenz der Obstipation bei Kindern und Jugendlichen wird in Europa auf 12,4 % geschätzt, die der nicht-retentiven Stuhlinkontinenz auf 1 % (Scholz und von Klitzing 2018).

3.5.4 Klinik

Eine Orientierung an der Leitsymptomatik hilft bei der diagnostischen Klassifikation nach den Rom-IV-Kriterien (▶ Tab. 3.4) und ist Grundlage zum Verständnis der Bedeutung der Symptome in der Familiendynamik. *Rumination* bleibt als erlerntes Verhalten oft unerkannt. *Aerophagie* zeigt sich in Aufstoßen und Blähungen. Anfälle von *zyklischem Erbrechen* und *abdomineller Migräne* beeinträchtigen weit mehr als *Bauchschmerz* die Alltagsaktivitäten. Bei der *Dyspepsie* wird zwischen »postprandialem Völlegefühl« und »epigastrischem Schmerz-Syndrom« unterschieden. *Defäkationsstörungen* können nach einmonatiger Symptomatik diagnostiziert werden. Für die Diagnose *Obstipation* müssen nur zwei von sechs Kriterien erfüllt sein: Unter drei Stuhlgänge pro Woche, mindestens eine Stuhlinkontinenz pro Woche, Stuhlrückhaltemanöver, schmerzhafter/harter Stuhlgang, große Stuhlmassen im Rektum, großvolumige Stühle. Die *nicht-retentive Stuhlinkontinenz* erfordert den Ausschluss einer Obstipation. (Hyams et al. 2016)

3.5.5 Ursachen/Risikofaktoren/Komorbiditäten/ Differenzialdiagnose

FGIS werden als bidirektionale *Störungen der Darm-Hirn-Achse* durch Einwirkung von Stress auf das Zentralnervensystem und Reize im Magen-Darm-Trakt verursacht. *Prädisponierende, auslösende* und *erhaltende Faktoren* können jeweils im bio-psycho-sozialen Modell abgebildet werden (Müller und Sidler 2014). Stress beeinflusst die Magen-Darm-Motilität und sensibilisiert für Schmerzen. Veränderungen des Mikrobioms können eine Hyperpermeabilität der Darmschleimhaut verursachen. Eine viszerale Hypersensitivität lässt normale Körpersensationen schmerzhaft wahrnehmen. Das Zusammenwirken von Hypervigilanz und emotionaler Erregung führt dann zur katastrophisierenden Wahrnehmung der Schmerzen. Antibiotika, FODMAP und stark gewürzte/gebratene Speisen fördern RDS ebenso wie elterliche Angst und gastrointestinale Probleme (Devanarayana und Rajindrajith 2018).

Im Modell der *affektiven Agnosie* von Lane und Schwartz bilden ausbleibende Verbindungen subkortikaler und kortikaler Strukturen die neuronale Basis der *Alexithymie*, einer bei somatoformen Störungen häufig beobachteten Beeinträchtigung der Affektregulation und emotionalen Kommunikation mit Ursprung in mangelnder emotionaler Versorgung in früher Kindheit. Die Betroffenen sind oft sehr leistungsorientiert, sozial ängstlich, perfektionistisch, zwanghaft und angepasst. Unsicher ängstliches Bindungsverhalten ist ein Prädiktor von Bauchschmerz. Auch Mobbing in der Schule kann FGIS auslösen. Reagieren die Eltern mit Schonverhalten, hält die Reduktion alltäglicher Pflichten die Symptome aufrecht. Ein sekundärer Krankheitsgewinn kann gerade bei Paarkonflikten entstehen, wenn die Verbindung der Eltern in gemeinsamer Sorge um die Symptomatik wieder hergestellt scheint (Winter 2020).

Auch sexueller Missbrauch zieht oft Bauchschmerz, Übelkeit/Erbrechen und Schließmuskeldyssynergie nach sich. Defäkationsschmerz kann Toilettenangst und Stuhlverhalt auslösen. Die erhöhte Dehnbarkeit des erweiterten Rektums lässt erst bei ausgeprägter Koprostase das Bedürfnis zur Darmentleerung spüren. Habituation an Stuhlverhalt bewirkt vermehrte Anspannung des Beckenbodens als Reaktion auf Stuhlschmieren und gelegentlich massives Einkoten. Fast die Hälfte der Kinder mit Überlaufinkontinenz leidet an Schließmuskeldyssynergie (Scholz und von Klitzing 2018).

Neurotizismus, Stress oder Depression der Eltern begünstigen ebenso wie Überbehütung und unangemessene Anforderungen eine Obstipation (Vriesman et al. 2020). Missbrauch findet sich häufiger bei Kindern mit Stuhlinkontinenz, auch rigides Toilettentraining und stressige Lebensereignisse können eine Defäkationsstörung auslösen (Scholz und von Klitzing 2018), ballaststoffarme Kost und mangelndes Bewegungsspiel halten sie aufrecht.

Komorbiditäten: FGIS sind oft mit kognitiven, Teilleistungsstörungen und Schulverweigerung assoziiert. Die Hälfte der Betroffenen entwickelt meist schon vorher Angststörungen, rund 40 % depressive und ein Drittel andere psychische Erkrankungen wie Substanzmissbrauch (Vriesman et al. 2020). Kinder mit

Stuhlinkontinenz leiden fünfmal häufiger an Störungen des Sozialverhaltens, ADHS, Angststörungen und Depression (Scholz und von Klitzing 2018).

Differenzialdiagnosen: Endoskopisch wird vor allem eine Refluxösophagitis gefunden, in Stuhluntersuchungen nicht selten Protozoen (Gijsbers et al. 2014). Die häufig vermutete Laktosemalabsorption tritt oft nur vorübergehend postenteritisch auf. Bei Jugendlichen sollte auch an sexuell übertragbare Infektionen und eine Schwangerschaft gedacht werden. Zöliakie und chronisch-entzündliche Darmerkrankungen (CED) sind immer in die Differenzialdiagnose einzubeziehen; andere Diagnosen sind selten (Hyams et al. 2016). Bei weniger als 5 % der Kinder mit Obstipation werden somatische Ursachen gefunden, allerdings finden sich bei therapierefraktärer Obstipation in bis zu 9 % spinale Dysraphien, bei Inkontinenz manchmal ein Tethered-Cord-Syndrom (Tabbers et al. 2014).

3.5.6 Diagnostik

Die Störung der Darm-Hirn-Achse wird als klinische Diagnose nach Rom-Kriterien gestellt. Umfassende Anamnese und sorgfältige körperliche Untersuchung sollen psychosoziale Faktoren und somatische Ursachen abklären. Da fehlende *Alarmsymptome* (▶ Tab. 3.5) letztere nicht sicher ausschließen (Gijsbers et al. 2014), gehören Tests auf Calprotectin im Stuhl und Transglutaminase-IgA-Antikörper im Serum zur Routinediagnostik. Psychische Auffälligkeiten können z. B. mit dem *Strengths and Difficulties Questionnaire* erfasst werden.

Bildgebende Verfahren sind nur bei konkretem Verdacht sinnvoll (Devanarayana und Rajindrajith 2018). Die Indikation zur Magenspiegelung erfordert klinische Erfahrung, histologische Auffälligkeiten finden sich bei einem Drittel der Patienten ohne Alarmsymptome (Gijsbers et al. 2014).

Bei Obstipation kann die körperliche Untersuchung Dysfunktionen, körperliche Defizite, Haltungsfehler und motorische Entwicklungsverzögerungen aufdecken, bei Therapieversagen kann die digitale rektale Untersuchung Hinweise auf eine Schließmuskeldyssynergie geben (Vriesman et al. 2020). Die Darmsonografie veranschaulicht der Familie den Stuhlverhalt, eine MRT von Becken/Wirbelsäule ist bei neurologischen Auffälligkeiten indiziert (Tabbers et al. 2014). Nur bei weiteren Symptomen einer Grunderkrankung sind Laboruntersuchungen angezeigt.

3.5.7 Intervention/Behandlung/Prävention

Im Zentrum stehen *Aufklärung, Beratung und Psychoedukation* der Familie (Tabbers et al. 2014). Patienten profitieren von der Aufklärung über die funktionelle Natur der Störung und Reduktion elterlicher Sorge. Die Akzeptanz der Prädisposition ist Grundlage für die Meidung auslösender und Beeinflussung erhaltender Faktoren. Nach Erarbeitung eines plausiblen bio-psycho-sozialen Krankheitsmodells können Bedeutung des Symptoms im (Familien-)System verstanden, Coping-Strategien besprochen und ein individuelles Behandlungskonzept erstellt werden (Müller und Sidler 2014).

Tab. 3.5: Alarmsympome (Hyams et al. 2016; Vriesman et al. 2020)

Übelkeit/Erbrechen/Bauchschmerz	Defäkationsstörungen
Familienanamnese	
CED/Zöliakie/Ulkuskrankheit	M. Hirschsprung/Zöliakie/Hypothyreose
Eigenanamnese	
Wachstumsverzögerung/Gewichtsverlust	Gedeihstörung
Unklares Fieber	Fieber
Rezidivierendes Erbrechen	Galliges Erbrechen
Gastrointestinaler Blutverlust	Blut im Stuhl
Nächtliche/chronische Diarrhö	Bleistiftförmige Stühle
Verzögerte Pubertät	Durchfälle/explosive Stühle
Leistungsknick	Verzögerte Mekonium-Passage
Persistierender Schmerz rechtsseitig	Beginn im Neugeborenenalter
Nächtliches Erwachen vor Schmerz	
Dysphagie/Odynophagie	
Menstruationsstörung	
Körperliche Untersuchung	
Hautausschlag/orale Ulzerationen	Stark aufgeblähter Bauch
Abwehrspannung	Anale Narben/Fissuren/Hämatome/Ekzem
(Peri-)anale Veränderungen	abnormaler Anal-/Cremaster-Reflex
Arthritis	Ektoper/klaffender/trichterförmiger Anus
Blässe/Gelbsucht	Asymmetrische Gluteafalte
Loslass-Schmerz	extreme Angst vor analer Untersuchung
Veränderte Darmgeräusche	sakrales Grübchen/Haarbüschel
Organomegalie	auffällige Schilddrüse
Pathologische Resistenz	Kraft-/Tonus-/Reflexminderung unterer Extremitäten

Ohne psychische Komorbiditäten kann eine *kinderärztliche psychosomatische Basisversorgung* ausreichen, um Besserung und Reintegration in den Alltag ohne Krankschreibung zu begleiten. Mit Einbezug aller Erziehungspersonen kann Emotionen Raum gegeben werden. Zudem können negative Übertragungen angesprochen werden. Beim Umgang mit Scham/Schuldgefühlen kann unter dem Schutz individueller Grenzen geholfen werden. Familiäre Ressourcen sollten identifiziert werden. Bei Überlastung müssen Maßnahmen der Kinder-/Jugendhilfe vermittelt werden. Patienten mit psychischen Komorbiditäten sollten zeitnah der Diagnostik und *Behandlung durch Psychologen oder Kinder-Jugend-Psychiater* zugeführt werden.

Sind Alltagsaktivitäten zu stark beeinträchtigt, ist eine *Behandlung durch ein interdisziplinäres Team* unter Einbezug von psychosozial geschulten und kindergastroenterologischen Fachpersonen notwendig. Anlässe für Aufnahme auf die *psychosomatische Station* sind oft Probleme in der Schule und Schulfehltage (Winter 2020).

Kognitive Verhaltenstherapie, bauchgerichtete Hypnotherapie und *Entspannungsverfahren* können eine Bauchschmerz-Symptomatik reduzieren. Adjuvant sollen bei Dyspepsie und RDS auslösende Lebensmittel gemieden werden, ein Drittel der Betroffenen profitiert von FODMAP-armer Kost; auch *Flohsamenschalen* und *Probiotika* können helfen. *Säureblocker* lindern epigastrische Schmerzen, *Domperidon* postprandiales Völlegefühl und RDS, magensaft-resistente *Pfefferminzöl*-Kapseln Bauchschmerz, *STW5-II* auch Dyspepsie und Blähungen (Devanarayana und Rajindrajith 2018).

Bei Obstipation sind neben angemessener Toilettensituation (Entspannung in Hockstellung) vor allem die *Stuhlweichmacher* Voraussetzung für regelmäßige, vollständige, schmerzfreie Defäkation. Die Therapieadhärenz kann durch Erörterung gemeinsamer Maßnahmen, Ernstnehmen kindlicher Ängste, Stellung entwicklungsgemäßer Anforderungen, Freiheit von Zwang (das Loslassen!), Förderung eigener Wahrnehmung und Überlassung von Verantwortung verbessert werden. *Strukturiertes Toilettentraining* reduziert Stuhlverhalt und Überlaufinkontinenz, *körperliche Aktivität* und *ballaststoffreiche Kost* fördern die Darmtätigkeit (Vriesman et al. 2020). *Probiotika* können helfen. *Physiotherapie* lindert die Symptomatik, reduziert den Bedarf an Stuhlweichmacher und erhöht die Lebensqualität. In therapierefraktären Fällen kann eine *Kuhmilchelimination* hilfreich sein (Tabbers et al. 2014), alternativ können vorübergehend *stimulierende Laxantien* zum Einsatz kommen (Vriesman et al. 2020).

Bei nicht-retentiver Stuhlinkontinenz sind Laxantien kontraindiziert. Hier steht *kurzes Toilettentraining* nach jeder Mahlzeit und bei der Heimkehr vom Schulbesuch im Zentrum. Stuhltagebuch und positive Verstärker unterstützen die Therapie-Adhärenz (Scholz und von Klitzing 2018).

Prävention: Eine bindungsorientierte Erziehung erhöht die Resilienz auch gegenüber FGIS. Die frühzeitige Diagnose und psychosomatische Behandlung beugen sekundären somatoformen Störungen vor. Die Mitbehandlung psychischer Komorbiditäten als *Tertiärprävention* wird oft vernachlässigt.

3.5.8 Prognose – Perspektive

Die Prognose der FGIS ist besser, je frühzeitiger umfassend behandelt wird. Unter interdisziplinärer Behandlung erreichen 28 % der Betroffenen nach zwei und weitere 13 % nach vier Monaten eine Remission. Nach 1,5 Jahren Behandlung im Rahmen der psychosomatischen Grundversorgung zeigen 60 % komplette und 30 % teilweise Verbesserung der Symptomatik (Devanarayana und Rajindrajith 2018).

Eine unzureichende Behandlung der Obstipation begünstigt Verhaltensstörungen. Versagt die initiale Therapie, sind trotz gastroenterologischer Behandlung nach zehn Jahren noch 50 % obstipiert. Unter psychosomatischer Behandlung nicht-retentiver Stuhlinkontinenz sind nach zwei Jahren 29 % der Betroffenen, nach sieben Jahren 80 % beschwerdefrei, 15 % leiden noch als Erwachsene unter der Symptomatik (Scholz und von Klitzing 2018).

> **Wesentliches für die Praxis**
>
> - Die Rom-Kriterien klassifizieren die bei gestörter Darm-Hirn-Achse auftretenden funktionellen gastrointestinalen Störungen.
> - Die meisten prädisponierenden, auslösenden und erhaltenden Faktoren lassen sich durch umfassende Anamnese und sorgfältige klinische Untersuchung finden.
> - Alarmsymptome weisen auf notwendige somatische Untersuchungen hin.
> - Psychische Komorbiditäten sollen von Beginn an in die Differenzialdiagnose einbezogen und qualifiziert behandelt werden.
> - Scham und Schuldgefühle behindern die zeitige Diagnose und nachhaltige Behandlung von Defäkationsstörungen.
> - Zeitnahe umfassende psychosomatische Therapie verbessert die Prognose funktioneller gastrointestinaler Störungen.
> - Insbesondere Defäkationsstörungen erfordern langfristige Behandlungen auf sozialer, psychischer und biologischer Ebene.

Literatur

Devanarayana NM, Rajindrajith S (2018) Irritable bowel syndrome in children: Current knowledge, challenges and opportunities. World J Gastroenterol 24: 2211–2235.

Gijsbers CF, Benninga MA, Schweizer JJ, Kneepkens CM, Vergouwe Y, Büller HA (2014) Validation of the Rome III criteria and alarm symptoms for recurrent abdominal pain in children. J Pediatr Gastroenterol 58: 779–785.

Hyams JS, Di Lorenzo C, Saps M, Shulman RJ, Staiano A, van Tilburg M (2016) Functional Disorders: Children and Adolescents. Gastroenterology 150: 1456–1468.

Müller B, Sidler M (2014) Funktionelle Bauchschmerzen bei Kindern und Jugendlichen – Ein Update. Paediatrica 25: 8–11.

Scholz D, von Klitzing K (2018) Psychosoziale Aspekte der Stuhlinkontinenz. Kinder- und Jugendmedizin 18: 29–33.

Tabbers MM, DiLorenzo C, Berger MY, Faure C, Langendam MW, Nurko S, Staiano A, Vandenplas Y, Benninga MA (2014) Evaluation and treatment of functional constipation in infants and children: evidence-based recommendations from ESPGHAN and NASPGHAN. J Pediatr Gastroenterol Nutr 58: 258–274.

Vriesman MH, Koppen IJN, Camilleri M, Di Lorenzo C, Benninga MA (2020) Management of functional constipation in children and adults. Nat Rev Gastroenterol Hepatol 17: 21–39.

Winter SM (2020) Somatisierung bei Kindern und Jugendlichen. In: Egle UT, Heim C, Strauß B, von Känel R (Hrsg.) Psychosomatik. Neurobiologisch fundiert und evidenzbasiert. Stuttgart: Kohlhammer. S. 599–607.

3.6 Anfälle und Bewegungsstörungen

Markus Blankenburg

Fallbeispiel

Nach dem Suizid einer Freundin entwickelt ein 13-jähriges Mädchen rezidivierende Zitteranfälle am rechten Arm, die z. T. mit Atemnot und Panikattacken einhergehen. Drei Monate später kommt es zu einer Lähmung im rechten Bein mit Schmerzen, sodass sie einen Rollstuhl benutzen muss, körperliche Belastung vermeidet und nur noch sporadisch in die Schule geht. Zahlreiche Untersuchungen bei vier Fachärzten mit MRTs von Kopf und Spinalkanal, Hüfte und Beine, Röntgen vom Knie und Sprunggelenk, Hüftsonografie sowie Neurophysiologie sind unauffällig. Eine ambulante Physio- und Schmerztherapie über neun Monate mit Analgetika (Paracetamol, Ibuprofen), Osteopathie und Psychotherapie führen zu keiner Besserung. Bei der anschließenden stationären multimodalen psychosomatischen Behandlung über vier Wochen findet sich neben der dissoziativen Bewegungsstörung eine mittelgradige Depression mit katastrophisierenden Gedanken und ausgeprägtem Vermeidungsverhalten auf dem Boden eines Trennungskonfliktes der Eltern und einer schulischen Überforderung.

3.6.1 Einleitung und Begriffsbestimmung

Störungen von Körperfunktionen, die unter willentlicher Kontrolle stehen und nicht durch eine somatische Ursache erklärbar sind, werden als dissoziative Störungen klassifiziert. Dazu gehören dissoziative Anfälle, Bewegungs- und Empfindungsstörungen. Werden die Symptome hingegen bewusst hervorgerufen, handelt es sich um Simulation, Aggravation oder um »Artifizielle Störungen« (z. B. Münchhausen-by-proxy-Syndrom). Dissoziative Störungen entstehen oft in Zusammenhang mit belastenden Lebensereignissen, emotionalen Problemen und einem Vermeidungsverhalten mit Problemen bei der Alltagsbewältigung. Die Betroffenen sind oft überzeugt an einer körperlichen Krankheit zu leiden und befürchten, dass die körperliche Ursache der Erkrankung übersehen wird.

3.6.2 Definition

Für die Diagnose von dissoziativen Störungen muss eine somatische Erkrankung ausgeschlossen sein, die die Symptome erklären kann. Darüber hinaus soll eine zeitliche Verbindung mit einem traumatischen Ereignis oder einer gestörten Beziehung nachweisbar sein, was im klinischen Alltag nicht immer gelingt.

3.6.3 Prävalenz/Epidemiologie

Die häufigsten dissoziativen Störungen sind psychogene Anfälle, Bewegungs- und Empfindungsstörungen mit einer Prävalenz von ca. 3–5 % nach repräsentativen Stichproben im Schulalter (Blankenburg et al. 2008 und 2021 Brunner und Resch 2003; Taylor und Garralda 2003, Hessel et al.2003; Essau et al. 2000; Campo 1999; Lieb et al. 1998). Mädchen sind häufiger betroffen als Jungen (Hagenah und Herpertz-Dahlmann 2005).
Vor dem Schulalter sind dissoziative Symptome selten.

3.6.4 Ätiologie und Pathogenese

Ursächlich handelt es sich um eine psychogene Störung, die oft in zeitlicher Verbindung mit akuten oder chronischen belastenden Lebensereignissen auftritt, wie z. B. Trennung oder Tod der Eltern, Missbrauch, Traumatisierung, chronischer Überforderung und Komorbiditäten (Angststörung, Depression, posttraumatische Belastungsstörung). Weitere Einflussfaktoren sind eine psychische »Dünnhäutigkeit« (Vulnerabilität), eine reduzierte Wahrnehmung für Anspannung, eine gesteigerte physiologische Reaktionsbereitschaft (z. B. gesteigertes Schmerzerleben) und körperliche Vorerkrankungen sowie familiäre Einflüsse (Modelllernen). Die Dissoziation von psychischem Erleben in körperliche Symptome führt zur Angstreduktion und einer vermehrten Zuwendung. Einflussfaktoren für die Chronifizierung sind der primäre Zielkonflikt (Krankheitsgewinn), kognitive Fehlbewertungen (Katastrophisierung), passive Bewältigungsstrategien sowie Persönlichkeitsmerkmale, wie z. B. hohe Leistungsansprüche bei geringem Selbstwertgefühl. Die Gefahr einer iatrogenen Chronifizierung besteht durch fortwährende diagnostische Prozesse unter Ausblenden der psychogenen Genese.

3.6.5 Klinik

Dissoziative Symptome haben einen demonstrativen Charakter und treten meist vor Publikum auf. Typisch ist die Zunahme der Symptome unter Beobachtung und die Abnahme bei Ablenkung. Im Gegensatz zu dem ausgeprägten Vermeidungs- und Rückzugsverhalten mit Problemen bei der Alltagsbewältigung (Entlastung von Pflichten, Schulfehlzeiten) besteht oft ein geringer Leidensdruck (Belle Indifférence).
Dissoziative Paresen betreffen meist die nicht dominante Extremität. Zeichen der psychogenen Minderinnervation ist die unwillkürliche Mitinnervation bei gleichzeitiger Kraftprüfung auf beiden Seiten und bei plötzlicher Steigerung des Widerstandes. Lässt man den passiv hochgehaltenen Arm des liegenden Patienten über dem Gesicht los, fällt dieser neben dem Körper auf die Unterlage.
Bei *dissoziative Bewegungs- und Gangstörungen* sind die Bewegungsabläufe im Gegensatz zu neurologischen Störungen energieaufwändig bis artistisch mit übertrieben ausfahrenden Bewegungen, seitlichen Ausfallschritten mit gleichzeitiger

Aktivierung von agonistischen und antagonistischen Muskelgruppen. Stürze werden meist durch fantasievolle Einbeziehung der Umgebung vermieden.

Bei *dissoziativen Anfällen* sind die Bewegungen ausfahrender und nicht so stereotyp wie bei epileptischen Anfällen, die Augen sind zugekniffen und die Pupillenreaktion erhalten. Die Anfälle dauern oft länger als bei epileptischen Anfällen und sistieren eher auf Ansprache oder Ablenkung als auf Antikonvulsiva. Eine Zyanose sowie Verletzungen durch Stürze treten nicht auf. Die Differenzierung zwischen beiden Anfallsformen ist schwierig, wenn Patienten eine Epilepsie und psychogene Anfälle haben (20 %). Die psychogenen Anfälle treten oft dann auf, wenn die Epilepsie gut eingestellt ist.

Tab. 3.6: Unterscheidungsmerkmale zwischen psychogenen und epileptischen Anfällen

Kriterium	Psychogene Anfälle	Epilepsie
Situation	vor Publikum	häufig allein
Symptome	theatralisch, artistisch, bizarr	tonisch-klonisch
Fluktuation	Beobachtung↑, Ablenkung↓	keine
Augen	geschlossen, Lichtreaktion	starr-offen
Kopfwendung	alternierend	unilateral
Stürze	Auffangbewegungen	tonisch
Verletzungen	keine	Platzwunden
Dauer	lange	kurz
Postiktal	Aufwachen	Umdämmerung
Antikonvulsiva	keine Wirkung	wirken

Affektkrämpfe treten vom Kleinkindalter bis zum 6. Lebensjahr bei einem Trauma, Ärger oder Wut auf. Dabei kann es zu einem Haltungs- und Bewusstseinsverlust sowie zu Myoklonien im Schulterbereich kommen.

Pavor nocturnus tritt im Vorschulalter in der ersten Nachthälfte auf. Dabei kann es zum plötzlichen Aufsetzen, stereotypen Bewegungen, Schreien, Verwirrtheit ohne Reaktion auf Ansprache für ca. 5–15 Minuten kommen. Die Kinder sind in der Situation kaum erweckbar und schlafen anschließend sofort wieder ein.

Stereotypien treten vom Vorschulalter bis zur Adoleszenz auf. Dabei kann es zu unwillkürlichen stereotypen Bewegungen (Reiben der Finger, Schütteln der Unterarme oder Beine, Schaukeln des Rumpfes oder Kopfes) kommen, besonders bei Aufregung, Stress und Langeweile.

Tics treten im Vorschul- oder Schulalter auf. Dabei kann es zu unwillkürlichem Blinzeln, Grimassieren und Zucken im Schulterbereich oder schnellen Bewegungen sowie Räuspern, Grunzen, Schnüffeln oder einer Koprolalie (Tourette-Syndrom)

kommen, besonders bei Anspannung und Stress. In vielen Fällen verschwindet die Symptomatik nach Wochen oder Monaten.

Hyperventilationstetanien beginnen in der Pubertät. Dabei kann es zu bilateralen Kribbelparästhesien und Pfötchenstellung der Hände beim Hyperventilieren kommen, häufig mit Unruhe und Angst.

Tagträume treten vom Vorschulalter bis zum 10. Lebensjahr auf. Dabei kann es zu einer verzögerten oder fehlenden Reaktion auf Ansprache kommen ohne Beeinträchtigung der aktuellen Aktivität, Erinnerung und Reaktionsfähigkeit.

Synkopen beginnen meist in der Adoleszenz mit Schwindelgefühl, Schwarzwerden vor Augen, Übelkeit, einem kurzen Muskeltonus- und Bewusstseinsverlust für maximal fünf Minuten und selten Muskelkloni und Urinabgang. Nach dem Auslöser und der Pathophysiologie werden drei Formen unterschieden. Am häufigsten sind Reflexsynkopen z. B. bei Schreck oder Schmerzreizen durch eine Weitstellung der Blutgefäße und Verringerung der Herzfrequenz. Orthostatische Synkopen treten bei Lagewechseln vom Liegen zum Stehen auf und werden durch einen Volumenmangel begünstigt. Kardiale Synkopen bei Herzrhythmusstörungen (Long-QT-Syndrom), Aortenstenose oder Kardiomyopathie sind selten und lebensbedrohlich. Sie müssen bei Synkopen vor dem 10. Lebensjahr sowie bei Synkopen im Rahmen körperlicher Belastung oder im Liegen bzw. Sitzen erwogen werden. Begleitend können Thoraxschmerzen sowie eine plötzlich einsetzende Tachykardie oder Palpitationen vorhanden sein.

3.6.6 Differenzialdiagnose und Komorbiditäten

Manchmal ist die Unterscheidung zwischen dissoziativen und somatischen Ursachen schwierig, insbesondere bei genetischen Dystonien, wie z. B. primären paroxysmalen Dyskinesien. Neben dissoziativen Anfällen und Bewegungsstörungen gibt es andere Formen nicht epileptischer Anfälle und Bewegungsauffälligkeiten. Dazu gehören benigne Schlafmyoklonien, Schauderattacken und Bewegungen durch einen Gastroösophagalen Reflux bei Säuglingen, Affektkrämpfe, Selbststimulation und Stereotypien bei Kleinkindern sowie der Pavor nocturnus, Synkopen und Tics im Schulalter wie oben aufgeführt.

Patienten mit dissoziativen Störungen haben häufig eine Komorbidität mit psychiatrischen Erkrankungen, am häufigsten Depression, Angst und Selbstwertproblemen (Eminson 2001; Essau et al. 2000).

3.6.7 Diagnostik

Dissoziative Anfälle und Bewegungsstörungen können häufig schon durch die typischen motorischen Phänomene erkannt werden. Bei großen dissoziativen Anfällen findet sich im Gegensatz zu Grand-Mal-Anfällen kein Prolaktinanstieg im Serum. EEG-, Schlaf-EEG und ggf. Langzeit-Video-EEG-Monitoring sind unauffällig.

Bei dissoziativen Bewegungsstörungen und Paresen besteht ein Widerspruch mit dem unauffälligen Reflexstatus, Wechselinnervation bei der Kraftprüfung und unwillkürlichen Bewegungen der gelähmten Extremität bei Ablenkung. Die Neurografie, evozierte Potenziale (SEP) und Schnittbilddiagnostik (MRT) sind unauffällig.

Bei Tics nach einer fieberhaften Infektion sollten Streptokokken-Antikörper (ASL-, AST)-Titer zum Ausschluss eines PANDAS (Pediatric Autoimmune Neuropsychiatric Disorders Associated with Streptococcal Infections)-Syndroms untersucht werden.

Zur Abklärung von Synkopen werden eine Blutdruckmessung, ein EKG und ein EEG durchgeführt. Beim Auftreten vor dem 10. Lebensjahr oder bei körperlicher Belastung sollten ein 24 h-Langzeit-EKG (Long-QT-Syndrom) und eine Echokardiografie (Kardiomyopathie) erfolgen.

Bei V. a. metabolische Störungen (Hypoglykämien, Elektrolytentgleisung, Intoxikationen) werden gezielte Laboruntersuchungen durchgeführt.

Zur Unterscheidung von Dystonien ist ggf. eine genetische Diagnostik erforderlich.

Bei der psychologischen Anamnese finden sich häufig Belastungen in zeitlichem Zusammenhang mit dem Beginn der Symptomatik und/oder komorbide Störungen, wie eine Depression, Angststörung und Selbstwertprobleme.

3.6.8 Intervention/Behandlung/Prävention

Voraussetzung für die Therapie ist, die Symptome und Ängste der Betroffenen vor einer somatischen Erkrankung ernst zu nehmen. Die Vermittlung der Untersuchungsergebnisse ist ein wichtiger Teil der Therapie. Die Aussage »wir haben nichts gefunden« schürt die Angst der Betroffenen, dass etwas übersehen wurde und ihnen nicht geholfen werden kann. Wenn die Betroffenen Vertrauen entwickelt haben, dass eine bedrohliche körperliche Erkrankung ausgeschlossen wurde, führt die Psychoedukation zum Verständnis über das Zusammenspiel zwischen biologischen, psychologischen und sozialen Faktoren. Wichtig ist es ursächliche Belastungsfaktoren zu verändern und die Eltern zu beraten, wie sie das Vermeidungsverhalten reduzieren und aktive Bewältigungsstrategien verstärken können. Frühzeitige psychologisierende Erklärungsversuche verstärken meist nur die Abwehr. Indikation für eine ambulante Psychotherapie oder eine stationäre multimodale psychosomatische Behandlung sind schwere oder lang andauernde Symptome (über drei Monate), Hinweise auf schwere Belastungsfaktoren oder Komorbiditäten (Depression, Angst, Selbstwertprobleme) sowie die Einschränkung der Teilhabe in der Schule und Freizeit (Garralda 1999).

Bei Affektkrämpfen, Pavor nocturnus, Stereotypien und Tagträume reicht die Aufklärung über die Harmlosigkeit der Symptomatik und den selbstlimitierenden Verlauf. Bei Synkopen ohne kardiologische Auffälligkeiten sollten die Patienten ausreichend trinken, regelmäßig essen und Sport machen. Bei Hyperventilationstetanie sollten die Patienten beruhigt werden und in eine Tüte zurück atmen. Tics sollen »liebevoll« ignoriert werden, um den Stress für die Patienten zu reduzieren. Bei starken und langanhaltenden Tics kann eine Verhaltenstherapie (Habit-Reversal-Training) und/oder eine medikamentöse Behandlung (Tiapridex, Abilify) helfen.

Beim PANDAS-Syndrom ist eine antibiotische Therapie der Streptokokkeninfektion erforderlich.

3.6.9 Prognose – Perspektive

Die Prognose ist umso besser je rascher die Symptome verschwinden. Das gelingt umso besser, je eher die Patienten Vertrauen in die durchgeführte Diagnostik entwickeln und lernen, ihre Symptome in Bezug zu emotionalen Belastungen zu sehen. Ein chronischer Verlauf entwickelt sich bei 15–60 % der Patienten, besonders bei frühem Beginn, einer Symptomdauer oder Rezidiven über drei Monate, später Diagnosestellung bzw. Behandlung, chronischen Belastungsfaktoren und Komorbiditäten (Hagenah und Herpertz-Dahlmann 2005; Poikolainen et al. 2000; Jans und Warnke 1999).

Wesentliches für die Praxis

Dissoziative Anfälle, Bewegungsstörungen und Paresen sind bei Kindern und Jugendlichen häufig. Voraussetzung für die Diagnose ist der Ausschluss einer organischen neurologischen Erkrankung durch die Anamnese, die klinische Untersuchung und die Diagnostik. Für die Therapie ist das Vertrauen wichtig, dass eine bedrohliche körperliche Erkrankung ausgeschlossen wurde, das Verständnis der bio-psycho-sozialen Zusammenhänge, die Veränderung ursächlicher Belastungsfaktoren und/oder komorbider Störungen sowie des Vermeidungsverhaltens durch aktive Bewältigungsstrategien. Wenn keine ursächlichen Belastungsfaktoren und/oder komorbiden Störungen vorliegen, verschwindet die Störung oft rasch, wenn die Symptome von den Eltern liebevoll ignoriert und gesunde Verhaltensweisen gestärkt werden. Andernfalls können eine ambulante Psychotherapie und ein soziales Kompetenztraining helfen. Bei Verläufen über drei Monate, wiederholtem Auftreten, schweren belastenden Lebensereignissen oder komorbiden Störungen ist eine stationäre multimodale Komplextherapie erforderlich, um eine Chronifizierung zu verhindern.

Literatur

Blankenburg M, Zernikow B, Hechler T, Aksu F (2008) Psychogene Störungen in der Neuropädiatrie bei Kindern und Jugendlichen. Neuropädiatrie in Klinik und Praxis, Heft 2. S. 52–68.

Blankenburg M, Braun S (2021) Differentialdiagnose nicht-epileptischer Anfälle bei Kindern und Jugendlichen. Neuropädiatrie in Klinik und Praxis 03: 80–90.

Braun S, Blankenburg M (2016) Nichtepileptische Anfälle bei Kindern und Jugendlichen. Pädiatrie up2Date 168: 1–2019

Brunner R, Resch F (2003) Dissoziative und somatoforme Störungen. In: Herpertz-Dahlmann B, Resch F, Schulte-Markwort M, Warnke A (Hrsg.) Entwicklungspsychiatrie: Biopsychologische Grundlagen und die Entwicklung psychischer Störungen. Stuttgart, New York: Schattauer. S. 727–753.

Campo JV, Jansen-McWilliams L, Comer DM, Kelleher KJ (1999) Somatization in pediatric primary care: Association with psychopathology, functional impairment, and use of services. J Am Acad Child Adolesc Psychiatry 38: 1093–1101. MEDLINE.
Eminson DM (2001) Somatising in children and adolescents. 1. Clinical presentations and aetiological factors. Adv Psychiatr Treat 7: 266–274.
Essau CA, Conradt J, Petermann F (2000) Häufigkeit und Komorbidität somatoformer Störungen bei Jugendlichen: Ergebnisse der Bremer Jugendstudie. Z Klin Psychol Psych 29: 97–108.
Garralda ME (1999) Practitioner review: Assessment and management of somatisation in childhood and adolescence: A practical perspective. J Child Psychol Psychiatry 40: 1159–1167.
Hagenah U, Herpertz-Dahlmann B (2005) Somatisierungsstörungen bei Kindern und Jugendlichen Dtsch Arztebl; 102(27): A-1953/B-1649/C-1553.
Hessel A, Geyer M, Schumacher J, Brahler E (2003) Somatoforme Beschwerden bei Jugendlichen in Deutschland. Psychotherapeut 48: 109–116.
Jans T, Warnke A (1999) Der Verlauf dissoziativer Störungen im Kindes- und Jugendalter – Eine Literaturübersicht. Z Kinder Jugendpsychiatr Psychother 27: 139–150.
Lieb R, Mastaler M, Wittchen HU (1998) Gibt es somatoforme Störungen bei Jugendlichen und jungen Erwachsenen? Erste epidemiologische Befunde der Untersuchung einer bevölkerungsrepräsentativen Stichprobe. Verhaltenstherapie 8: 81–93.
Poikolainen K, Aalto-Setala T, Marttunen M, Tuulio-Henriksson A, Lonnqvist J (2000) Predictors of somatic symptoms: a five year follow up of adolescents. Arch Dis Child 83: 388–392.
Taylor S, Garralda E (2003) The management of somatoform disorder in childhood. Curr Opin Psychiatry 16: 227–231.

3.7 Harnausscheidungsstörungen (Harninkontinenz)

Eberhard Kuwertz-Bröking und Christian Steuber

Fallbeispiel

Die sechsjährige Marie war bisher weder tagsüber noch in der Nacht »trocken«. Sie nässt tagsüber gelegentlich am Morgen, häufiger am Nachmittag ein. In der Nacht trägt sie eine Windel, die am Morgen immer nass ist. Marie schläft durch und wird vom Harndrang nicht wach. Mehrfach wurde sie ärztlich vorgestellt, somatisch fassbare Erkrankungen konnten nicht festgestellt werden (Ultraschalluntersuchungen, Restharnbestimmung). Eine Therapie mit Desmopressin blieb ohne Erfolg.

Marie ist Einzelkind und geht in die erste Grundschulklasse. Beide Eltern sind berufstätig, Großeltern unterstützen die Familie. In Bezug auf die Einnässproblematik erscheinen die Eltern ratlos, die Mutter ist inzwischen oft »genervt«, der Vater häufig wütend. Die Großeltern deuten immer wieder an, dass in der »Sauberkeitserziehung« doch einiges schiefgelaufen sei. Die Mutter berichtet, dass Marie bei Harndrang »zappelig« sei und die Beine zusammenkneife. Wenn die Mutter ihre Tochter auffordert, zur Toilette zu gehen, reagiert Marie trotzig und nässt 10–20 Minuten später ein, manchmal ohne dies zu bemerken.

In der Kindergartenzeit war die Inkontinenz kein großes Problem, aber seit der Einschulung wirkt Marie sehr belastet. Trat sie früher oft sehr forsch und offen auf, ist sie jetzt eher zurückhaltend, unsicher, hilflos und ängstlich, verabredet sich seltener und möchte auf keinen Fall bei einer Freundin übernachten. Häufiger Streit mit den Eltern »nervt«. Das Thema »Einnässen« beherrscht die Familie immer mehr.

3.7.1 Einleitung

Einnässen gehört zu den häufigen Störungen des Kindesalters und führt zu emotionaler Belastung, Wut, Traurigkeit, Scham, Hilflosigkeit, Resignation und niedrigem Selbstwertgefühl. Immer noch werden einnässende Kinder von Eltern getadelt, gedemütigt und verbal wie auch körperlich bestraft.

Sehr häufig tritt Einnässen gemeinsam mit Stuhlentleerungsstörungen (Obstipation, Stuhlinkontinenz oder deren Kombination) und mit psychischen Störungen auf. Abhängig von der Form der Harninkontinenz können psychische Störungen als Folge des Einnässens auftreten, dem Einnässen vorausgehen oder auch zufällig und ohne Kausalzusammenhang auftreten (von Gontard 2004).

Von vielen anderen medizinischen Problemen unterscheidet sich die Harninkontinenz durch ihren ausgeprägten Bezug zu Entwicklungs- und Reifungsprozessen, ihre starke soziale Bewertung und ihre kulturelle Ausformung. Im Säuglings- und Kleinkindalter ist Einnässen physiologisch und wird in unserer Kultur weitgehend als normal bewertet. Mit Vollendung des 5. Lebensjahrs wird Harninkontinenz medizinisch als pathologisches Phänomen definiert (Austin et al. 2016). Familien hingegen können ganz andere Bewertungen treffen, stark abhängig vom biografischen, sozialen und kulturellen Hintergrund: Während manche Familien selbst bei bis in die Pubertät persistierender Enuresis keinen Arzt aufsuchen, herrscht in anderen große Sorge angesichts eines mit zweieinhalb Jahren noch nicht trockenen Kindes (Butler et al. 2005). Die Lebensqualität kann stark beeinträchtigt sein.

Im Spannungsfeld von medizinischer Definition des Symptoms und familiärer Zuschreibung ist die häufig sehr zeitintensive diagnostische und therapeutische Arbeit des Kinderarztes angesiedelt.

3.7.2 Begriffsbestimmung

Mit dem Oberbegriff »Harninkontinenz« wird der unwillkürliche und ungewollte Urinverlust eines Kindes bezeichnet. Harninkontinenz tritt im Wachzustand (meist am Tag) und/oder im Schlaf auf. Bis zum Alter von 60 Lebensmonaten bewerten wir das Einnässen am Tag und in der Nacht als physiologisch. Bei Kindern ab dem 60. Lebensmonat bezeichnen wir das Einnässen im Schlaf als *Enuresis nocturna* mit vier zu unterscheidenden Subformen: primär (nie länger als sechs Monate trocken) und sekundär (Inkontinenz nach trockener Phase von mehr als sechs Monaten), monosymptomatisch und nicht monosymptomatisch. Einnässen im Wachzustand wird als *Harninkontinenz am Tag* bezeichnet und eingeteilt in eine kontinuierliche und in eine intermittierende Form. Die kontinuierliche Harninkontinenz ist fast immer

Folge einer somatischen Erkrankung. Bei intermittierender Inkontinenz liegt bei ansonsten gesunden Kindern zumeist eine *nicht-organische (funktionelle) Harninkontinenz* vor. Sie ist definiert als unwillkürlicher Urinverlust nach Ausschluss struktureller Anomalien des Harntrakts, epileptischer Anfälle, neurologischer oder anderer somatischer Erkrankungen. Überaktive Blase, Miktionsaufschub und Sphinkter-Detrusor-Dyskoordination sind die häufigsten Formen (Austin et al. 2016; Kuwertz-Bröking und von Gontard 2021) (▶ Tab. 3.7).

Tab. 3.7: Formen der nicht-organischen (funktionellen) Harninkontinenz und Enuresis

Enuresis nocturna	**häufig (2/3):**
	• MEN: Monosymptomatische Enuresis nocturna
	weniger häufig (1/3):
	• Non-MEN: Nicht-monosymptomatische Enuresis nocturna mit Blasendysfunktion am Tag mit/ohne Harninkontinenz
Funktionelle Harninkontinenz am Tag (im Wachzustand)	**häufig:**
	• Überaktive Blase (overactive bladder, OAB)/Dranginkontinenz
	• Miktionsaufschub
	• Dyskoordinierte Miktion (Detrusor-Sphinkter-Dyskoordination, DSD)
	• Mischformen
	selten:
	• Unteraktive Blase (underactive bladder)
	• Belastungsinkontinenz (Stressinkontinenz)
	• Lachinkontinenz (Giggle-Inkontinenz)

3.7.3 Prävalenz und Epidemiologie

Im Alter von sieben Jahren leiden etwa 7–13 % der Kinder an einer Inkontinenz im Schlaf (Enuresis), Jungen sind bis zu zwei mal häufiger betroffen. Etwa 75 % zeigen eine primäre, 25 % eine sekundäre Enuresis. Im Alter von 16–17 Jahren liegt die Prävalenz der Enuresis bei 0,5–1,1 %, etwa 0,5 % der Erwachsenen nässen in der Nacht ein.

Die Häufigkeit des Einnässens am Tage im Alter von sieben Jahren liegt zwischen 4,9 % und 7,9 %, 0,4–0,8% der Kinder nässen täglich ein. Mädchen sind häufiger betroffen. Die Spontanremissionsrate bei der Harninkontinenz im Wachzustand und der Enuresis liegt bei etwa 15 % pro Jahr (Wright 2015).

3.7.4 Ursachen und Komorbiditäten

Die Blasenkontrolle entwickelt sich bei vielen Kindern während der ersten 3–6 Lebensjahre als hochkomplexer *Reifungsprozess*, der in mehreren Entwicklungsschritten verläuft.

Die *Enuresis nocturna* wird verstanden als Reifungsverzögerung mehrerer Funktionen des Zentralnervensystems, die für die nächtliche Miktionssteuerung verantwortlich sind. Hierzu zählen als wichtigste Ursache der tiefe Schlaf mit erschwerter Erweckbarkeit und damit die Unfähigkeit, durch das Empfinden einer vollen Harnblase aufzuwachen (Arousaldysfunktion). Weitere Ursachen sind die Reifungsverzögerung der zentralen Dämpfung des Detrusors und bei einer kleinen Subgruppe von Kindern die vermehrte nächtliche Urinproduktion.

Die Enuresis gilt zudem als vererbbare Störung mit genetischer Heterogenität (von Gontard et al. 2019).

Bei der *funktionellen Harninkontinenz (tagsüber)* lassen sich drei häufige Formen unterscheiden:

1. Die *überaktive Blase* ist die häufigste Form, gekennzeichnet durch Pollakisurie, kleine Miktionsvolumina, überstarken (»imperativen«) Harndrang, Haltemanöver und ungewollten Urinverlust (Dranginkontinenz).
2. Die Harninkontinenz bei *Miktionsaufschub*, gekennzeichnet durch seltene Miktionen, ausgeprägte Haltemanöver (Überkreuzen der Beine, Hocke- oder Fersensitz) und große Miktionsvolumina gilt als Verhaltensstörung gegenüber der Miktion.
3. Bei der *Sphinkter-Detrusor-Dyskoordination* besteht eine Koordinationsstörung zwischen Blasenentleerungsmuskel und Schließmuskel, deren Ursache weiterhin unklar ist. Typisch ist das verzögerte Ingangkommen der Miktion und der unterbrochene Harnfluss (von Gontard und Kuwertz-Bröking 2019).
   Nach *komorbiden Störungen* muss gezielt gesucht werden: Obstipation mit/ohne Stuhlinkontinenz, rezidivierende Harnwegsinfektionen bei Mädchen (zumeist Blasenentzündungen und asymptomatische Harnwegsinfekte), kinder- und jugendpsychiatrische Störungen, umschriebene Entwicklungsstörungen und Intelligenzminderung.

Klinisch relevante *psychische Störungen* finden sich vor allem bei Kindern mit einer »komplexen« Ausscheidungsstörung: Diese Kinder nässen sowohl im Wachzustand als auch im Schlaf ein und leiden assoziiert an einer Darmentleerungsstörung mit Obstipation und Stuhlschmieren oder Enkopresis *(Bladder-Bowel-Dysfunction)*. 30–50 % dieser Kinder haben eine psychische Störung.

Die *sekundäre Enuresis* kann ausgelöst werden im Rahmen von belastenden Lebensereignissen (z. B. Trennung und Scheidung der Eltern, Geburt eines Geschwisterkindes) und bestehenden psychischen Störungen (von Gontard et al. 2011).

Hyperkinetisches Syndrom, ADHS und oppositionelle Störungen des Sozialverhaltens sind die häufigsten assoziierten externalisierenden Störungen, während internalisierende Störungen (Depressionen, Ängste) seltener sind.

3.7.5 Diagnostik

Eine nicht invasive Diagnostik ist ausreichend, um die Form der Inkontinenz und Komorbiditäten zu erfassen. Optimal ist die Verwendung eines standardisierten Anamnesefragebogens, der Begleitprobleme erfasst und ein Screening auf psychische Störungen enthält. Bei Verdacht auf eine psychische Komorbidität wird die Anwendung eines »Elternfragebogens über das Verhalten von Kindern und Jugendlichen – CBCL/4–18« empfohlen. Notwendig ist die Erhebung eines Trink- und Miktionsprotokolls über mindestens 48 Stunden und die Dokumentation von Harninkontinenz, Darmentleerung und Stuhlinkontinenz über mindestens zwei Wochen (Strichliste). Vorlagen in sieben Sprachen für dieses diagnostische Setting finden sich zum Ausdrucken auf der Webseite der Konsensusgruppe Kontinenzschulung im Kindes- und Jugendalter (KgKS e. V. 2017).

Das Anamnesegespräch beinhaltet: die aktuelle Symptomatik, den bisherigen Verlauf, die Entwicklungs- und Familienanamnese, Auftreten von Inkontinenz in der Familie, die Reaktionen des Kindes und der Familie auf das Einnässen. Wichtig ist die Frage nach der Motivation zur aktiven Mitarbeit bei der Behandlung. Im Anschluss erfolgen eine symptombezogene körperliche Untersuchung und eine Ultraschalluntersuchung von Nieren, Harnwegen und Enddarm. Eine Restharnbestimmung und ein Urinstatus vervollständigen die Diagnostik (Kuwertz-Bröking und von Gontard 2021).

Weiterführende kindergastroenterologische oder kinder- und jugendpsychiatrische Untersuchungen sind bei erheblicher Komorbidität erforderlich, invasivere urologische Untersuchungen bei Verdacht auf eine somatische Form der Harninkontinenz.

3.7.6 Behandlung

Die Behandlung bei allen Formen der Harninkontinenz beginnt mit einer *urotherapeutisch orientierten Beratung (Standardurotherapie)*. Unter Urotherapie werden alle konservativen, nicht chirurgischen und nicht pharmakologischen Behandlungsverfahren von organischen und nicht-organischen (funktionellen) Funktionsstörungen der Blase und der Enuresis nocturna bezeichnet. Urotherapie richtet sich immer an Kind und Eltern gemeinsam. Das Konzept der Urotherapie ist international etabliert und anerkannt. Die *Standardurotherapie* umfasst kind- und elterngerechte Informationen über die Entwicklung und Funktion der Harnblase und der Blasenentleerung, Charakterisierung der Harninkontinenz des betroffenen Kindes und Entwicklung von Strategien, die Blasenfunktion zu normalisieren (Austin et al. 2016; Chang et al. 2017). Hierzu werden einfache Bilder oder Modelle benutzt. Instruktionen zur optimalen Entleerung von Blase und Darm, zu Ernährung und Trinkverhalten und zu Dokumentationssystemen (z. B. Kalendersysteme) und das Angebot einer regelmäßigen Begleitung sind bedeutsam (▶ Tab. 3.8). Ganz wesentlich ist die Entlastung von Kind und Eltern und das Loben von kleinen Fortschritten und Erfolgen.

3 Symptome – das Symptom als kreative Leistung

Tab. 3.8: Elemente und Ziele der Urotherapie

Elemente der Standard-Urotherapie	1. **Aufklärung, Information und Entmystifizierung** • Physiologie der Harnblase • Reifungsprozess der Blasenfunktion • Charakterisierung der Blasenfunktionsstörung • Berücksichtigung von Komorbiditäten • Therapiekonzepte 2. **Anleitung zum Miktionsverhalten** • Miktion rechtzeitig, entspannt und mit Zeit, Miktion nach der Uhr • Wahrnehmungsübungen für die Blase • Notwendigkeit regelmäßiger Darmentleerung 3. **Instruktionen zum Trinkverhalten** • regelmäßig tagsüber, abends weniger • 5–7 x täglich 150–200 ml 4. **Anwendung von Protokollsystemen** • Kalendersysteme, z. B. »Sonnen-Kalender« • Toiletten- und Miktionspläne 5. **Unterstützung und Begleitung** • Förderung der Motivation • Regelmäßige Kontakte • Ansprechbarkeit der Therapeuten
Ziele der Urotherapie	• Entlastung und Abbau von Schuldgefühlen • Abbau von dysfunktionalen Gedanken • Anstoßen von Lernprozessen • Erkennen der Beeinflussbarkeit von Körpervorgängen • Stärkung der Selbsthilfekompetenz

56 % der Kinder mit Inkontinenz am Tag werden mithilfe der Standardurotherapie innerhalb eines Jahres trocken (Schäfer et al. 2018). Vordringliches Ziel ist ein entspannterer Umgang mit der Problematik und Geduld in der Behandlung.

Apparative Verhaltenstherapie (AVT), Biofeedbackmethoden, Physiotherapie und transkutane elektrische Neurostimulation (TENS) sind Elemente der *speziellen Urotherapie,* die (orientiert am Störungsmuster) angeboten werden können, ebenso wie die begleitende Behandlung mit Arzneimitteln (Desmopressin bei Enuresis, Anticholinergika bei überaktiver Blase).

Die AVT mit einem Weckapparat wird vor allem bei der monosymptomatischen Enuresis (MEN) im Rahmen der Urotherapie eingesetzt. Die für die Familie aufwändige Behandlung erfordert eine hohe Motivation von Kind und Eltern und Geduld. Die langfristigen Erfolgsraten der AVT liegen bei etwa 50–70 %. Die Behandlung mit Desmopressin ist kurzfristig zwar erfolgreicher, die Rückfallquote ist jedoch höher als bei der AVT und liegt bei mindestens 50 %.

Bei überaktiver Blase (OAB) kann eine Behandlung mit einem Anticholinergikum hilfreich sein, bei bis zu 60 % führt dies zu einer Verbesserung der Symptome. Die Behandlung mit TENS ist eine neueres Therapieverfahren, dessen genaue Wirkweise unklar ist. Bei Kindern mit Miktionsaufschub sind verhaltenstherapeutische Maßnahmen sinnvoll. Bei der Detrusor-Sphinkter-Dyskoordination kommen im Rahmen der Urotherapie Biofeedbackverfahren zur Anwendung (von Gontard und Kuwertz-Bröking 2019).

Die Behandlung einer komorbiden Störung kann meist simultan erfolgen. Bei Stuhlinkontinenz, Obstipation oder ausgeprägter ADHS ist es sinnvoll, die spezifische gastroenterologische oder kinder- und jugendpsychiatrische Therapie zu beginnen, bevor die Behandlung der Harninkontinenz erfolgt.

Diagnostik und Erstbehandlung von Kindern mit allen Formen der Harnausscheidungsstörungen können in der kinderärztlichen Praxis erfolgen, sind jedoch zeitaufwändig. Kinder mit therapieresistenten und komplizierten Verläufen sollten in spezialisierten Zentren vorgestellt werden. Für solche Patienten wurden Schulungsprogramme entwickelt, die einzeln oder in Gruppen angeboten werden können (Equit et al. 2013; Kuwertz-Bröking et al. 2017). Bei ausgeprägter psychischer Problematik kann eine voll- oder teilstationäre Behandlung erforderlich sein.

> **Wesentliches für die Praxis**
>
> - Die Harninkontinenz im Kindesalter ist zu verstehen als »Symptom einer komplexen Wechselwirkung von körperlichen, seelischen und sozialen Faktoren« (Kuwertz-Bröking et al. 2017).
> - Harnausscheidungsstörungen mit Harninkontinenz sind nur selten Folge einer somatischen Erkrankung. Zumeist liegt eine nicht-organische (funktionelle) Problematik vor.
> - Genetische Disposition, Reifungsverzögerung der Blasenkontrolle, seelische Befindlichkeit und Umweltfaktoren sind ätiologisch von Bedeutung.
> - Psychosoziales Funktionsniveau und Lebensqualität betroffener Kinder und Eltern sind häufig beeinträchtigt.
> - Die Diagnostik ist nicht invasiv; sie ermöglicht die Zuordnung zu einer der Formen der Harninkontinenz und erfasst Komorbiditäten (vor allem psychische, gastroenterologische, nephro-urologische).
> - Grundlage der Behandlung aller Formen der Harninkontinenz sind urotherapeutische Maßnahmen.
> - Harninkontinenz und Komorbiditäten sollen gemeinsam betrachtet und behandelt werden.
> - Die Prognose ist gut.

Literatur

Austin PF, Bauer SB, Bower W, Chase J, Franco I, Hoebeke P, Rittig S, Walle JV, von Gontard A, Wright A, Yang SS, Nevéus T (2016) The standardization of terminology of lower urinary tract function in children and adolescents: Update report from the standardization committee of the International Children's Continence Society. Neurourol Urodyn 35(4): 471–81.

Butler RJ, Golding J, Heron J (ALSPAC Study Team) (2005) Nocturnal enuresis: a survey of parental coping strategies at 7 ½ years. Child Care Health Dev 31: 659–67.

Chang SJ, Van Laecke E, Bauer SB, von Gontard A, Bagli D, Bower WF, Renson C, Kawauchi A, Yang SS (2017) Treatment of daytime urinary incontinence: A standardization document from the International Children's Continence Society. Neurourol Urodyn 36(1): 43–50. Review.

Equit M, Sambach H, Niemczyk J, von Gontard A (2013) Ausscheidungsstörungen bei Kindern und Jugendlichen. Ein Therapieprogramm zur Blasen- und Darmschulung. Göttingen: Hogrefe-Verlag.

Kuwertz-Bröking E, von Gontard A (2021) Deutsche Gesellschaft für Kinder- und Jugendmedizin (DGKJ) und Deutsche Gesellschaft für Kinder- und Jugendpsychiatrie, Psychosomatik und Psychotherapie (DGKJP). Leitlinie S2k. Enuresis und nicht-organische (funktionelle) Harninkontinenz bei Kindern und Jugendlichen. Update 2021. (http://www.awmf.org/leitlinien/detail/II/028-026.html, Zugriff am 20.02.2022).

Kuwertz-Bröking E, Bachmann H, Steuber C für die Konsensusgruppe Kontinenzschulung im Kindes- und Jugendalter (Hrsg) (2017) Einnässen im Kindes- und Jugendalter. Manual für die standardisierte Diagnostik, (Uro-)Therapie und Schulung bei Kindern und Jugendlichen mit funktioneller Harninkontinenz. Lengerich: Pabst Science Publishers Lengerich. (https://www.kontinenzschulung.de/downloadDiagnostik.html, Zugriff am 16.12.2021).

Schäfer SK, Niemczyk J, von Gontard A, Pospeschill M, Becker N, Equit M (2018) Standard urotherapy as first-line intervention for daytime incontinence: a meta-analysis. Eur Child Adolesc Psychiatry 27(8): 949–964.

von Gontard A (2004) Psychologisch-psychiatrische Aspekte der Enuresis nocturna und der funktionellen Harninkontinenz. Urologe (A) 43(7): 787–794.

von Gontard A, Baeyens D, Van Hoecke E, Warzak WJ, Bachmann C (2011) Psychological and psychiatric issues in urinary and fecal incontinence. J Urol 185: 1432–6.

von Gontard A, Kuwertz-Bröking E (2019) The diagnosis and treatment of enuresis and functional daytime urinary incontinence. Dtsch Arztebl Int 116: 279–85. (DOI: 10.3238/arztebl.2019.0279).

Wright AJ (2015) The epidemiology of childhood incontinence. In: Francon I, Austin P F, Bauer S B, von Gontard A, Homsy Y (Hrsg.) Pediatric Incontinence: evaluation and clinical management. WILEY Blackwell. S. 37–60.

3.8 Adipositas

Thomas Reinehr

Fallbeispiel

Der 13-jährige Max, 164 cm groß und 75 kg schwer, wird von seiner Mutter in der Sprechstunde mit der Frage vorgestellt, ob ein Übergewicht vorliegt. Die Mutter, selbst an einem Diabetes mellitus Typ 2 erkrankt, fragt sich, ob eine Grunderkrankung vorliegen könnte. Der Junge und die gesamte Familie würden doch sehr auf ihr Essen achten und ihr Sohn würde regelmäßig Schulsport machen. Laut den Unterlagen ist Max im letzten halben Jahr 5,2 cm gewachsen, was einer normalen Wachstumsgeschwindigkeit für einen Jungen in der Pubertät entspricht. Der BMI liegt mit 27,9 kg/m² im Bereich der Adipositas.

Bei der Untersuchung fällt bei Max ein Blutdruck von 135/71 mmHg auf, die Hypertonie bestätigt sich in einer 24 h-Blutdruckmessung. In der Blutuntersuchung finden sich erhöhte Triglyceride (172 mg/dl), ein niedriges HDL- Cholesterin (43 mg/dl) und erhöhte Transaminasen (ALT 67 U/l, AST 51 U/l) bei normalem LDL-Cholesterin und HbA1C. Die Laborbefunde wurden als metabolisches Syndrom und als Fettleber im Gefolge einer Adipositas gedeutet.

3.8.1 Einleitung

Übergewicht ist auch im Kindes- und Jugendalter eine bedeutende Volkskrankheit und stellt keineswegs nur ein kosmetisches Problem dar. Es ist belegt, dass Übergewicht im Jugendalter zu einer erhöhten Sterberate im Erwachsenenalter führt. Der Grund dafür ist das vermehrte Auftreten von Krebs- und kardiovaskulären Erkrankungen (Reinehr 2020; Twig et al. 2016).

3.8.2 Definition

Adipositas wird auch im Kindes- und Jugendalter anhand der Perzentilen des Body-Mass-Index (BMI = Gewicht in kg/(Größe in m^2) definiert. Bei einem BMI oberhalb der 90. Perzentile spricht man von Übergewicht, ab einem BMI oberhalb der 97. Perzentile von Adipositas und bei einem BMI oberhalb der 99,5. Perzentile von extremer Adipositas.

3.8.3 Epidemiologie

In Deutschland hat sich die Zahl der adipösen Kinder und Jugendlichen auf einem hohen Niveau stabilisiert: 6,3 % der Kinder und Jugendlichen sind adipös und 15,4 % übergewichtig (Deutsche Adipositasgesellschaft 2020). Dabei überproportional häufig betroffen sind Kinder und Jugendliche mit Migrationshintergrund und solche aus unteren sozialen Schichten.

3.8.4 Klinik

Während die somatischen Folgeerkrankungen der Adipositas wie Bluthochdruck, Dyslipidämie, Fettleber oder Diabetes mellitus Typ 2 typischerweise keine Beschwerden verursachen, ergibt sich der Leidensdruck adipöser Kinder meist aus den psychosozialen Konsequenzen (Deutsche Adipositasgesellschaft 2020). Adipositas wird von der Gesellschaft gerne als das Ergebnis von Bequemlichkeit und mangelnder Willenskraft angesehen. Bereits Kindergartenkinder haben ein negatives Bild adipöser Personen verinnerlicht. Adipöse Kinder haben oft ein geringes Selbstwertgefühl. Sie leiden unter Hänseleien ihrer Altersgenossen und der sozialen Isolation. Rund ein Fünftel aller adipösen Kinder sind ängstlich, depressiv und haben soziale Probleme (Dieris und Reinehr 2016). Dabei ist die Lebensqualität adipöser Kinder und Jugendlicher geringer als die von krebskranken Altersgenossen.

3.8.5 Ursachen

Genetische Faktoren, menschliches Verhalten sowie Umwelt- und Lebensbedingungen sind multifaktoriell an der Entstehung der Adipositas beteiligt. Fehlende Bewegungs- und Spielbereiche beeinflussen das Bewegungsverhalten der Kinder ungünstig. Ferner hat der zunehmende Medienkonsum in den letzten Jahren zu einem deutlichen Rückgang der körperlichen Aktivität auch bei Kindern und Jugendlichen geführt. Das Ausmaß der Adipositas korreliert mit der Menge des konsumierten Fetts und insbesondere mit der Menge gesüßter Getränke. Besonders fettreich sind viele Süßigkeiten und viele Fast Food Gerichte. Darüber hinaus nimmt der tägliche Verzehr von beiläufig konsumierten hochkalorischen Lebensmitteln (»Snacking«) zu.

Essen wird auch eingesetzt, um Stress und Frust abzubauen, Trauer und Ängste abzuwehren und Langeweile zu überbrücken. Dieses emotionsinduzierte Essverhalten führt durch eine Entkopplung der Nahrungsaufnahme vom Hunger häufig zur Aufnahme kalorienreicher Nahrungsmittel. Familiäre Bedingungen wie Scheidung, elterliche Berufstätigkeit oder Vernachlässigung können daher eine wichtige Rolle bei der Genese einer Adipositas im Kindes- und Jugendalter spielen.

3.8.6 Diagnostik

Primärerkrankungen der Adipositas sind sehr selten (< 1 %). Endokrinologische Ursachen wie Hypothyreose, Wachstumshormonmangel oder Cushing-Syndrom können bereits durch eine normale Wachstumsgeschwindigkeit ausgeschlossen werden (Styne et al. 2017). Medikamentös behandelbare genetische Ursachen wie Leptinmangel oder Leptinresistenz sind extrem selten und zeigen sich durch eine extreme, früh manifeste Adipositas. Ein BMI von < 25 kg/m^2 im Alter von zwei Jahren macht solche genetischen Ursachen unwahrscheinlich.

Zur Klärung der Frage somatischer Folgeerkrankungen sollten bei allen adipösen Kindern und Jugendlichen folgende Untersuchungen durchgeführt werden (Deutsche Adipositasgesellschaft 2020 Styne et al. 2017):

- Blutdruckmessung, ggf. 24 h Blutdruckmessung
- Nüchtern-Bestimmung von Triglyceriden, HDL- und LDL-Cholesterin sowie die Messung der Transaminasen
- HbA1c ab Beginn der Pubertät bei extremer Adipositas oder wenn die Eltern einen Diabetes mellitus Typ 2 haben

Bei Tagesmüdigkeit sollte eine Schlaflaboruntersuchung durchgeführt werden. Bei Mädchen mit Hirsutismus oder Regelstörungen sollte ein polyzystisches Ovarsyndrom ausgeschlossen werden.

Ferner sind psychische Komorbiditäten zu erfassen (Depression, soziale Phobie, Ängstlichkeit, Störung des Sozialverhaltens).

3.8.7 Interventionen

Schon eine geringe Gewichtsreduktion reicht aus, um eine Verbesserung der somatischen Komorbiditäten der Adipositas zu erreichen. Hierfür genügt es bei wachsenden Kindern für ein Jahr einen Gewichtsstillstand zu erzielen, was einer Reduktion des BMI von 1–2 kg/m² entspricht (Reinehr et al. 2016).

Die Behandlung adipöser Kinder und Jugendlichen besteht vordergründig darin, dass Ess- und Bewegungsverhalten langfristig positiv zu beeinflussen. Einfache Ernährungs- und Bewegungstipps, basierend auf den Empfehlungen der Arbeitsgemeinschaft Adipositas im Kindes- und Jugendalter, können dem Kasten 3.5 entnommen werden. Viele weitere Tipps finden sich in entsprechenden Elternratgebern (Reinehr 2007).

Kasten 3.5: Tipps für Eltern übergewichtiger und adipöser Kinder und Jugendlicher

Fernsehkonsum:

- Stellen Sie keinen Fernseher in das Kinderzimmer.
- Beschränken Sie die Medienzeiten auf insgesamt maximal eine Stunde am Tag.
- Gehen Sie mit Ihrem Kind die Fernsehzeitung durch und suchen Sie gemeinsam eine passende Sendung aus.
- Bieten Sie in Ihrer Familie Alternativen zum Medienkonsum an, wie Gesellschaftsspiele, Gespräche und Vorlesen.

Empfehlungen zur Ernährung:

- Wählen sie ausgewogene und abwechslungsreiche Lebensmittel.
- Naschen und snacken Sie weniger häufig – dafür aber auf höchstem Niveau und mit Genuss.
- Meiden Sie Vorräte.
- Legen Sie Wert auf regelmäßige, gemeinsame Mahlzeiten in der Familie.
- Essen Sie langsam und mit Genuss.
- Bereiten Sie die Mahlzeiten selbst zu, verwenden Sie so wenige Fertigprodukte wie möglich.
- Essen Sie nur an einem Platz und vermeiden Sie das Essen beim Fernsehen.
- Trinken Sie viel (Mineral-)Wasser und ungesüßte Tees statt energiereiche/gesüßte Getränke wie Limonaden. Verdünnen Sie Fruchtsäfte ein Teil Saft, zwei Teile Wasser.
- Setzen Sie keine Nahrungsmittel oder Süßigkeiten als Belohnung ein.
- Bieten Sie gesunde Zwischenmahlzeiten (z. B. Obst und Gemüse) als Alternative zu Süßigkeiten an.
- Besuchen Sie Fast-Food-Restaurants nicht häufiger als einmal pro Woche.
- Meiden Sie Großpackungen und XXL-Angebote.
- Versuchen Sie angelerntes Fehlverhalten (zu süß essen, zwischendurch essen o. ä.) langsam umzugewöhnen.
- Schauen Sie vor allem bei Kinderprodukten kritisch auf die Inhaltsstoffe.

Bei jeder Anleitung zur Lebensstilveränderung ist darauf zu achten, die adipösen Kinder und ihre Familien einfühlend zu behandeln, den Fokus auf die *Stärken* zu legen und *neutral* zu bleiben. Zu vermeiden sind *Ratschläge* und direktive Handlungsanweisungen, die schnell als Vorwurf missverstanden werden können (Dieris und Reinehr 2016). Häufig ist den Familien bewusst, dass das Ernährungs- und Bewegungsverhalten verändert werden sollte. Trotzdem gelingt dies den Familien oft nicht. Ratschläge können so zu Frustration und Überforderung führen.

Um die Veränderung der Lebensstilgewohnheiten zu unterstützen, ist eine motivierende Gesprächsführung hilfreich. Dabei handelt der Therapeut in der Rolle eines *Begleiters*. Bei der motivierenden Gesprächsführung trägt nicht der Therapeut, sondern das Patientensystem die Hauptverantwortung für die Veränderung. Bei der motivierenden Gesprächsführung ist es hilfreich, das Problemverhalten als einen Lösungsversuch zu sehen und zunächst als das zu akzeptieren, was bisher in den jeweiligen Lebenskontexten möglich war. Veränderungen wird die Familie nur in ihrem eigenen Tempo und einer ihnen sinnvoll erscheinenden Abfolge umsetzen können. Letztlich kann nur der Patient bzw. das Familiensystem entscheiden, was der nächste Schritt ist und wann er getan wird.

Ziele im Rahmen der Gesprächsführung bei Adipositas sind die Förderung von Veränderungsmotivation und die Unterstützung bei der Festlegung von Teilzielen. Diese *Ziele* sollten konkret, präzise und verhaltensbezogen sein. Sie sollten für das Individuum bedeutsam sein, d. h., es geht um etwas Wichtiges, was sich zu erreichen lohnt. Ziele sollten realistisch sein, sonst droht zwangsläufig Frustration. Belohnungen hingegen helfen bei der Umsetzung von Zielen. Es gibt für Eltern sehr viele Möglichkeiten, ein Kind zu belohnen, z. B. durch Belohnungssysteme oder auch durch positive Rückmeldungen und Umarmungen. Selbstverständlich sollten adipöse Kinder nicht mit Lebensmitteln belohnt werden.

Das Thema Adipositas an sich ist in der Regel belastend und »unangenehm« für die Betroffenen. Eine Thematisierung und Offenlegung von Diskrepanzen kann von Kindern und Eltern aversiv erlebt werden.

Im Folgenden wird für die oben genannten Themenfelder zunächst jeweils ein negatives Beispiel einer Gesprächsführung dargestellt, mit einer Erklärung, was eine solche Formulierung auslösen kann, gefolgt von einem Beispiel, wie die Formulierung besser ausfallen könnte. Hierbei werden bewusst sehr negative Formulierungen vorgestellt, um für die Themen zu sensibilisieren.

Therapeutische Haltung

Neutralität

Die therapeutische Haltung soll neutral sein, d. h., Schuldzuweisungen jeder Art sind zu vermeiden.

Negativbeispiel:

»Durch Luft kann man nicht zunehmen, Übergewicht entsteht dann, wenn man sich für seine Ernährungsgewohnheiten zu wenig bewegt.«

Diese Aussage ist wissenschaftlich richtig, beinhaltet aber den latenten Vorwurf zu viel zu essen und sich zu wenig zu bewegen. Adipöse Kinder und deren Eltern sind sehr sensibel für dieses Thema, da sie sich alltäglich entsprechenden Vorwürfen ausgesetzt sehen.

Positivbeispiel:

»Durch den wesentlichen Anteil der Vererbung beim Gewicht ihres Kindes muss der Lebensstil viel perfekter als bei anderen Kindern sein.«

Mit einer solchen Formulierung wird eine Therapie eher angenommen, da nicht mit dem Vorwurf gestartet wird, zu viel zu essen und sich zu wenig zu bewegen, sondern mit Verständnis, dass es die Familie sehr schwer hat. Diese Formulierung deckt sich häufig mit den Erfahrungen der Eltern, dass das schlanke Nachbarskind viel mehr isst als der eigene betroffene Nachwuchs.

Therapeutische Beziehung:

Die Rolle des Therapeuten liegt in der Begleitung und nicht in der Aufgabe, Ratschläge zu geben.

Negativbeispiel:

»Ich schlage vor, dass Sie den Medienkonsum ihres Sohnes reduzieren.«

Dieser Ratschlag ist gut gemeint, aber trotzdem ein »Schlag« für die Familie. Diese Formulierung beinhaltet den latenten Vorwurf, dies bisher noch nicht gemacht zu haben. Ratschläge sind immer auch »Schläge«. Jede direkte Handlungsanweisung löst Widerstand aus, und man findet schnell viele Gründe, warum dies nicht umsetzbar ist.

Positivbeispiel:

»Einige Familien berichten, dass ihre Kinder bei Reduktion des Medienkonsums Übergewicht verlieren. Was denken Sie darüber?«

Durch diese Formulierungen wird der Therapeut zum Begleiter der Familie. Der Therapeut überlegt gemeinsam mit der Familie, ob dieser Vorschlag zur Familie passt. Die Eltern und Kinder fühlen sich hierdurch weniger unter Druck gesetzt und gehen nicht direkt in einen Ablehnungsmodus über.

Den Fokus auf Stärken legen

In der Adipositastherapie neigen Therapeuten häufig dazu, Probleme (Schwächen) hervorzuheben und hier nach Änderungsmöglichkeiten zu suchen. Somit dreht sich schnell das Gespräch nur um Negatives. Besser ist es, die Stärken herauszustellen und diese zu benutzen, um Herausforderungen zu überwinden.

> **Negativbeispiel:**
>
> Therapeut: »Frühstückst Du?« – Kind: »Ja, gelegentlich.« – Therapeut: »Warum frühstückst Du nicht jeden Tag?«
> Diese Formulierung fokussiert auf den Misserfolg, und die Behandlung wird damit schnell aus Sicht des Kindes mit Negativem besetzt. Das Selbstbewusstsein des Kindes wird zudem herabgesetzt.
>
> **Positivbeispiel:**
>
> »Wie viele Tage die Woche frühstückst Du? Was ist besonders an den Tagen, an denen du frühstückst?«
> Nun wird der Fokus auf die Stärken gelegt und überlegt, was unter Umständen an den Tagen besonders ist, an denen es gelingt zu frühstücken.

Zielfestlegung

Um konkrete Handlungsperspektiven zu erarbeiten, ist es wichtig herauszufinden, ob die Familie eigene Veränderungsmöglichkeiten sieht. Nach der offenen Frage durch den Therapeuten, wie es in der letzten Zeit gelaufen ist, kommen bei motivierten Familien häufig schon Vorschläge vom Kind/Jugendlichen oder von den Eltern, was anders laufen könnte. Der Jugendliche könnte z. B. als Vorsatz nennen, dass er nun mit dem Fahrrad in die Schule fahren will.

> **Negativbeispiel:**
>
> »Das ist eine super Idee. Beim nächsten Mal erzählst Du mir, wie es gelaufen ist.«
> Schwierigkeiten in der Durchführung werden hier nicht bedacht. Wenn das Ziel nicht erreicht wird, befürchtet das Kind unter Umständen, dass der Therapeut enttäuscht sein könnte und vermeidet es, wiederzukommen, um sein »Versagen« nicht publik machen zu müssen. Eine dauerhafte Verhaltensmodifikation ist dann sehr schwierig. Die Ziele sollten möglichst konkret sein. Ohne konkrete, überprüfbare Ziele, die auch realisierbar sind, ist die Wahrscheinlichkeit groß, dass das erwünschte Verhalten nicht dauerhaft eintritt. Aus diesen Gründen erscheint es besser, Ziele bezüglich ihrer Realisierbarkeit zu hinterfragen und möglichst kleinschrittig fest zu setzen.

> **Positivbeispiel:**
>
> Auf den Vorschlag des Jugendlichen, mehr mit dem Fahrrad zur Schule zu fahren, könnte der Therapeut z. B. einwerfen: »Das ist eine super Idee, aber eventuell wird es auf Dauer sehr schwierig. Was machst Du, wenn es regnet? Ich schätze es als sehr schwierig ein, dann mit dem Fahrrad zur Schule zu fahren.«
>
> Hierbei wird der Vorschlag aufgriffen und relativiert, dabei werden denkbare Hinderungsgründe genannt. Dies steigert häufig auch den Ehrgeiz der »Betroffenen«.
>
> Wichtig ist es, immer nur mit einem Vorschlag zu arbeiten und konkrete Handlungsvorschläge zu erarbeiten. Diese können z. B. auch vertraglich in der Akte vereinbart und vom Jugendlichen unterschrieben werden, was ebenfalls den Ehrgeiz steigert. Wichtig ist natürlich, bei der nächsten Vorstellung unbedingt nach der Vereinbarung zu fragen.

Umgang mit Widerstand

Häufig steht hinter einem »gefühlten« *Angriff* der Patienten der Ruf nach Aufmerksamkeit. Ein Vater könnte etwa, nachdem der Therapeut etwas vorgeschlagen hat, äußern: »Ich habe die neuesten Forschungsergebnisse dazu gelesen. Ihre Vorschläge sind nicht auf dem neuesten Stand.«

> **Negativbeispiel:**
>
> Therapeut: »Ich bin der Fachmann. Sie können sich darauf verlassen, dass alle unsere Vorschläge Stand der Wissenschaft sind.« Hiermit geht der Therapeut auf Konfrontationskurs und stellt sein Wissen über das Wissen des Vaters. Dies ist häufig der Beginn eines konfliktreichen Gesprächs.
>
> **Positivbeispiel:**
>
> Therapeut: »Ich merke, Sie haben sich intensiv mit dem Thema auseinandergesetzt.«
>
> Der Therapeut zollt dem Vater Wertschätzung. Dadurch fühlt sich der Vater eher verstanden und Widerstände können sich auflösen.
>
> Ist die Familie *resigniert*, kann auch eine paradoxe Intervention helfen.
>
> **Negativbeispiel:**
>
> Auf die Aussage der Mutter: »Wir haben wirklich alles probiert.« in der folgenden Form zu antworten, erscheint eher ungünstig: »Haben Sie denn schon darüber nachgedacht, den Jungen in einem Sportverein anzumelden?«

Abgesehen davon, dass adipöse Kinder in Sportvereinen häufig nur Misserfolge erleben, wird eine direktive Handlungsanweisung leicht zu Widerstand führen.

Positivbeispiel:

Alternativ könnte man erwidern: »Ja da kann man wirklich nichts machen. Sie haben wirklich alles probiert.«

In der Regel regt sich dann Widerstand durch Eltern oder das Kind, sodass wieder Handlungsspielraum entsteht und Vorschläge von der Familie selbst erarbeitet werden. Zur Not kann man auch nachfragen: »Wer hat Einfluss auf das Gewicht von Hans?« oder die »Sinnfrage« stellen: »Was hast Du davon abzunehmen?« Wenn kein Vorteil gesehen wird, abzunehmen, ist zurzeit offenbar nicht der richtige Zeitpunkt für eine Lebensstilmodifikation.

Schulungsprogramme

Sollte eine Intervention in der oben beschriebenen Form nicht zu einem Erfolg führen, ist eine verhaltenstherapeutisch orientierte Schulung bestehend aus einer Ernährungs-, Verhaltens- und Bewegungstherapie unter Einbeziehung der Eltern bei motivierten Familien Therapie der Wahl (Deutsche Adipositasgesellschaft 2020). Ein Adressverzeichnis von zertifizierten Therapieeinrichtungen für adipöse Kinder und Jugendliche in Deutschland sowie Leitlinien zur Behandlung finden sich unter www.a-g-a.de.

Es spricht allerdings nur ein Teil der adipösen Kinder und Jugendlichen auf ein strukturiertes Schulungsprogramm an. Ursachen für Schwierigkeiten bei der Gewichtsabnahme sollten nicht nur bei dem Kind oder bei der fehlenden Motivation der Familie gesucht werden, sondern sind auch durch den genetischen Hintergrund und die hormonellen Gegenregulationsmechanismen nach der Gewichtsabnahme bedingt (Dieris und Reinehr 2016; Reinehr 2013). Daher sind Vorwürfe bei Misserfolg nicht angebracht.

Geistig retardierte Kinder, körperlich behinderte Kinder, Kinder mit fehlender Gruppenfähigkeit, extrem adipöse Jugendliche und unmotivierte Kinder und Familien sind einer Veränderung des Lebensstils meist nicht zugänglich. Bisher sind keine langfristig wirksamen Behandlungskonzepte basierend auf einer Veränderung des Lebensstils für diese Patientengruppen entwickelt worden.

Sonstige Behandlungsmethoden

Dauerhafte wirksame, für Kinder zugelassene Medikamente zur Gewichtsabnahme stehen (noch) nicht zur Verfügung. Eine operative Therapie (Magenverkleinerung, »Sleeve Gastrektomie«, Magenband usw.), die bei Erwachsenen weitaus wirksamer als jede Intervention sein kann, gilt aufgrund der Nebenwirkungen und Langzeitfolgen bei extrem adipösen Jugendlichen als Methode der letzten Wahl.

Wenn keine Gewichtsreduktion zu erzielen ist, müssen die Folgeerscheinungen der Adipositas bereits bei Kindern und Jugendlichen konsequent behandelt werden. Dazu gehören die arterielle Hypertonie, der Diabetes mellitus Typ 2, orthopädische Erkrankungen wie Epiphyseolysis und Genu valgum sowie endokrinologische Erkrankungen wie das polyzystische Ovarsyndrom und die Pubertas praecox.

> **Wesentliches für die Praxis**
>
> - Die Häufigkeit der Adipositas hat sich im Kindes- und Jugendalter auf einem hohen Niveau stabilisiert.
> - Eine somatische Ursache der Adipositas ist sehr selten und bei einer normalen Wachstumsgeschwindigkeit praktisch ausgeschlossen.
> - Es ist wichtig die somatischen und psychischen Komorbiditäten der Adipositas zu erfassen und zu behandeln.
> - Eine neutrale und vorwurfsfreie Haltung als Grundlage der Adipositastherapie stellt eine besondere Herausforderung dar.
> - Eine personenzentrierte Gesprächsführung ist eine gute Möglichkeit die Familie zu begleiten.

Literatur

Deutsche Adipositasgesellschaft (2020) Leitlinien der Arbeitsgemeinschaft Adipositas im Kindes- und Jugendalter. (www.a-g-a.de/Leitlinie.pdf, Zugriff am 17.12.2021).

Dieris B, Reinehr T (2016) Treatment programs in overweight and obese children: How to achieve lifestyle changes? Obesity Medicine 3: 10–16.

Reinehr T (2020) Obesity in adolescents and cancer risk: causal relationship or epiphenomenon? Lancet Diabetes Endocrinol 8: 179–180

Reinehr T, Lass N, Toschke C, Rothermel J, Lanzinger S, Holl RW (2016) Which Amount of BMI-SDS Reduction Is Necessary to Improve Cardiovascular Risk Factors in Overweight Children? J. Clin. Endocrinol. Metab 101: 3171–3179.

Reinehr T (2007) Abnehmen mit Obeldicks und optimix. Göttingen: Hogrefe.

Reinehr T (2013) Lifestyle intervention in childhood obesity: changes and challenges. Nat. Rev. Endocrinol 9: 607–614.

Styne DM, Arslanian SA, Connor EL, Farooqi IS, Murad MH, Silverstein JH, Yanovski JA (2017) Pediatric Obesity-Assessment, Treatment, and Prevention: An Endocrine Society Clinical Practice Guideline. J Clin. Endocrinol. Metab 102: 709–757.

Twig G, Yaniv G, Levine H, Leiba A, Goldberger N, Derazne E, Ben-Ami SD, Tzur D, Afek A, Shamiss A, Haklai Z, Kark JD (2016) Body-Mass Index in 2.3 Million Adolescents and Cardiovascular Death in Adulthood. N.Engl.J.Med 374: 2430–2440.

Auszüge des Kapitels sind erschienen als Fortbildung in: Reinehr T (2020) Diagnostik und Therapie bei Adipositas und extremer Adipositas im Kindes- und Jugendalter. Pädiatrie up2date 15(02): 107–125. DOI: 10.1055/a-0964-3233. © Thieme.

3.9 Essstörungen

Martina Monninger und Bernd Reichert

Fallbeispiel

Die 15-jährige Paula wird mit einem Gewicht von 39 kg in kachektischem Zustand auf der Akutstation der Kinderklinik aufgenommen. Vor einem dreiviertel Jahr habe sie noch 54 kg bei einer Körpergröße von 164 cm gewogen, die Menstruation sistierte seit sechs Monaten. Ihr aktueller Body-Mass-Index (BMI) beträgt 14,3 kg/m^2 (< 1. Perzentile). Die Eltern berichten, dass Paula nach mehreren Diätversuchen nur noch Gemüse und Salat zu sich genommen und exzessiv Sport betrieben habe. Sie koche oft für die ganze Familie, esse selbst aber kaum etwas. Die Spannungen während der Mahlzeiten seien fast unerträglich. Der Vater sitze schweigend am Tisch, während die Mutter versuche, Paula zum Essen zu bewegen. Der jüngere Bruder verdrehe entnervt die Augen. Paula selbst klagt über Haarausfall, fühlt sich erschöpft und friere leicht.

Paula ist das Ältere von zwei Kindern ihrer gesunden Eltern. Der Bruder hat eine ADHS. Paula besucht mit guten Noten die 9. Klasse des Gymnasiums. Von ihrer besten Freundin habe sie sich zunehmend zurückgezogen, nachdem es Streit wegen eines Jungen gegeben habe.

Bei den Untersuchungen zeigen sich eine Bradykardie, ein Perikarderguss und veränderte Schilddrüsenparameter. Alle anderen Befunde waren unauffällig.

Es wird die Diagnose einer anorektischen Essstörung gestellt und Eltern und Paula die Notwendigkeit einer stationären psychosomatischen Behandlung nahegebracht. Dies löst zunächst große Widerstände bei der Patientin und heftige Diskussionen zwischen Eltern und Paula aus. Nach Gesprächen mit dem hinzugezogenen psychosozialen Konsiliardienst ist Paula schließlich zu dem Schritt auf die psychosomatische Station bereit.

3.9.1 Einleitung

Essstörungen sind meist schwerwiegende und oft langwierige psychosomatische Erkrankungen. Zu den Essstörungen werden im Rahmen der gängigen Klassifikationssysteme neben der Magersucht (Anorexia nervosa, AN) und der Essbrechsucht (Bulimia nervosa, BN) auch die Binge-Eating-Störung (BED) gezählt. Sie gehören zu den häufigsten chronischen Gesundheitsproblemen im Kindes- und Jugendalter, wobei Mädchen fast doppelt so häufig betroffen sind wie Jungen.

Die AN gehört zu den schwersten im Kindes- und Jugendalter beginnenden psychosomatischen Erkrankungen. Sie geht einher mit deutlichen körperlichen Auffälligkeiten. Betroffene weisen eine hohe Chronifizierungsneigung auf und entwickeln häufig eine hohe Behandlungsresistenz. Es ist zudem von einer hohen Mortalitätsrate für die AN auszugehen (Fichter und Quadflieg 2016). Auch mit Behandlung liegt die Mortalitätsrate im Langzeitverlauf bei ca. 15 % (Reich und von Boetticher 2017).

Anorektische Patientinnen und Patienten stellen einen erheblichen Teil des Klientels pädiatrisch-psychosomatischer Abteilungen dar.

Bei jüngeren Kindern wird neben Fütterstörungen auch die sogenannte Avoidant Restrictive Food Intake Disorder (ARFID) gesehen.

3.9.2 Epidemiologie

Die 12-Monats-Prävalenz für Mädchen und Frauen mit AN im Risikoalter zwischen 15 und 35 Jahren liegt bei ca. 0,4 %. Die Inzidenz ist bei Mädchen zwischen dem 15. und 19. Lebensjahr am höchsten. Die Prävalenz von BN liegt mit 0,5 % bei Adoleszenten niedriger als bei Erwachsenen (Herpertz-Dahlmann et al. 2005).

Bis zu einem Drittel der Kinder und Jugendlichen geben in Untersuchungen, die sich auf ausschließlich stationäre Maßnahmen beziehen, Binge-Eating-Episoden an (Herpertz et al. 2018).

Verlässliche Prävalenzzahlen für ARFID gibt es noch nicht. In einer Schweizer Studie mit Schulkindern im Alter von 8–13 Jahren findet sich eine Prävalenz von 3,2 %, erhoben mit Fragebögen zur Selbsteinschätzung (Brigham et al. 2018).

3.9.3 Klassifikation und Symptomatik

Nach DSM-5 ist die *AN* durch folgende Merkmale definiert:

1. Eine in Relation zum Bedarf eingeschränkte Energieaufnahme, welche unter Berücksichtigung von Alter, Geschlecht, Entwicklungsverlauf und körperlicher Gesundheit zu einem *signifikant zu niedrigen Körpergewicht* führt.
2. Ausgeprägte *Angst* vor einer *Gewichtszunahme* oder davor, dick zu werden, oder dauerhaftes *Verhalten*, das einer *Gewichtszunahme entgegenwirkt*, trotz des signifikant niedrigen Gewichts.
3. Eine *Störung der Wahrnehmung* der eigenen Figur oder des Körpergewichts, übertriebener Einfluss des Körpergewichts oder der Figur auf die Selbstbewertung, oder anhaltende fehlende Einsicht in den Schweregrad des gegenwärtig geringen Körpergewichts.

Die ICD-11 kennzeichnet die AN durch folgende Symptome:
Ein Gewicht unterhalb der 5. Perzentile sowie auf der Verhaltensebene eine verminderte Energieaufnahme, Purging-Verhalten (selbstinduziertes Erbrechen, Diuretika- oder Laxantienabusus), erhöhter Energieverbrauch (z. B. extremes Sporttreiben), Gewichtsphobie und ein von Figur und Gewicht abhängiges Selbstwertgefühl. Im Unterschied zum aktuell gebräuchlichen ICD-10 ist die Symptombeschreibung im ICD-11 ausführlicher (Gradl-Dietsch et al. 2020).

Die *BN* ist charakterisiert durch eine ständige Beschäftigung mit Essen und Figur bei annäherndem Normalgewicht. Merkmal sind Heißhungerattacken und kompensatorische gewichtsregulierende/-reduzierende Maßnahmen wie Erbrechen, Abführmittelmissbrauch, Sport, Fasten.

Die *BED* zeichnet sich durch wiederkehrende Episoden von Heißhunger und Essattacken aus mit Kontrollverlust ohne zusätzliche Maßnahmen zur Gewichtsreduzierung, bei meist bestehendem Übergewicht.

Die *ARFID* geht einher mit Vermeidung oder Einschränkung der Nahrungsaufnahme und weist ein maladaptives Fütter- oder Essmuster auf, das zu bedeutsamen gesundheitlichen Konsequenzen führt. Häufig sind betroffene Kinder jünger als bei AN, affektive Störungen sind bei den häufiger betroffenen männlichen Kindern seltener, meist zeigt sich aber eine längere Krankheitsdauer. Untergewicht und Nahrungsrestriktion gehören zum Krankheitsbild.

3.9.4 Ursachen, Risikofaktoren und Komorbiditäten

Die Genese von Essstörungen wird als ein multikausales Geschehen verstanden, bei dem biologische und psychologische Faktoren sowie soziokulturelle Aspekte interagieren. Darüber hinaus werden persönlichkeitsbedingte sowie maladaptive individuelle, entwicklungspsychologische Faktoren sowie familiäre Einflüsse und Bedingungen zu den Risikofaktoren einer Essstörung gezählt (Herpertz-Dahlmann et al. 2005; Reich und von Boetticher 2017). Ursächlich wird in jüngster Zeit auch das Vorkommen von acht Genloci diskutiert, die vor allem auch metabolische Auswirkungen haben könnten (Anorexia nervosa Genetics Initiative 2019). Dysfunktionen von Neurotransmittern (Serotonin, Dopamin, Noradrenalin und Opiate) spielen ebenfalls eine Rolle. Jüngere Studien weisen zudem auf Veränderungen des Darm-Mikrobioms hin (Herpertz-Dahlmann 2019). Unklar ist, inwieweit die Veränderungen ursächlich oder Folge des Hungerns sind. Das gilt auch für die teilweise reversiblen zerebralen Veränderungen in der strukturellen Bildgebung (pseudoatrophia cerebri). Prämorbide Persönlichkeitszüge (Zwanghaftigkeit, Perfektionismus, geringes soziales Funktionsniveau, Stressanfälligkeit) sowie neuropsychologische Auffälligkeiten (z. B. Rigidität und zentrale Verarbeitungsstörungen) sind schon lange als individuelle Vulnerabilitäten bekannt.

Im Jugendalter haben sowohl die Peers als auch die sozialen Netzwerke eine hohe Bedeutung. Dies zeigt sich beispielsweise in der Nutzung digitaler Medien (z. B. »Pro-Ana«) (Seiffge-Krenke 2019).

In einer umfassenden Diagnostik ist den beschriebenen Risikofaktoren ihr jeweiliger individueller Stellenwert zuzuweisen und für die Krankheitsentwicklung und Aufrechterhaltung zu beachten.

Bei jugendlichen AN-Patientinnen wird eine erhöhte Komorbidität mit affektiven Störungen (v. a. Depressionen), Angststörungen (z. B. Sozialphobie) und Zwangserkrankungen beschrieben (Herpertz-Dahlmann 2015).

Bei der BN treten vor allem depressive Symptome und Angsterkrankungen als komorbide Störungen auf. Darüber hinaus finden sich Hinweise auf komorbide Persönlichkeitsentwicklungs-Störungen sowie Substanzgebrauchs-Störungen (Herpertz-Dahlmann 2015).

3.9.5 Diagnostik

Die ausführliche Anamneseerhebung steht im Vordergrund der Diagnostik, bei der vor allem nach Verlauf von Körpergewicht und Länge zu fragen ist, aber auch nach Trinkverhalten, und Obstipation. Die Risiko-Einschätzung erfolgt bei Kindern und Jugendlichen aufgrund der altersabhängigen Veränderungen der Körperproportionen mit Hilfe altersbezogener BMI-Perzentil-Tabellen (Kromeyer-Hauschild et al. 2001). Berücksichtigt werden muss das Ausgangsgewicht sowie der körperliche Befund. Als Kriterium für Untergewicht gilt bei Kindern und Jugendlichen ein Unterschreiten der 10. BMI-Perzentile, als extremes Untergewicht und Indikation für eine stationäre Behandlung das Unterschreiten der 3. BMI-Perzentile sowie ein rascher Gewichtsverlust mit ausgeprägten körperlichen Symptomen.

Daneben sollten übertriebene Sorgen über das Gewicht sowie das Essverhalten (werden höher kalorische Nahrungsmittel, ganze Mahlzeiten oder Süßigkeiten weggelassen?) erfragt werden. Außerdem sollten die nicht medizinisch-notwendige Nutzung von Abführmitteln, selbstinduziertes Erbrechen sowie eine Intensivierung der körperlichen Aktivität erfragt werden.

Belastende und persistierende Gedanken rund um die Nahrungsaufnahme, das Essen und über vorhandene Schönheitsideale sollten ebenfalls angesprochen werden. Diagnostisch bedeutsam ist die Körperbildstörung, die sich auf dem Boden eines multidimensionalen Körperkonzeptes durch eine perzeptive (Überschätzung einzelner Körperpartien), eine kognitiv-affektive (dysfunktionale Gedanken und negative Gefühle bzgl. des eigenen Körpers) und eine behaviorale Komponente (Kontroll- und Vermeidungsverhalten) auszeichnet (Seiffge-Krenke 2019).

Für AN und BN stehen eine Auswahl an Fragebögen (z. B. EDI-2; Kinder-DIPS) zur Verfügung, mit deren Hilfe eine ausführliche Diagnostik durchgeführt werden kann. Über strukturierte Interviews oder Selbstbeurteilungsverfahren sollen mögliche Komorbiditäten erfasst werden.

Differentialdiagnostisch müssen verschiedene somatische Erkrankungen, die mit einer Gewichtsabnahme (bzw. -Zunahme) einhergehen können, insbesondere Tumorerkrankungen (z. B. Hirntumor), endokrinologische Erkrankungen (z. B. Diabetes mellitus Typ 1), gastrointestinale Erkrankungen (z. B. CED, Zöliakie) ausgeschlossen werden. Folgeerkrankungen sowie somatische Hinweise sollten berücksichtigt werden. Häufig sind körperliche Veränderungen (Haarausfall, Akrozyanose, Bradykardie, Osteoporose), die aufgrund von Mangelernährung vorkommen. Daneben zeigen sich Veränderungen der hormonellen Homöostase (Verminderung der Sexualhormone, Ödembildung) und Hirnatrophie, die größtenteils reversibel sind. Die Reversibilität der hirnstrukturellen Veränderungen ist allerdings noch nicht sicher geklärt (Vorderholzer et al. 2020).

Bei BN sollte als Folge des Erbrechens beachtet werden: Läsionen an den Fingern, Schmelzdefekte der Zähne, Petechien im Gesicht, Mundwinkelrhagaden und Ulzera der Mundschleimhaut.

Eine ausführliche klinische Untersuchung sowie die Erfassung laborchemischer Parameter sind unabdingbar.

Um eine BED zu diagnostizieren, sollten Essanfälle mit Kontrollverlust vorliegen. Häufig ist die eigentliche Situation des Essanfalles nicht bewusst. Das begleitende

Übergewicht wird oft als belastend erlebt. Begleiterkrankungen, die typischerweise bei Adipositas vorkommen, sollten im Blick behalten werden.

Typische diagnostische Merkmale für ARFID fehlen. Eine somatische Abklärung muss aufgrund des häufig bestehenden Untergewichtes immer erfolgen.

3.9.6 Intervention und Behandlung

Vor jeder Behandlung steht die ausführliche Psychoedukation bezüglich des Krankheitsbildes. Die Schaffung einer Behandlungsmotivation und der Aufbau einer therapeutischen Beziehung stellen eine große Herausforderung dar.

Bei Kindern und Jugendlichen, die unter einer AN leiden, steht die Wiederherstellung eines *gesunden* Körpergewichts als Behandlungsziel im Vordergrund (zwischen 10. und 25. Alters-BMI-Perzentile). Eine allgemein gültige Definition eines gesunden Körpergewichts gibt es nicht, deshalb bedarf es einer individuellen Festlegung. Weitere Behandlungsziele umfassen die Normalisierung des Essverhaltens sowie die Behandlung der körperlichen Folgen.

Den Schwerpunkt der psychotherapeutischen Behandlung bilden die maladaptiven emotionalen, kognitiven und interaktionellen Mechanismen, die im Rahmen der Essstörungen auftreten. Das Nachholen nichterfolgter Entwicklungsschritte sowie die Förderung sozialer Integration stellen weitere wichtige Ziele der Behandlung dar.

Indikationen zu den verschiedenen Behandlungssettings (ambulant, teilstationär und vollstationär) ergeben sich aus der somatischen Situation der Betroffenen, der Stabilität der Psyche sowie dem Vorhandensein von Komorbiditäten.

Medikamentöse Unterstützung (Serontin-Wiederaufnahmehemmer, SSRI) kann bei BN im Rahmen einer Kognitiven Verhaltenstherapie (KVT) als hilfreich empfohlen werden (Herpertz et al. 2018). Bei der Behandlung der AN gibt es keine signifikanten Hinweise auf die Wirksamkeit medikamentöser Behandlungen (Herpertz et al. 2018; Naab et al. 2019).

Die Verlaufsbeobachtungen der AN zeigen eine hohe Rückfall- und Chronifizierungsrate. Eine Heilung tritt bei 45 %, einer teilweisen Besserung bei 33 % und einen chronischen Krankheitsverlauf bei 20 % der Betroffenen ein (Steinhausen 2019). Die Betroffenen stehen der Behandlung häufig ambivalent oder ablehnend gegenüber. Eltern sollten daher intensiv mit einbezogen werden. Die Behandler werden vor vielfältige Herausforderungen gestellt, was Erfahrung und Geduld erfordert.

Bei der AN werden Gewichtszunahmen von 500–1.000 g pro Woche angestrebt, regelmäßige Gewichtskontrollen sind erforderlich. Im ambulanten Setting wird mit Essensplänen und vorgegebenen Kalorienrichtmengen gearbeitet, im stationären/tagesklinischen Setting können auch Trinknahrung oder der vorübergehende Einsatz einer Naso-Gastralsonde hinzukommen. In der Phase der Realimentation sollte ein mögliches Refeeding-Syndrom bedacht werden. Kennzeichen dieses Syndroms sind Flüssigkeitsverschiebungen und Elektrolytschwankungen, die als Folge der endokrinen und metabolischen Veränderung mit Beginn der Wiederernährung eintreten können (Herpertz et al. 2018). Engmaschige Laborkontrollen mit entsprechenden Konsequenzen erlauben trotzdem oft frühzeitig eine ausreichend hochkalorische Ernährung.

Multimodale Therapieansätze spielen insbesondere in der stationären Behandlung eine bedeutende Rolle (Naab et al. 2019).

Im ambulanten Setting evidenzbasiert ist die Familienbasierte Therapie (FBT), die in den 1980er Jahren im Maudsley Hospital, London, entwickelt wurde und in manualisierter Form vorliegt (Le Grange et al. 2015). Es handelt sich hierbei um ein ambulantes Therapiekonzept über einen Zeitraum von 6–12 Monaten, das in drei Phasen (I. Gewichtswiederherstellung; II. Rückgabe der Verantwortung für das Essverhalten an die Jugendlichen; III. Aufbau einer gesunden jugendlichen Identität und Beendigung der Therapie) verläuft und die Eltern als zentrale Ressource mit einbezieht. Positive erste Ergebnisse zeigen sich in einer Pilotstudie zum Hometreatment-Modell der RWTH Aachen, in der der BMI anstieg, die Scores im EDI-2 signifikant zurückgingen und die depressive Symptomatik kontinuierlich abnahm (Herpertz-Dahlmann und Dahmen 2019).

Übergänge zwischen verschiedenen Behandlungssettings benötigen besondere Aufmerksamkeit. Langfristige (mindestens ein Jahr) Gewichtsverlaufskontrollen in der kinderärztlichen bzw. hausärztlichen Praxis werden empfohlen.

In der Behandlung der BED steht neben der Bearbeitung der Essanfälle und der Identifikation von Auslösern auch die Behandlung der begleitenden psychischen Komorbiditäten (Depression, soziale Ängste) im Vordergrund. Außerdem sollten Selbstwert- und Schamproblematiken sowie die Affektregulation beachtet werden.

Vor Beendigung der Therapie ist eine ausführliche Rückfallprophylaxe obligat.

Bisher herrscht noch Unklarheit darüber, ob allgemeine Präventionsmaßnahmen auch zu einer Verhinderung oder Reduktion von Essstörungspathologien führen (Schuck und Schneider 2019).

Die Task Force-Transition empfiehlt besonders bei AN die zustimmungspflichtige weitere Einbeziehung der Familie in die Therapie über das 18. Lebensjahr hinaus. Bei Bedarf sollte die Möglichkeit der Einrichtung einer Betreuung mit Übernahme der Gesundheitsfürsorge bei kranken Patienten genutzt werden. Die Förderung von Autonomie und Eigenverantwortung sowie eine Übergabe an Weiterbehandler unter besonderer Berücksichtigung des hohen Suizidrisikos bei AN und BN sind essenziell (Vorderholzer et al. 2020).

BED und ARFID benötigen individualisierte Behandlungen auf Basis der jeweiligen im Vordergrund stehenden Probleme.

Wesentliches für die Praxis

- Zur Diagnosestellung von Essstörungen sind eine ausführliche Anamnese und eine gründliche somatische Diagnostik erforderlich.
- Ein frühzeitiger Behandlungsbeginn ist prognostisch günstig.
- Vorrangige Ziele der Behandlung bei AN/BN sind die Wiederherstellung eines gesunden Gewichtes, sowie die Herstellung eines normalen Essverhaltens.

- Psychotherapeutische Maßnahmen sollten neben der Behandlung von möglichen Komorbiditäten die Verbesserung der sozialen Funktionen und die Wiederintegration beinhalten.
- Regelmäßige Gewichtskontrollen sind über die akute Behandlung hinaus noch mindestens ein Jahr erforderlich.
- Eine intensive Familienarbeit ist notwendig.

Literatur

Anorexia Nervosa Genetics Initiative (2019) Genome-wide association study identifies eight risk loci and implicates metabo-psychiatric origins for anorexia nervosa. Nature Genetics 51–8: 1207–1214.

Brigham KS, Manzo LD, Eddy KT, Thomas JJ (2018) Evaluation and Treatment of Avoidant/restrictive Food Intake Disorder (AFRID) in Adolescents. Current Pediatrics Reports 6: 107–113.

Fichter M, Quadflieg N (2016) Mortality in eating disorders – Results of a large prospective clinical longitudinal study. International Journal of Eating Disorders 49: 391–401.

Gradl-Dietsch G, Herpertz-Dahlmann B, Degenhardt F, Hebebrand J (2020) ICD-11-Sonderserie: Fütter- und Essstörungen in der ICD-11. Zeitschrift für Kinder- und Jugendpsychiatrie und Psychotherapie: 1–10.

Herpertz S, Herpertz-Dahlmann B, Fichter MM, Tuschen-Caffier B, Zeeck A (2018) S3 Leitlinie Diagnostik und Behandlung der Essstörungen. (https://www.awmf.org/uploads/tx_szleitlinien/051-026l_S3_Essstoerung-Diagnostik-Therapie_2020-03.pdf, Zugriff: 06.07.2020).

Herpertz-Dahlmann B, Hagenah U, Vloet T, Holtkamp K (2005) Essstörungen in der Adoleszenz. Praxis der Kinderpsychologie und Kinderpsychiatrie 54: 248–267.

Herpertz-Dahlmann B (2015) Adolescent Eating disorders: update on definitions, symptomatology, epidemiology and comorbidity. Child Adolesc Psychiatr Clin N Am 24(1): 177–96.

Herpertz-Dahlmann B, Dahmen B (2019) Children in Need-Diagnostics, Epidemiology, Treatment and Outcome of Early Onset Anorexia nervosa. Nutrients 11(8): 1932.

Kromeyer-Hauschild K, Wabitsch M, Kunze D, Geller F, Geiß HC, Hesse V, von Hippel A, Jaeger U, Johnsen D, Korte W, Menner K, Müller G, Müller JM, Niemann-Pilatus A, Remer T, Schaefer F, Wittchen HU, Zabransky S, Zellner K, Ziegler A, Hebebrand J (2001) Perzentile für den Body-mass-Index für das Kindes- und Jugendalter unter Heranziehung verschiedener deutscher Stichproben. Monatsschrift Kinderheilkunde 149: 807–818.

Le Grange D, Lock J, Agras WS, Bryson SW, Jo B (2015) Randomized Clinical Trial of Family-Based Treatment and Cognitive-Behavioral Therapy for Adolescent Bulimia Nervosa. J Am Acad Child Adolesc Psychiatry 54(11): 886–894.

Naab S, Fumi M, Schlegl S, Vorderholzer U (2019) Stationäre Behandlung von Kindern und Jugendlichen mit Anorexia nervosa und Bulimia nervosa. Kindheit und Entwicklung 28: 230–241.

Reich G, von Boetticher A (2017) Hungern, um zu leben – die Paradoxie der Magersucht. Gießen: Psychosozial-Verlag.

Schuck K, Schneider S (2019) Entwicklung und Prävention von Essstörungen und Adipositas bei Kindern und Jugendlichen. Zeitschrift für Psychiatrie, Psychologie und Psychotherapie 67(1): 9–17.

Seiffge-Krenke I (2019) Essstörungen: Entwicklungspsychologische und Entwicklungspathologische Perspektive. Kindheit und Entwicklung 28: 197–209.

Steinhausen HC (2019) Psychische Störungen bei Kindern und Jugendlichen. Lehrbuch der Kinder- und Jugendpsychiatrie und -psychotherapie. 9. Aufl. München: Elsevier.

Vorderholzer U, de Zwaan M, Löwe B, Schulze U, Herpertz-Dahlmann B (2020) Transition von Adoleszenten mit Essstörungen in das Erwachsenenalter: Das Positionspapier der Task-Force Transitionspsychiatrie der DGKJP und DGPPN. Zeitschrift für Kinder- und Jugendpsychiatrie und Psychotherapie 4 8: 443–447.

4 Chronische Erkrankungen, Behinderungen und Unfallverletzungen
Die Erkrankung als Einschnitt und Herausforderung

4.1 Einleitung

Guido Bürk, Dieter Kunert und Lars Vogler

Die Erfahrungen in Kindheit und Jugend sind für den weiteren Lebensverlauf prägend. Dies gilt im besonderen Maße, wenn sich in dieser Lebensphase eine chronische körperliche Krankheit manifestiert. Nach Angaben des Robert-Koch-Institutes (RKI) entwickeln in Deutschland aktuell knapp ein Fünftel der 0–17-Jährigen (Mauz et al. 2017) chronische Gesundheitsstörungen.

Wird die Diagnose einer chronischen Erkrankung oder Behinderung gestellt, ist dies ein Einschnitt im Leben der betroffenen Kinder und Jugendlichen und ihrer Familien. Nicht selten erleben die Betroffenen das als Schock. Angst und Sorge vor der Zukunft schweben wie ein Damoklesschwert über der Familie. Das erste Aufklärungsgespräch ist entscheidend für den Umgang des Kindes und der Eltern mit den Belastungen und Folgen der Erkrankung. Die emotionalen Reaktionen der Eltern haben einen großen Einfluss auf den weiteren Umgang des Kindes mit der Erkrankung.

Ein betroffenes Kind oder Jugendlicher spürt schnell die bedeutsamen Einschränkungen, die die Krankheit mit sich bringt. Seine Eltern sehen sich durch die Mehrbelastung als Erziehende und »Co-Therapeuten« vor einer Herkulesaufgabe. Insbesondere gilt dies für Eltern von Kindern mit angeborenen Behinderungen und Erkrankungen. Die veränderten Lebensbedingungen in der Schule, beim Sport und der Freizeit sowie die ökonomischen Belastungen bedürfen im Verlauf besonderer Beachtung.

Bei Kindern und Jugendlichen interferieren die chronischen Leiden mit dem Entwicklungsalter und deren Entwicklungsaufgaben – von der allgemeinen psychosozialen Entwicklung bis hin zur Autonomieentwicklung und Berufswahl. Bei ihren Eltern und Erziehungsberechtigten ist ein Feintuning zwischen Überfürsorge und Zurückhaltung gefragt. Die chronische Erkrankung ist ein Familienprojekt bei dem alle Familienmitglieder, nicht nur die Mutter, gefordert sind.

Idealerweise akzeptieren Kinder und Jugendliche und ihre Familien die Krankheit, integrieren sie in den Alltag und adaptieren sich und ihre Bedürfnisse an die neue Situation. Dieser Anpassungsprozess ist jedoch vielen Einflüssen und Schwankungen unterworfen. Eine kontinuierliche multiprofessionelle und interdisziplinäre Betreuung, die biopsychosoziale Zusammenhänge im Blick behält, ist notwendig, um diesen Anpassungsprozess zu begleiten und Hilfen bereitzustellen.

Ressourcen sind dabei ebenso zu beachten wie krisenhafte Verläufe und das Auftreten komorbider psychischer Erkrankungen. Die Qualität des Zusammenspiels der Betroffenen, ihrer Familien und den Therapeuten bzw. dem Betreuungsteam ist entscheidend für die Zusammenarbeit bei der Therapie und wichtig für das Outcome und die Prognose. So werden die Begriffe Compliance und Adhärenz bezüglich einer notwendigen Medikamenteneinnahme einer Einschätzung der Güte der Kooperation nicht gerecht. Vielmehr sollten wir unsere Aufmerksamkeit auf die Krankheitsverarbeitungsprozesse richten. Eine Entwertung maladaptiver Prozesse muss dabei unbedingt vermieden werden. Eine kontinuierliche biopsychosoziale Anamnese und Betreuung sowie eine zeitnahe Bearbeitung von Unsicherheiten und Krisen im Verlauf ist erforderlich.

Bei den exemplarisch im Weiteren besprochenen Erkrankungen werden wir alle die genannten Aspekte wiederfinden. Hinzu kommen spezielle Aspekte wie Schmerz bei Rheuma, Scham bei den chronisch entzündlichen Darmerkrankungen, Schuld bei Unfällen und die Lebensbedrohung bei Krebs. Die Bandbreite der Einschränkungen, Folgen und Konsequenzen bei chronischen Erkrankungen und Behinderungen ist riesig. Nicht vergessen dürfen wir dabei, dass im Schicksal einer chronischen Erkrankung eine Chance liegt. Manche Kinder und Jugendliche reifen krankheitsbedingt emotional früher und verselbständigen sich schneller.

Dabei bleibt festzuhalten, dass eine professionelle psychosoziale Betreuung genauso wichtig ist wie die Behandlung durch eine Fachdisziplin. Casemanagement, Teamwork und Netzwerkarbeit sind gefragt. Wichtige Bausteine einer Kompetenzvermittlung für den Umgang und das Leben mit einer chronischen Erkrankung sind: eine empathische Begleitung von der Manifestation über Patientenschulungen bis hin zur ambulanten Langzeitbetreuung und einer Transition ins Erwachsenenalter.

Literatur

Mauz E, Schmitz R, Poethko-Müller C (2017) Kinder und Jugendliche mit besonderem Versorgungsbedarf im Follow-up: Ergebnisse der KiGGS-Studie 2003–2012. Journal of Health Monitoring 2(4):45–65. Berlin: Robert-Koch-Institut.

4.2 Diabetes mellitus Typ 1

Charlotte Korsch und Kirsten Mönkemöller

Fallbeispiel

Der zwölfjährige Marcel stellt sich mit seiner Mutter und dem Stiefvater bei bereits bestehender Erkrankung neu in der Diabetesambulanz vor. Marcel hat eine Insulinpumpe und einen Sensor, den er aber nicht trägt, weil dieser ständig Alarm gebe. Er besucht eine Förderschule für emotionale und soziale Entwicklung. Dort gehe er gern hin, allerdings messe er in der Schule keine Blutzuckerwerte und esse deshalb auch nichts. Die Familie berichtet, dass Marcel auch zu Hause immer wieder wütend werde und sich zurückziehe, wenn es um das Messen des Blutzuckers und das Berechnen und Anpassen der Insulindosis geht.

Marcel spricht sehr wenig, nimmt kaum Kontakt auf und sagt, er sei »oft genug im Krankenhaus gewesen«. Schließlich entscheiden sich Marcel und seine Eltern doch für eine stationäre Aufnahme. Marcel beginnt ab dem dritten Tag Vertrauen zu dem Diabetesteam zu fassen und mitzuarbeiten. Die Eltern nehmen an den Schulungen teil. Es wird deutlich, dass er aufgrund einer Dyskalkulie nicht in der Lage ist, Mahlzeiten und Insulindosen zu berechnen. Er zeigt eine hohe Verletzbarkeit und hat Sorge, als Versager dazustehen. Marcel bekommt einen gemeinsam entwickelten, vereinfachten Therapieplan und es werden mit ihm machbare Therapieziele vereinbart (z. B. Messverhalten in der Schule und der Freizeit). Er erhält sowohl eine Dyskalkulieförderung als auch eine Psychotherapie und eine pädagogische Einzelfallhilfe in der Schule. Er lernt, den Diabetes selbstständiger zu managen und seine Emotionen zu regulieren. Mutter und Stiefvater übernehmen das Diabetes-Management zu Hause. Dabei gilt die Regel: über Blutzuckerwerte wird nicht gestritten und jeder gemessene Wert ist ein guter Wert.

4.2.1 Einleitung

Kinder und Jugendliche mit Diabetes mellitus Typ 1 (DM Typ 1) und ihre Familien gestalten täglich gemeinsam das Diabetes-Management. Im Zentrum der pädiatrischen Diabetologie steht der, durch altersgerechte Schulung, selbstwirksame Patient. Unterstützt von seinen Bezugspersonen im Rahmen seines strukturierten Alltags, soll er in der Lage sein, seine Insulingaben nach dem Therapieschema anzupassen. Obwohl die Entwicklung innovativer Therapien wie Insulinpumpen und das kontinuierliche Messen der Glukosewerte (dieser Begriff wird heute oft dem Begriff Blutzuckerwerte vorgezogen) mit Sensoren eine normnahe Glukoseeinstellung ermöglichen, bleiben psychosoziale Faktoren die wichtigsten Outcome Prädiktoren (Kordonouri et al. 2020). Dabei haben Kinder und Jugendliche mit DM Typ 1 auch ein erhöhtes Risiko für psychische Komorbiditäten, die gleichzeitig mit einem erhöhten Risiko für ein schlechteres Diabetes Outcome einhergehen (Holl und Prinz 2020).

4.2.2 Diabetes mellitus Typ 1 und das Diabetes-Management

Der DM Typ 1 ist mit einer geschätzten Prävalenz von 0,15 % die häufigste Stoffwechselerkrankung bei Kindern und Jugendlichen in Deutschland. Die Therapie mit Insulin ist von der Diagnosestellung an lebenslang erforderlich. Das therapeutische Ziel ist eine normnahe Glukoseeinstellung, um akute Stoffwechselentgleisungen wie Hypoglykämien oder Ketoazidosen sowie Folgeerkrankungen zu vermeiden oder zu vermindern. Gleichzeitig soll den Patienten eine normale körperliche und psychosoziale Entwicklung und eine gute Lebensqualität ermöglicht werden.

Die Patienten sollen von Anbeginn durch ein spezialisiertes interdisziplinäres, multiprofessionelles pädiatrisches Diabetesteam betreut werden. Die Behandlung umfasst eine Insulintherapie und Glukosemessung, strukturierte altersadaptierte Schulungen und psychosoziale Betreuung des Patienten und der Familie (Ziegler und Neu 2018).

Das Insulin kann mit Insulinpens gespritzt oder kontinuierlich über eine Insulinpumpe gegeben werden. Die Glukosewerte können blutig punktuell durch einen Fingerpiks oder unblutig kontinuierlich über Sensoren gemessen werden. Die Systeme sind miteinander kombinierbar und setzen alle voraus, dass die Insulingaben von den Patienten an die regelmäßig zu messenden Glukosewerte, die Nahrungsmittelzufuhr und Alltagsaktivitäten, wie zum Beispiel Bewegung, Stress oder Krankheit, angepasst werden. Von den Patienten und ihren Eltern erfordert das ein hohes Maß an Wissen, Selbstmanagementkompetenz und Frustrationstoleranz. Die dauerhafte Reflektion des Alltagsgeschehens und der Verlust an Spontaneität sind erhebliche Herausforderungen für die Betroffenen.

Als therapeutisches Ziel wird ein HbA1c-Wert unter 7,5 % (58,5 mmol/moL) angestrebt. Der HbA1c-Wert gibt den durchschnittlichen Glukosewert der letzten drei Monate an. Bei Sensoren sollten 70 % der kontinuierlich angezeigten Werte zwischen 70 und 160 mg/dl (3,9–8,9 mmol/L) liegen. Hypoglykämien und Ketoazidosen sollen vermieden werden (Ziegler und Neu 2018).

Eine an diesen Zielwerten orientierte Einstellung reduziert das Risiko für langfristige diabetesspezifische Folgeerkrankungen (Retinopathie, Nephropathie, Neuropathie, Hypertonie und Hyperlipidämie) signifikant (Nathan et al. 2005). Kernkompetenz des multiprofessionellen Diabetesteams ist es, gemeinsam mit den Patienten und ihren Bezugspersonen zu erarbeiten, welche Form der Therapie angemessen und im Alltag durchführbar ist und welche Therapieziele realistisch sein können.

4.2.3 Psychosoziale Auswirkungen

Diabetes-Management und Risikofaktoren

Die Erkrankung selbst und ihr Management sind für die Kinder und Jugendlichen und ihre Familie eine neue, sich stetig wandelnde Aufgabe. Das Zusammenspiel von Glukosewerten und Insulin ist kein stabiles System, sodass Hypo- und Hyperglykämien für Kinder und Jugendliche mit DM Typ 1 und ihren Familien zum Alltag gehören. Die Patienten werden ständig mit ihrer Erkrankung konfrontiert, sie müssen ihr Wissen auf die aktuelle Situation übertragen und in unvorhergesehenen Situationen spontan handeln. Dies kann zu Stress, Überforderung und Hilflosigkeit führen.

Die Integration dieser Aufgabe in den Alltag kann durch verschiedene Risikofaktoren beeinträchtigt werden. Hierzu zählen Risikofaktoren, die den *Patienten selbst* betreffen (z. B. psychische Erkrankungen und Entwicklungsstörungen, mangelnde und vermeidende Bewältigungsstrategien, Vernachlässigung oder zu frühe Selbstständigkeit). Weiterhin auch solche, die *einzelne Bezugspersonen* (z. B. psychische Erkrankungen und Entwicklungsstörungen) oder *die Familienumgebung* betreffen (z. B. ungünstige Erziehungsstile, ungünstige Bewältigungsstrategien, familiäre Konflikte bzw. geschiedene Elternteile, ungünstige Kommunikation). Hinzu kommen *soziale Risikofaktoren*, wie niedriger sozialökonomischer Status, niedriger Bildungsstand der Familie, Zugehörigkeit zu anderen Kulturen oder Minoritäten (modifiziert nach Neu et al. 2016; Bartus et al. 2016; Mönkemöller et al. 2019).

Die moderne Diabetestherapie ist Teamarbeit und erlaubt den flexiblen Einsatz von Therapiemodulen, die auf den Patienten und seine Lebenswelt angepasst werden (z. B. bzgl. der Erarbeitung der Therapieziele, der Geräte zum Diabetes-Management, der Art der Vermittlung von relevanten Informationen oder des Bedarfs nach psychosozialer Unterstützung).

Diabetes: Familie und Lebenswelt

Im Alltag werden die Eltern von Kleinkindern mit DM Typ 1 zu den Therapeuten ihrer Kinder und erleben durch das Diabetes-Management häufig eine hohe Krankheitslast (z. B. Iversen et al. 2018). Mit zunehmendem Alter der Kinder verändern sich das Bedürfnis und die Notwendigkeit nach Unterstützung durch die Bezugspersonen. Hierbei kann die Lebensaufgabe Diabetes ein wichtiger Faktor bei der immer wieder neuen Gestaltung der Beziehung von Eltern und Kindern sein. Gleichermaßen erfordert die Entwicklung hin zum selbständigen Diabetes-Management Mut, zum Umgang mit dem Diabetes in Schule und Öffentlichkeit. Frustrationstoleranz, Zuverlässigkeit und ein kalkuliertes Risikomanagement der Jugendlichen sind nicht selten für alle Beteiligten eine große Herausforderung.

Diabetes: Psyche und Komorbidität

Häufig haben Patienten im Laufe der Behandlung, insbesondere in der Pubertät, Motivationsprobleme, sodass die Diabetesbehandlung vernachlässigt oder gar ignoriert wird. Dies kann von dem Auslassen von Glukosemessungen und Insulingaben bis hin zum Fälschen von Werten reichen. Hierfür kann es viele unterschiedliche Gründe geben, die auf variierende psychische Faktoren hinweisen können. Immer wieder entwickeln Patienten Angst vor Hypoglykämien und modifizieren aufgrund dieser Ängste, wider besseres Wissen, ihre Insulingabe.

All diese Faktoren können die Entwicklung von Ängsten und Depressionen begünstigen (Bartus et al. 2016). Es kann zu einer Minderung des Selbstwertgefühls kommen, wenn Patienten das Gefühl haben, nicht zu »funktionieren«. Einige Patienten entwickeln soziale Ängste, da sie Sorge vor Abwertung durch ihre Peers haben. Besonders zu Beginn der Behandlung haben viele Patienten Angst vor dem Spritzen, was sich in einer Phobie niederschlagen kann.

Manche Kinder und Jugendliche entwickeln einen Kontrollzwang, oftmals hervorgerufen durch Zweifel an der Richtigkeit der gemessenen Blutzuckerwerte und der gegebenen Insulindosis.

Durch den ständigen Fokus auf das Essen kann es zu einer Störung des Essverhaltens kommen (Datye und Jaser 2020). Manche Patienten nutzen Insulin als Purging-Methode um Gewicht abzunehmen. Komorbiditäten wie Entwicklungs- und Lernstörungen, ADHS, Autismus oder geistige Behinderung erschweren das Diabetes-Management oft erheblich, da es den Patienten dadurch oftmals nicht angemessen möglich ist, das Diabetes-Management zu verstehen und anzupassen (Bartus et al. 2016).

Fallbeispiel

Bei Niclas wird im Alter von elf Jahren DM Typ 1 festgestellt. Die Symptome sind klassisch: Durst, vermehrtes Wasserlassen, Gewichtsabnahme. Zuvor ist ein ADHS diagnostiziert worden.

Niclas zeigt einige Monate nach der stationären Erstschulung zunehmend Schwierigkeiten, die Erkrankung anzunehmen. Seine Stimmung verschlechtert sich, er entwickelt depressive Symptome und will niemanden mehr an sich ranlassen. Gleichzeitig sinkt die schulische Leistung und es kommt zu Konflikten mit seinen Eltern. In dieser Zeit schwanken die Blutzuckerwerte von Niclas vor allem in der Schule, in der er besonders nachlässig mit seinem Diabetes umgeht. Um wieder gute Blutzuckerwerte zu erreichen, spritzt er immer wieder größere Insulinmengen und wird mehrfach mit Hypoglykämien stationär aufgenommen. Um dem entgegenzuwirken, übernehmen seine Eltern eine stärkere Kontrolle über das Diabetes-Management (z. B. gemeinsame Besprechung der Werte, gemeinsames Führen eines Tagebuchs), sodass sich die Blutzuckerwerte mit der Zeit stabilisieren. Parallel beginnt Niclas eine ambulante Psychotherapie, in der er sich angenommen fühlt. Durch diese Maßnahmen gelingt ihm eine Modifikation seines selbstschädigenden Verhaltens.

4.2.4 Psychosoziale Diagnostik

Im Rahmen der Behandlung ist eine aufmerksame Beobachtung des Verhaltens von Patienten und Eltern notwendig, um mögliche Anzeichen von psychischen Beeinträchtigungen, wie Ängste und Stimmungsschwankungen, zu erkennen. Unverzichtbare Grundlage der Zusammenarbeit ist eine vertrauensvolle Beziehung zwischen Diabetesteam, Patient und Familie. Die Erhebung der psychosozialen Anamnese und die Erfassung von Risiko- und Schutzfaktoren sind obligat. Der Austausch im interdisziplinären multiprofessionellen Team ist dabei essenziell. Es empfiehlt sich, die Beobachtungen der Eltern aufzunehmen und Informationen aus dem Alltag mit deren Einverständnis aus externen Quellen (Schule, andere Behandler) einzuholen. Bei bereits bekannten psychischen Störungen kann so deren Auswirkung auf das Diabetes-Management umfassender eingeschätzt und die Behandlung modifiziert werden.

4.2.5 Psychosoziale und psychotherapeutische Intervention und Prävention

Diabetes: Diagnoseschock und Alltag

Bei der Manifestation des Diabetes ist es wichtig, im stationären Rahmen eine Atmosphäre zu etablieren, in der sich die Patienten und deren Eltern aufgehoben fühlen, um dadurch den Schock, den die Diagnose mit sich bringt, besser verarbeiten zu können. Es sollte der Familie vermittelt werden, dass DM Typ 1 als chronische Krankheit mit Herausforderungen verbunden ist und bei einem angemessenen Management gut damit gelebt werden kann. Für viele Familien ist in dieser Phase eine gewisse »Normalität« der Diabetesbehandlung wichtig, um Ängste zu verringern. Das Behandlungsteam sollte die alltäglich notwendigen Abläufe (z. B. Glukosemessung, Insulingabe) ruhig und nach einem kontinuierlichen Plan mit den Patienten und deren Familien durchführen. Die notwendigen Prozesse können so als »normal« und ungefährlich eingeordnet werden, das Kompetenzerleben kann gestärkt und dem Diabetes-Management ein angemessener Platz im Alltag der Familien gegeben werden.

Diabetologie ist Teamwork

Neben der medizinischen Versorgung ist der Kontakt mit dem psychosozialen Personal sowohl für die Patienten als auch deren Eltern wichtig, um Trauer, Ängste und Bedenken äußern zu können. Da die Reaktionen inter- und intraindividuell, je nach wahrgenommener Belastung der Familien, stark variieren, ist ein behutsames Vorgehen sinnvoll, um ein vertrauensvolles Arbeitsbündnis zu schaffen. Gemeinsam können Patient, Familie und interdisziplinäres Team das Diabetes-Management im Alltag etablieren. Hilfreich sind beispielsweise angepasste Therapiepläne, Tagesstrukturen mit festen Blutzuckerbesprechungen sowie Verstärkerpläne.

Zum Diabetes-Management im Verlauf

Den Eltern als Vorbilder gilt ein besonderes Augenmerk. Im Fokus stehen dabei besonders depressive Denk- und Verhaltensweisen, Ängste vor Blutzuckerschwankungen und Spätfolgen des Diabetes sowie eine mangelnde Akzeptanz der Erkrankung.

Im Verlauf der Diabetesbehandlung sollte geprüft werden, ob sich die psychosoziale Situation verändert hat und der Therapieplan dementsprechend angepasst werden muss.

Beim Auftreten einer psychischen Beeinträchtigung sollten entsprechende Hilfsangebote aufgezeigt werden. Gruppenschulungen sind hilfreich und tragen zu einer Normalisierung des Umgangs mit dem Diabetes bei. Sie fördern auch den Kontakt zu Mitpatienten und das Üben sozialer Kompetenz. Weitere Hilfsangebote sind: Selbsthilfegruppen, Messen und Großveranstaltungen für Betroffene sowie Familienhilfen zur Lösung individueller Probleme.

4.2.6 Perspektiven und psychosoziale Prognose

Insgesamt ermöglicht die strukturierte, multiprofessionelle und interdisziplinäre Behandlung von Kindern und Jugendlichen mit DM Typ 1 ein breites Spektrum an Behandlungsmöglichkeiten. Mit diesen ist meist eine altersgerechte psychosoziale Entwicklung und Teilhabe möglich (Holl und Prinz 2020). Aufgrund der Individualität der Patienten und ihres Umgangs mit der Erkrankung ist eine eindeutige Prognose über die Entwicklung und den Verlauf des DM Typ 1 nicht möglich. Studien belegen, dass eine psychosoziale und psychotherapeutische Mitbehandlung mit einer Erhöhung der Motivation von Patienten und Eltern und damit einem verbesserten Diabetes-Management verbunden ist (Ellis et al. 2012).

Fragen für die Praxis:

Es lohnt sich – bei allen Patienten und ihren Familien – immer wieder gemeinsam mit den Betroffenen und im Team die folgenden Fragen zu beantworten:

1. Wer kümmert sich um den Diabetes?
2. Was klappt besonders gut?
3. Wie viel Zeit gibt es für den Diabetes?
4. Wann werden die Werte gemeinsam und wirklich auch konfliktfrei besprochen?
5. Wie passt das Diabetes-Management in den Alltag (unter der Woche und am Wochenende)?
6. Gibt es »Stolpersteine« oder Schwierigkeiten?
7. Welche Ziele hat der Patient, welche die Familie und welche das Diabetesteam?

Wesentliches für die Praxis

- Die Behandlung des DM Typ 1 stellt für Kinder oder Jugendliche und ihr familiäres Umfeld eine lebenslange Herausforderung dar.
- Kinder und Jugendliche mit DM Typ 1 sollten von Diagnosestellung an von einem multiprofessionellen Diabetes-Team interdisziplinär behandelt werden.
- Die Diabetestherapie orientiert sich an den individuellen Möglichkeiten, Ressourcen und Risikofaktoren der Patienten und ihrer Familien.
- Der wertschätzende Umgang mit den Patienten und ihren Familien und die gemeinsame Erarbeitung von Therapiemöglichkeiten und Modifikation von Therapiezielen ist die Grundlage für eine gute und erfolgreiche Diabetestherapie.
- Psychosoziale Faktoren sind einer der wichtigsten Prädiktoren für das Outcome.

- Psychische Komorbiditäten müssen frühzeitig erkannt und niederschwellig in die Behandlung einbezogen werden.

Literatur

Bartus B, Hilgard D, Meusers M (2016) Diabetes und psychische Auffälligkeiten. Diagnose und Behandlung von Kindern, Jugendlichen und jungen Erwachsenen. 1. Aufl. Stuttgart: Kohlhammer.

Datye KA, Jaser SS (2020) Eating Disorders in Youth with Diabetes. In: Delamater AM, Marrero DG (Hrsg.) Behavioral Diabetes – Social Ecological Perspectives for Pediatric and Adult Populations. Cham: Springer. S. 49–66.

Ellis DA, Berio H, Idalski Carcone A, Naar-King S (2012) Adolescent and Parent Motivation for Change Affects Psychotherapy Outcomes Among Youth With Poorly Controlled Diabetes, J Pediatr Psychol 37(1): 75–84.

Holl RW, Prinz N (2020) für das DPV-Register der pädiatrischen Diabetologie, Deutscher Gesundheitsbericht Diabetes, Die Bestandsaufnahme. Mainz: Verlag Kirchheim + Co. S. 142–152.

Iversen AS, Graue M, Haugstvedt A, Råheim M (2018) Being mothers and fathers of a child with type 1 diabetes aged 1 to 7 years: a phenomenological study of parents' experiences. Int J Qual Stud Health Well-being 13(1): 1487758.

Kordonouri O, Lange K, Biester T et al. (2020) Determinants of glycaemic outcome in the current practice of care for young people up to 21 years old with type 1 diabetes under real-life conditions. Diabet Med 37(5): 797–804.

Mönkemöller K, Müller-Godeffroy E, Lilienthal E, Heidtmann B, Becker M, Feldhahn L, Freff M, Hilgard D, Krone B, Papsch M, Schumacher A, Schwab KO, Schweiger H, Wolf J, Bollow E, Holl RW (2019) The association between socio-economic status and diabetes care and outcome in children with diabetes type 1 in Germany: The DIAS study (diabetes and social disparities). Pediatr Diabetes 20(5): 637–644. (doi: 10.1111/pedi.12847).

Nathan DM, Cleary PA, Backlund JY, Genuth SM, Lachin JM, Orchard TJ, Raskin P, Zinman B (2005) Intensive diabetes treatment and cardiovascular disease in patients with type 1 diabetes. N Engl J Med 353: 2643–53.

Neu A, Bürger-Büsing I, Danne T et al. (2016) Diagnostik, Therapie und Verlaufskontrolle des Diabetes mellitus im Kindes- und Jugendalter. Diabetologie 11: 35–117.

Ziegler R, Neu A (2018) Diabetes mellitus im Kindes- und Jugendalter, Leitliniengerechte Diagnostik, Therapie und Langzeitbetreuung, Dtsch Arztebl Int 115: 146–56.

4.3 Chronisch entzündliche Darmerkrankungen

Thomas Berger

Fallbeispiel

Lea erkrankt im Alter von zwölf Jahren mit blutigen Durchfällen, Erbrechen, Fieber und einer Eisenmangelanämie. Es wird eine hoch floride Colitis ulcerosa diagnostiziert, die den gesamten Dickdarm betrifft. Eine medikamentöse Therapie wird begonnen. Diese muss im Verlauf der folgenden Monate mehrfach verändert werden.

Schon früh im Verlauf der Erkrankung wird der Schulbesuch durch stundenlange morgendliche Toilettengänge und Schmerzen beeinträchtigt. Die Testung ergibt keine Hinweise auf eine Depression, allerdings Zeichen einer angstbesetzten Krankheitsverarbeitung und eher passiver Bewältigungsstrategien. Die Unterstützung durch die Familie erweist sich in allen Krankheitsphasen als sehr gut. Therapeutisch werden in einem ersten Schritt eine Psychoedukation durchgeführt und Schmerzbewältigungstechniken eingeübt.

Im Verlauf der folgenden Monate hält die hohe Aktivität der Grunderkrankung allerdings weiter an. Es ist über Monate kein Schulbesuch möglich, die Wohnung wird kaum noch verlassen, Freunde wenden sich ab. Der Schlaf ist gestört. Zusätzlich entwickelt sich eine Kachexie, eine Essstörung wird vermutet.

Im Alter von 13,5 Jahren erfolgt die stationäre Aufnahme auf eine Psychosomatik-Station. Die konservative Therapie ist zu diesem Zeitpunkt weitgehend ausgereizt. Der schlechte Allgemein- und Ernährungszustand erlauben kaum die Teilnahme an den therapeutischen Aktivitäten und den gemeinsamen Mahlzeiten. Lea verliert weiter an Gewicht und muss parenteral ernährt werden. Im Alter von 14 Jahren wird der entzündete Dickdarm schließlich operativ entfernt und ein Ileostoma (»Anus praeter«) angelegt.

Lea akzeptiert die neue Situation überraschend gut und übernimmt die Versorgung des Stomas. Ihr Allgemeinzustand bessert sich zügig, ebenso das Essverhalten und der Ernährungszustand. Lea nimmt im Verlauf weniger Wochen ihre sozialen Kontakte und sämtliche Aktivitäten wieder auf, inklusive sportlicher Aktivitäten wie Schwimmen und Trampolinspringen, die sie trotz Anus praeter motiviert und ohne Probleme durchführt. Sie beendet die Schule erfolgreich. Eine eigentlich geplante erneute Operation, bei der ein künstlicher Enddarm geschaffen und der Anus praeter beseitigt werden sollten, lehnt sie bis zum 18. Geburtstag ab.

4.3.1 Einleitung

Chronisch-entzündliche Darmerkrankungen haben Auswirkungen auf viele psychosoziale Aspekte des Lebens. Es besteht ein erhöhtes Risiko für internalisierende Störungen wie Depressivität und Ängstlichkeit sowie für Beeinträchtigungen des Familienlebens, der Sozialkontakte und des Schulbesuchs. Die Häufigkeit und Ausprägung dieser Störungen ist mit der Aktivität der Grunderkrankung assoziiert. Sie beeinflussen ihrerseits die krankheitsbezogene Lebensqualität und möglicherweise auch den Verlauf der Erkrankung selbst negativ. Ansätze und Vorschläge für hilfreiche Interventionen sind verfügbar. Im Rahmen einer umfassenden Betreuung der jugendlichen Patienten mit chronisch-entzündlichen Darmerkrankungen sollten diese Aspekte systematisch in den Blick genommen werden.

4.3.2 Krankheitsbeschreibung

Chronische Darmentzündungen treten in verschiedenen Formen auf, am häufigsten als Morbus Crohn oder Colitis ulcerosa. Die Erkrankungen sind durch entzündliche Veränderungen in verschiedenen Abschnitten des Verdauungstraktes gekennzeichnet und verlaufen in chronisch-rezidivierenden Schüben. Häufige Symptome sind Bauchschmerzen, Durchfälle, blutige Stühle und ein Gewichtsverlust. Entzündliche Veränderungen können auch an anderen Organen, vor allem an der Leber, den Gelenken, der Haut oder am Auge auftreten. Chronische Darmentzündungen (CED) werden als autoimmune Erkrankungen eingeordnet, wobei die Pathogenese im Detail noch ungeklärt ist.

Etwa ein Viertel der Patienten mit CED sind jünger als 18 Jahre. Jährlich ist in Deutschland mit ca. 2000 Neuerkrankungen bei Kindern und Jugendlichen zu rechnen. Die Krankheiten treffen auf besonders vulnerable Patienten im Hinblick auf die körperliche, aber auch psychosoziale Entwicklung. Besonders belastend ist dabei die Tatsache, dass die Symptome häufig schambesetzte und intime Lebensbereiche betreffen und negative Auswirkungen auf die Selbstwahrnehmung und das Körperbild haben. Stuhlgangprobleme, die ein Leitsymptom von CED sind, zählen zu den Tabu-Themen (Claßen et al. 2019).

Wenn sich aufgrund von Anamnese und körperlicher Untersuchung der Verdacht auf eine CED ergibt, stützt sich die weitere somatische Diagnostik hauptsächlich auf die Endoskopie in Kombination mit verschiedenen bildgebenden Verfahren und Labormethoden. Sie kann für die Patienten mit erheblichen Belastungen und Ängsten verbunden sein. Die medizinische Therapie ist langfristig angelegt und besteht primär aus einer Kombination von Medikamenten und ernährungsmedizinischen Maßnahmen. Bei einem erheblichen Teil der Patienten sind auch Operationen nicht zu vermeiden.

Während auf dem Gebiet der organischen Diagnostik und der medikamentösen Therapie in den letzten Jahren kontinuierlich Fortschritte gemacht wurden, besteht in der psychosozialen Betreuung noch Nachholbedarf.

4.3.3 Psychosoziale Auswirkungen

CED haben erhebliche Auswirkungen auf die Lebensqualität der Betroffenen. Die Erkrankungen wirken sich auf Alltagsaktivitäten wie Schulbesuch und Sport negativ aus. Die Schulsituation wird im Zusammenhang mit der Erkrankung von vielen Familien als unbefriedigend bewertet, die Schullaufbahn kann besonders bei schwerem Krankheitsverlauf erheblich gestört werden. Die Belastung der Eltern stellt einen Faktor dar, der die Lebensqualität der Patienten zusätzlich mindert.

Ein negativer Effekt auf die Lebensqualität ergibt sich unter anderem durch das gehäufte Auftreten psychischer Komorbiditäten: In einer deutschen Studie wurde eine Prävalenz von 55,3 % für eine oder mehrere psychische Störungen nach den Kriterien des DSM-IV gefunden (Engelmann et al. 2015). Vor allem internalisierende Störungen treten bei Kindern und Jugendlichen mit CED im Vergleich zu Gesunden häufiger auf. In einer Publikation aus dem Jahr 2018 ergab die Auswertung mehrerer Studien zu diesem Problem – bei großer Heterogenität – folgende durchschnittliche Prävalenzen: Angstsymptome 16,4 %, Angststörungen 4,2 %, depressive Symptome 15,0 %, Depressionen 3,4 % (Stapersma et al. 2018). Auch andere psychiatrische Diagnosen wie Essstörungen, Persönlichkeitsstörungen, Autismus oder ADHS lassen sich häufiger finden als bei Gleichaltrigen, das Risiko für Suizidversuche ist um das 1,4-fache erhöht. Ein früher Krankheitsbeginn und eine familiäre Belastung mit psychischen Erkrankungen stellen Risikofaktoren für die Entwicklung von psychischen Komorbiditäten dar.

Der Zusammenhang zwischen CED und ihren psychischen Auswirkungen lässt sich auch von der biologischen Seite her betrachten: Insbesondere Depression und Angst können als Folge entzündungsbedingter Prozesse am Zentralnervensystem interpretiert werden, die unter anderem durch Entzündungsmediatoren, Bakterienbestandteile und durch genetische Prozesse ausgelöst und unterhalten werden. Passend hierzu findet sich in mehreren Studien eine deutliche Abhängigkeit psychosozialer Beeinträchtigungen von der Krankheits- und Entzündungsaktivität.

In diesem Zusammenhang ist auch die erhöhte Häufigkeit von Schlafstörungen von Bedeutung. Sie liegen bei etwa 20 % der Patienten vor und werden in der Regel zu wenig erfragt und beachtet. Schlafstörungen, Entzündungsaktivität und Depression korrelieren miteinander.

Bei etwa einem Viertel der Patienten bestehen hartnäckige funktionelle Bauchschmerzen auch in Phasen der Remission, also außerhalb von Entzündungsschüben. Sie erfordern einen erweiterten schmerztherapeutischen Behandlungsansatz und können im klinischen Alltag als Krankheitsschübe fehlgedeutet werden.

4.3.4 Psychosoziale Diagnostik

Die wichtigste diagnostische Maßnahme ist es, psychosoziale Aspekte systematisch in die Betreuung einzubeziehen. Dies geschieht oft nur unzureichend und eher zufällig, was unter anderem daran liegen mag, dass in den besonders vulnerablen Krankheitsphasen, wie z. B. bei der Erstdiagnose oder in Entzündungsschüben, medizinische Probleme dominieren, während in den Remissionsphasen Leidensdruck und Unterstützungsbedarf nachweislich geringer sind.

Es bietet sich daher an, besonders die kritischen Krankheitsphasen zu nutzen, vor allem

- die Phase der Erstdiagnose
- Änderungen und Einschnitte im Krankheitsverlauf wie Entzündungsschübe oder Operationen
- das Jugendalter einschließlich der Transitionsphase (▶ Kap. 4.3.6).

Dabei sollten folgende Themenfelder mit dem Fokus auf einen möglichen Unterstützungs- oder Therapiebedarf in den Blick genommen werden:

- Allgemeine Einschätzung des Befindens und der Lebensqualität einschließlich Schlaf und Schmerzen sowie ein orientierendes Screening der Lebensbereiche Familie, Sozialkontakte, Schule und Sport
- Krankheitsspezifische Kenntnisse und Vorstellungen, Bewältigungsstrategien und Therapieadhärenz
- Screening auf psychopathologische Störungen

Ein Setting, bei dem die Thematisierung der genannten Punkte in die medizinische Standardbehandlung integriert wird, dürfte dabei auf größere Akzeptanz treffen, als wenn der gesamte Themenkomplex an psychosoziale Spezialisten delegiert wird. Strukturierte Messinstrumente können diagnostisch hilfreich sein. Die etablierten Aktivitätsindizes PUCAI und PCDAI enthalten bereits einzelne Items zur globalen Abschätzung von Allgemeinzustand und Beeinträchtigungen.

Einen geeigneten Anknüpfungspunkt für psychosoziale Themen im medizinischen Betreuungs- und Behandlungsverlauf stellt die regelmäßige Besprechung und Beratung im Hinblick auf die Therapie-Adhärenz dar. Unregelmäßigkeiten und Pausen bei der Medikamenteneinnahme betreffen nach einigen Studien bis zu 93 % der Patienten (Spekhorst et al. 2016). Probleme des Coping und der Adhärenz sind damit häufig und aufgrund der oft hohen Krankheitsaktivität entscheidend für den Verlauf. Einige der bereits besprochenen psychosozialen Faktoren wirken sich hierbei negativ aus: dysfunktionale Familienstrukturen, die Selbstwahrnehmung in einer Opferrolle, ungünstige Bewältigungsstrategien, erhöhte Angst- oder Depressionswerte sowie niedrige Messwerte für die krankheitsbezogene Lebensqualität. Die Adhärenz kann damit als ein möglicher Indikator für Probleme im psychosozialen Bereich angesehen und genutzt werden. Für eine systematische Erfassung kann die Orientierung an Messinstrumenten wie der »Medication Adherence Rating Scale (MARS)« (Chan et al. 2019) hilfreich sein.

4.3.5 Psychosoziale und psychotherapeutische Intervention und Prävention

Studien zu strukturierten psychotherapeutischen Interventionen zeigen nur unwesentliche Effekte auf den Krankheitsverlauf im Vergleich zu Kontrollgruppen (Timmer et al. 2011). Dabei darf allerdings nicht vergessen werden, dass diese Aussage insgesamt nur auf relativ wenigen Studien basiert, in denen zusätzlich Patienten mit höherer Krankheitsaktivität unterrepräsentiert waren. Hieraus abzuleiten, dass psychosoziale Interventionen generell keinen Nutzen hätten, ist so nicht zulässig.

Vor diesem Hintergrund wird folgende Strategie vorgeschlagen: Das systematische und regelmäßige Thematisieren potenzieller psychosozialer Problemfelder sollte Bestandteil der Routinebetreuung sein und bereits bei der Diagnosestellung erfolgen, wenn möglich unter Einbezug des psychosozialen Teams der Klinik. Dies kann in freier Form als Gespräch erfolgen und gegebenenfalls durch standardisierte diagnostische Instrumente ergänzt werden.

Bei psychotherapeutischem Behandlungsbedarf und Vorliegen psychischer Komorbiditäten ist eine ambulante Psychotherapie unter Einbeziehung der Familie indiziert. Stationäre multimodale psychosomatische Behandlungsangebote stehen bei längerfristiger Nichtbewältigung von Alltagsaktivitäten zur Verfügung. Dabei spricht die Evidenzlage am ehesten für die Anwendung kognitiv-verhaltenstherapeutischer Ansätze, die gezielt an den häufigen psychosozialen Problemfeldern ansetzen (van den Brink et al. 2019). Auch andere Ansätze wie die Hypnotherapie oder Formen der Gesprächspsychotherapie (SNDT – »supportive non-directive therapy«) können vergleichbar wirksam sein.

Informations- und Beratungsangebote der Selbsthilfeorganisationen (Deutsche Morbus Crohn/Colitis ulcerosa Vereinigung: DCCV e. V.) sowie Gruppenschulungen stellen eine sinnvolle Ergänzung dar. CED-Schulungen ermöglichen einen niedrigschwelligen Zugang zu Patient und Familie (Claßen et al. 2019). Allerdings sind die Verfügbarkeit und Finanzierungsmodelle hier regional und zeitlich sehr unterschiedlich, die Teilnahme erfordert teilweise größere Eigeninitiative von Seiten der Familien. Möglicherweise werden aus diesen Gründen die Patienten mit dem größten Bedarf von den vorhandenen Angeboten gerade nicht erreicht.

4.3.6 Perspektiven und psychosoziale Prognose

Die pädiatrisch-gastroenterologische Betreuung und Behandlung von Jugendlichen mit CED endet aus regulatorischen Gründen hierzulande mit Abschluss des 18. Lebensjahres. Die dann anstehende Transition zur internistischen Gastroenterologie stellt für die Patienten und Familien einen wichtigen Umbruch dar und fällt oft noch in eine Phase mit instabilem Krankheitsverlauf.

Es liegt auf der Hand, dass ein geplant durchgeführter Transitionsprozess gegenüber einem ungeplanten Übergang in die »Erwachsenen«-Medizin erhebliche Vorteile hätte. Modellprojekte, die Lösungen für die genannten Probleme im Zusammenhang mit der Transition anbieten, existieren. Sie sind allerdings von einer flächendeckenden Umsetzung noch weit entfernt. Für eine Verbesserung der Versorgung in diesem Bereich müssen noch verbindliche und stabil finanzierte Strukturen aufgebaut werden.

Die psychosozialen Auswirkungen der Erkrankung setzen sich in das Erwachsenenalter hinein fort. Über die Hälfte der Patienten haben eine anerkannte Behinderung. Viele berichten über emotionalen Stress und Diskriminierung am Arbeitsplatz und fühlen sich durch die Erkrankung in ihrer Berufskarriere eingeschränkt. Gleichzeitig leiden die Patienten darunter, dass nicht-medizinische, psychosoziale Aspekte in der ärztlichen Betreuung zu selten zur Sprache kommen. Nur etwa ein Drittel der erwachsenen Patienten hatte jemals Kontakt zu unterstützenden sozialen Angeboten (Kubesch et al. 2020).

> **Wesentliches für die Praxis**
>
> - Chronisch-entzündliche Darmerkrankungen im Kindes- und Jugendalter haben erhebliche psychosoziale Auswirkungen, deren Ausprägung mit der Aktivität der Grunderkrankung korreliert.
> - Diese umfassen vor allem Beeinträchtigungen von Schulbesuch und sportlichen Aktivitäten, Störungen der Sozialkontakte und des Familienlebens, Ängste und Depressionen sowie Schlafstörungen und chronische Schmerzen.

- Besonders vulnerable Phasen sind der Zeitpunkt der Erstdiagnose, Einschnitte im Krankheitsverlauf wie Entzündungsschübe und Operationen sowie die Adoleszenz und die Phase der Transition.
- Die genannten Problemfelder sollten vor allem in diesen Phasen systematisch im Rahmen der Routinebetreuung thematisiert, erfasst und gegebenenfalls eine Psychotherapie erwogen werden.

Literatur

Chan AHY, Horne R, Hankins M, Chisari C (2019) The Medication Adherence Report Scale: A measurement tool for eliciting patients' reports of nonadherence. Br J Clin Pharmacol 86: 1281–1288.

Claßen M, Kretzschmar B, Kretzschmar A, Kunert D, Faiß M, Iven E (2019) ModuS – Fit für ein besonderes Leben – Modulares Schulungsprogramm für chronisch kranke Kinder und Jugendliche sowie deren Eltern: Schulung für Kinder und Jugendliche mit chronisch-entzündlichen Darmerkrankungen, 2. überarbeitete Aufl. Lengerich: Pabst Science Publishers.

Engelmann G, Erhard D, Petersen M, Parzer P, Schlarb AA, Resch F, Brunner R, Hoffmann GF, Lenhartz H, Richterich A (2015) Health-related quality of life in adolescents with inflammatory bowel disease depends on disease activity and psychiatric comorbidity. Child Psychiatry Hum Dev 46: 300–307.

Kubesch A, Boulahrout P, Filmann N, Blumenstein I, Hausmann J (2020) Real-world data about emotional stress, disability and need for social care in a German IBD patient cohort. PloS One 15: e0227309.

Spekhorst LM, Hummel TZ, Benninga MA, van Rheenen PF, Kindermann A (2016) Adherence to Oral Maintenance Treatment in Adolescents With Inflammatory Bowel Disease. J Pediatr Gastroenterol Nutr 62: 264–270.

Stapersma L, van den Brink G, Szigethy EM, Escher JC, Utens EMWJ (2018) Systematic review with meta-analysis: anxiety and depression in children and adolescents with inflammatory bowel disease. Aliment Pharmacol Ther 48: 496–506.

Timmer A, Preiss JC, Motschall E, Rücker G, Jantschek G, Moser G (2011) Psychological interventions for treatment of inflammatory bowel disease. Cochrane Database Syst Rev: CD006913.

van den Brink G, Stapersma L, Bom AS, Rizopolous D, van der Woude CJ, Stuyt RJL, Hendriks DM, van der Burg JAT, Beukers R, Korpershoek TA et al. (2019) Effect of Cognitive Behavioral Therapy on Clinical Disease Course in Adolescents and Young Adults With Inflammatory Bowel Disease and Subclinical Anxiety and/or Depression: Results of a Randomized Trial. Inflamm. Bowel Dis 25: 1945–1956.

4.4 Onkologische Erkrankungen

Prasad Thomas Oommen und Michaela Nathrath

Fallbeispiel 1

Die dreijährige Katy wird mit einem abdominellen Tumor in die Klinik eingewiesen. Die bereits vermutete Verdachtsdiagnose *Neuroblastom* bestätigt sich durch die Biopsie. Aufgrund eines ausgedehnten Knochenmarksbefalls wird die

Patientin in die Hochrisikogruppe eingeordnet und die vorgesehene intensive Therapie begonnen. In den ersten Wochen verweigert Katy zunehmend die Nahrung. Sie toleriert aber eine Sondenernährung. Im Rahmen der stationären Aufenthalte spricht das Mädchen immer weniger, bis es ausschließlich nonverbal mit den Mitarbeitern auf Station kommuniziert. Die Mutter berichtet, dass sie zuhause normal spreche und am familiären Leben teilnehme. Nach Operation des Tumors kommt es zu therapieresistenten Durchfällen. Katy nimmt oral gar nichts mehr zu sich und muss während der weiteren sechs Monate onkologischer Therapie parenteral und über Magensonde ernährt werden. Zudem spricht Katy auf der Station nicht mehr, bleibt aber in nonverbaler Kommunikation mit ausgewählten Mitgliedern des Teams. Lediglich ins Spiel vertieft ahmt sie manchmal unwillkürlich Tierlaute nach.

Fallbeispiel 2

Bei dem 15- jährigen Kevin bestehen seit einem halben Jahr Schmerzen im Gesäßbereich. Diese treten zunächst intermittierend auf, anfänglich nur tagsüber. Nach einigen Wochen nimmt Kevin regelmäßig Schmerzmittel ein. Es erfolgt eine Vorstellung beim Hausarzt, der jedoch keine Diagnostik initiiert. Nach weiteren Wochen wird Kevin bei einem Orthopäden vorgestellt, der den Jungen an ein Klinikum verweist. Die Untersuchungen dort zeigen einen großen Tumor im Bereich des Os sacrum, die Biopsie ergibt ein *Ewing-Sarkom*. Die initiierte Chemotherapie verläuft ohne größere Komplikationen. Allerdings leidet Kevin an einer ausgeprägten Übelkeit und muss immer wieder aufgrund von Fieber in Neutropenie stationär behandelt werden. Nach einem halben Jahr fällt es Kevin immer schwerer, die notwendigen Chemotherapie-Zyklen wahrzunehmen. Er benötigt eine mentale Vorbereitung vor Aufnahme auf Station, für die er die Unterstützung des Erziehers der Kinderonkologie erbittet. Dafür kommt er sogar einen Tag früher und unternimmt Freizeitaktivitäten mit dem Erzieher. Erst danach kann er sich auf die Therapie einlassen, aber auch nur unter Gabe von sedierenden Maßnahmen. Während der Therapie ist nahezu keine Kontaktaufnahme mit ihm mehr möglich, er ist sehr in sich gekehrt und »taucht total ab«, nimmt nicht mehr an den Stationsaktivitäten teil, spricht nicht mehr, schläft nahezu ununterbrochen.

4.4.1 Einleitung

Die Diagnose einer Krebserkrankung bei einem Kind oder Jugendlichen versetzt das gesamte familiäre System in einen Schockzustand. Nicht nur der Verlust in das Vertrauen der körperlichen Integrität, sondern auch eine Todesangst verbunden mit einer potenziellen Destabilisierung des familiären Gefüges tritt auf.

Seit Jahrzehnten sind deshalb in Deutschland psychosoziale Mitarbeiter in die Primärversorgung fest integriert, wobei als Qualitätsmerkmal spezielle personelle und strukturelle Grundvoraussetzungen erfüllt sein müssen (Mensah et al. 2018; Schröder et al. 2019).

Basis dieser Ausführungen ist die ausführliche und zuletzt 2019 aktualisierte AWMF-S3-Leitlinie »Psychosoziale Versorgung in der Pädiatrischen Onkologie und Hämatologie« (Schröder et al. 2019).

4.4.2 Krankheitsbeschreibung

In Deutschland erkranken jährlich etwa 2.100 junge Menschen bis zum Alter von 18 Jahren an Krebs; onkologische Erkrankungen sind die am häufigsten zum Tode führende Erkrankung bei Kindern und Jugendlichen jenseits des ersten Lebensjahres. Die häufigsten Krebserkrankungen sind Leukämien und Lymphome mit etwa 45 %, gefolgt von Tumoren des Zentralnervensystems mit etwa 24 %. Verhältnismäßig häufig sind auch das Neuroblastom (circa 6 %) und Knochen- und Weichteilsarkome, zusammen etwa 11 %. Die Art der zumeist schnell wachsenden und hochmalignen Krebserkrankungen bei Kindern und Jugendlichen sowie ihre Therapie und Prognose unterscheiden sich von den Krebserkrankungen bei Erwachsenen. Kinder und Jugendliche mit Krebs haben bei adäquater Therapie, die üblicherweise im Rahmen von Therapieoptimierungsprotokollen durchgeführt wird, mit einer Heilungswahrscheinlichkeit von über 80 % meist eine bessere Prognose als Erwachsene. Um diese Chance auf Heilung zu wahren, muss zumeist eine intensive multimodale Chemotherapie, ggf. kombiniert mit Operation und/oder Strahlentherapie über mehrere Monate durchgeführt werden, die von zahlreichen akuten Nebenwirkungen – wie Fieber in Neutropenie, Übelkeit und Erbrechen, Haarausfall – und Spätfolgen – wie Kardiomyopathie, Niereninsuffizienz, Wachstumseinschränkung und Infertilität – begleitet ist.

Die einleitenden Fallbeispiele sind exemplarisch für pädiatrische Krebserkrankungen.

Das *Neuroblastom* ist ein Tumor, der aus den Vorläuferzellen des *sympathischen Nervensystems* hervorgeht und zu den häufigeren Krebsdiagnosen im *Kleinkindes- und Vorschulalter* gehört. In etwa drei Viertel der Fälle ist der Tumor abdominell gelegen und etwa die Hälfte der Patienten hat bei Diagnosestellung bereits Fernmetastasen, die zumeist das Knochenmark oder den Knochen betreffen. Diese metastasierten Tumoren sind nach dem ersten Lebensjahr meist hochaggressiv, bedingen eine eingeschränkte Überlebenswahrscheinlichkeit und bedürfen einer langdauernden Therapie mit Polychemotherapie, Operation und Strahlentherapie.

Ewing-Sarkome sind bösartige *Knochentumore* mit einem Häufigkeitsgipfel in der *Adoleszenz*. Die häufigsten Lokalisationen sind das knöcherne Becken, die langen Röhrenknochen und die Rippen. Oftmals dauert es Monate nach Auftreten des ersten Symptoms, bis die Diagnose gestellt wird. Die Diagnose wird nach Bildgebung durch die Biopsie gestellt. Die Therapie ist multimodal – Chemotherapie, Operation und/oder Strahlentherapie –, intensiv und langdauernd und für die meist jugendlichen Patienten aufgrund der Chemotherapie-assoziierten Nebenwirkungen sehr belastend. Die Prognose für lokalisierte, nicht metastasierte operable Tumoren liegt bei bis zu 70 % Langzeitüberleben.

4.4.3 Psychosoziale Auswirkungen

Erkrankt ein Kind oder ein Jugendlicher an Krebs, so wird durch dieses Ereignis das enge (Eltern, Geschwister, Großeltern) sowie das weitere Umfeld (gleichaltrige Freunde, Kindergarten, Schule, Partner, Nachbarn) in Mitleidenschaft gezogen.

Bei Säuglingen und jüngeren Kindern gibt das vor der Krankheit noch eher symbiotische Mutter-/Vater-Kind-Verhältnis den Betroffenen einen Schutz, auch in der Phase von Krankheit und Therapienebenwirkungen. Gleichzeitig trifft diese schwerwiegende Diagnose häufig Eltern in einer frühen Familiengründungsphase.

Anders ist die Situation bei größeren Schulkindern und Jugendlichen: Hier fällt die Krebsdiagnose mit den Konsequenzen der sozialen Isolation, der physischen Beeinträchtigungen und optischen Veränderungen (bspw. Haarverlust) in eine Phase des Umbruchs und der Ablösung von familiären Bezugspersonen. Körperliche Veränderungen und abrupter Autonomieverlust sowie die fehlende Partizipation am außerfamiliären Leben sind wesentliche psychosoziale Belastungen, denen diese Altersgruppe durch die onkologische Erkrankung ausgesetzt ist.

Für Eltern bedeuten die Krebsdiagnose des eigenen Kindes und die unten skizzierten Belastungsfaktoren meist eine große Herausforderung für die Partnerschaft. Die erzwungene Isolation des betroffenen Kindes resultiert in einer Mitisolation des begleitenden Elternteils, was wiederum zu einer räumlichen Trennung und potenziell auch emotionalen Distanzierung eines Paares führen kann.

Die Reaktion eines Kindes und seiner Bezugspersonen auf eine schwerwiegende lebensbedrohliche Erkrankung sollte nicht grundsätzlich als psychische Störung verstanden werden. Sie kann aber zu einer solchen werden. Schreiber-Gollwitzer und Gollwitzer (2007) haben den Begriff der angemessenen *anhaltenden Belastungsreaktion* geprägt. Diese umfasst einen »… *Zustand von subjektivem Leid und emotionaler Beeinträchtigung als Reaktion auf eine außergewöhnliche psychische oder physische Belastung*« (Schreiber-Gollwitzer und Gollwitzer 2007, S. 373 ff.). Ausdruck dieser Belastungsreaktion können Symptome depressiver Verstimmung, Ängste, Verzweiflung, Rückzug oder auch aggressive oder expansive Verhaltensweisen, Sozialverhaltensauffälligkeiten und psychosomatische Beschwerden sein.

Die psychosozialen Auswirkungen lassen sich in krankheitsabhängige und in krankheitsunabhängige Faktoren einteilen (nach Schröder et al. 2019).

Psychosoziale Auswirkungen onkologischer Erkrankungen:

a) Krankheitsabhängige Auswirkungen

- Diagnoseschock
- Belastung durch Diagnostik (z. B. Schmerzen, Ungewissheit)
- Therapienebenwirkungen
- Spätfolgen von Krankheit und Therapie (z. B. Sekundärmalignom, Toxizität)

b) Krankheitsunabhängige Auswirkungen

- Sozioökonomische Belastungen
- Verschlechterung von schwierigen sozialen Umständen
- Mehrbelastung durch vorbestehende Gesundheitsprobleme
- Rechtliche und sprachliche Hürden
- Kulturelle und religiöse Hürden

4.4.4 Psychosoziale Diagnostik

Die psychosoziale Basisdiagnostik sollte zeitnah nach Aufnahme auf die Kinderonkologie erfolgen. Sie stellt die Grundlage der psychosozialen Behandlungsplanung dar. Dafür sollten die psychosozialen Belastungen und Ressourcen erfasst und die Krankheitsadaptation und Therapiemotivation frühzeitig abgeschätzt werden. Fragebögen und Tests ergänzen ggf. die psychosoziale Anamnese und Exploration. Es wurden auch *Verfahren zur vertiefenden Diagnostik* für spezielle Fragestellungen entwickelt, so unter anderem zur elterlichen Belastung und der Belastung von Geschwistern, zu Fatigue und Schmerz, zu Schlafstörungen und Essverhalten. Bezüglich der Nachsorge wurden Verfahren zum Transitionsprozess und zum Kinderwunsch entwickelt.

Die Einbeziehung der Sichtweisen aller Betroffenen in den diagnostischen Prozess, so die *Selbsteinschätzung* der betroffenen Kinder und Jugendlichen und die *Fremdeinschätzung* z. B. durch Eltern und Lehrer, der Erzieherinnen und des Pflegepersonals ist nachweislich von großer Bedeutung für eine sinnvolle Interventionsplanung.

4.4.5 Psychosoziale und psychotherapeutische Intervention und Prävention

Jedem Patienten mit seiner Familie muss eine frühzeitige und umfassende psychosoziale Versorgung angeboten werden. Sie erfolgt multidisziplinär, niedrigschwellig, aufsuchend sowie orts- und zeitnah und umfasst folgende Aspekte:

- Unterstützung der Krankheitsbewältigung
- Sicherstellung der Therapie und Kooperation
- Behandlung spezifischer Symptome (z. B. emotionaler- und Verhaltensauffälligkeiten) (▶ Kasten 4.1)
- Sozialrechtliche Beratung und Unterstützung (z. B. familienorientierte Rehabilitation)

Kasten 4.1: Psychosoziale Symptome/Krankheitsbilder in der pädiatrischen Onkologie (nach Schreiber-Gollwitzer und Gollwitzer 2007):

- Verhaltensauffälligkeiten und -veränderungen
- Emotionale Auffälligkeiten
- Depressive Symptome und Angstsymptome
- Entwicklungsauffälligkeiten oder -störungen

- Adaptationsprobleme und Interaktionsstörungen
- Körperbildstörungen
- Somatoforme Reaktionen
- Soziale Isolation und soziale Konflikte
- Ungünstige Krankheitsbewältigungsmechanismen und Kontrollüberzeugungen

Alle Unterstützungsmaßnahmen orientieren sich einerseits an der *Familie als System*, andererseits an *der individuellen Situation*, in der sich die Patienten befinden. Zudem soll die Therapie weniger problemorientiert sein, sondern sich vielmehr an den vorhandenen *Ressourcen orientieren* (Schwarz et al. 2002). Mögliche Ressourcen sind ein bestehendes soziales Netz mit verlässlichen emotionalen Bindungen, Vertrauen, eine positive Selbstwahrnehmung, aktives Problemlöseverhalten, Optimismus, Hoffnung, Religiosität oder eine kämpferische Haltung (Germann et al. 2015; 2017). Das Ausmaß und »Gesicht« der Symptome ist alters- und krankheitsabhängig. Die Auffälligkeiten sind vielfältig und können sich gegenseitig bedingen, wie z. B. Belastung mit Depression und fehlende Adaptation.

Je nach Krankheitsphase unterscheiden sich die Schwerpunkte der psychosozialen Interventionen.

1. Diagnosephase/Therapiebeginn
    Umfassende Information und Orientierungshilfe zur Erkrankung, Behandlung und zu Krankheitsfolgen
    Verstehen von und Umgang mit seelischen Ausnahmesituationen
    Sozialrechtliche Beratung und Vermittlung von Haus- und Klinikunterricht
2. Behandlungsphase
    Vermittlung der therapeutischen Modalitäten (z. B. Probe-Training im Bestrahlungsgerät)
    Supportive Therapie: Abbau von Ängsten, Motivation zur aktiven Mitarbeit, kreative Angebote (z. B. Musik, Klinik-Clown)
    Förderung von Kontakten zu anderen betroffenen Eltern (z. B. »Elternfrühstück«) und Kindern
3. Remissionsphase
    Supportive Therapie: Unterstützung des Patienten beim Ablegen der »Krankenrolle«, Umgang mit Rezidivangst; Förderung von Autonomie und Selbstvertrauen
    Planung von Nachsorge und Organisation der sozialen Reintegration
4. Palliativphase/Sterben und Tod
    Vermittlung altersadäquater Materialien zum Thema Tod für betroffene Kinder und Geschwister
    Unterstützung der Eltern bei der Entscheidung für und der Praxis von Palliativversorgung (z. B. Hospiz, Kinderpalliativteam)

4.4.6 Perspektiven und psychosoziale Prognose

Durch die Koordination kinderonkologischer Therapien in multizentrischen Studien und durch den Zugang zu innovativen Therapien hat sich die Prognose kindlicher Krebserkrankungen in den vergangenen Jahrzehnten dramatisch verbessert (Rossig et al. 2013). Gleichzeitig nehmen die Fragen und Forschungsaktivitäten zu Spätfolgen von Krankheit und Therapie zu.

Für den psychosozialen Bereich liegen Langzeituntersuchungen vor. Eine Studie der Children's Oncology Group (Bitsko et al. 2016) zeigt, dass der Großteil der Überlebenden einer Krebserkrankung vergleichsweise wenige messbare psychosoziale Probleme aufweist, eine kleinere Subgruppe allerdings an deutlichen Symptomen wie Suizidgedanken leidet. Andere Arbeiten widmen sich systematisch den psychischen Spätfolgen (z. B. posttraumatische Stresssymptome, längerfristige Verhaltensstörungen).

Bildungsdefizite mit konsekutiv erhöhtem Auftreten von Arbeitslosigkeit sowie gesundheitlichem Risikoverhalten sind beschrieben, treten aber insbesondere bei vorbestehenden sozialen Risikokonstellationen auf (Brinkman et al. 2018). Psychosozial benachteiligt im weiteren Leben sind Patienten mit Hirntumoren, die sowohl erkrankungs- als auch therapiebedingt an zum Teil irreversiblen kognitiven Einschränkungen leiden.

Als positives Beispiel der psychosozialen Spätfolge gilt das Phänomen des posttraumatischen Wachstums (»post-traumatic growth«). Demnach können insbesondere jugendliche Patienten das Leben nach einer Krebserkrankung in positiverem Licht sehen. Hier werden Aspekte wie Dankbarkeit für das Leben an sich, veränderte Prioritäten, wärmere und intensivere Beziehungen zu anderen, eine spirituelle Entwicklung und positive Impulse für die Persönlichkeitsentwicklung aufgeführt (Turner et al. 2018).

Aus gesundheitsökonomischer Perspektive generieren psychische und soziale Spätfolgen Folgekosten; validierte Screening-Instrumente für die häufigsten psychischen Komorbiditäten wie Depressionen oder Suizidalität sollten in Nachsorgekonzepten für Überlebende einer Krebserkrankung im Kindes- und Jugendalter obligat werden (Calaminus 2000).

> **Wichtiges für die Praxis**
>
> - Kind und familiäres System werden durch die Diagnose Krebs in einen Zustand der anhaltenden Belastungsreaktion versetzt.
> - Diese Belastungsreaktion muss durch niedrigschwellige, standardisierte Beratungs- und supportive Therapiekonzepte aufgefangen und von einem multiprofessionellen psychosozialen Team phasen-angepasst begleitet werden.
> - Bei der Bewertung von Symptomen ist es von zentraler Bedeutung, die immanente Lebensbedrohung einer Krebserkrankung zu bedenken.
> - Die Behandlung sollte sich an den Ressourcen von Kind und Familie orientieren.

- Die Evaluation und Behandlung psychosozialer Spätfolgen muss fester Bestandteil der lebenslangen Nachsorge von Überlebenden einer Krebserkrankung sein.

Literatur

Bitsko MJ et al. (2016) Psychosocial Late Effects in Pediatric Cancer Survivors: A Report from the Children's Oncology Group. Pediatric Blood Cancer 63(2): 337–343.
Brinkman TM et al. (2018) Psychological Symptoms, Social Outcomes, Socioeconomic Attainment, and Health Behaviors Among Survivors of Childhood Cancer: Current State of the Literature J Clin Oncol 36: 2190–2197.
Calaminus G (2000) Lebensqualität in der Pädiatrischen Onkologie. In: Ravens-Sieberer U, Alarcos C (Hrsg.) Lebensqualität und Gesundheitsökonomie in der Medizin. Landsberg: Ecomed Verlag.
Germann J N, Leonard D, Stuenzi T J, Pop R B, Stewart S M, Leavey P J (2015) Hoping is coping: A guiding theoretical framework for promoting coping and adjustment following pediatric cancer diagnosis. Journal of Pediatric Psychology 40(9): 846–855. (doi:10.1093/jpepsy/jsv027).
Mensah J, Jurgens H, Eggert A, Wesselmann S (2018) DKG certification of paediatric cancer centres. Klin Padiatr 230: 314–318.
Rossig C, Juergens H, Schrappe M, Moericke A, Henze G, von Stackelberg A, Creutzig U (2013) Effective childhood cancer treatment: the impact of large-scale clinical trials in Germany and Austria. Pediatric Blood and Cancer 60(10): 1574–1581. (doi:10.1002/pbc.24598).
Schreiber-Gollwitzer B, Gollwitzer K (2007) Diagnostische und differenzialdiagnostische Abwägungen zur Einschätzung kindlicher Reaktionsweisen im Rahmen der psychosozialen Versorgung in der pädiatrischen Onkologie und Hämatologie. Klinische Pädiatrie 219(6): 372–379. (doi:10.1055/s-2007-985872).
Schröder HM, Lilienthal S, Schreiber-Gollwitzer BM, Grießmeier B, Hesselbarth B, Lein-Köhler I, Nest, A, Weiler-Wichtl LJ, Leiss U (2019) S3-AWMF-Leitlinie: Psychosoziale Versorgung in der Pädiatrischen Onkologie und Hämatologie. Psychosoziale Arbeitsgemeinschaft in der Pädiatrischen Onkologie und Hämatologie (PSAPOH). (https://www.awmf.org/leitlinien/detail/ll/025-002.html, Zugriff am 04.03.2022).
Schwarz R et al. (2002) Dapo-Leitlinie zur psychosozialen Betreuung von Brustkrebspatienten. In: Röttger K (Hrsg.) Psychosoziale Onkologie für Pflegende. Grundlagen – Modelle – Anregungen für die Praxis. Hannover: Schlütersche.
Turner JK, Hutchison A et al. (2018) Correlates of post-traumatic growth following childhood and adolescent cancer: A systematic review and meta-analysis; Psychooncology 27(4): 1100–1109. (doi: 10.1002/pon.4577).

4.5 Herzerkrankungen

Ulrich Neudorf

Fallbeispiel 1

Die 15-jährige Aznur fällt bei einer Feier plötzlich um. Es gibt in der großen Teilnehmergruppe Anwesende mit medizinischen Kenntnissen und Mut. Diese führen bis zum Eintreffen des Notarztes eine effektive »Laien«-Reanimation durch. Der Notarzt stellt Kammerflimmern fest und defibrilliert das Herz. Es erfolgt die Verlegung in die Klinik. Aznur erholt sich und hat keine erkennbaren zerebralen Auffälligkeiten. Es wird die Diagnose einer hypertrophen Kardiomyopathie gestellt. Die Diagnose inklusive Krankheitsverlauf führt zu der Entscheidung, einen automatischen implantierbaren Cardioverter-Defibrillator (AICD) einzusetzen.

Nach der Diagnosestellung und den medizinischen Maßnahmen fangen die Fragen, Sorgen und Ängste für Aznur erst an. Wie geht es weiter? Kann sich das wiederholen? Werde ich sterben? Was ist mit der Schule? Kann ich auf Klassenfahrt? Welchen Beruf soll ich wählen, es ist bald Schulpraktikum? Die Ängste und Sorgen von Aznur und der Familie wiegen schwer und werden sie für das weitere Leben begleiten.

Fallbeispiel 2

Der 16-jährige Bert kommt zur Vorstellung mit wiederkehrenden »Herzschmerzen«, »Herzstichen« sowie Schwindel und Übelkeit. Kein Druck auf der Brust, keine Schmerzausstrahlung. Die klinische Untersuchung des Patienten und die Diagnostik des Herzens, mit EKG und Echokardiografie, sind unauffällig. Dies wird mit Bert besprochen.

Es kommt heraus, dass er Ängste und Sorgen hat. Sein Onkel, den er gut leiden konnte, war an einem Herzinfarkt gestorben. Im Alltag der kinderkardiologischen Ambulanz wird man die unauffälligen Befunde mitteilen und hoffen, dass Bert dann wieder zurechtkommt. Die fehlende Zeit, aber auch wenig Klarheit im Umgang mit psychosomatischen Problemen, führen dazu, dass bei möglicher Chronifizierung keine entsprechende Intervention erfolgt.

4.5.1 Einleitung

Das Herz und der Kreislauf sind für unseren Organismus von zentraler Bedeutung. Ohne ein funktionierendes Herz ist kein Mensch lebensfähig. Die Ängste, die sich um Probleme mit dem Herzen, wie z. B. einem Herzinfarkt, drehen, sind entsprechend groß. Ebenso groß sind auch die Anstrengungen, die getätigt werden, um die Herzfunktion zu erhalten. Es sind dies Herzkatheteruntersuchungen, Herzchirurgie, Herztransplantation, Kunstherzsysteme, Schrittmacheraggregate, um nur einige Beispiele zu nennen.

Man kann das Herz unter dem Aspekt einer Pumpe sehen, die ohne Wartung Tag für Tag zwischen 60.000 und 120.000 Schläge ausführt, oder aber wie in der Antike, als Zentralorgan der Wahrnehmung und Erkenntnis. Nimmt man Literatur oder Lieder, wird die Liebe nicht mit dem Kopf, sondern mit dem Herzen verknüpft (siehe Heinrich Heine). Oft wird der Begriff »Herzschmerz« in Verbindung mit Liebeskummer genannt.

Und wüssten's die Blumen

Und wüssten's die Blumen, die kleinen,
Wie tief verwundet mein Herz,
Sie würden mit mir weinen,
Zu heilen meinen Schmerz.

Sie alle können's nicht wissen,
nur eine kennt meinen Schmerz:
Sie hat ja selbst zerrissen,
Zerrissen mir das Herz.

Heinrich Heine (1797–1856)

Im etwa 5. Jahrhundert vor Christus erkannte der griechische Philosoph Alkmaion, dass nicht das Herz, sondern das Gehirn das Organ der Wahrnehmung und der Erkenntnis ist. Mit dem Engländer Wiliam Harvey (1578–1657) ist für uns die Erkenntnis verknüpft, dass die Kontraktion des Herzens die treibende Kraft für den Kreislauf ist. Anatomische Beschreibungen gab es vorher schon durch den arabischen Arzt Ibn an Navis (1213–1288).

4.5.2 Begriffsbestimmung

Was bleibt?

Letztendlich ist das Herz eine Pumpe mit vier Kammern und vier Ventilen (Klappen). Anatomisch gibt es die Herzaußenhaut, den Herzbeutel oder auch Perikard, die Herzmuskulatur und die Herzinnenhaut, wozu auch die Herzklappen gehören. Dazu kommen das Reizleitungssystem sowie Nervenfasern zur Schmerzwahrnehmung und zur externen Steuerung der Herzfrequenz, z. B. bei körperlichen als auch seelischen Belastungen. Hier besteht die Verbindung zwischen der mechanischen Pumpe und der Wahrnehmung. So kann Stress Herzschmerzen und auch Rhythmusstörungen auslösen, was umgekehrt wieder zu Ängsten führen kann.

Was kann den Menschen treffen, sodass das Herz in Mitleidenschaft gezogen wird?

Primäre Ursachen

- angeborene, strukturelle Herzfehler
- genetische Herzerkrankungen (Kardiomyopathien, angeborene Rhythmusstörungen)

Herzbeteiligung im Rahmen von übergeordneten Systemerkrankungen

- Neuromuskuläre Erkrankungen wie z. B. die Muskeldystrophie Duchenne gehen im Verlauf mit einer sogenannten dilatativen Kardiomyopathie einher
- Speichererkrankungen wie z. B. eine Mukopolysaccharidose mit einer hypertrophen Kardiomyopathie

Erworbene Herzerkrankungen

- Entzündlicher Prozesse, entweder infektiöser oder (auto)inflammatorischer Art (z. B. virale Myokarditis, bakterielle Endokarditis oder eine Vaskulitis im Rahmen des Kawasaki-Syndroms).
- Nebenwirkungen medikamentöser Therapien oder andere Noxen, die das Herz langfristig schädigen z. B. im Rahmen anthrazyklinhaltiger Chemotherapie oder Bestrahlung).

Sekundäre Ursachen

- Synkopen
- Herzschmerz

4.5.3 Prävalenz und Epidemiologie

Die Zahl der angeborenen Herzfehler in Deutschland hatte eine Prävalenz von 1,08 % in dem Jahr der Erhebung von Juli 2006 bis Juni 2007 (Lindinger et al. 2010). 7.245 Herzfehler bei Neugeborenen wurden in dem Jahr neu diagnostiziert. Diese Zahl erscheint hoch, jedoch sind die meisten Befunde als mild einzustufen. Bei fast 50 % liegen Kammerscheidewanddefekte vor, bei denen oft erst einmal ein spontaner Verschluss abgewartet werden kann.

Schwere Herzfehler sind meist damit verbunden, dass es nur eine funktionsfähige Kammer gibt, und damit eine sogenannte biventrikuläre Korrektur nicht möglich ist. Die Häufigkeit liegt bei deutlich unter 5 % der angeborenen Herzfehler. In den letzten Jahrzehnten sind für diese Krankheiten palliative Strategien entwickelt worden. Es bleiben dann aber lebenslange Restbefunde, die die Lebensqualität und Lebenserwartung einschränken. Die »Pumpe« ist dabei nicht komplett zu reparieren. Das wesentliche Streben war, durch Operationen oder Interventionen ein funktionierendes Herz zu bekommen. Eher nachgeordnet waren psychosomatische Probleme und Fragen nach der Lebensqualität (Ernst et al. 2018).

Nimmt man Beispiele anderer Herzkrankheiten, so ist deren Häufigkeit viel geringer. Kardiomyopathien treten im Kindesalter bei 1,13 Personen pro 100.000 unter 19 Jahren auf (Lipshultz et al. 2019), oder die Kawasaki-Erkrankung bei 7,2/100.000 Kindern unter fünf Jahren. Bei dieser Vaskulitis wird nur jedes 4. Kind eine Beteiligung der Herzkranzgefäße haben.

Herz/Brustschmerzen werden bei Gesunden in 6,1 % der Jungen und 7,9 % der Mädchen im Alter von 3–17 Jahren angegeben. Es ist in bis zu 5% Anlass für eine kardiologische Untersuchung und bis zu 13 % der Grund für eine notfallmäßige Vorstellung. (Kändler et al. 2014). Bei einer Analyse der Daten von 3.700 Patienten mit Thoraxschmerzen die älter als sechs Jahre waren, zeigte sich, dass 99,9 % keine kardiale Ursache hatten. Mehr als die Hälfte der Fälle hatte keine somatische Ursache. Mit Abstand am häufigsten wurden muskuloskelettale Ursachen gefunden, mit deutlich geringeren Zahlen gefolgt von pulmonalen oder gastrointestinalen

Ursachen (Saleeb 2019). In der untersuchten Gruppe gab es drei Todesfälle, allerdings zwei durch Suizid und einmal eine spontane retroperitoneale Blutung.

Unabhängig davon wie banal am Ende die Diagnose ist, kommt es, wenn das Herz im Fokus ist, immer zu Ängsten. Kommen die Kinder zur Abklärung »Herzgeräusch« herrscht so lange große Unruhe, bis die Diagnose eines unbedeutenden akzidentellen Geräusches gestellt wird.

Die resultierenden psychosomatischen Probleme sind entsprechend der jeweiligen Problematik verschieden und auch vielfältig. So ist die Sorge über weitere Eingriffe bis hin zu Todesangst bei Patienten und Eltern vorhanden. Menschen mit Schrittmachern und vor allem Defibrillatoren haben ein hohes Maß an psychosomatischen oder psychiatrischen Problemen.

In der Fachgesellschaft für pädiatrische Kardiologie/angeborene Herzfehler (DGPK) gibt es 16 Arbeitsgemeinschaften. Eine davon ist die Arbeitsgemeinschaft Psychosoziale Angelegenheiten (PSAG). Der Schwerpunkt der Arbeit lag zuletzt auf der Beseitigung existierender Nachteile, z. B. im Schwerbehindertenrecht.

Die psychosomatischen Probleme, so scheint es, werden kaum systematisch angegangen.

4.5.4 Klinik

Jede einzelne der erwähnten Erkrankungen kann das Herz so beeinträchtigen, dass es zu klinischen Symptomen wie Atemnot (Dyspnoe), Blausucht (Zyanose), Herzinsuffizienz und Schmerzen kommt. Die Therapiemöglichkeiten dieser Erkrankungen umfassen sowohl medikamentöse als auch chirurgische Maßnahmen, die jeweils weitere Komplikationen nach sich ziehen können. Die Morbidität der Patienten wird unter Umständen zwangsläufig durch die Interventionen weiter erhöht. Bei schwerwiegenden und schnell voranschreitenden ungünstigen Verläufen kommt es zur Chronifizierung und auch Lebenslimitierung.

Eingriffe wie die Implantation eines Defibrillators können zu vaskulären Komplikationen führen; das Risiko einer inadäquaten Schockabgabe und die damit verbundene Angst erhöht die psychische Belastung des Patienten.

Auch eine Herztransplantation als Lösungsmöglichkeit struktureller und funktioneller Probleme stellt eine lebenslange Herausforderung für den Betroffenen dar.

Die beschriebenen Erkrankungen mit ihren Symptomen und die daraus resultierenden Folgen sind vielfältig und komplex – die Therapiemöglichkeiten ebenfalls. Nur unter Einbeziehung der dazu nötigen Berufsgruppen in einem interdisziplinären Team ist es sinnvoll möglich, sich den damit entstehenden Herausforderungen zu stellen.

Im Folgenden werden die Problematiken dargestellt, die in den obigen Fallbeispielen enthalten sind, also Kardiomyopathien und das häufige Symptom Herz/Thoraxschmerz. Die Gruppe der angeborenen Herzfehler bleibt ausgeklammert.

4.5.5 Ursachen/Risikofaktoren/Komorbiditäten/ Differenzialdiagnose

Kardiomyopathien

Kardiomyopathien sind Herzmuskelerkrankungen. Die Einteilung ist wegen der unterschiedlichen Erscheinungsformen sowie Ursachen schwierig und unterschiedlich. Folgt man der Einteilung der American Heart Association, dann unterscheidet man primäre von sekundären Formen.

Die primären Formen werden in angeboren/genetisch, gemischt angeboren/erworben oder erworben eingeteilt.

Sekundäre Formen entstehen bei der Beteiligung des Herzmuskels im Rahmen von Systemerkrankungen oder Herzschädigungen. Beispielhaft sind dies neuromuskuläre Erkrankungen (z. B. Duchenne Muskeldystrophie), Speicherkrankheiten (M Pompe Glykogenspeichererkrankung) oder Herzschädigung nach Chemotherapie oder Bestrahlung.

Hauptsächlich präsentieren sich Kardiomyopathien als dilatative (51 %) oder hypertrophe (42 %) Formen (Dittrich et al. 2012; Lipshultz et al. 2019).

Im hier beschriebenen Fall liegt eine hypertrophe Kardiomyopathie vor. Dabei besteht eine inadäquate Verdickung der Muskulatur des linken Ventrikels. Die Krankheit ist angeboren und erblich, meist mit autosomal dominantem Erbgang.

Folgeerkrankungen entstehen durch die Medikation, interventionelle oder chirurgische Eingriffe. Insbesondere ist dies bei der Implantation von Defibrillatoren der Fall.

Die Differenzialdiagnose umfasst alle Möglichkeiten, die zu einer Verdickung des Herzmuskels führen, z. B. M. Pompe, Noonan-Syndrom.

Herz/Thoraxschmerz

Schmerzerfahrung in verschiedenen Regionen ist im Kindes- und Jugendalter ein häufig präsentes Phänomen. Nach der Abklärung eines Herzgeräusches ist der Herz-/Thoraxschmerz der zweithäufigste Vorstellungsgrund beim Kinderkardiologen. Es kommen verschiedenste banale oder auch gefährliche Ursachen infrage. Das Herz ist eher selten der Auslöser, und nur in seltenen Fällen besteht eine Bedrohung.

Wichtig für die Einordnung des Problems ist die Anamnese und die klinische Untersuchung. Zu den wichtigen kardialen Differenzialdiagnosen gehören Herzentzündungen, vor allem des Herzbeutels, Probleme mit den Kranzarterien und dem Herzmuskel. Nicht-kardiale Ursachen können u. a. Erkrankungen der Lunge (z. B. Pneumonie), des Magen-Darm-Traktes (z. B. Ösophagitis) oder auch muskuloskelettale Probleme (z. B. Spondylodiszitis) sein (Kändler et al. 2014).

Einige Publikationen weisen auf psychosomatische Ursachen hin (Kenar et al. 2019). Die Schmerzen persistieren zum Teil über Jahre und führen zu Ängsten, Schulfehlzeiten und Schlafstörungen.

4.5.6 Diagnostik

Kardiomyopathien

Entscheidend für die Diagnose der *Kardiomyopathien* ist die echokardiografische Untersuchung. Dazu müssen vor allem die linksventrikulären Diameter und die Herzmuskeldicke bestimmt werden. Mittels Dopplermethoden muss nach einer linksventrikulären Obstruktion und Mitralinsuffizienz gesucht werden. Das EKG zeigt oft Hypertrophiezeichen und/oder Erregungsrückbildungsstörungen. Eine MRT des Herzens mit late gadolinium enhancement (LGE) kann weiterhelfen. Genetische Diagnostik ist möglich.

Herz/Thoraxschmerz

In der Regel sind Anamnese und klinische Untersuchung ausreichend. Bei kardialen Warnzeichen (Schmerzen unter Belastung, vorausgegangener Infekt, Beginn der Schmerzen vor max. sieben Tagen, allgemeine Krankheitszeichen, Schlappheit, Synkopen, Schwindel) ist eine kardiologische Untersuchung erforderlich. Dies beinhaltet dann EKG, Echokardiografie, evtl. Belastungsuntersuchungen und Langzeit-EKG.

4.5.7 Intervention/Behandlung/Prävention (ggfls. ambulant/stationär)

Kardiomyopathien

Die therapeutischen Möglichkeiten bei hypertropher *Kardiomyopathie* sind medikamentös (ß-Blocker), interventionell/chirurgisch mit Zerstörung oder Entfernung von Muskelgewebe. Als letztes bleibt die Herztransplantation.

Es besteht die Gefahr von lebensbedrohlichen, tachykarden Rhythmusstörungen. Dies kann zur Indikation einer Defibrillatorimplantation führen (Silka und Bar-Cohen 2006).

Inadäquate Schocks stellen dabei ein sehr traumatisierendes Ereignis dar. Die Häufigkeit wird zwischen 5 und 20 % angegeben (Kwiatkowska et al. 2020). Damit werden Kinder extremen Belastungen ausgesetzt, die nicht folgenlos bleiben. Die beschriebene hohe Rate (50 %) an Angst- und depressiven Verhaltensstörungen ist somit nicht verwunderlich (Eicken et al. 2006). Die Lebensqualität wird als signifikant erniedrigt im Vergleich zu einer Kontrollgruppe beschrieben (Paech 2020)

Durch die Sondenimplantation und die Aggregatwechsel sind Folgeoperationen, Komplikationen sowie Infektionen vorprogrammiert. Damit bleiben Sorgen und Ängste.

Herz/Thoraxschmerz

Die Behandlung hängt von der möglichen Ursache ab. Wenn man keine organische Ursache findet, was in den überwiegenden Fällen so sein wird, soll eine gesunde und sportlich aktive Lebensweise angestrebt werden. Interventionen auf der psychosomatischen Ebene spielten und spielen eine eher untergeordnete Rolle und wurde erst spät erarbeitet und evaluiert (Lipsitz et al. 2011). Als Statement in der Leitlinie findet sich: »Nach Ausschluss organischer Ursachen kann ggf. versucht werden, durch eine spezifische psychotherapeutische Intervention einer Chronifizierung entgegen zu wirken.«

4.5.8 Prognose – Perspektive

Kardiomyopathien

Bei der hypertrophen *Kardiomyopathie* besteht keine Möglichkeit der kausalen Therapie und Heilung. Die Todesrate liegt bei bis zu 6 % pro Jahr. Die Krankheit ist ein Grund für einen Sport-assoziierten plötzlichen Herztod. Es bleibt nur, mit allen Möglichkeiten und einer engen Betreuung, mit dem Patienten einen gemeinsamen Weg zu finden. Auf dem Gebiet einer palliativ ausgerichteten Begleitung gibt es deutliche Defizite. Dies ist vor allem auch für die angeborenen Herzfehler beschrieben (Tobler et al. 2010; Troost et al. 2019) (▶ Kap. 4 Chronische Erkrankungen).

Herz/Thoraxschmerz

Die somatische Prognose ist gut, jedoch kann es bei nicht kardialen Thoraxschmerzen zu einer Chronifizierung kommen. Dann sollten psychosomatisch orientierte Konzepte zum Einsatz kommen (▶ Kap. 3.1).

> **Wesentliches für die Praxis**
>
> - Das Herz ist ein zentrales Organ unseres Körpers und es werden viele Wahrnehmungen, wie »Herz-Schmerz«, Kummer (»hat mir das Herz gebrochen«) dahin projiziert.
> - Das Herz ist im Wesentlichen eine Pumpe, ein Motor, der unseren Körper antreibt.
> - Das Herz kann defekt sein (Herzfehler oder andere Herzerkrankungen) oder sich defekt anfühlen.
> - Warnzeichen für eine kardiale Ursache bei Herz/Thoraxschmerzen sind: Schmerzen unter Belastung, Beginn der Schmerzen vor max. sieben Tagen, vorausgegangener Infekt, allgemeine Krankheitszeichen, Schlappheit, Synkopen, Schwindel. Familienanamnese nicht vergessen.

- Durch die Vernetzung wirken sich körperliche und seelische Belastungen auf das Herz aus.
- Das Bewusstsein für psychosomatische Probleme und das diesbezügliche Betreuungsangebot sollte deutlich verbessert werden.

Literatur

Dittrich S, Klaassen S, Kandolf R, Doenst T, Sieverding L (2012) Primäre Kardiomyopathien LL 28 DGPK. (https://www.dgpk.org/fileadmin/user_upload/Leitlinien/18%20LL%20Primaere%20Kardiomyopathien.pdf, Zugriff am 17.02.2022).

Eicken A, Kolb C, Lange S, Brodherr-Heberlein S, Zrenner B, Schreiber C et al. (2006) Implantable cardioverter defibrillator (ICD) in children. Int J Cardiol 107: 30–35.

Ernst MM, Marino BS, Cassedy A, Piazza-Waggoner C, Franklin RC, Brown K, Wray J (2018) Biopsychosocial Predictors of Quality of Life Outcomes in Pediatric Congenital Heart Disease. Pediatr Cardiol 39: 79–88.

Kändler L, Schlez M, Weil J (2014) Thoraxschmerzen im Kindes- und Jugendalter AWMF online 23/003. (Thoraxschmerzen_03.04._2020_nach_AL.pdf (dgpk.org), Zugriff am 17.02.2022).

Kenar A, Örün UA, Yoldaş T, Kayalı Ş, Bodur Ş, Karademir S (2019) Anxiety, depression, and behavioural rating scales in children with non-cardiac chest pain. Cardiol Young 29: 1268–1271.

Kwiatkowska J, Budrejko S, Wasicionek M, Meyer-Szary FJ, Lubinski A, Kempa M (2020) Long-term follow-up of implantable cardioverter-defibrillators in children: Indications and outcomes. Adv Clin Exp Med 29: 123–133.

Lipsitz JD, Gur M, Albano AM, Sherman B (2011) A psychological intervention for pediatric chest pain: development and open trial. J Dev Behav Pediatr 32: 153–157.

Lindinger A, Schwedler G, Hense HW (2010) Prevalence of congenital heart defects in newborns in Germany: Results of the first registration year of the PAN Study (July 2006 to June 2007). Klin Padiatr 222: 321–326.

Lipshultz SE, Law YM, Asante-Korang A, Austin ED, Dipchand AI, Everitt MD, Hsu DT, Lin KY, Price JF, Wilkinson JD, Colan SD (2019) Cardiomyopathy in Children: Classification and Diagnosis: A Scientific Statement From the American Heart Association. Circulation 140: e9–e68.

Paech C, Ebel V, Wagner F, Stadelmann S, Klein AM, Döhnert M, Dähnert I, Gebauer RA (2020) Quality of life and psychological co-morbidities in children and adolescents with cardiac pacemakers and implanted defibrillators: a cohort study in Eastern Germany. Cardiol Young 30: 549–559.

Saleeb SF, Li WY, Warren SZ, Lock JE (2011) Effectiveness of screening for life-threatening chest pain in children. Pediatrics. 128: e1062–1068.

Silka MJ, Bar-Cohen Y (2006) Pacemakers and implantable cardioverter-defibrillators in pediatric patients. Heart Rhythm 3: 1360–6.

Tobler D, Greutmann M, Colman JM, Greutmann-Yantiri M, Librach LS, Kovacs AH (2010) End-of-life in adults with congenital heart disease: a call for early communication. Int J Cardiol 155: 383–387.

Troost E, Roggen L, Goossens E, Moons P, De Meester P, Van De Bruaene A, Budts W (2019) Advanced care planning in adult congenital heart disease: Transitioning from repair to palliation and end-of-life care. Int J Cardiol 279: 57–61.

4.6 Rheumatische Erkrankungen

Michael Frosch

Fallbeispiel

Im Alter von 14 Jahren bemerkt Celine erstmals Schmerzen in den Fingern. In den ersten Tagen hat sie nur in den frühen Morgenstunden Beschwerden. Am Handballtraining nimmt sie noch teil, allerdings nehmen dadurch die Schmerzen deutlich zu. Kurze Zeit später kommen Schmerzen und Schwellungen in den Knie- und Sprunggelenken hinzu. Jetzt spürt Celine den ganzen Tag Schmerzen, das Bewegen fällt ihr zunehmend schwerer. Ihren Sport kann sie nicht mehr ausüben. Der Schulbesuch wird immer anstrengender. Es wird eine rheumatische Gelenkerkrankung, eine polyartikuläre juvenile idiopathische Arthritis (JIA), diagnostiziert. Unter der medikamentösen Behandlung mit Methotrexat geht es Celine nach drei Monaten deutlich besser. Schule und Sport bereiten wieder Freude. Die Eltern sind aber weiterhin in Sorge, da sie den Verlauf der an rheumatoider Arthritis erkrankten Großmutter vor Augen haben. Der Vater ist mit »kaputtem Rücken« frühberentet. Nach einem Jahr ist bei den kinder- und jugend-rheumatologischen Verlaufsuntersuchungen keine aktive Erkrankung mehr nachzuweisen.

Einige Monate später bitten die Eltern wegen neuerlicher Gelenkschmerzen um eine notfallmäßige Vorstellung in der Rheumaambulanz. Die Untersuchung zeigt keine Entzündung der Gelenke. Trotzdem wirkt Celine unzufrieden und bewegt sich nur schwerfällig. Die Versicherung, dass »alles in Ordnung sei«, führt nicht zur Entlastung. Bereits einige Wochen später drängen die Eltern erneut zur Untersuchung. Celine fehlt regelmäßig in der Schule und ist nicht mehr in der Lage Sport zu betreiben. Sie fühlt sich schlapp, müde und hat Schlafprobleme. Auch die folgenden Untersuchungen bleiben ohne typischen Nachweis einer lokalen oder systemischen Entzündung. Der Versuch einer Dosissteigerung der entzündungshemmenden Medikamente führt zu keiner Besserung. Schließlich empfiehlt der Hausarzt eine antidepressive Medikation. Daraufhin bessern sich Stimmungslage und Aktivität, die Schmerzen werden weniger intensiv wahrgenommen. Zusätzlich wird eine psychotherapeutische Behandlung empfohlen, die nach anfänglichem Zögern der Patientin beginnen kann.

4.6.1 Einleitung

Rheumatische Gelenkerkrankungen sind die häufigsten chronisch entzündlichen Autoimmunerkrankungen im Kindes- und Jugendalter. In den letzten Jahrzehnten wurden deutliche Verbesserungen in Frühdiagnose und antientzündlicher Therapie erzielt. Eine größere Zahl von Patienten erreicht heute eine Remission, bei vielen Kindern und Jugendlichen ist ein weitgehend beschwerdefreier Verlauf mit nur kurzen aktiven Krankheitsepisoden möglich geworden. Trotzdem gelingt durch diese, im Grunde symptomatische Therapie keine Heilung der Erkrankung. Auch bei optimaler Zusammenarbeit der Betroffenen und ihren Familien mit den Behandlern werden immer wieder aktive Krankheitsphasen mit Schmerzen und Einschränkungen von körperlicher Belastbarkeit beobachtet. Schule, Sport und Freizeitaktivitäten werden zur Herausforderung. Medikamente, Eingriffe, Schmerzen sowie Unsicherheiten über Verlauf und Prognose führen zu einem intensiven Krankheitserleben, unabhängig von »objektiven Entzündungsbefunden«. Die Folge ist bei vielen Kindern und Jugendlichen mit JIA eine hohe psychosoziale Belastung. Diese kann die Entwicklung komorbider psychischer Erkrankungen, wie Angststörungen oder Depressionen begünstigen. Nicht selten äußern sich psychische Erkrankungen zu Beginn in einer Verstärkung der körperlichen Krankheitsmerkmale. Dies kann zur Verzögerung der Diagnose psychischer Komorbiditäten und deren Behandlung beitragen.

4.6.2 Krankheitsbeschreibung

Die juvenile idiopathische Arthritis (JIA) ist nach der Klassifikation der International League of Associations for Rheumatology (ILAR) (Petty et al. 2004) benannt. Sie ist definiert als Arthritis eines oder mehrerer Gelenke mit Beginn vor dem 16. Geburtstag, einer Dauer von mindestens sechs Wochen, bei unklarer Ätiologie und nach Ausschluss anderer Erkrankungen (z. B. Infektionen, Traumata und Neoplasien). Je nach Gelenkbeteiligung, allgemeinen/systemischen Krankheitszeichen und spezifischen Begleitmanifestationen, erfolgt in der Regel nach sechs Monaten Verlauf eine Subgruppenzuordnung. Es gibt sieben verschiedene Verlaufsformen, die sich klinisch, immungenetisch, prognostisch und therapeutisch voneinander unterscheiden. Exemplarisch beginnt die häufigste Verlaufsform, die Oligoarthritis oft im Kleinkindesalter an den großen Extremitäten-Gelenken: Knie-, Sprung-, Hand- oder Ellenbogengelenke. In den ersten sechs Erkrankungsmonaten sind maximal vier Gelenke betroffen. Gerade diese Kinder haben ein hohes Risiko neben der Gelenkerkrankung an einer Regenbogenhautentzündung (Uveitis anterior) zu erkranken. Diese kann zu Beginn asymptomatisch sein, weshalb regelmäßige Augenarzt-Untersuchungen unerlässlich sind. Eine frühe Uveitis-Behandlung ist eine wichtige Voraussetzung zur Vermeidung langfristiger Augenkomplikationen, wie Katarakt, Hornhautdegeneration oder Netzhauterkrankung mit Visusverlust. Bei der juvenilen Polyarthritis sind neben den großen Gelenken häufig auch Finger- und Zehengelenke beteiligt. Neben der Gelenkerkrankung mit Schmerzen und Bewegungseinschränkung berichten die Kinder und Jugendlichen häufig über Müdigkeit und Abgeschlagenheit. Durch die chronische Entzündung können zahlreiche körperliche Faktoren, wie Größen- und Gewichtsentwicklung und auch die psychomotorische Entwicklung beeinträchtigt sein. Besonders ausgeprägt sind die Allgemeinsymptome bei der systemischen Verlaufsform der JIA. Hier kommt es neben der Arthritis zu Fieber, Hautentzündung und Entzündungen innerer Organe, mit Herz-, Lymphknoten-, Leber- und Milzbeteiligung. Bei der Psoriasis-Arthritis sind neben der Gelenkerkrankung Psoriasis-typische Veränderungen der Haut charakteristisch. Auch bei dieser Verlaufsform ist die Entwicklung einer Uveitis eine zu beachtende Komplikation der Erkrankung.

In der internationalen Literatur existieren sehr unterschiedliche Angaben zu Inzidenz und Prävalenz der JIA. Zusammenfassend liegt in Europa die jährliche Inzidenz bei etwa 10/100.000 Kindern unter 16 Jahren bei einer Prävalenz von 100/100.000 (Minden 2014).

Pathogenetisch startet die Erkrankung mit einer Entzündung der Gelenkhaut, die dann in der Folge Komplikationen am gesamten Bewegungsapparat einschließen kann. Die Gelenkentzündung macht sich durch Schwellung, Überwärmung, Bewegungseinschränkung und Schmerzen bemerkbar. In der Folge können lokale Wachstumsstörungen, Störungen des Knochenstoffwechsels, Veränderungen des Sehnen-Band-apparates, der Muskulatur und des Gelenkknorpels hinzutreten. Die Diagnose wird klinisch gestellt. Führend ist die körperliche Untersuchung. Sie wird ergänzt durch spezielle Laboruntersuchungen und eine bildgebende Diagnostik.

Die Behandlung hat das Ziel der möglichst vollständigen Unterdrückung der rheumatischen Entzündung und der Vermeidung oder Minimierung bleibender Schäden. Säule der Behandlung sind die krankheitsmodifizierenden Substanzen, allen voran das Methotrexat und die Biologicals, spezifischen Blockern von Entzündungsmediatoren (z. B. TNF-Blocker). Die Medikation wird ergänzt durch eine individuell angepasste nicht-medikamentöse Behandlung, in erster Linie Physiotherapie, weiterhin Ergotherapie und physikalische Therapie (Dueckers et al. 2011).

Die Prognose der JIA hängt ab vom Erreichen einer entzündungsfreien Remission. Zehn Jahre nach Erkrankungsbeginn sind 40–60 % der Patienten in einer langfristig stabilen Remission. Die Dauer des aktiven Erkrankungsverlaufs bestimmt mögliche Folgekomplikationen. Mit zunehmendem Alter muss bei bis zu 50 % der Patienten mit langfristigen lokalen Gelenkschäden im Sinne einer Früharthrose sowie sekundären Schmerzen und Funktionsstörungen gerechnet werden. Diese sind zusätzlich mit Einschränkungen im sozialen Leben, Beruf und der Freizeitgestaltung verbunden (Minden 2014).

4.6.3 Psychosoziale Auswirkungen

Das Krankheitserleben bei Kindern und Jugendlichen mit JIA ist neben den unmittelbaren und behandlungsbedingten Einschränkungen geprägt durch Veränderungen des Körperbildes sowie allgemeine Beeinträchtigungen wie Müdigkeit, Schmerzen und Unsicherheiten über den Verlauf. Damit verbunden können psychosoziale Belastungen auftreten, wie der Rückgang sozialer Kontakte oder die Einschränkung von Freizeitaktivitäten und Sport. Sichtbare körperliche Veränderungen können Störungen des Körperbildes und der eigenen Wahrnehmung hervorrufen, Betroffene betrachten sich als weniger attraktiv oder beliebt (Bomba et al. 2013). Verletzende Reaktionen von Gleichaltrigen bis zum Mobbing werden erlebt. Die Abhängigkeit von Hilfe kann zu einer Sonderrolle in der Familie beitragen, sodass Selbständigkeitsbemühungen beeinträchtigt sind bis hin zum Autonomieverlust. Auch wenn Schulprobleme bewältigt werden, ist die Übernahme einer beruflichen Ausbildung häufig mit Problemen verbunden.

Neben diesen häufigen psychosozialen Auswirkungen können komorbide psychische Erkrankungen beobachtet werden. Dazu zählen in erster Linie Angst- und

Schmerzstörungen sowie depressive Erkrankungen (Hanns et al. 2018). Die Datenlage zur Häufigkeit dieser komorbiden Erkrankungen ist je nach Methodik der Erfassung und Patientenpopulation sehr heterogen. Es bleibt aber festzuhalten, dass die Häufigkeit von depressiven Symptomen in der Adoleszenz, insbesondere bei Mädchen, zunimmt, vor allem bei Patientinnen und Patienten mit schwerem, polyartikulären Verlauf (Sengler et al. 2019).

4.6.4 Psychosoziale Diagnostik

Da psychosoziale Belastungen bei Patienten mit rheumatischen Erkrankungen regelhaft auftreten, sollte im Rahmen der Behandlung eine bio-psycho-soziale Anamnese erfolgen. Dadurch können die individuellen Probleme früh erfasst und durch Beratung und Hilfestellung Entlastung erfahren. Zur systematischen Erfassung psychosozialer Auswirkungen bei JIA-Patienten werden auch Fragebögen eingesetzt, z. B. der SQD (Strength and Difficulties Questionaire) (Arens et al. 2011). Bei Verdacht auf Angststörung oder depressiver Reaktion können klinische Testinstrumente eingesetzt werden: AFS (Angstfragebogen für Schüler), DIKJ (Depressionsinventar für Kinder und Jugendliche) oder BDI-FS (Becks-Inventar-Fast Screen) (Pietsch et al. 2012; Stiensmeier-Pelster et al. 2000; Wieczerkowski et al. 1981). Das Fragebogenscreening ersetzt nicht die klinische Diagnostik, kann aber als Erfassungsinstrument hilfreich sein. Bei auffälliger Konstellation sollte eine erweiterte Exploration und Diagnostik erfolgen, um rechtzeitig gezielte Behandlungsempfehlungen treffen zu können.

Aktuell erfolgt über das Forschungs-Verbund-Projekt COACH (Chronic Conditions in Adolescents: Implementation and Evaluation of Patient-centred Collobarative Healthcare) die Untersuchung eines systematischen Screenings auf psychosoziale Gesundheit Jugendlicher und junger Erwachsener mit JIA, Diabetes und Mucoviszidose (Sengler et al. 2019). Ziel all dieser Bemühungen ist letztlich eine frühzeitige Erfassung psychosozialer Gesundheitsprobleme oder komorbider psychischer Erkrankungen und damit die Schaffung einer Grundlage für eine optimierte Versorgung der Kinder und Jugendlichen und ihrer Familien.

4.6.5 Psychosoziale und psychotherapeutische Interventionen und Prävention

Eine adäquate psychosoziale Intervention setzt eine frühe Erfassung von Beeinträchtigungen voraus. Selbsthilfegruppen können zusätzliche Beratung und aktive Hilfe leisten – beim persönlichen Austausch können Hilfen, z. B. bei Schul- und Ausbildungsproblemen und Alltagsfragen im Umgang mit Gleichaltrigen angesprochen werden.

Sind dauerhafte Beeinträchtigungen erkennbar oder besteht der Verdacht auf eine komorbide psychische Erkrankung, sollte eine differenzierte psychologische Diagnostik und ggf. eine kinder- und jugendlichenpsychotherapeutische Behandlung angestrebt werden. Eine mittelgradige oder schwere depressive Erkrankung kann eine Indikation zu einer medikamentösen Behandlung bedeuten; in dieser Situation ist eine kinder- und jugendpsychiatrische Mitbehandlung angezeigt.

Eine Prävention beginnt mit einer gezielten Aufklärung und Beratung sowie einer offenen Kommunikation bereits bei Diagnosestellung. Die Kenntnis möglicher Belastungen und die systematische Früherfassung psychosozialer Auswirkungen kann ernsten und langfristigen Folgestörungen vorbeugen. Welche Resilienzfaktoren zur Prävention wirksam sind, soll unter anderem in dem unter Kapitel 4.6.4 angesprochenen COACH-Projekt untersucht werden.

4.6.6 Perspektiven und psychosoziale Prognose

Die langfristige Prognose von Kindern und Jugendlichen mit rheumatischen Erkrankungen hat sich in den vergangenen Jahrzehnten erkennbar verbessert. Trotzdem sind aktuell bei etwa jedem zweiten Betroffenen im jungen Erwachsenenalter Einschränkungen erkennbar. Diese betreffen in erster Linie körperliche Faktoren, z. B. Bewegungseinschränkungen und Schmerzen bei Früharthrose oder Sehstörungen nach assoziierter Augenentzündung (Uveitis). In nationalen und internationalen Studien sind das psychische Wohlbefinden und das soziale Leben nicht oder nur gering beeinträchtigt im Vergleich zu Gleichaltrigen. In Deutschland finden die meisten Jugendlichen und jungen Erwachsenen mit rheumatischen Erkrankungen eine adäquate berufliche Ausbildung und einen Arbeitsplatz. Dies steht im Gegensatz zu Erfahrungen in anderen Ländern. Insgesamt ist bei den meisten Kindern und Jugendlichen der langfristige Verlauf mit einer guten psychosozialen Prognose verbunden (Minden 2014).

Wesentliches für die Praxis

- Die subjektive Krankheitsbelastung ist bei Kindern und Jugendlichen mit rheumatischen Erkrankungen im Vergleich zu vielen anderen chronischen Erkrankungen relativ hoch.
- Neben den körperlichen Beeinträchtigungen ist das subjektive Krankheitserleben häufig mit psychosozialen Belastungen verbunden. Eine wichtige Rolle spielen dabei der wechselhafte Verlauf und die unsichere Prognose.
- Die psychosozialen Belastungen können auch unabhängig von der Aktivität und der Therapie der rheumatischen Erkrankung das emotionale Wohlbefinden und soziale Leben der Patienten und ihrer Familien betreffen.
- Komorbide psychische Erkrankungen treten zu der rheumatischen Erkrankung häufig in der Adoleszenz hinzu. Es sind dies besonders Schmerzstörungen, Angststörungen und Depressionen. Diese können mit Beschwerden der rheumatischen Grunderkrankung verwechselt werden.
- Durch Screening-Instrumente ist eine Früherfassung psychischer Erkrankungen möglich, die dann gezielt behandelt werden können.
- Eine psychosoziale Anamnese und adäquate Beratung helfen langfristigen Störungen vorzubeugen.

Literatur

Arens A, Trautwein U, Hasselhorn M (2011) Erfassung des Selbstkonzepts im mittleren Kindesalter: Validierung einer deutschen Version des SDQ I. Zeitschrift für pädagogische Psychologie 25: 131–144.
Bomba M, Meini A, Molinaro A, Cattalini M, Oggiano S, Fazzi E, Neri F, Plebani A, Nacinovich R (2013) Body Experiences, Emotional Competence, and Psychosocial Functioning in Juvenile Idiopathic Arthritis. Rheumatol Int 33: 2045–2052.
Dueckers G, Guellac N, Arbogast M, Dannecker G, Foeldvari I, Frosch M, Ganser G, Heiligenhaus A, Horneff G, Illhardt A, Krauspe R, Markus B, Michels H, Schneider M, Singendonk W, Sitter H, Spamer M, Wagner N, Niehues T (2011) Interdisziplinäre S2-Therapieleitlinie der Juvenilen Idiopathischen Arthritis. 2. Aufl. Klin Padiatr 223: 386–394.
Hanns L, Cordingley L, Galloway J, Norton S, Carvalho LA, Christie D, Sen D, Carrasco R, Rashid A, Foster H, Baildam E, Chieng A, Davidson J, Wedderburn LR, Hyrich K, Thomson W, Ioannou Y (2018) Depressive Symptoms, Pain and Disability for Adolescent Patients With Juvenile Idiopathic Arthritis: Results From the Childhood Arthritis Prospective Study. Rheumatology 57: 1381–1389.
Minden K (2014) Juvenile idiopathische Arthritis. Epidemiologie. Prognose. In: Wagner N, Dannecker G (Hrsg.) Pädiatrische Rheumatologie. 2. Aufl. Berlin, Heidelberg: Springer.
Petty RE, Southwood TR, Manners P, Baum J, Glass DN, Goldenberg J, He X, Maldonado-Cocco J, Orozco-Alcala J, Prieur AM, Suarez-Almazor ME, Woo P; International League of Associations for Rheumatology (2004) International League of Associations for Rheumatology classification of juvenile idiopathic arthritis: second revision, Edmonton, 2001. J Rheumatol 31: 390–392.
Pietsch K, Hoyler A, Frühe B, Kruse J, Schulte-Körne G, Allgaier AK (2012) Früherkennung von Depressionen in der Pädiatrie: Kriteriumsvalidität des Beck Depressions-Inventar Revison (BDI-II) und des Beck Depressions-Inventar–Fast Screen for Medical Patients (BDI-FS). Psychother Psychosom Med Psychol 62: 418–424.
Sengler C, Niewerth M, Holl RW, Kilian R, Meissner T, Staab D, Warschburger P, Baumeister H, Minden K (2019) Psychische Komorbidität bei der juvenile idiopathischen Arthritis. Bestandsaufnahme und Ausblick. Arthritis + Rheuma 39: 46–53.
Stiensmeier-Pelster J, Schürmann M, Duda K (2000) Depressions-Inventar für Kinder und Jugendliche (DIKJ). Göttingen: Hogrefe.
Wieczerkowski W, Nickel H, Janowksi A, Fittkau B, Rauer W (1981) Angstfragebogen für Schüler (AFS). Göttingen: Westermann.

4.7 Körperliche und geistige Behinderungen

Christian Fricke

Fallbeispiel

Der sieben Jahre alte Tim ist das einzige Kind seiner alleinerziehenden Mutter und wird vorgestellt zur Entscheidung bzgl. des weiteren Schulbesuchs.

In der Schwangerschaft erfolgt Trennung vom Kindsvater, Spontangeburt in der 35. SSW. Im Verlauf operative Korrektur einer Lippen-Kiefer-Gaumenspalte, logopädische Behandlung bei auffälliger Sprachentwicklung. Im Kindergarten zeigt Tim erhebliche Trennungsängstlichkeit und Vermeidungstendenz bei Leistungsanforderungen.

Nach der »Mehrdimensionalen Bereichsdiagnostik in der Sozialpädiatrie (MBS)« werden folgende Diagnosen gestellt: (EKPSA-Schema):

Entwicklungsstand/Intelligenz: Globale Entwicklungsstörung bei weit unterdurchschnittlicher Intelligenz (IQ von 69)
Körperlich-neurologischer Befund: Lippen-Kiefer-Gaumenspalte, muskuläre Hypotonie
Psychischer Befund: emotionale Störung mit Trennungsangst des Kindesalters
Soziale Begleitumstände: alleinerziehende Mutter, die um gute Förderung bemüht ist
Ätiologie: ehemaliges Frühgeborenes der 35. SSW, Verdacht auf Anlagestörung

ICF-Kriterien (Deutsches Institut für Medizinische Dokumentation und Information 2005): drohende Teilhabegefährdung im schulischen Bildungsverlauf und in der weiteren seelischen Entwicklung.

Es erfolgte eine umfassende Betreuung der Familie im SPZ, um angemessene Anforderungen an das Kind zu definieren und die Mutter bei der Förderung zu unterstützen. Sie beinhaltet neben der pädiatrischen Behandlung die pädagogische und sozialrechtliche Beratung. Tim wird in eine *Schule mit dem Förderschwerpunkt geistige Entwicklung* eingeschult und ein Schwerbehindertenausweis für ihn beantragt. Eine psychotherapeutische Behandlung zum Abbau der Trennungsängste wird in einer auf die Bedürfnisse intellektuell behinderter Kinder ausgerichteten Psychotherapiepraxis begonnen. Die Mutter wird humangenetisch beraten, da ein weiterer Kinderwunsch besteht.

4.7.1 Einleitung/Begriffsbestimmung

Häufig stellt sich im Rahmen einer Früherkennungsuntersuchung die Frage, ob eine Entwicklungsverzögerung als vorübergehend einzuordnen ist (»wächst sich aus«) oder ob sie ein frühes Zeichen einer bleibenden Behinderung ist. Im Erstkontakt – oft unvorbereitet im Praxisalltag – erleben sich viele Ärzte als überfordert, gilt es doch, einerseits notwendige diagnostische Schritte einzuleiten, andererseits gleichzeitig Ängste der Eltern wahrzunehmen und mit diesen adäquat umzugehen. Für die langjährige kinder- und jugendärztliche Begleitung bedeutet dieses neben einem oft hohen Zeitaufwand, sich auf spezifische Fragestellungen und Anforderungen einzustellen.

Im Gegensatz zu einzelnen Krankheitsbildern ist der Begriff »Behinderung« insbesondere im Sozialrecht definiert. Im Bundesteilhabegesetz (BTHG) heißt es: »Menschen mit Behinderungen sind Menschen, die körperliche, seelische, geistige oder Sinnesbeeinträchtigungen haben, die sie in Wechselwirkung mit einstellungs- und umweltbedingten Barrieren an der gleichberechtigten Teilhabe an der Gesellschaft mit hoher Wahrscheinlichkeit länger als sechs Monate hindern können« (§ 2 Abs. 1 SGB IX). Damit erfolgt eine enge Bezugnahme auf das Verständnis der Behindertenrechtskonvention der Vereinten Nationen (UN-BRK), die wiederum wesentlich auf der Internationalen Klassifikation der Funktionsfähigkeit, Behinderung und Gesundheit (ICF) basiert. Daher sollten alle beteiligten Fachleute diese kennen und die verschiedenen Bereiche berücksichtigen (▶ Abb. 4.1).

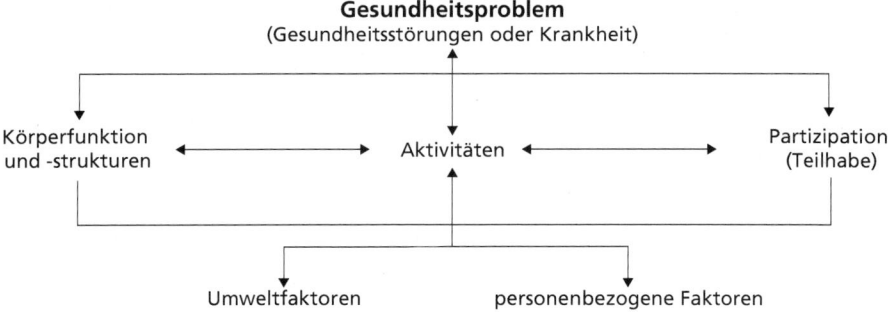

Abb. 4.1: Biopsychosoziales Modell der ICF (BfArM 2005; © WHO)

Der Begriff »Behinderung« umfasst somit eine Vielzahl unterschiedlicher gesundheitlicher Einschränkungen, die je nach individueller Ausprägung sehr unterschiedliche Auswirkungen haben können.

Eine Schwerbehinderung wird mit einem Grad der Behinderung (GdB) von mindestens 50 definiert. Im Schwerbehindertenausweis können folgende Merkmale aufgeführt sein: G (erhebliche Beeinträchtigung der Bewegungsfähigkeit), aG (außergewöhnliche Gehbehinderung), H (Hilflosigkeit), Bl (Blindheit), Gl (Gehörlosigkeit), TBl (Taubblind), B (Begleitperson), RF (Ermäßigung des Rundfunkbeitrags).

4.7.2 Prävalenz

Der Anteil schwerbehinderter Kinder, Jugendlicher und junger Erwachsener lag 2019 zwischen 0,5 % (0–4-Jährige) und 2,0 % (15–25-Jährige) (Statistisches Bundesamt 2021).

4.7.3 Klinik

Da der Begriff der Behinderung sozialrechtlich gefasst ist und sich im Wesentlichen an den gesellschaftlichen Auswirkungen einer sehr inhomogenen Gruppe von körperlichen und geistigen Einschränkungen orientiert, finden sich in diesem Überbegriff zahlreiche Erkrankungen unterschiedlichster Genese und Prognose. Im Kindes- und Jugendalter werden diese oft als Entwicklungsstörungen klassifiziert, da in vielen Bereichen bei entsprechender Therapie erhebliches Entwicklungspotenzial vorliegt.

Motorische Entwicklungsstörungen/Behinderungen

Die zahlenmäßig wichtigste motorische Entwicklungsstörung ist die infantile Zerebralparese, die vor allem als Folgeerscheinung schwerer postnataler Komplikationen auftritt, aber auch bei angeborenen Anlagestörungen des Gehirns zu finden ist. Das klinische Bild ist je nach Ätiologie wechselnd, häufig besteht eine Mehrfachbehinderung mit Sinnes-, Wahrnehmungs- und Sprachstörungen sowie Intelligenzminderung und epileptischen Anfällen.

Je nach Ausmaß können Halbseitenlähmungen (unilaterale Parese) bis zu Lähmungen aller vier Extremitäten (bilateral spastische Parese) bestehen. Führendes Symptom ist eine Spastik der Muskulatur mit erhöhter Muskelanspannung, Verminderung der Kraft und Störung der Zielmotorik.

Klinische Zeichen (Spastik) sind häufig erst im Verlauf der ersten Monate zu erkennen, sodass mitunter Ärzte mit dem Vorwurf konfrontiert sind, sie hätten diese »übersehen«.

Das früher übliche Vorgehen »viel Physiotherapie hilft viel« ist schon lange einem differenzierten multimodalen Vorgehen gewichen. Neben der Physiotherapie, die in ein interdisziplinäres Frühförderkonzept eingebettet sein sollte, sowie der Anpassung geeigneter Hilfsmittel sind ergänzend die medikamentöse Reduktion der Spastik (u. a. Botulinumtoxin) und die apparative Unterstützung (u. a. Lokomat, Laufband) (Heinen und Bartens 2001) hinzugekommen. Weitere therapeutische Maßnahmen (z. B. Ergotherapie, Logopädie) richten sich nach dem Ausmaß begleitender Teilhabeeinschränkungen.

Geistige Behinderungen

Die geistige Behinderung ist eine der häufigsten psychischen Störungen bei Kindern und Jugendlichen. Nach Definition der American Association on Mental Deficiency (Grossman et al. 1983) wird mit dem Begriff eine unterdurchschnittliche allgemeine Intelligenz bezeichnet. Damit verbunden sind Beeinträchtigungen von Problemlösefertigkeiten sowie des adaptiven Verhaltens mit einer Begrenzung von Techniken zur Lebensbewältigung und von sozialen Fertigkeiten. Nach ICD-10 wird die geistige Behinderung von leichter Intelligenzminderung (F70, IQ 69–50) bis zu schwerster Intelligenzminderung (F73, IQ unter 19) in vier Stufen klassifiziert. Der Bereich IQ 85–70 bezeichnet den Bereich der Lernbehinderung.

4.7.4 Ursachen und Formen von Entwicklungsstörungen

Hinsichtlich der Ätiologie ist eine Einteilung von Behinderungen, insbesondere von geistigen Behinderungen bzw. syndromalen Erkrankungen, nach der Genese möglich (Neuhäuser und Steinhausen 2003). Für die Pränatalzeit sind neben vererbten Krankheiten (z. B. Fra-X oder Rett-Syndrom), Chromosomenanomalien (z. B. Down-Syndrom) und -aberrationen mit konsekutiven Syndromen sowie Genmutationen (z. B. PKU) auch vielfältige exogene Faktoren zu nennen. Neben Infektionen (z. B. Röteln) und teratogenen Medikamentenwirkungen ist die Fetale Alkohol-Spektrum-Störung (FASD) eine häufige verhinderbare Krankheit bzw. resultierende Behinderung.

In der Perinatalperiode bedingt die Frühgeburtlichkeit (8,6 % Frühgeborene, IQTIG 2017) entsprechende Risiken. So weisen 15–20 % aller überlebenden Frühgeborenen mit einem Geburtsgewicht unter 1.500 g (< 32. Schwangerschaftswoche) bleibende Behinderungen wie Intelligenzminderungen, Zerebralparesen oder neurosensitive Defizite auf (Walch et al. 2017). Ebenso besteht ein deutlich erhöhtes Risiko für die Entwicklung psychiatrischer Erkrankungen (Indredavik et al. 2010). Postnatal sind neben entzündlichen Erkrankungen Tumore und Schädel-Hirn-Traumen zu nennen.

4.7.5 Diagnostik

Im Kindesalter fallen Behinderungen häufig erst im Verlauf als Entwicklungsstörungen auf. Im Verdachtsfall sollte eine differenzierte Entwicklungseinschätzung und weitergehende Diagnostik erfolgen, in der neben den verschiedenen Teilbereichen die Ätiologie sowie mögliche Teilhabeeinschränkungen berücksichtigt werden. Nach gründlicher körperlich-neuropädiatrischer Untersuchung und psychosozialer Beurteilung des Entwicklungsstandes entsprechend der »Mehrdimensionalen Bereichsdiagnostik in der Sozialpädiatrie (MBS)« sind ggf. laborchemische und humangenetische Untersuchungen (Molekular- bzw. Zytogenetik) sowie eine apparative Diagnostik (EEG, Bildgebung/cMRT) angezeigt (Straßburg et al. 2018).

4.7.6 Prävention/Intervention/Behandlung

Während der Schwangerschaft sind präventive Maßnahmen wie Vermeiden von Noxen (Hollmann 2015) und Einhalten arbeitsschutzrechtlicher Bestimmungen beispielsweise zur Vermeidung von Virusinfektionen angezeigt. Eine fachliche kompetente Begleitung ist bei auffälligen Ergebnissen der pränatalen Diagnostik unbedingt erforderlich. Die Feststellung einer Behinderung ist für die gesamte Familie ein Schock. Die Mitteilung einer gravierenden Diagnose führt bei vielen Eltern zu einer bedrohlichen Krise, in der sie sich hilflos und ausgeliefert fühlen. Nicht selten führen Wut und Enttäuschung zu Vorwürfen und Aggressionen gegenüber Ärzten als Überbringer schlechter Nachrichten. Deren Geduld und einfühlsame Gesprächsführung ist in dieser Phase besonders gefordert. Neben psychosozialer Hilfe kann auch die Einbeziehung von Angehörigen in Gespräche hilfreich sein, um die Eltern zu unterstützen.

Im Verlauf durchleben die Eltern oft eine Phase der Trauer und des Abschiednehmen-müssens von den Erwartungen an ein gesundes Kind, von eigenen Plänen und Hoffnungen. Auch hier sollte nicht gezögert werden, psychologische Hilfe anzubieten.

Viele Eltern haben große Ängste im Hinblick auf den weiteren Krankheitsverlauf und die Zukunft des Kindes, sie erfahren häufig eine außerordentlich belastende soziale Stigmatisierung. Eltern sind gefordert, ihre Aufmerksamkeit auf Krankheitssymptome und mögliche Veränderungen, insbesondere Verschlimmerungen, zu richten und tragen eine Mitverantwortung für die den gesamten Alltag durchdringende Langzeittherapie. Ihre Erziehungshaltung ist häufig geprägt durch innere Konflikte gegenüber dem behinderten Kind, möglicherweise auch gegenüber seinen Geschwisterkindern. Diese sind einerseits mitbetroffen und im familiären Alltag vielfältig gefordert. Sie werden andererseits von den Eltern –bedingt durch die Sorge um das behinderte Kind –vernachlässigt. Nicht selten scheitern Eltern in ihren Bemühungen, ihre Partnerbeziehung zufriedenstellend zu gestalten mit dem Resultat einer Trennung und den damit verbundenen zusätzlichen Belastungen.

Eine der wichtigsten kinder- und jugendärztlichen Aufgaben in dieser Phase ist eine schrittweise sorgfältige und empathische Beratung mit Vermittlung realistischer Perspektiven und Unterstützungsmaßnahmen. Bei genetisch bedingten Behinderungen ist – auch im Hinblick auf den weiteren Familienkreis – eine entsprechende Aufklärung der Eltern wichtig.

Therapeutische Maßnahmen sollen eine möglichst umfassende altersgerechte Teilhabe zum Ziel haben. Ärztliche Aufgabe ist dabei die Einleitung und Koordination der Maßnahmen. Zur Aktivierung von Fertigkeiten und Fähigkeiten sollte eine heilpädagogische Frühförderung, kombiniert mit Elementen der Physiotherapie, Ergotherapie und/oder Logopädie eingeleitet werden. Eine Überforderung und Ausrichtung an unrealistischen Zielen muss vermieden werden. Unerlässlich ist die gute Absprache mit den jeweiligen Therapeutinnen, welche häufig zu wichtigen Bezugs- und Vertrauenspersonen der Familie werden. Eine strukturierte, interdisziplinäre Zusammenarbeit wird von den Frühförderstellen und Sozialpädiatrischen Zentren praktiziert (Schlack 1994).

Viele Eltern erproben in ihrer Verzweiflung über nur langsame oder ausbleibende Fortschritte komplementärmedizinische Angebote, für die es häufig nur geringe oder keine Evidenz gibt. Kritik an diesem Verhalten führt nicht selten zum Abbruch der Beziehung. Eine verständnisvolle Begleitung kann verhindern, dass unrealistische Zielvorstellungen den Familienalltag zusätzlich belasten.

Essenziell ist eine unterstützende umfassende Sozialberatung, damit Familien die ihnen zustehenden Hilfen in Anspruch nehmen. Mehr als ein Drittel aller betroffenen Eltern verzichtet auf ihnen zustehende Leistungen, weil ihnen der Verwaltungsaufwand zu hoch ist. Mehr als 90 % der Eltern wünschen sich Vermittlungsstellen, in denen Beratung und Leistungsbewilligung übergreifend (»aus einer Hand«) erfolgen (Kutscher 2010). Austausch in Selbsthilfegruppen ist für viele Familien eine wichtige Stütze und sollte immer angebahnt werden, selbst wenn Eltern sich zunächst dazu noch nicht in der Lage sehen.

4.7.7 Prognose/Perspektive/Transition

Im Vergleich zu der allgemeinen Bevölkerung haben Menschen mit Behinderungen insgesamt eine reduzierte Lebenserwartung (Schmidt et al. 2008) sowie ein 3–4-fach höheres Sterberisiko. Die Prävalenz einiger somatischer Krankheitsbilder ist bei Kindern mit Intelligenzminderung im Vergleich zu Allgemeinbevölkerung erhöht (z. B. neurologische Störungen und Leukämieerkrankung beim Down-Syndrom). Kinder und Jugendliche mit Behinderungen tragen – wie auch bei chronischen

Erkrankungen – ein deutlich erhöhtes Risiko für Verhaltensauffälligkeiten mit Aggressivität, aber auch für depressive Episoden. Dadurch entstehen nicht nur zusätzliche Belastungen für die Familie, sondern auch Herausforderungen für die fachliche Begleitung. Bei leichten Formen geistiger Behinderung mit ausgeprägten psychischen Störungen sind psychotherapeutische Verfahren möglich. Bei gravierender Intelligenzminderung ist – orientiert an dem jeweiligen psychiatrischen Störungsbild – in der Regel eine Therapie mit Psychopharmaka nicht zu vermeiden. Im Vordergrund stehen dabei Neuroleptika, Antikonvulsiva, seltener Sedativa (Häßler 2011). Die Behandlung gehört in die Hände entsprechend erfahrener Ärzte, unter anderem auch, weil die Medikation aufgrund eingeschränkter Zulassung in vielen Fällen nur im Rahmen eines individuellen Heilversuchs möglich ist.

Erlebte Einschränkungen wie eine häufig reduzierte Lebensqualität und eine eingeschränkte Lebensperspektive sowie eine erhöhte Belastung der Familie sind für die Eltern oft mit Schuldgefühlen verbunden. Der Lebensalltag dreht sich um das Krankheitsgeschehen, bestimmt die Sozialkontakte und schränkt viele Alltags- und Freizeitaktivitäten ein. Oft genug muss ein Elternteil, in der Regel die Mutter, die Berufstätigkeit reduzieren oder diese gar vollständig aufgeben, wodurch finanzielle Belastungen massiv verstärkt werden.

Da die psychische Gesundheit von Eltern mit der gesundheitsbezogenen Lebensqualität ihrer Kinder korreliert, sollte immer das gesamte Familiensystem betrachtet werden. Eltern schätzen die Lebensqualität betroffener Kinder oft niedriger ein als diese selbst (Barthel et al. 2018). Auch die Einschätzung von Fachleuten unterscheidet sich häufig von der der Eltern. Bei Kindern mit Zerebralparese geben Eltern höhere Werte für die Lebensqualität in Bezug auf das psychische Wohlbefinden an als Fachleute, dagegen fühlen sie sich schlecht sozial unterstützt. Insbesondere Schmerzen erweisen sich als Prädiktoren für eine niedrigere Lebensqualität, aber auch psychische Probleme und elterlicher Stress, nicht hingegen der Schweregrad der Beeinträchtigung. Da Patienten mit Intelligenzminderung oder Mehrfachbehinderung nur sehr eingeschränkt über ihre Beschwerden berichten können, werden Schmerzzustände bei diesen oft nicht adäquat oder spät erkannt.

Während in der Vergangenheit der Weg häufig in Sondereinrichtungen führte, stehen heute zunehmend inklusive Einrichtungen zur Verfügung. Auch gibt es mittlerweile vielfältige Initiativen, um den Betroffenen Zugang zum ersten Arbeitsmarkt zu ermöglichen.

Der Übergang von der Pädiatrie zur Erwachsenenmedizin ist für Betroffene mit chronischen Erkrankungen und Behinderungen mit vielfältigen Problemen verbunden (Fricke 2020). Im Jahr 2015 wurden die gesetzlichen Voraussetzungen (SGB V § 119c Abs. 1) für die Einrichtung Medizinischer Zentren für Erwachsene mit Behinderungen (MZEB) »zur ambulanten Behandlung von Erwachsenen mit geistiger Behinderung oder schweren Mehrfachbehinderungen« in Analogie zu den Sozialpädiatrischen Zentren geschaffen.

> **Wesentliches für die Praxis**
>
> - Die von einer Behinderung betroffenen Kinder und Jugendlichen sind in unterschiedlicher Weise gehandikapt.
> - Der Begriff »Behinderung« umfasst eine Vielzahl unterschiedlicher gesundheitlicher Einschränkungen. Die diagnostische Abklärung umfasst ein breites Spektrum möglicher Maßnahmen, die gezielt und stufenweise eingesetzt werden sollten.
> - Die Familien behinderter Kinder sind hochgradig belastet. Das betrifft sowohl die psychische Gesundheit von Kind, Eltern und Geschwistern als auch die ökonomische Situation.
> - Die Begleitung der Kinder und Jugendlichen und deren Familien sollte sich an den Teilhabeeinschränkungen orientieren, nicht an einzelnen Behandlungsmethoden bzw. Konzepten.
> - Eine enge Abstimmung aller Fachleute ist erforderlich, auch um eine Übertherapie zu vermeiden.
> - Wichtig sind sozialrechtliche Beratung und Vermittlung von Kontakten zu Selbsthilfegruppen.

Literatur

Barthel D, Ravens-Sieberer U, Nolte S, Thyen U, Klein M, Walter O, Otto C (2018) Predictors of health-related quality of life in chronically ill children and adolescents over time. Journal of Psychosomatic Research 109: 63–70. (https://doi.org/10.1016/j.jpsychores.2018.03.005, Zugriff am 02.03.2020).

Bundesinstitut für Arzneimittel und Medizinprodukte (BfArM) in Nachfolge für das Deutsche Institut für Medizinische Dokumentation und Information (DIMDI) im Auftrag des Bundesministeriums für Gesundheit (BMG) unter Beteiligung der Arbeitsgruppe ICF des Kuratoriums für Fragen der Klassifikation im Gesundheitswesen (2005) ICF – Internationale Klassifikation der Funktionsfähigkeit, Behinderung und Gesundheit. (https://www.bfarm.de/SharedDocs/Downloads/DE/Kodiersysteme/klassifikationen/icf/icfbp2005_zip.html?nn=841246&cms_dlConfirm=true&cms_calledFromDoc=841246, Zugriff am 27.02.2022).

Fricke C (2020) Herausforderungen in der Betreuung behinderter Menschen beim Übergang aus der Pädiatrie in die Erwachsenenmedizin. Bundesgesundheitsblatt – Gesundheitsforschung – Gesundheitsschutz 63(7): 905–909.

Grossman HJ, Begab MJ, Cantwell DP, Clements JD, Eyman RK, Meyers CE, Tarjan G, Warren SA (1983) Classification in Mental Retardation. American Association on Mental Defiency. Washington.

Häßler F (2011) Intelligenzminderung. Berlin Heidelberg: Springer International Publishing.

Heinen F, Bartens W (2001) Das Kind und die Spastik – Erkenntnisse der evidence-based medicine zur Zerebralparese. Bern, Göttingen: Huber.

Hollmann H (2015) Hirnschädigungen und Entwicklungsstörungen durch Alkohol. Kinderärztl. Prax 86(2): 116–117.

Indredavik MS, Vik T, Evensen K; Skranes J, Taraldsen G; Brubakk A-M (2010) Perinatal risk and psychiatric outcome in adolescents born preterm with very low birth weight or term small for gestational age. J Dev Behav Pediatr 31(4): 286–294. (https://doi.org/10.1097/DBP.0b013e3181d7b1d3, Zugriff am 06.02.2021)

IQTIG: Bundesauswertung zum Erfassungsjahr 2017 – Geburtshilfe Qualitätsindikatoren; (https://iqtig.org/downloads/auswertung/2017/16n1gebh/QSKH_16n1-GEBH_2017_BUAW_V02_2018-08-01.pdf, Zugriff am 6.2.2021)

Kutscher N (2010) Familie im Fokus. Soz Extra 34(3–4): 11. (https://doi.org/10.1007/s12054-010-0032-5, Zugriff am 10.01.2020).

Neuhäuser G, Steinhausen HC (2003) Geistige Behinderung – Grundlagen, klinische Syndrome, Behandlung und Rehabilitation. Stuttgart: Kohlhammer.

Schlack H (1994) Interventionen bei Entwicklungsstörungen. Bewertende Übersicht. Monatsschr Kinderheilkd 142: 180–184.

Schmidt S, Thyen U, Chaplin J, Mueller-Godeffroy E, Bullinger M (2008) Healthcare needs and healthcare satisfaction from the perspective of parents of children with chronic conditions: The DISABKIDS approach towards instrument development. Child Care Health Dev 34(3): 355–366.

Statistisches Bundesamt (Destatis) (2021) Statistik der schwerbehinderten Menschen 2019. Fachserie 13, 5.1. (https://www.destatis.de/DE/Themen/Gesellschaft-Umwelt/Gesundheit/Behinderte-Menschen/_inhalt.html, Zugriff am 27.02.2022).

Straßburg HM, Dacheneder W, Kreß W (2018) Entwicklungsstörungen bei Kindern – Praxisleitfaden für eine interdisziplinäre Betreuung. 6. Aufl. München: Urban&Fischer, Elsevier.

Walch E, Metze B, Völker G, Bührer C (2017) Frühgeborene unter 1500 g Geburtsgewicht, Kurz- und Langzeitprognose in Deutschland. Kinder- und Jugendmedizin 17: 313–319.

4.8 Unfallverletzungen am Beispiel von Verbrennungen und Verbrühungen

Dieter Kunert und Andreas Strack

Fallbeispiel

Der neunjährigen Eva war auf der Rückfahrt aus dem Familienurlaub bei einer Rast von der Mutter die heiße Suppe aus einem Topf über den Unterkörper gegossen worden. 15 % der Körperoberfläche (Gesäß, Ober- und Unterschenkel bds.) wurden dabei zweitgradig verbrüht. Zur Erstversorgung war Eva in das Krankenhaus vor Ort gebracht worden. Die Akutbehandlung habe das Mädchen laut Vater, der Zeuge der Prozedur war, heftig schreiend und bei vollem Bewusstsein ertragen. Einige Tage nach dem Ereignis wurde Eva zur Weiterbehandlung in ein heimatnahes Zentrum für schwerbrandverletzte Kinder verlegt. Dort wurden Hauttransplantationen an Gesäß, Oberschenkel, Knie und Unterschenkel durchgeführt. Bereits nach wenigen Tagen zeigte das Mädchen Verhaltensauffälligkeiten, war aggressiv gegen Eltern und Personal, berichtete von Alpträumen. Während die Mutter sich viele Vorwürfe machte, wirkte der Vater über längere Zeit wie gelähmt und war kaum ansprechbar.

4.8.1 Einleitung

Laut Weltgesundheitsorganisation werden Unfälle als unbeabsichtigte Verletzungen definiert, worauf in diesem Artikel fokussiert wird. Auf beabsichtigte Verletzungen (Gewalt durch Dritte oder gegen sich selbst gerichtet) wird nicht weiter eingegangen (Ellsäßer 2017).

Unfallverletzungen gehören zu den größten Gesundheitsrisiken im Kindes- und Jugendalter weltweit. In Deutschland stellen sie trotz eines Rückgangs in den letzten Jahren bei Kindern und Jugendlichen die häufigste Todesursache dar. Im Alter von 1–4 Jahren sind sie der zweithäufigste, im Alter von 5–19 Jahren der häufigste Grund für eine Krankenhausbehandlung (Saß et al. 2016). Unfallfolgen stellen auch die Hauptursache für Behinderungen dar (▶ Kap. 4.7).

Trotz der Zunahme des Wissens über kurz- und langfristige Folgen von Unfällen werden diese oft immer noch unterschätzt. Unfallverletzungen können die gesamte körperliche und psychosoziale Entwicklung eines Kindes beeinflussen. Gerade in den ersten sechs Lebensjahren sind Kinder wegen der erhöhten Neuroplastizität des Gehirns besonders vulnerabel und damit anfällig für die Entwicklung posttraumatischer Störungen und anderer Auffälligkeiten (Vasileva et al. 2018). Bis zu einem Viertel der Kleinkinder entwickeln in den ersten sechs Monaten nach einem Unfall eine posttraumatische Belastungsstörung (PTBS) (Haag et al. 2020).

Die Belastungen entstehen unfall- und behandlungsbedingt, durch vorübergehende oder dauerhafte Funktionseinschränkungen sowie durch Schmerzen und psychosoziale Krisen. Auch die Eltern und die Geschwister sind davon betroffen.

Mit den schweren thermischen Verletzungen, die häufig zu gravierenden Beeinträchtigungen führen, werden wir uns in diesem Beitrag beschäftigen. Der Umgang mit dem thermisch verletzten Kind sowie die psychosoziale Begleitung der gesamten Familie steht beispielhaft für die Behandlung anderer verunfallter Kinder.

4.8.2 Epidemiologie

Im Jahr 2014 wurden in Deutschland ca. 280.000 Kinder und Jugendliche wegen Unfällen und Verletzungen im Krankenhaus behandelt. Säuglinge und Kleinkinder stellen eine Hochrisikogruppe dar. Kopfverletzungen sind nach Verbrennungen, Verbrühungen und Vergiftungen die häufigste Unfallursache. Verletzungsbedingte Krankenhausbehandlungen gab es 2014 bei 3,4 % der Säuglinge (davon 83 % Kopfverletzungen), bei 2 % der 1–4-jährigen Kleinkinder, bei 1,6 % der 5–14-jährigen Schulkinder und bei 2 % der 15–17-jährigen Jugendlichen (Ellsäßer 2017).

Während schwere Verletzungen im Straßenverkehr seit Jahren zurückgehen, bleiben thermische Verletzungen auf hohem Niveau. Jährlich werden etwa 6.000 Kinder und Jugendliche unter 15 Jahren aufgrund einer Verbrennung bzw. Verbrühung stationär im Krankenhaus behandelt. Davon verletzten sich ca. 2.600 Kinder so schwer, dass sie in einem spezialisierten Zentrum für schwerbrandverletzte Kinder behandelt werden mussten. Mehr als die Hälfte der betroffenen Kinder war unter fünf Jahren (Ellsäßer 2017).

Ca. 70 % der Kinder erleiden Verbrühungen durch heiße Flüssigkeiten aus Wasserkochern, Tassen, Töpfen und Suppentellern, die sie von Tischen, Arbeitsplatten und Herd heruntergezogen haben. Dadurch kommt es zu typischen Verletzungsmustern, die vor allem die obere Körperhälfte betreffen.

Ältere Kinder experimentieren eher mit Feuer und Strom oder sind Opfer von Grillunfällen mit flüssigen Brandbeschleunigern.

4.8.3 Krankheitsbeschreibung am Beispiel von Verbrennungsverletzungen

Die thermische Verletzung führt in erster Linie zu einer Schädigung der Haut. Weiterhin können die Schleimhäute von Mund-Nasen-Rachenraum und Speiseröhre sowie die Augen betroffen sein.

In Abhängigkeit von der Temperatur und der Dauer der thermischen Einwirkung entsteht eine mehr oder weniger tiefe Verletzung der Haut. Diese wird in vier Schweregrade eingeteilt: Der Grad 1 zeigt klinisch eine Rötung der betroffenen Haut. Der Grad 2 zeigt eine Blasenbildung und wird aus therapeutischen Gründen in einen Grad 2a (oberflächlich) und einen Grad 2b (tief) unterteilt. Bei Grad 3 ist der Wundgrund weiß, trocken und nicht mehr durchblutet, der Grad 4 ist durch eine Verkohlung gekennzeichnet.

Neben der Tiefe ist die prozentuale flächige Ausdehnung der thermischen Verletzung von entscheidender Bedeutung. Sie wird anhand von Tabellen (Lund und Browder 1944), Faustregeln (die Handinnenfläche des Patienten einschließlich Finger entspricht 1 % der Körperoberfläche) oder Computermodellen eingeschätzt.

Ab einer Ausdehnung von 10 % der Körperoberfläche ist von einer Schwerbrandverletzung auszugehen. Diese betrifft nicht nur lokal die Haut, sondern kann in der Akutsituation auch zu einer systemischen, potenziell lebensbedrohlichen Beeinträchtigung des Gesamtorganismus führen. Die Patienten sind hier insbesondere durch die sogenannte Verbrennungskrankheit gefährdet, die initial zum Kreislaufschock und über eine systemische Entzündungsreaktion zu einer Sepsis und einem Multiorganversagen führen kann.

Neben der akuten intensivmedizinischen Behandlung, einschließlich der Schmerztherapie, erfolgt eine langwierige Therapie, die mit vielen Operationen in Form von Abtragungen von Hautanteilen, Wiederaufbau der Hautschichten und Hauttransplantationen verbunden ist.

Bei der Hauttransplantation, die ab einer Verbrennungstiefe von Grad 2b indiziert ist, ist das Verfahren der Wahl die autologe Spalthauttransplantation. Dabei wird eine dünne Hautschicht (0,1–0,2 mm tief) bevorzugt vom behaarten Kopf des Patienten entnommen und auf die vorbereiteten Wundflächen transplantiert. Die dafür erforderliche Rasur und Verletzung des Kopfes wirkt in der Akutsituation zusätzlich traumatisierend auf die Kinder und ihre Eltern. Der Vorteil der Spalthautentnahme an der behaarten Kopfhaut zeigt sich erst später, wenn die wieder wachsenden Haare die Entnahmestellen verdecken.

Nach erfolgreicher chirurgischer Therapie, die sich über mehrere Wochen bis hin zu mehreren Monaten im Krankenhaus erstrecken kann, ist die Behandlung noch nicht abgeschlossen. Um das Ergebnis zu sichern und eine überschießende Narbenbildung zu verhindern, ist eine lange, aufwändige, den Alltag beeinträchtigende Nachbehandlung erforderlich. Sie schließt ein: regelmäßige Vorstellungen in einer nicht selten wohnortfernen Spezialsprechstunde, tägliches Tragen einer Kompressionskleidung über zwei Jahre, tägliche Haut- und Narbenpflege, Anwendung von Lagerungsschienen und Silikonauflagen, Physio- und Ergotherapie. Nach zwei Jahren sind die meisten Narben stabil und ausgereift.

Die medizinische Prognose ist in erster Linie abhängig von Lokalisation, Ausmaß und Tiefe der Verbrennung.

4.8.4 Psychosoziale Auswirkungen

Ein *Unfallgeschehen selbst* ist ein traumatisches Ereignis, das mit Gefühlen des Ausgeliefertseins und der Ohnmacht, starkem Angsterleben, veränderter Wahrnehmung und Schmerzen verbunden ist. Dadurch und durch nachfolgende Behandlungen sind die betroffenen Kinder und ihre Familien verschiedenen psychosozialen Belastungen ausgesetzt. Bei schweren thermischen Verletzungen sind diese wegen zurückbleibender, oft sichtbarer Narben sowie der langandauernden Nachbehandlung besonders stark ausgeprägt. Verletzungen im Gesicht, an den Händen und der Brust haben eine besondere emotionale und soziale Wertigkeit. Generell sind die Belastungsfaktoren nach allen schweren Unfallereignissen ähnlich. Dabei steigt die Belastung mit der Schwere der Verletzung. Untersuchungen bei Kleinkindern belegen, dass die meisten das akute Geschehen psychisch gut verkraften. Allerdings entwickeln 10–25 % von ihnen innerhalb von sechs Monaten nach dem Ereignis psychische Auffälligkeiten: PTBS, Ängste, Verhaltensstörungen. Auch 25–45 % der Eltern entwickeln in diesem Zeitraum Symptome: akute Stressreaktionen, PTBS, Schuldgefühle, Depressionen, Angstzustände. Die Belastung der Eltern kann zur Entstehung und Aufrechterhaltung von Traumasymptomen bei den Kindern beitragen (Haag et al 2020).

In der Akutphase, meist wenige Tage nach dem Unfall, tritt bei 5–14 % der verletzten Kinder ein psychoorganisches Durchgangssyndrom auf, das durchschnittlich 12–16 Tage anhält. Es können Bewusstseinstrübungen, Desorientierung, Gedächtnisstörungen, kognitive und affektive Störungen sowie Halluzinationen auftreten (Szilagyi und Purtscher-Penz 2016).

Schmerzerfahrungen durch die Verletzungen selbst und durch die nachfolgende Behandlung sind bedeutsame Belastungsfaktoren. Zudem werden vor allem jüngere Kinder durch die unbekannte Umgebung und durch fremde Menschen verängstigt (Landoldt 2017).

Schuldgefühle bei Kind und Eltern stellen infolge von Verletzungsereignissen eine schwere Belastung dar. Kinder fühlen sich oft schuldig, auch wenn sie faktisch keine Schuld trifft. Wenn sie ihre Eltern leidend erleben, entwickeln sie Schuldgefühle, weil sie sich als Verursacher der Sorgen sehen. Häufig verhindern diese Schuldgefühle das Wiederfinden des psychischen Gleichgewichts.

Schuldgefühle bei den Eltern können daraus resultieren, dass sie ihr Kind nicht haben schützen können. Auch Behandlungsentscheidungen für ihr Kind können

Eltern schuldhaft verarbeiten, insbesondere wenn das Kind selbst nicht ansprechbar war und durch die Behandlungsentscheidung zusätzlichen Belastungen ausgesetzt ist. Schuldgefühle können zu einer aufopfernden und die eigenen Bedürfnisse vernachlässigenden Haltung der Eltern führen. Das Leiden der Eltern belastet wiederum den Genesungsprozess des Kindes sowie Partnerschaft und Familie. Das subjektive Erleben der Ereignisse und deren Bewertung, nicht die Fakten, sind für das Belastungserleben und die Verarbeitung des Ereignisses entscheidend (Landolt 2017).

Das Verletzungs- und Behandlungsgeschehen kann bei Kindern und Eltern zu traumatischem Stress und zu posttraumatischen Symptomen führen. Diese werden zunächst oft nicht verstanden und hinterlassen Ängste und Irritationen. Die Kinder sprechen nicht über »das Komische im Kopf«, sondern lenken davon ab und spielen vor, alles wäre gut. Intrusive, überwältigende Erinnerungen (Flashbacks) gehören zu den häufig auftretenden Symptomen, ausgelöst durch Hinweisreize (▶ Kap. 5.6.). Beispielsweise kann der Geruch von gegrilltem Fleisch solche Flashbacks bei brandverletzten Kindern auslösen, ähnlich wie das Geräusch von quietschenden Reifen bei Kindern nach Verkehrsunfällen. Alpträume treten häufig hinzu.

Die Entstehung einer Traumafolgestörung wird durch folgende Faktoren besonders begünstigt: »prätraumatische Psychopathologie des Kindes, vorbestehende Traumatisierungen, subjektiv erlebte Lebensbedrohung während des Unfalls, das weibliche Geschlecht sowie das psychische Befinden der Eltern nach dem Unfall« (Landolt 2012, S. 443).

Weiterhin belastend ist der Umgang mit und die Akzeptanz von zurückbleibenden körperlichen Veränderungen sowie die Toleranz der aufwändigen Pflege- und Therapiemaßnahmen. Kinder müssen zu den Maßnahmen immer wieder motiviert werden. Eine Hürde stellt auch die Reintegration in Kindergarten und Schule dar. Eine unterschiedliche Bewertung des kosmetischen und funktionellen Ergebnisses führt nicht selten zur Irritation. In der Pubertät kann es zu einer Neubewertung des Körperbildes kommen, zuvor nicht störende Narben werden dann als kosmetisch beeinträchtigend empfunden. Die Jugendlichen berichten gelegentlich über Narbenschmerzen, auch wenn der objektive Befund der Narben unverändert ist.

4.8.5 Psychosoziale Interventionen

Zur Behandlung braucht es beginnend in der Akutphase eine kindgerechte Medizin mit entsprechend ausgebildetem Fachpersonal, das neben der eigentlichen Behandlung altersangemessenes Krankheitswissen vermittelt und Kind und Familie begleiten kann. Die Mitarbeit psychosozialer Fachkräfte im Behandlungsteam und ein regelmäßiger Austausch der an der Behandlung beteiligten hat sich bewährt (▶ Kap. 7.1.4.).

Schon innerhalb der ersten Tage nach dem Unfall müssen mit Kind und Eltern das Unfallgeschehen, seine Folgen und die durchgeführten und durchzuführenden medizinischen Prozeduren ins Auge gefasst werden.

Wesentliche Themen einer ausführlichen Psychoedukation mit Eltern und/oder Kind sind im Kasten »Unfallverletzungen: Psychoedukation von betroffenen Kindern und Eltern« dargestellt.

Unfallverletzungen: Psychoedukation von betroffenen Kindern und Eltern

- Offen über den Unfall sprechen, ohne das Kind zu bedrängen
- Verhaltensbesonderheiten des Kindes als unmittelbare Traumareaktion erklären
- Aufklärung über Auswirkungen traumatischer Erfahrungen in altersgerechter Form (Krüger 2011)
- Schuldgefühle bei Kind und Eltern wahrnehmen und ansprechen
- Elterliche Selbstfürsorge ist notwendig und auch für das verletzte Kind sehr förderlich
- Überfürsorglichkeit vermeiden
- Entlastungs- und soziale Unterstützungsmöglichkeiten erörtern
- Annahme der körperlichen Veränderung als lebenslangen Prozess beschreiben

---

Das Programm CARE-Frühintervention auf posttraumatischen Stress der Züricher Arbeitsgruppe um Markus Landoldt bietet sich zur Anwendung bei verunfallten Kindern an (De Young et al. 2016; Haag et al 2020).

4.8.6 Perspektiven und psychosoziale Prognose

Die psychosoziale Prognose von thermischen Verletzungen korreliert sowohl mit Lokalisation und Ausmaß der Verletzungen als auch mit dem Umgang der Familie damit. Weiterhin hat die psychosoziale Vorgeschichte, einschließlich der Ressourcen der Beteiligten, einen Einfluss.

4.8.7 Prävention

Angesichts der hohen Belastungen durch Unfallfolgen zum Schluss noch ein Wort zur Prävention von Unfallverletzungen. Unfallverletzungen sind oft keine Zufälle – sie könnten vermieden werden (Schwebel 2019). Das Verletzungsgeschehen bei Kindern zu verstehen und zu verhindern ist eine große Herausforderung. Wir können Leid lindern, es zu verhindern ist besser. Um die Entwicklung wirksamer Präventionsstrategien gibt es weltweit große Bemühungen.

Der *Selbsthilfeverein »Paulinchen« Initiative für brandverletzte Kinder e. V.* veranstaltet jährlich einen bundesweiten Aktionstag »Tag des brandverletzten Kindes« um auf die Folgen thermischer Verletzungen und auf Unfallgefahren aufmerksam zu machen (www.paulinchen.de).

> **Wesentliches für die Praxis**
>
> - Als Folge von Unfallverletzungen muss immer an die Entwicklung einer psychischen Traumafolgestörung gedacht werden.
> - Frühe gezielte psychosoziale Interventionen verringern das Risiko für Traumafolgestörungen und spätere Verhaltensauffälligkeiten.
> - Die Einbeziehung und Unterstützung der Eltern nach einem Unfall ihres Kindes ist essenziell. Deren psychische Stabilisierung ist ein wesentlicher prognostischer Faktor für eine schnellere Genesung und Verhinderung einer PTBS.
> - Kinder und Jugendliche mit schweren Unfallverletzungen sollen in Kinderzentren behandelt werden.

Literatur

De Young AC, Haag A-C, Kenardy JA, Kimble RM, Landolt MA (2016) Coping with Accident Reactions (CARE) early intervention programme for preventing traumatic stress reactions in young injured children: study protocol for two randomized controlled trials. Trials 17: 362.

Ellsäßer G (2017) Unfälle, Gewalt, Selbstverletzung bei Kindern und Jugendlichen 2017. Ergebnisse der amtlichen Statistik zum Verletzungsgeschehen 2014. Fachbericht. Wiesbaden: Statistisches Bundesamt (Destatis).

Haag A-C, Landolt MA, Kenardy JA, Schiestl CM, Kimble RM, De Young AC (2020) Preventive intervention for trauma reactions in young injured children: results of a multi-site randomized controlled trial. The Journal of Child Psychology and Psychiatry. London: The Association for Child and Adolescent Mental Health.

Krüger A (2011) Powerbook. Erste Hilfe für die Seele. Hamburg: Krüger & Elbe.

Landoldt MA (2012) Traumatherapie im Kontext der Pädiatrie. In: Landoldt MA, Hensel T (Hrsg.) Traumatherapie bei Kindern und Jugendlichen. 2. Aufl. Göttingen: Hogrefe. S. 441–453.

Landoldt MA (2017) Psychologische Aspekte. In: Schiestl C, Stark GB, Lenz Y, Neuhaus K (Hrsg.) Plastische Chirurgie bei Kindern und Jugendlichen. Berlin/Heidelberg: Springer. S. 73–80.

Lund CC, Browder NC (1944) The Estimation of Areas of Burns. Surgery Gynecology and Obstetrics 79: 352.

Saß AC, Schmitz R, Gutsche J, Rommel A (2016) Unfälle in Deutschland – Woran verletzen sich Kinder und Jugendliche? Berlin: Robert Koch-Institut. GBE kompakt 7(2).

Schwebel DC (2019) Why »accidents« are not accidental: Using psychological science to understand and prevent unintentional child injuries. American Psychologist 74(9): 1137–1147.

Szilagyi I, Purtscher-Penz K (2016) Sozialpädagogische und Psychologische Aspekte. In: Fitze G, Vogt PM (Hrsg.) Thermische Verletzungen im Kindesalter. Berlin/Boston: De Gruyter. S. 145–164.

Vasileva M, Haag AC, Landolt MA, Petermann F (2018) Posttraumatic Stress Disorder in very young children: Diagnostic agreement between ICD-11 and DSM 5. Journal of Traumatic Stress 31: 529–539.

5 Psychische Störungen und Verhaltensauffälligkeiten
Ausdrucksformen seelischer Belastungen

5.1 Einleitung

Torsten Lucas

Die Psychosomatik steht für die biopsychosoziale Gesamtheit des menschlichen Wesens und damit auch an der Schnittstelle zwischen Psychiatrie und somatischer Medizin. Versuche der Abgrenzung zwischen den genannten Fachbereichen fallen schwer. So haben nicht nur körperliche Erkrankungen eine seelische Dimension, sondern auch psychische Störungen stets somatische Korrelate: biochemisch, neurologisch und endokrinologisch. Diese können krankheitsdefinierende oder komorbide Symptome hervorrufen, die sämtliche Körperfunktionen und Organsysteme betreffen können.

Wir erlangen ein Grundverständnis der Ursachen kindlicher Symptombildung, indem wir den Blick auf die kindliche Bindung und die Reaktion auf Distress richten. Bindungsqualität und Stress stehen in unmittelbarem Zusammenhang: je sicherer die Bindung, desto größer die Stresstoleranz, je unsicherer die Bindung, desto niedriger die Schwelle zur Ängstigung, die wiederum über die resultierende Stresskaskade seelische und körperliche Symptome auslöst.

Die Mechanismen der psychischen und physiologischen Stressreaktion haben zentrale Bedeutung für die Entstehung vielfältiger funktioneller (»Somatoforme Störungen«) und dissoziativer Körpersymptome (▶ Kap. 3) ohne erklärenden somatischen Befund. Körperliche Korrelate von Stress und Angst führen zu akuten Symptomen oder chronischen Veränderungen, von Schlafstörungen über Erschöpfungsdepressionen bis hin zu posttraumatischen Belastungssymptomen und können auch als Mediatoren bei einem Herzinfarkt wirken. Bei Stress vermitteln Signale aus dem Gehirn über das *sympathische autonome Nervensystem* die Ausschüttung von Adrenalin und Noradrenalin im Nebennierenmark. Über die *HHN-Achse (Hypothalamus, Hypophyse und Nebennierenrinde)* wird das Stresshormon Kortisol ins Blut ausgeschieden. Resultat dieser Aktivierung ist die Kampf- oder Flucht- (*Fright-fight-flight-freeze-*) Reaktion, die uns aus evolutionärer Sicht durch Angreifen oder Weglaufen das Überleben als Individuum und Art in Situationen von Bedrohung ermöglicht hat. Das *»Gefrieren«* kann das Beutetier nicht nur vor dem Raubvogel schützen, der kein bewegungsloses Aas frisst, um sich nicht zu vergiften. In einer Ohnmachtssituation werden im Rahmen des sog. *»Dissoziierens«* auch unsere Gefühle abgespalten, mit der orientierungslosen Empfindung *»neben* *sich zu stehen«*. Dissoziation gilt als ein Schutzmechanismus in traumataogenen Situationen.

Im Rahmen akuter und chronischer psychischer Störungen lassen sich im zentralen Nervensystem parallel zu Wesensveränderungen des Patienten regelmäßig primäre oder sekundäre Veränderungen des Stoffwechsels und im weiteren Verlauf betrachtet hirnorganische und neuroanatomische Veränderungen nachweisen. Hypothesen zu den Folgen früher Erlebnisse mit »traumatischem« (engl. auch: »toxischem«) Stress konnten durch die Forschung anhand der Auswertung großer Patientenstichproben belegt werden. Dies gilt für die lebenslang resultierende erhöhte psychische wie auch somatische Vulnerabilität, Krankheitsinzidenz, Morbidität und Mortalität, bis hin zur reduzierten Lebenserwartung (Egle et al. 2020).

Es fällt schwer, eine psychische Störung ohne psychosomatische Zusammenhänge zu definieren. Im Rahmen des vorliegenden Handbuchs ist nur eine knappe Darstellung ausgewählter kinder- und jugendpsychiatrischer Krankheitsbilder möglich, die keinesfalls den Anspruch erhebt, die Lektüre eines entsprechenden Lehrbuchs zu ersetzen, sondern im Gegenteil (▶ Weiterführende Literatur) zu genau dieser anregen und als Brücke zwischen den betreffenden Fachlichkeiten und Behandlungsansätzen dienen möchte.

Literatur

Egle UT, Heim C, Strauß B, Känel von R (2020) Psychosomatik. Stuttgart: Kohlhammer.

Weiterführende Literatur

Bürgin D, Steck B (2019) Psychosomatik bei Kindern und Jugendlichen. Stuttgart: Kohlhammer.
Cierpka M (2012) Frühe Kindheit 0–3 Jahre. Heidelberg: Springer
Fegert JM, Eggers C, Resch F (2012) Psychiatrie und Psychotherapie im Kindes- und Jugendalter. Heidelberg: Springer.
Köhle K, Herzog W, Joraschky P, Kruse J, Langewitz W, Söllner W (2016) Uexküll Psychosomatische Medizin. 8. Aufl. München: Elsevier.
Lehmkuhl G, Poustka F, Holtmann M, Steiner H (2013) Lehrbuch der Kinder- und Jugendpsychiatrie. Göttingen: Hogrefe.
Lempp T (2020) BASICS Kinder- und Jugendpsychiatrie. 4. Aufl. München: Urban & Fischer.
Remschmidt H, Schmidt MH, Poustka F (2017) Multiaxiales Klassifikationssystems für psychische Störungen des Kindes- und Jugendalters nach ICD-10 der WHO. Göttingen: Hogrefe.

5.2 Kindliche Bindungsstörungen

Torsten Lucas

Fallbeispiel

Kevin, der mich nicht kennt, platzt unvermittelt und ohne anzuklopfen in mein Arbeitszimmer, mustert mich, entdeckt die Vogelspinne im Regal, stürmt mit dem Ausruf: »*Mama, guck mal ...!*« in den Wartebereich und setzt die Spinne einer fremden Mutter auf den Schoß. Als diese mit einem Schrei und lautem Schimpfen reagiert, ist Kevin plötzlich verschwunden. Er kauert hinter einer Sitzgruppe unter dem Tisch und schaukelt, Daumen im Mund, mit Kopf und Oberkörper. Seine Mutter ruft mit erhobener Stimme »*Du kommst da sofort raus, Kevin! Keinen Moment kann man dich allein lassen.*«

Bei der Exploration erscheint Kevins Bedürfnis nach Zuwendung unersättlich. Für sein Alter ist er klein und schmächtig und wirkt sehr kindlich, bedürftig und distanzlos. Laut Mutter nehme er Sachen weg, habe keine Freunde. In der Schule gilt er als kaum noch beschulbar. Die Eltern seien nur kurz zusammen gewesen. Der Vater habe Alkohol getrunken und sei »*abgehauen*«, als er von der Schwangerschaft erfahren habe. Sie habe »*das Baby aber unbedingt gewollt*«. Durch Vermittlung des Jugendamtes sei der Junge schon ab der Neugeborenenzeit wechselnd bei den Großmüttern und mit knapp zwei Jahren in Kurzzeitpflege untergebracht gewesen. Die Mutter habe in dieser Zeit bei wechselnden Freunden gelebt und Kevin nur unregelmäßig besucht. Mit 2 ¾ Jahren sei Kevin erstmals zu ihr gekommen. Ein Jahr später habe die Mutter »*wieder mit Depression und Borderline, wegen meiner Kindheit ...*« stationär psychiatrisch behandelt werden müssen. Die seither erfolgten Wechsel der Bezugspersonen Kevins kann die Mutter nicht genau erinnern.

5.2.1 Einleitung

Bindung ist ein genetisch angelegtes Bedürfnis des Menschen, der nur als soziales Wesen existieren kann. Die Entwicklung der Persönlichkeit und des Selbst sowie der Mentalisierung und der Fähigkeit zur Selbstregulation basieren maßgeblich auf frühen Bindungserfahrungen (▶ Kap. 2.1). Anschaulich wird dies bei der Aktivierung des Explorationssystems, wenn der Säugling die Mutter nahe weiß und voller Neugier krabbelnd die Welt erkundet. Erschreckt ihn ein lautes Geräusch, wird das Bindungssystem aktiviert und er kehrt in den sicheren Hafen auf den Schoß der Mutter zurück oder fordert weinend ihre Nähe, ihren Schutz und ihre co-regulative Unterstützung bei der Beruhigung ein (von Klitzing 2009; Ziegenhain und Fegert 2012).

5.2.2 Begriffsbestimmung

Auf Basis der frühen *Eltern-Kind-Interaktion* entstehen diverse Bindungsqualitäten. Dabei ist neben dem Temperament des Säuglings ausschlaggebend, in welchem Ausmaß und mit welcher Verlässlichkeit primäre Bezugspersonen in der Lage sind, Grundbedürfnisse des Säuglings nach Nahrung, Beruhigung und Zuwendung zu erkennen und zu befriedigen. Wie gut dies den Eltern gelingt, hängt in hohem Maße von deren Biografie, Belastungen und Bindungsmustern ab. Dabei ist die transgenerationale Dynamik bedeutsam. Ablehnendes, willkürliches, beschämendes, grenzverletzendes und feindseliges Elternverhalten belastet das Kind stark. Man unterscheidet zwischen organisierter (sicher, unsicher vermeidend, unsicher ambivalent) und desorganisierter Qualität von Bindung. Die insgesamt seltene hochunsichere desorganisierte (auch: desorientierte) Bindung wird gehäuft bei Kindern gefunden, die in Heimen oder Pflegefamilien aufwachsen, oft mit Gewalterfahrungen. Wiederholte oder anhaltende stark belastende frühe Beziehungserfahrungen des Säuglings und wiederkehrende Beziehungsabbrüche zu zentralen Bezugspersonen des Kleinkindes begünstigen die Entstehung von Bindungsstörungen mit ungünstiger Entwicklungsprognose und Übergängen hin zu komplexen frühen Traumafolgestörungen (▶ Kap. 5.8). Symptome einer emotionalen Dysregulation mit inkohärenten Handlungsimpulsen können bei beiden Störungsbildern beobachtet werden. Als Wegbereiter von Bindungsstörungen gelten Deprivation, Vernachlässigung, Störungen der elterlichen Feinfühligkeit sowie traumatogene Situationen. Eine sichere Bindung ist nicht mit einer möglichst engen Bindung gleichzusetzen. Symbiotische Beziehungen finden sich gehäuft zwischen Kindern und unsicheren, seelisch belasteten Eltern, denen die Nähe ihres Kindes Sicherheit und Bestätigung gibt. Kinder spüren früh intuitiv, wie es den Eltern geht und was diese brauchen. In der Folge kann es zu einer Parentifizierung mit Rollenumkehr kommen, in der das Kind versucht, den belasteten Elternteil emotional oder real zu versorgen und sich dabei überfordert (Hédervári-Heller 2012; Brisch 2016; Strauß und Nolte 2020).

5.2.3 Diagnostik und Differenzialdiagnostik

Bindungsstörungen wurden in der ICD-10 als fehlendes (F94.1) bzw. undifferenziertes Bindungsverhalten (F94.2) klassifiziert. In DSM-5 erfolgt eine Einordnung in die Kategorie trauma- und stressbezogener Störungen, die in ICD-11 als Kapitel spezifisch stressbezogener Störungen fortgeführt wird. ICD-11 definiert neben der *reaktiven Bindungsstörung*, die für das Kleinkind- und Säuglingsalters ab neun Monaten auch in der DC: 0–5 kodiert wird, die *Beziehungsstörung mit sozialer Enthemmung* (Bolten et al. 2021).

Kernsymptome und Kriterien einer Bindungsstörung sind ein Beginn der Symptomatik vor dem 5. Lebensjahr und widersprüchliche soziale Reaktionen vor allem bei Trennung und Wiederzusammenkommen mit Bezugspersonen (Anklammern, Vermeidung, Blickabwendung, Rückzug, Weinen ohne Trost zu suchen). Weitere mögliche Symptome sind neben Gedeihstörungen auf der körperlichen Ebene starke soziale Unsicherheit, Hemmungen im Spiel mit anderen, furchtsame Wachsamkeit, »Gefrieren«, Apathie, Dysphorie sowie Probleme der Affektregulation, Konzentration und Impulskontrolle mit (Auto-)Aggression und externalisierendem Verhalten. Auch Anklammern und das wahllose Suchen nach Aufmerksamkeit und Nähe bei Fremden im Rahmen von Enthemmung sind typisch. Die Entwicklung der Mentalisierung und Empathiefähigkeit kann beeinträchtigt sein. Kevin zeigt einige Symptome einer Bindungsstörung. Die Diagnose »Borderlinestörung« seiner Mutter gibt Hinweise auf deren eigene Bindungsproblematik im Sinne einer transgenerationalen Dynamik.

Die differenzialdiagnostische Abklärung gegenüber Störungen des Autismus-Spektrums ist herausfordernd. Bei Bindungsstörungen sind soziale Funktionen zwar beeinträchtigt, soziale Reagibilität ist aber anders als bei tiefgreifenden Entwicklungsstörungen vorhanden und soziale Gegenseitigkeit wird zumeist gesucht. Diagnostisch hilfreich sind Verhaltens- und Interaktionsbeobachtungen im Spiel und Alltag sowie Situationen der Trennung und Wiedervereinigung mit engen Bezugspersonen.

5.2.4 Interventions- und Behandlungsmöglichkeiten, Prognose

Bleiben Bindungsstörungen undiagnostiziert, etwa zugunsten komorbider rein deskriptiver Störungen des Verhaltens, deren Symptome bei der Vorstellung der Kinder im Vordergrund stehen (z. B. als ADHS), so ist dies bedeutsam, da das Erkennen der Ätiologie Voraussetzung für die Wahl des geeigneten psychotherapeutischen Vorgehens ist. Soweit möglich sollten Eltern oder andere enge Bezugspersonen in eine bindungsfördernde Psychotherapie einbezogen werden. Psychopharmakologisch kann eine Behandlung vorübergehend unterstützt werden, wobei es sich dann eher um die Linderung von Symptomen oder Komorbiditäten jenseits der Kernproblematik handelt. Regelmäßig ist eine Einbindung der Jugendhilfe erforderlich. Bei einer Fremdunterbringung ist die möglichst hohe Kontinuität enger Bezugspersonen und das Vermeiden von Wechseln zwischen (Bereitschafts-)Pflegefamilien oder Wohngruppen mit weiteren Beziehungsabbrüchen für die Prognose von hoher Bedeutung (von Klitzing 2009; Brisch 2016; Bolten et al. 2021).

> **Wesentliches für die Praxis**
>
> - Bindungsstörungen haben einen großen Einfluss auf die kindliche Entwicklung und psychische Komorbiditäten. Als ursächlich gelten frühe Deprivations-, Vernachlässigungs- oder Gewalterfahrungen.
> - In Hochrisikogruppen (Kinder in Heimen und Pflegefamilien bzw. Kinder mit Misshandlungserfahrungen) werden gegenüber der Allgemeinbevölkerung bis zu 40-fach erhöhte Prävalenzen der Bindungsstörung von bis zu 40 % berichtet (Boris et al. 1998; Zeanah et al. 2004, in: Bolten et al. 2021).

- Die Prognose ist umso besser, je früher eine bindungsorientierte Psychotherapie wirksam werden kann, die in ein längerfristig emotional haltgebendes und belastbares Beziehungsgefüge im Alltag eingebunden ist.

Literatur

Bolten M, Schanz CG, Equit M (2021) Bindungsstörungen, Leitfaden Kinder- und Jugendpsychotherapie. Göttingen: Hogrefe.
Boris N et al. (1998) Attachment Disorder in Infancy and Early Childhood: A Preliminary Investigation of Diagnostic Criteria. American Journal of ›Psychiatry 155(2): 295–297.
Brisch KH (2016) Bindungstheorie In: Köhle K, Herzog W, Joraschky P, Kruse J, Langewitz W, Söllner W (Hrsg.) Uexküll Psychosomatische Medizin. 8. Aufl. München: Elsevier. S. 123–133.
Hédervári-Heller E (2012) Bindung und Bindungsstörungen. In: Cierpka M (Hrsg.) Frühe Kindheit 0–3 Jahre. Heidelberg: Springer. S. 57–67.
Strauß B, Nolte T (2020) Bindungsforschung. In: Egle UT, Strauß B, Känel von R (Hrsg.) Psychosomatik. Stuttgart: Kohlhammer. S. 171–184.
von Klitzing K (2009) Reaktive Bindungsstörungen. Heidelberg: Springer.
Zeanah CH et al. (2004) Reactive Attachent Disorder in Maltreated Toddlers. Child Abuse & Neglect 28(8): 877–888.
Ziegenhain U, Fegert JM (2012) Frühkindliche Bindungsstörungen. In: Fegert JM, Eggers C, Resch F (Hrsg.) Psychiatrie und Psychotherapie im Kindes- und Jugendalter. Heidelberg: Springer S. 937–947.

5.3 Frühkindliche Regulationsstörungen

Maria Koester-Lück

Fallbeispiel

»Wir kommen an unsere Grenze«. Die Eltern der elf Monate alten Lisa berichten, dass diese nachts bis zu 20-mal wach werde und schon immer viel geschrien habe. Einschlafen gelinge ausschließlich mit Nuckeln an der Brust der Mutter, Lisa sei »brustfixiert«. Die Ernährung sei nicht einfach: Jeder Breilöffel sei ein Kampf, häufiges Stillen noch notwendig. Lisa könne sich nicht allein beschäftigen, sei anhaltend unzufrieden. Die Mutter tue sich schwer, ihr Kind schreien zu lassen. Der Vater habe bei Lisa kaum eine Chance. Eigentlich könne Lisa alles durchsetzen, v. a. die Mutter fürchte deren eigensinnige und jähzornige Reaktion. Es sei belastend und anstrengend, dem Kind gerecht zu werden. Die Erschöpfung verunsichere und behindere die Eltern im Kontakt mit ihrem lang ersehnten Kind.

5.3.1 Einleitung/Begriffsbestimmung

Der Begriff *Frühkindliche Regulationsstörungen* umfasst Verhaltensprobleme der frühen Kindheit wie exzessives Schreien, Schlafstörungen, Essstörungen im frühen Kindesalter, dysphorische Unruhe mit der Unfähigkeit, sich selbst zu beschäftigen und trotzendes, aber auch anklammerndes Verhalten. Die Suche nach Hilfe erfolgt überwiegend aufgrund der Erschöpfung der Eltern und ihrer Verunsicherung und Sorge etwas »falsch zu machen«.

Ein Schlüsselwort in der klinischen Arbeit ist der Begriff *Selbstregulation*, ein psychobiologisches Konstrukt, das – unter Berücksichtigung von Temperamentsmerkmalen – die selbsttätige Verhaltensregulation des Säuglings zwischen aktivierenden und hemmenden Prozessen der Umwelt umfasst (Papousek 2004). Je jünger das Kind ist, umso mehr ist es auf die Hilfe der Eltern im Sinne einer Co-Regulation angewiesen. Das Beziehungssystem wird nach Stern (1998) zum Patienten.

Die Diagnose *Frühkindliche Regulationsstörungen* resultiert nach Papousek (2004) aus der Trias:

- Problem der kindlichen Verhaltensregulation
- Dysfunktionale Alltagskommunikationsmuster zwischen Eltern und Kind
- Überlastungssyndrom aufseiten der Hauptbezugspersonen

5.3.2 Klassifikation

In der ICD-10 besteht für die frühkindlichen Regulationsstörungen nur für die Fütterstörung F98.2 eine dem Kindesalter zugehörige Diagnose. In der ICD-11 werden Fütter- und Essstörungen zu einer übergeordneten Kategorie zusammengeführt. Alle anderen Diagnosen werden aus dem Erwachsenenalter angepasst: Emotional bedingte Schlafstörung (F51.9) – üblicherweise nicht unter dem 1. Lebensjahr vergeben und Anpassungsstörung (F43.2) – hierunter fallen auch die Anpassungsprobleme des frühen Säuglingsalters.

In der Diagnostischen Klassifikation seelischer Gesundheit und Entwicklungsstörungen der Frühen Kindheit (DC:0–5 2019) sind die Symptome dem frühen Kindesalter entsprechend abgebildet unter Berücksichtigung des komplexen multiaxialen Systems.

5.3.3 Prävalenz und Epidemiologie

Die Häufigkeiten für exzessives Schreien in den ersten drei Lebensmonaten werden nach der DC:0–5 mit 16–29 % angegeben, die für Schlafstörungen mit 5–10 %, für Essstörung im frühen Kindesalter mit 25–40 % und für schwere und persistierende Essstörungen mit 3–10 %.

5.3.4 Klinik

Schreien

Für die Diagnose »exzessives Schreien« sieht die DC:0–5 vor, dass das Kind/der Säugling mindestens drei Stunden täglich, drei Tage pro Woche seit mindestens drei Wochen schreit (das entspricht der 3er Regel nach den bisher gebräuchlichen Wesselkriterien). Voraussetzung ist der Ausschluss somatischer Ursachen. Der Einfluss der Symptome auf die Funktionen des Kindes und der Familie wird im multiaxialen System berücksichtigt. Als diagnostisches Kriterium gilt für das exzessive Schreien eine Persistenz über den 3. Lebensmonat hinaus.

Die subjektive Belastungsgrenze der Eltern ist ausschlaggebend. Das gilt für alle Regulationsstörungen.

Schlafstörungen

Die Symptomtrias frühkindlicher Schlafstörungen (Papousek et al. 2009) umfasst:

- *Ein- und Durchschlafproblem:* Unfähigkeit des Kindes, ohne aufwändige elterliche Einschlafhilfen selbstreguliert in den Schlaf zu finden, häufiges Erwachen unter Schreien.
- *Überlastungssyndrom der Eltern:* Schlafdefizit, Erschöpfung, Überforderung, Versagensgefühle und ambivalente Gefühle der Fürsorglichkeit mit Ängsten und hilfloser Wut.
- *Dysfunktionale Bettzeitinteraktionen:* Das Kind ruft schreiend nach den gewohnten Einschlafhilfen, die Eltern geben unter ambivalenten Gefühlen von Fürsorglichkeit, Anspannung und Ärger den Forderungen des Kindes nach, das Kind beruhigt sich, schläft ein, schreit beim nächsten Erwachen erneut.

Schlafstörung nach der DC:0–5 benennt

- das Alter des Kindes: mindestens sechs Monate,
- die Dauer des Einschlafens: in den meisten Nächten > 30 Minuten,
- die Frequenz: mehrfaches oder längeres Erwachen nachts.

Von den Schlafstörungen im Sinne einer Regulationsstörung werden die *Parasomnien* unterschieden:

- *Pavor nocturnus:* tritt bevorzugt im Kleinkindesalter in der ersten Tiefschlafphase des ersten Nachtdrittels auf, i. d. R. nur 1 x/Nacht und entspricht einem arousal beim Wechsel von Tief- zu Leichtschlaf (in einer NREM Phase) als reifungs- und entwicklungsbedingtes Phänomen mit genetischer Komponente.
- *Schlafwandeln:* Auftreten bevorzugt im Grundschulalter. Es ist ebenfalls ein reifungs- und entwicklungsbedingtes Phänomen. Für das Geschehen besteht eine Amnesie.

- *Albträume:* treten üblicherweise ab dem 3./4. Lebensjahr mit der erblühenden Fantasie des Kleinkindes auf (Papousek et al. 2009). Sie sind ein Phänomen des REM-Schlafs und gehören in die zweite Nachthälfte. Sie sind erinnerbar.

Essstörungen im frühen Kindesalter

Essstörungen des frühen Kindesalters werden unterschieden in:

- Essstörungen mit Überessen und
- Essstörungen mit eingeschränkter Nahrungsaufnahme (wie z. B. anhaltendes fehlendes Interesse an Essen, ängstliches Vermeiden, erfolglose Umstellung auf feste Nahrung, Füttern nur im Schlaf, Essen nur mit Ablenkung, wählerisches und selektives Essen). Voraussetzung ist der Ausschluss medizinischer Ursachen (DC:0–5 2019). Die Klassifikation zu Fütter- und Essstörungen von Irene Chatoor (2012) ist hilfreich für den klinischen Alltag. Wichtig erscheint die Differenzierung zwischen Essstörungen der Kindheit mit oder ohne Gedeihstörung. Eine *Gedeihstörung* liegt vor (Claßen 2008) bei einem Gewicht bezogen auf das Alter < 3. Perzentile oder Gewicht-Längen-Relation < 3. Perzentile bzw. Durchkreuzen eines dieser Parameter durch zwei Hauptperzentilenkurven.

5.3.5 Ursachen

Schreien

Das Schreiverhalten von Säuglingen kann Ausdruck einer normalen Entwicklung sein, da die neuronale Reifungsentwicklung und das Zusammenspiel der zirkadianen (die »innere Uhr«) und der homöostatischen Schlaf-Wachregulation Zeit braucht (Jenni 2009); dies spielt sich v. a. in den ersten drei Monaten ab. Bei dem exzessiven Schreien wird eine verzögerte Ausbildung der Schlafhomöostase postuliert.

Kinder mit »schwierigem Temperament« zeigen, konstitutionell angelegt, ein Ungleichgewicht der kindlichen Regulation mit einerseits erhöhter Reaktivität – Schreckhaftigkeit, sensorischer Übererregbarkeit und Schreien mit hoher Intensität – und andererseits minimaler Beruhigungsfähigkeit – mangelnde Tröstbarkeit und Unfähigkeit abzuschalten und zur Ruhe zu kommen (Papousek 2009), z. T. mit Abwehr, aber auch »Reizhunger« (»Augenkinder«). Prä-, peri- und postnatale Belastungen können die Symptomatik verstärken.

Schlafstörungen

In den ersten Monaten kommt es zur Synchronisation der Schlafregulation. Der Schlafbedarf des Säuglings nimmt ab, der Tag-Nachtrhythmus wird stabiler, aktiver REM-Schlaf nimmt ab zugunsten des langsamer reifenden Tiefschlafs (NREM). Gleichzeitig werden biopsychosoziale Entwicklungsprozesse durchlaufen: längere

Intervalle des Schlafens nachts mit Reduktion der Mahlzeiten, wachsende Fähigkeit des Kindes sich selbst zu beruhigen und – ohne Hilfen – wieder einzuschlafen. Entwicklungsaufgaben stellen sich auch für die Eltern im Vermitteln von Sicherheit, Nähe und Geborgenheit in gleicher Weise wie Grenzsetzung, emotionale Regulation, Hilfe zur Selbstregulation (Papousek et al. 2009). Dysfunktionale Bettzeitinteraktionen entstehen, wenn das verständnisvolle Bemühen der Eltern um ein angemessenes Schlafverhalten des Kindes durch die Angst behindert wird, ihm etwas abzuverlangen von dem es überfordert oder sogar traumatisiert sein könnte.

Barth (1999) betont den Trennungsaspekt: allein einschlafen hat mit Trennung zu tun, Trennung tut weh und setzt bei den Eltern Klarheit und Sicherheit voraus. An der Schnittstelle: 1. »normales« Erwachen aus dem Schlaf (arousal bzw. awakening), 2. Aktion des Kindes (»Schreien«), 3. Reaktion der Eltern (wir helfen unserem Kind) entzündet sich die Frage, ob eine sinnvolle Form der Selbstregulation gefördert wird oder ob Gewohnheiten dem selbständigen Wiedereinschlafen zuwiderlaufen.

Essstörungen im frühen Kindesalter

Wenn ein Kind weniger isst, kommen sowohl eine existenzielle Sorge als auch Gefühle der Ohnmacht und des Versagens bei den Eltern auf: wird mein Kind wachsen und gedeihen? Ein zufriedenes sattes Kind bestätigt die Eltern in ihren Kompetenzen und macht zufrieden und »satt« auch im übertragenen Sinn, das Miteinander gelingt. Alles andere ist Kampf, Eltern und Kind werden Akteure in einem sich täglich mehrfach abspielendem Drama, das sich unweigerlich auf die gesamte Kommunikation auswirkt. »Alles dreht sich nur um das (Nicht)Essen« – die Eltern fixieren sich auf die Nahrungsmenge und verlieren ihr Kind, seine Bedürfnisse und seine Signale aus dem Blick. Klare Regeln der Zuständigkeit werden aufgeweicht und damit das Prinzip: das Kind bestimmt, ob und wie viel es essen möchte, die Eltern legen die Rahmenbedingungen fest, wann was angeboten wird (Hofacker von 2009). Adaptative Entwicklungsaufgaben im Fütterkontext in den ersten zwei Lebensjahren bedürfen besonderer Wachsamkeit und Begleitung durch die Eltern: erstes Interesse an der Familienkost und für neue Geschmäcker, selbständig etwas in die Hand nehmen und zum Mund führen, Vorbilder imitieren, Genuss und Freude teilen, dabei sein (Ziegler 2016). Sorgen und Belastungen der Eltern können diese Entwicklung beeinträchtigen und Missverständnisse bewirken bis hin zum Füttern unter Zwang.

Sondenkinder stellen eine spezielle Gruppe von Säuglingen und Kleinkindern mit Essstörungen dar, zumeist ehemalige Frühgeborene oder Kinder nach postpartalen Operationen, bei denen der Übergang zur selbstgesteuerten Nahrungsaufnahme nicht gelungen ist.

5.3.6 Risikofaktoren/Komorbiditäten/Differentialdiagnose

Die relevanten elterlichen Belastungen und die psychodynamisch wirksamen Faktoren können folgendermaßen zusammengefasst werden (Hofacker von 2009; Ziegler 2016; Papousek 2009):

- mütterliche depressive Syndrome, insbesondere postpartale Depression,
- mütterliche Angststörungen mit Gefühlen des Versagens und der tiefen Verunsicherung,
- elterliche Verlust- und Trennungserfahrungen mit Problemen der Grenzsetzung, Belastungen oder Störungen der Eltern-Kind-Beziehung,
- eigener Erfolgsdruck und Druck von außen, oft mündend in Kontrolle, Zwang, Machtspiel,
- elterliche posttraumatische Symptome nach kindlicher Frühgeburt oder traumatisch erlebter Geburt, insbesondere bei früher Trennung von Mutter und Neugeborenem,
- ungelöste mütterliche Autonomie- und Abhängigkeitskonflikte (Konflikte mit den Herkunftsfamilien),
- mütterliche Essstörungen (v. a. für die Essstörung der Kindheit relevant) und
- Suchterkrankungen

Die wichtigsten *Differenzialdiagnosen* sind gastrointestinale Unverträglichkeiten oder Störungen (z. B. GÖR oder Kuhmilchunverträglichkeit), Entwicklungsstörungen, genetische Syndrome bzw. Stoffwechselerkrankungen und schlafbezogene Erkrankungen.

5.3.7 Diagnostik

Eine kinderärztliche Untersuchung mit Entwicklungsdiagnostik ist obligat. Ggf. muss simultan eine somatische Differenzialdiagnostik veranlasst werden.

Die *biografische Anamnese* wird mit den Hauptbezugspersonen erarbeitet, wobei als Besonderheit der Eltern-Kleinkind-Säuglingspsychotherapie das Kind anwesend ist: so kann das Verhalten und insbesondere die *Selbstregulationsfähigkeit des Kindes beurteilt und die Interaktion Eltern-Kind beobachtet* werden. Psychodynamisch wirksame Faktoren »springen rasch ins Auge«.

Videoaufnahmen sind aufschlussreich hinsichtlich Interaktion und familiärer Dynamik. Sie können gezielt mit einer Fragestellung wie z. B. bei kindlicher Essstörung eingesetzt werden als auch im unverfänglichen Setting einer Spielszene.

Hilfreich sind 24 h Protokolle (z. B. der Zürcher Schlafsprechstunde bzw. Protokolle oder Fragebögen nach: Schneidewind et al. 2016), die Schlafverhalten, Phasen des Wachseins, Schlafens, Schreiens und Zeitpunkte des Fütterns oder sonstige elterliche Aktionen berücksichtigen und auch ein Nahrungsprotokoll über mehrere Tage als Anhalt für die Art der Nahrung, der Frequenz, Gestaltung und Dauer der Mahlzeiten.

5.3.8 Intervention und Behandlung

Bei den frühkindlichen Regulationsstörungen steht die ambulante Behandlung im Vordergrund, zumal die Familien – je jünger das Kind ist – einen stationären Aufenthalt als bedrohlich und invasiv in einem sich gerade erst konstituierenden Familiensystem erleben. Wichtig ist es, zeitnah einen Termin zu ermöglichen: die Familie steht unter erheblichem Leidensdruck und die Eltern sind zum Teil extrem erschöpft. Schon bei der Anmeldung, sofern Eltern und Behandler direkt in Kontakt kommen, findet ein Beziehungsaufbau statt, der überraschend oft bei den Eltern Impulse setzt: Entlastung, ernst genommen werden und Motivationsaufbau für eine Veränderung. Nach dem Münchener Konzept einer kommunikationszentrierten Eltern-Säuglings-/Kleinkind-Beratung und Psychotherapie (Wollwerth de Chuquisengo und Papousek 2004) ist das Kind als aktiver Partner in den Prozess einbezogen. Der therapeutische Zugang setzt bei der Wahrnehmung der Eltern an und zielt auf die Verbesserung der Qualität der Eltern-Kind-Interaktion. Gelingt eine gute Übertragungsbeziehung, trägt die Behandlung zu einer Entwicklungsförderung im Rahmen der frühen Anpassungsprozesse bei, unterstützt das Kind in seinen selbstregulatorischen Fähigkeiten und die Eltern gewinnen Sicherheit. Anstehende Entwicklungsaufgaben können gemeinsam mit dem Kind bewältigt werden. Die Beratung/Therapie stützt sich so auf die drei Grundelemente:

1. *Entwicklungsberatung:* was kann von einem Kind zu diesem Lebenszeitpunkt erwartet werden und zu erkennen, dass Entwicklung Zeit braucht
2. *psychotherapeutisches Verstehen und Handeln*
3. videogestützte Anleitung zur Kommunikation (Wollwerth de Chuquisengo und Papousek 2004).

Im Regelfall entspricht das therapeutische Vorgehen einer lösungs- und ressourcenorientierten Kurzzeittherapie mit einem intermittierenden Behandlungsschema (Stern 1998): Regulationsstörung – Intervention – Entwicklung. Ein symptomorientiertes Arbeiten schützt die Eltern vor einer Überforderung. Wichtig ist es, zu einer Entlastung beizutragen. Eine gezielte Unterstützung der Familien ergänzt den Behandlungsansatz: Versorgung mit einer Haushaltshilfe, Etablieren einer Familienhebamme im Rahmen der Möglichkeiten der frühen Hilfen, Einleiten von Frühförderung oder Nachsorgeprogrammen – alles immer in enger Absprache mit dem Kinderarzt der Familie.

Indikationen für eine *stationäre Behandlung* bestehen bei unmittelbarer Bedrohung des körperlich-seelischen Kindeswohls (z. B. durch schwere elterliche Erschöpfung, bei Gedeihstörung, Gefahr von Vernachlässigung und Misshandlung) und bei schwerer Interaktions- oder Beziehungsstörung.

Sowohl ambulante als auch stationäre Behandlungen erfolgen in einem interdisziplinär ausgerichteten Team.

5.3.9 Prävention

Um frühe Regulationsstörungen zu erkennen, gilt der Grundsatz: je früher, umso hilfreicher. Das kann nur mit einer flächendeckenden Grundversorgung gewährleistet werden: Sensibilisierung der Kinderärzte, Familienberatungs- und Frühförderstellen, Qualifizierung nach den Kriterien der GAIMH (German Speaking Association of Infant Mental Health) zur integrativen Eltern-Säuglings/Kleinkind-Begleitung-Beratung und -Psychotherapie.

5.3.10 Prognose

Frühkindliche Regulationsstörungen haben in der Regel eine gute Prognose: sie »wachsen sich aus« (Ziegler 2016). Meist kommt es nach 2–3 Behandlungseinheiten zu einer Symptomverbesserung und damit einer Entlastung der Familien. Aber mögliche Langzeitfolgen bestehen: ein Drittel der Säuglinge mit exzessivem Schreien, ein Fünftel der Säuglinge mit Schlafproblemen und ein Drittel der Kinder mit einer Essstörung zeigen Symptome über das Säuglingsalter hinaus, mit dem Risiko einer internalisierenden oder externalisierenden Verhaltensauffälligkeit (Licata 2016).

> **Wichtiges für die Praxis**
>
> - Die wichtigsten klinischen Symptome der frühen Regulationsstörungen sind Schreien, Schlaf- und Essstörungen.
> - Patient ist die Beziehung Eltern-Kind.
> - Eine frühe Behandlung nach dem Vorgehen der Eltern-Säuglings-Kleinkind-Begleitung-Beratung und -Psychotherapie ist angezeigt.
> - Das Risiko der Entwicklung einer internalisierenden oder externalisierenden Verhaltensauffälligkeit unterstreicht die Notwendigkeit einer Behandlung.

Literatur

Barth R (1999) Schlafstörungen im Kontext der Autonomieentwicklung. Monatsschr Kinderheilkd 147: 488–492.
Chatoor I (2012) Fütterstörungen bei Säuglingen und Kleinkindern. Stuttgart: Klett-Cotta.
Claßen M (2008) Gedeihstörung. Kinder- und Jugendarzt 39(2): 91–101.
Hofacker N von (2009) Frühkindliche Fütterstörungen. Monatsschr Kinderheilld 157: 567–573.
Jenni O (2009) Säuglingsschreien und Schlaf-Wachregulation. Monatsschr Kinderheilkd 157: 551–557.
Licata M (2016) Langzeitfolgen von frühkindlichen Regulationsstörungen. In: Mall V, Friedmann A (Hrsg.) Frühe Hilfen in der Pädiatrie. Heidelberg: Springer. S. 63–65.
Papousek M (2004) Klinische Evidenz für ein neues diagnostisches Konzept. In: Papousek M, Schieche M, Wurmser H (Hrsg.) Regulationsstörungen der frühen Kindheit. Bern: Huber. S. 77–110.

Papousek M, Scholtes K, Rothenburg S, Hofacker N von, Cierpka M (2009) Ein- und Durchschlafstörungen in den ersten beiden Lebensjahren. Monatsschr Kinderheilkd 157: 483–492.
Papousek M (2009) Persistierendes Schreien. Monatsschr Kinderheilkd 157: 558–566.
Stern DN (1998) Die Mutterschaftskonstellation: Eine vergleichende Darstellung verschiedener Formen der Mutter-Kind Psychotherapie. Stuttgart: Klett-Cotta.
Schneidewind S, Friedmann A, Mall V (2016) Ausgewählte Instrumente für die klinische Praxis zur Einschätzung des psychosozialen Unterstützungsbedarfs. In: Mall V, Friedmann A (Hrsg.) Frühe Hilfen in der Pädiatrie. Heidelberg: Springer. S. 225–273.
Wollwerth de Chuquisengo R, Papousek M (2004) Das Münchner Konzept der kommunikationszentrierten Eltern-Säuglings-Kleinkind-Beratung und -Psychotherapie. In: Papouˇsek M, Schieche M, Wurmser H (Hrsg.) Regulationsstörungen der frühen Kindheit. Bern: Huber. S. 281–309.
Zero to Three (2019) DC:0–5: Diagnostische Klassifikation seelischer Gesundheit und Entwicklungsstörungen der frühen Kindheit. Stuttgart: Kohlhammer.
Ziegler M (2016) Frühkindliche Regulationsstörungen. In: Mall V, Friedmann A (Hrsg.) Frühe Hilfen in der Pädiatrie. Heidelberg: Springer. S. 40–63.

5.4 Angststörungen

Thomas Lempp und Florian Daxer

Fallbeispiel

Der 14-jährige Adrian äußert bei Erstvorstellung, nicht verstehen zu können, warum die Erwachsenen so besorgt um ihn seien. Er führe ein schönes Leben und wolle nichts daran ändern. Er gehe zwar seit Monaten nur sehr unregelmäßig in die Schule, könne den Lernstoff aber »locker nacharbeiten«. Er habe immer gute Noten geschrieben und sei in seiner Klasse beliebt. Auf die Frage, ob er manchmal schüchtern sei, lächelt er nur. Da man heutzutage im Internet alles bestellen könne, verzichte er einfach auf das Einkaufen. Das habe er noch nie gerne getan. Er esse auch nicht gerne in Restaurants, zu Hause sei es einfach gemütlicher. Ängste habe er keine.

Die Mutter berichtet, Adrian habe heute zum zweiten Mal seit vier Wochen wieder die Wohnung verlassen. Letzte Woche sei sie mit ihm beim Kinderarzt gewesen, wo er dreimal längere Zeit auf der Toilette verschwunden sei. Er habe mehrere gute Freunde, mit denen er sich aber kaum noch treffe. Die Eltern und die jüngere Schwester seien psychisch und körperlich gesund. Der Vater arbeite seit Jahren von zu Hause aus als IT-Techniker. Er sei noch nie mit der Familie im Urlaub gewesen, bleibe eigentlich auch immer zu Hause.

5.4.1 Einleitung und Begriffsbestimmung

Unter *Furcht* wird die emotionale Reaktion in einer akuten Bedrohungssituation verstanden. Als *Angst* dagegen definiert man die Vorwegnahme einer möglichen Bedrohung in einer unklaren Situation. Angst ist somit erst einmal eine sinnvolle psycho-physische Reaktion, die als frühzeitiger Warnhinweis zu einer Verhaltensänderung führen soll. Menschen, die Angst entwickelten, hatten in der Evolution einen Überlebensvorteil und setzten sich gegenüber angstfreien Lebewesen durch. Ängste sind also bei weitem nicht immer pathologisch.

Ängste äußern sich durch Aktivierung des vegetativen Nervensystems und Ausschüttung von Hormonen körperlich als »Herzklopfen« durch Blutdruckanstieg, schnelle Atmung bis zu subjektiver Atemnot, Mundtrockenheit, Blässe oder Erröten, Schwitzen, Zittern, Schwäche, Schwindelgefühl, Durchfall, Harndrang, Übelkeit sowie Wahrnehmungsstörungen und Synkopen.

Ängste können auch durch eine körperliche Grunderkrankung (organische Angststörung, ▶ Kap. 5.4.6) und/oder deren Behandlung bei Medikamentennebenwirkungen ausgelöst werden.

Substanzmissbrauch (v. a. Cannabis oder Amphetamine) führt im Einzelfall zu massiven Ängsten.

Viele psychische Erkrankungen gehen mit typischen Ängsten einher: z. B. die Gewichtsphobie bei der Anorexia nervosa, Kontaminationsängste bei einer Zwangserkrankung oder die Verfolgungsängste bei einer Schizophrenie. Dabei sind diese Ängste Symptome der Grunderkrankung und nicht die eigentliche Störung.

Die meisten Ängste treten situationsgebunden auf, d. h., wenn der Patient die Situationen konsequent meidet, lebt er oft nahezu angstfrei und damit symptomfrei. Dieses *Vermeidungsverhalten* stellt eine *zunächst* sinnvolle Anpassung des Patienten an die Erkrankung dar (▶ Fallbeispiel). Hält es an, verstärkt es sich selbst und führt häufig zu einer Ausweitung der angstbesetzten Situationen.

5.4.2 Definition einer Angststörung

Zeigt ein Kind oder Jugendlicher folgende Ausprägung von Ängsten, sollte dies zu einer weiteren diagnostischen Abklärung führen:

- Ängste, die nicht altersgemäß, unrealistisch oder stark übertrieben erscheinen.
- Ängste, die mit einer erkennbaren Beeinträchtigung der Alltagsbewältigung einhergehen und damit mittelfristig Entwicklungsaufgaben verhindern.
- Ängste, die über vier Wochen persistieren.

5.4.3 Wie häufig sind Angststörungen im Kindes- und Jugendalter?

Prävalenzstudien zeigen, dass ca. *10 % aller Kinder und Jugendlicher* einmal eine Angststörung entwickeln, die behandlungsbedürftig ist, weil sie anhaltende subjektive Belastungen auslöst und/oder eine deutliche Beeinträchtigung im Alltag zur Folge hat. Angststörungen sind damit (nach Sozialverhaltensstörungen) die zweithäufigsten psychischen Störungen im Kindes- und Jugendalter noch vor ADHS und Depressionen. Jüngere Kinder und Mädchen sind besonders häufig betroffen. Die häufigste Angsterkrankung bei Kindern und Jugendlichen ist die *spezifische Phobie*.

5.4.4 Das klinische Bild

Besonderheiten im Kindes- und Jugendalter:

- Situationsabhängiges exzessives Schreien, Weinen und oppositionelles Verhalten können Ausdruck von Vermeidungsverhalten sein und müssen dann auch als solches erkannt werden.
- Insbesondere jüngere Kinder empfinden Ängste oft als Bauch- oder Kopfschmerzen (wichtige Differenzialdiagnose zu somatoformen Störungen, ► Kap. 3.1).
- Anders als bei erwachsenen Betroffenen werden Ängste von Kindern oft nicht als unbegründet und übertrieben wahrgenommen, sondern external begründet.
- Spätestens im Jugendalter entsteht häufig eine *große Scham* bezüglich des Verbalisierens von Ängsten, insbesondere bei Jungen.

Die wichtigsten Angststörungen des Kindes- und Jugendalters sind in Tabelle 5.1 zusammengefasst.

Tab. 5.1: Klassifikation der Angststörungen im Kindes- und Jugendalter

Angststörung	Klinisches Bild	Typisches Alter	Diagnostische Leitfragen
Trennungsangst des Kindesalters (F93.0 nach ICD-10)	unrealistische Befürchtungen, dass Eltern etwas zustoßen könnte oder, dass diese nicht mehr zurückkommen; Sorgen um sich selbst (krank zu werden, entführt zu werden, verloren zu gehen); Typisch ist, dass die Kinder oft nur mit Körperkontakt zu den Eltern einschlafen und kaum an einem anderen Ort übernachten.	Grundschulalter	• Hast Du oft Angst, dass Deinen Eltern etwas passieren könnte? • Hast Du oft Angst, dass Dir etwas passieren könnte? • Wie oft gehst Du zur Schule, in Vereine, zu Freunden? • Kannst Du an einem anderen Ort übernachten?
Phobische Störung des Kindesalters/spezifische Phobie (F40.2 oder F93.1)	Unangemessene Angstreaktion vor genau schilderbaren Objekten, Tieren oder Situationen, von denen keine reale Gefahr ausgeht (z. B. Spinnen).	Je nach Entwicklungsalter typisch: Tiere: 2–4 Jahre (z. B. Hundephobie) Dunkelheit/Monster: 4–6 Jahren Tod/Krieg: Adoleszenz	• Alle Menschen haben vor etwas Angst, was ist es bei Dir? • Hast Du vor bestimmten Situationen Angst, wie z. B. Aufzugfahren? • Kannst du wegen dieser Angst Dinge nicht tun, die du eigentlich gerne machen würdest?

Tab. 5.1: Klassifikation der Angststörungen im Kindes- und Jugendalter – Fortsetzung

Angststörung	Klinisches Bild	Typisches Alter	Diagnostische Leitfragen
Soziale Ängstlichkeit des Kindesalters/soziale Phobie (F93.2 /F40.1)	Anhaltende Angst in sozialen Situationen mit fremden Erwachsenen oder Gleichaltrigen und übertriebener Sorge über die Angemessenheit des eigenen Verhaltens gegenüber anderen Personen (überschaubaren Gruppen, nicht in Menschenmengen). Häufige Angststörung besonders im Jugendalter mit belastenden Bewertungsängsten. Sprechen (und Essen) in der Öffentlichkeit sind meist angstbesetzt. Mündliche Mitarbeit in der Schule meist nur sehr eingeschränkt möglich.	beginnt typischerweise im mittleren Jugendalter	• Was machst Du in der großen Pause in der Schule? • Unterscheiden sich Deine mündlichen Noten sehr von Deinen schriftlichen Noten? • Traust Du Dich auch vor der ganzen Klasse zu sprechen? • Kannst Du fremde Personen nach dem Weg fragen? • Kannst Du allein beim Bäcker einkaufen?
Panikstörung (F41.0)	Wiederholte, ausgeprägte Angstattacken von meist nur wenigen Minuten, die meist situations*un*abhängig auftreten. Ausgeprägtes körperliches Angstempfinden mit Schwindel, Schwitzen, Palpitationen, teilw. Todesängste.	meist erst ab Jugendalter; im Kindesalter selten	• Was passiert mit Deinem Körper, wenn »die Anfälle« auftreten? • Wie lange dauern sie? • Was denkst Du dabei?
Generalisierte Angststörung (F41.1 oder F93.8)	Andauernde Besorgnis, die sich nicht auf ein bestimmtes Objekt oder eine bestimmte Situation bezieht. Typische Sorgen beziehen sich auf die Zukunft, früheres Verhalten, auf eigene Fähigkeiten, auf das Aussehen. *Frei flottierende Ängste.* Patient kann den Ängsten nicht durch Vermeidungsverhalten entkommen. Typisch sind begleitende vegetative Symptome: Ruhelosigkeit, Konzentrationsprobleme, Unfähigkeit sich zu entspannen, Einschlafprobleme.	typisches Erstauftreten ab ca. 8–10 Jahre deutlich häufiger bei Jugendlichen als bei Kindern.	• Über was machst Du Dir denn andauernd Sorgen? • Gibt es Zeiten, in denen Du Deine Sorgen vergessen kannst? • Wie lange brauchst Du zum Einschlafen?

Tab. 5.1: Klassifikation der Angststörungen im Kindes- und Jugendalter – Fortsetzung

Angststörung	Klinisches Bild	Typisches Alter	Diagnostische Leitfragen
Agoraphobie (F40.0)	Angst vor Situationen außerhalb der gewohnten (meist häuslichen) Umgebung: große Menschenmengen, öffentliche Plätze, Nutzung von öffentlichen Verkehrsmitteln. Zumeist wird das »*Fehlen von Fluchtmöglichkeiten*« wahrgenommen. In schweren Fällen wird die häusliche Wohnung nicht mehr verlassen.	meist ab Jugendalter	• Hast Du Angst Zug oder Bus zu fahren? • Hast Du Angst, wenn viele Menschen um Dich herum sind? (Fußgängerzone, Kaufhaus).

5.4.5 Ursachen und Risikofaktoren

Zwillingsstudien zeigen, dass die Entwicklung einer Angststörung vermutlich zu ca. 40 % genetisch und durch das dadurch bestimmte Temperament (Stichwort: behavioral inhibition) und zu ca. 60 % durch Umwelteinflüsse bedingt ist. Bei psychisch kranken Eltern (v. a. mit Angsterkrankungen und Depressionen) wirken der elterliche Erziehungsstil, das unbeabsichtigte Fördern von Vermeidungsverhalten und das negative Modell-Lernen krankheitsfördernd. Häufig liegen unsichere Bindungen zu primären Bezugspersonen vor. Die Kinder wachsen z. T. in überbehütendem, kontrollierendem Erziehungsklima auf. Sie neigen dann dazu, neue neutrale Situationen als eher bedrohlich einzuschätzen und sie zu meiden, was zu einer mangelnden Ausbildung von Problemlösestrategien und sozialen Fertigkeiten führt (vermeidender Coping-Stil). Belastende Lebensereignisse (adverse life events), gerade wenn sie mit einem subjektiven Erleben der Bedrohung oder des Kontrollverlusts einhergehen, können v. a. bei Häufungen in schneller Abfolge zur Angstentstehung beitragen.

5.4.6 Komorbiditäten und Differenzialdiagnose

Häufige *Komorbiditäten* bestehen zu anderen Angststörungen (bis 30 %), depressiven Störungen (bis 30 % im Jugendalter, bei Panikstörung bis 65 %), Missbrauch von Alkohol, illegalen Drogen und Medikamenten in der Adoleszenz. Diese werden häufig als »Selbstmedikation« einer nicht diagnostizierten oder unzureichend behandelten Angststörung eingesetzt.

Die Trennungsangst des Kindesalters zeigt eine erhöhte Komorbidität mit ADHS (bis 25 %) und Sozialverhaltensstörung (bis 30 %).

Psychische Angststörungen müssen *differenzialdiagnostisch* abgegrenzt werden von:

Reale Ängste: Die von Kindern geschilderten Angstinhalte sollten immer auch auf ihren Realitätsgehalt überprüft werden. Ein Kind mit Angst vor einem gewaltsamen Elternteil oder dem bissigen Nachbarshund ist nicht krank. Es zeigt eine adäquate Reaktion auf eine bedrohliche Situation.

Entwicklungsphasentypische Ängste: Diese sind aufgrund ihrer milderen Intensität, ihres geringeren Beeinträchtigungsgrads und ihres temporären Auftretens selten therapiebedürftig (Übersicht in Tabelle 5.2).

Organische Angst-Erkrankungen: Typische somatische Erkrankungen, die Angstsymptome auslösen können sind: Asthma bronchiale, Hyperthyreose, Hypoglykämien, Temporallappenepilepsie, Migräne, Bleivergiftung, Phäochromozytom, ZNS-Tumore, Delir (v. a. postoperativ).

Medikamente, die als unerwünschte Wirkung Angstsymptome auslösen, sind:
Psychopharmaka (v. a. Antidepressiva vom SSRI-Typ, seltener Antipsychotika), Antiasthmatika, Antihistaminika, Koffeintabletten (von Jugendlichen teilweise als Neuro-Enhancement bei Schulprüfungen eingenommen).

Tab. 5.2: Entwicklungsphasen-typische Ängste

Entwicklungsalter	Entwicklungsphasen-typische Ängste
0–6 Monate	Laute Geräusche
6–12 Monate	Fremde Menschen, Trennung (»Acht-Monats-Angst«/»Fremdeln«)
2–4 Jahre	Dunkelheit, Einbrecher, Monster
5–7 Jahre	Naturkatastrophen, Verletzungen/Krankheiten, Tiere
8–11 Jahre	Leistungsängste (Schule, Sport)
12–18 Jahre	Ablehnung durch Gleichaltrige, gesundheitsbezogene Ängste, Angst vor Sexualität, Zukunftsängste

5.4.7 Diagnostik

Zur Diagnostik von Angststörungen werden Eigen- und Fremdanamnese, Erfassung des psychopathologischen Befundes sowie Selbst- und Fremdbeurteilungsbögen eingesetzt. Der *Eigenanamnese* (nach Möglichkeit ohne Anwesenheit der Eltern) kommt hier die wichtigste Bedeutung zu: Die Kinder selbst können bei Angsterkrankungen oft bessere Angaben zu Symptomatik und Störungsverlauf machen als die Eltern.

Hilfreiche diagnostische Leitfragen *an Kinder und Jugendliche* im Erstgespräch:

- Was macht dir im Leben mehr Schwierigkeiten als deinen Klassenkameraden?
- Welche Situationen vermeidest du lieber?
- In welchen Lebenssituationen und wie häufig treten die Probleme auf?
- Wo schläfst du in der Nacht? (Elternbett/Sofa/eigenes Bett?)

- Sind für dich Besuche und Übernachtungen außerhalb der Familie möglich?

Wichtige Fragen an die *Eltern:*

- War Ihr Kind schon immer eher ängstlich? Oder gibt es ein Ereignis, eine Veränderung im Leben, nach dem die Ängste erkennbar wurden?
- Wie reagieren Sie auf Angstäußerungen Ihres Kindes, wie auf das Vermeidungsverhalten?
- In welchen Situationen haben Sie und Ihr Partner selbst Ängste?
- Gibt es Situationen, die Sie und Ihr Partner im Alltag vermeiden?
- Treten Ängste im weiteren Familienkreis auf?

Sinnvoll eingesetzte störungsspezifische *Fragebögen* können weder die Exploration ersetzen noch allein Diagnosen stellen, geben aber wichtige Hinweise, um im diagnostischen Prozess nichts zu übersehen.

Besonderes diagnostisches Augenmerk ist auf mögliche Angsterkrankungen in der Familie zu legen. Gelegentlich ist eine separate Behandlung von Familienmitgliedern erforderlich.

Nach Möglichkeit sollten mehrere fremdanamnestische Quellen Verwendung finden, z. B. mit Symptom-Fragebögen für Lehrer.

Weitere diagnostische Maßnahmen

Eine pädiatrisch-neurologische Untersuchung (ggf. auch mit laborchemischer Untersuchung) dient dem Ausschluss von somatischen Differenzialdiagnosen. Insbesondere bei körperlich kranken Kindern und Jugendlichen ist eine genaue Medikamentenanamnese wichtig. Eine Intelligenztestung sollte bei schulbezogenen Ängsten und schulischem Leistungsabfall immer durchgeführt werden.

5.4.8 Therapie

Eine multimodale Therapie der Angststörung beinhaltet:

- Intensive, meist mehrfach notwendige Aufklärung und Beratung von Kind und Eltern.
- Psychotherapeutische Interventionen beim Kind/Jugendlichen: gemeinsame, genaue Identifikation angstauslösender Situationen, gemeinsame kognitive Veränderung der Bewertung von bisher angstauslösenden Situationen, das Erstellen einer Angsthierarchie, intensive Maßnahmen für den Aufbau einer Selbstwirksamkeitsüberzeugung, Angstabbau durch stufenweise Exposition (systematische Desensibilisierung), Abbau von Vermeidungsverhalten, Einsatz von Entspannungsverfahren (z. B. progressive Muskelrelaxation, autogenes Training).
- Interventionen in der Familie: Stärkung der Eltern im Umgang mit kindlichen Ängsten und Vermeidungsverhalten, Exploration nach eigenen Ängsten, ggf. ei-

gene Psychotherapie für Eltern anregen. (Wieder-)Einführung von positiven gemeinsamen Aktivitäten von Eltern und Kind.
- Zusammenarbeit mit Schulen und Ärzten, zwecks Vermeidung von weiteren Krankschreibungen, Organisation stufenweiser Wiedereingliederung.
- Bei ausbleibendem Therapieerfolg oder schweren Beeinträchtigungen: unbedingt Medikation mit SSRI erwägen (▶ Medikamentöse Therapie).

Angststörungen lassen sich meist ambulant behandeln. Gründe für eine (teil-)stationäre Behandlung sind anhaltender Schulabsentismus, schwere familiäre Interaktionsprobleme und ausbleibender Therapieerfolg trotz ambulanter Psychotherapie. Wird im Verlauf ein Klinikaufenthalt notwendig, stellen diese Patienten oft eine Herausforderung für alle Mitarbeiter dar:
Hilfreiche Leitsätze zum Umgang mit Angstpatienten auf Station:

- Hoher Grad an Tagesstruktur und Vorhersagbarkeit der Abläufe
- Hoher Grad an Transparenz in Planung und Durchführung aller Maßnahmen
- »Angst« als solche nur benennen, wenn der Patient das auch tut
- Keine Überbehütung der Patienten, aber auch kein Überrumpeln
- Das Vermeidungsverhalten als etwas *zunächst* eindeutig Sinnvolles betrachten (aus Sicht des Patienten)
- Langsames Herausführen aus der Angst
- Bei schwieriger Unterscheidung zwischen Angst und oppositionellem Verhalten: im Zweifel als Angstsymptom interpretieren
- Bei akuter Angst/Panikattacke: gemeinsame Atemübungen, Trinken/Essen, Beschäftigen, genaue Dokumentation der Situation

Medikamentöse Therapie

Antidepressiva vom SSRI-Typ (selektive Serotonin-Wiederaufnahme-Hemmer) gelten als Mittel der Wahl und sind in der Regel gut verträglich, wobei der verzögerte Wirkungseintritt nach 2–4 Wochen zu beachten ist (keine rasche Angstlösung, wie vom Patienten meist erhofft). Sie sind im Kindes- und Jugendalter für diese Indikation nicht zugelassen, sodass immer off-label (als individueller Heilversuch) therapiert werden muss. Medikamente sollten immer mit psychotherapeutischen Maßnahmen kombiniert werden. Das Absetzen sollte langsam und schrittweise erfolgen, nachdem sich die Symptomatik über ca. ein Jahr stabil gebessert hat.

5.4.9 Prognose

Angsterkrankungen bei Kindern und Jugendlichen sind durch Psychotherapie oft gut behandelbar, insbesondere bei frühem Behandlungsbeginn. Für den Therapieerfolg entscheidend ist, ob es gelingt, das Vermeidungsverhalten der Patienten anhaltend aufzulösen. Unbehandelte Angststörungen persistieren oft. Typische Sekundärerkrankungen im Jugend- und Erwachsenenalter sind Depressionen und Substanzmissbrauch.

Wesentliches für die Praxis

- Das Kindes- und Jugendalter ist die Hauptrisikoperiode des Lebens für die Entwicklung einer Angststörung.
- Ängste sind nicht immer pathologisch, nicht immer psychisch bedingt (organische Angststörungen) und werden oft nicht oder spät erkannt.
- Eigenanamnese und die genaue Familienanamnese auf psychische Erkrankungen sind entscheidend.
- Zentrales Merkmal einer Angststörung ist das *Vermeidungsverhalten*, das so ausgeprägt sein kann, dass die Patienten extrem eingeschränkt, aber dadurch nahezu angstfrei leben.
- Jugendliche mit Agoraphobie fühlen sich meist durch eine Begleitperson entlastet, während dies für Patienten mit sozialer Phobie eher einen zusätzlichen Stressor darstellt.
- Angststörungen können mit ambulanter Psychotherapie gut behandelt werden. Bei schweren Verläufen oder Chronifizierungsgefahr ist eine begleitende medikamentöse Therapie und/oder eine (teil-)stationäre Behandlung indiziert.

Weiterführende Literatur

Gerlach M, Mehler-Wex C. et al. (2016) Neuro-/Psychopharmaka im Kindes- und Jugendalter: Grundlagen und Therapie. 3. Aufl. Heidelberg: Springer.
Holtmann M (2007) Psychiatrische Syndrome nach Hirnfunktionsstörungen (Manuale psychischer Störungen bei Kindern und Jugendlichen). Heidelberg: Springer.
In-Albon T (2011) Kinder und Jugendliche mit Angststörungen: Erscheinungsbild, Diagnostik, Behandlung, Prävention. Stuttgart: Kohlhammer.
Kölch M, Rassenhofer M, Fegert JM (2020) Klinikmanual Kinder- und Jugendpsychiatrie und -psychotherapie. 3. Aufl. Heidelberg: Springer.
Patel DR, Freucht C, Brown K, Ramsay J (2018) Pharmacological treatment of anxiety disorders in children and adolescents: a review for practioners. Transl Pediatr 7(1): 23–35.
Schneider S (2012) Angststörungen bei Kindern und Jugendlichen: Grundlagen und Behandlung. Heidelberg: Springer.
Shaw R, DeMaso D (2020) Clinical Manual of Pediatric Consultation-Liaison Psychiatry. 2nd Edition. American Psychiatric Association Publishing.

5.5 Depressionen

Torsten Lucas

Fallbeispiel

Die 14-jährige Lea wird von ihren Eltern in der psychosomatischen Sprechstunde vorgestellt. Diese machen sich große Sorgen um ihre Tochter. Lea schlafe sehr schlecht, esse ohne Appetit sehr wenig und klage ständig über Bauchschmerzen. Der Hausarzt habe nichts gefunden. Eine Magen-Spiegelung war unauffällig. Lea weine häufig, sei vor allem morgens sehr reizbar. Die Eltern könnten nicht mehr mit ihr reden, Lea sei zunehmend verschlossen, gehe nicht mehr in den Schwimmverein und verabrede sich nicht mehr mit Gleichaltrigen. Die Schulleistungen hätten dramatisch nachgelassen. Lea selbst betont, dass es ihr gut gehe und sie keine Hilfe brauche. Vor 18 Monaten sei die Familie umgezogen, deshalb sehe sie ihre alten Freunde nur noch in den sozialen Medien. Auf vorsichtiges Nachfragen berichtet Lea, dass alles nervig sei. Der zwei Jahre ältere Bruder mache ständig Randale, sei unverschämt und müsse die Schule wechseln. Der Vater würde bald arbeitslos und die Mutter sei mit der alkoholkranken Großmutter beschäftigt. Es sei Lea alles zu viel. Sie müsse zuhause helfen, die Schule würde ihr keinen Spaß machen und die Mitschüler seien doof. Zudem vermisse sie ihren Großvater, der sich vor vier Jahren umgebracht habe.

5.5.1 Einleitung

Depressionen werden angesichts ihrer weiten Verbreitung und ihrer hohen Relevanz für die psychische Gesundheit und die soziale Teilhabe als »*Volkskrankheit*« bezeichnet. Die Kombination seelischer und körperlicher Symptome bedingt eine verringerte Fähigkeit zur Selbstfürsorge bei erhöhter Morbidität und Mortalität. Suizide als gravierendste Folgehandlung schwerer Depressionen sind die zweithäufigste Todesursache bei Kindern und Jugendlichen in Deutschland. Insbesondere ein früher Krankheitsbeginn bedeutet ein hohes Risiko für die weitere Entwicklung. Auch wird die Depression oft nicht oder erst verzögert erkannt und behandelt. Im Jugendalter kommt es bei etwa einem Drittel zu einer recht raschen Remission, während andererseits ein hohes Chronifizierungsrisiko mit Persistenz oder Rezidiven im Bereich von bis zu 80 % berichtet werden (Mehler-Wex und Kölch 2008).

Die Diagnose sollte zeitnah nach dem Auftreten der Beschwerden gestellt und die Behandlung so rasch wie möglich begonnen werden. Was gilt es dabei zu beachten?

Die Symptomatik weicht umso stärker von der der Erwachsenen ab, je jünger das Kind ist. So wird sie von den Eltern oft verkannt und nicht berichtet. Die betroffenen Kinder oder Teenager möchten »cool wie die anderen« und nicht »psycho« sein. So werden Symptome oft schamhaft bagatellisiert, ausgeblendet oder parathym verdeckt, um nicht aufzufallen. Die Präsentation ist zudem vielfältig: Bei der Vorstellung können aufgrund ängstlicher Gehemmtheit unscheinbare Passivität, stille Symptomarmut oder grüblerische, hypochondrische Gedankenschleifen im Vordergrund stehen. Bei stärkerer Extraversion können aber auch Gereiztheit mit »lauten« Symptomen wie Unruhe, Hyperaktivität, Ärger und Wutausbrüchen auftreten, was die Differenzialdiagnose erschwert.

5.5.2 Diagnostik

Die Diagnostik umfasst eine empathische Exploration samt ausführlicher biopsychosozialer, emotionaler und Beziehungsanamnese, inkl. Fremdanamnese. Gezielt erfragt werden sollten: Enttäuschungen, Verluste, das Erleben von Hilflosigkeit und sozialer Zurückweisung, unglücklich verliebt sein, Mobbing und Ausgrenzung. Wesentlich ist, mit dem Kind oder Jugendlichen über sein »inneres Erleben« in einen Dialog zu kommen, ergänzt durch Verhaltens- und Interaktionsdiagnostik. Dabei ist es besonders wichtig, feinfühlig auf die diagnostisch wertvolle eigene emotionale Resonanz sowie auf nonverbale Signale und Körpersprache des Patienten zu achten. Ergänzend findet zum Ausschluss struktureller Überforderung z. B. in der Schule eine Intelligenz- und Leistungsdiagnostik statt: Nicht zu Beginn der Behandlung, da das Kind durch seine emotionale Belastung und infolge der Depressionssymptome anfangs meist keinen ausreichenden Zugang zu den eigenen Ressourcen hat. Der zusätzliche Einsatz spezieller *Depressionsfragebögen* kann hilfreich sein (ggfs. auch zur Verlaufskontrolle), stößt aber bei sozial (über-)angepassten und bei sehr jungen Kindern an Grenzen. Die Validität eines Fragebogen-Scores, dessen Ergebnis im Kontrast zum klinischen Eindruck oder fremdanamnestischen Bericht steht, sollte stets kritisch im Kontext geprüft werden.

Anknüpfend an die ICD-10 (Kapitel F) wird in ICD-11 (Kapitel 06 A7) zwischen Episoden leichter, mittelgradiger und schwerer Ausprägung und zudem zwischen erstmaligen und rezidivierenden depressiven Episoden unterschieden. Bei mittelgradigen und schweren Episoden kommt die Unterscheidung hinzu, ob diese isoliert auftreten oder mit psychotischen Symptomen einhergehen, wie Wahnideen oder Halluzinationen. Abgegrenzt wird die Depression von der Dysthymie als chronische depressive Verstimmung meist geringerer Intensität. In der amerikanischen DSM-5 wird in Analogie die *Major depressive Disorder (MDD)* definiert. Differenzialdiagnostisch sollten neben einer Anpassungsstörung eine Psychose samt manischer oder bipolarer affektiver Störungen bzw. Verläufe sowie eine Zyklothymie ausgeschlossen werden (Saxena et al. 2013).

Psychische Störungen der Eltern sind bedeutsam für das Risiko ihrer Kinder, selbst zu erkranken. Die frühe Phase der Versorgung und emotionalen Spiegelung ist für die kindliche Entwicklung besonders wesentlich. Diese kann durch eine postpartale Depression, aber auch andere psychische Erkrankungen der primären Bezugsperson nachhaltig beeinträchtigt werden.

5.5.3 Altersabhängige Präsentation und Symptomatik

Als *typische Kernsymptome* einer Depression gelten gedrückte Stimmung, Traurigkeit, Interessen- und Energieverlust, Reizbarkeit, Antriebsminderung, Lustlosigkeit und erhöhte Erschöpfbarkeit. Betroffene Kinder zeigen dies häufig durch den Verlust von Interesse an vormals freudig erlebten Aktivitäten, an sozialer Interaktion und am Spiel. Sie verlieren auch die Fähigkeit auf eine freundliche Umgebung oder positive Ereignisse emotional mitschwingend zu reagieren und Freude zu empfinden.

Häufige Symptome sind Einschränkungen von Konzentration und Aufmerksamkeit sowie von Merk- und Leistungsfähigkeit mit einer Unfähigkeit zu Entspannung und Erholung. Als Prädiktor einer Depression kann sich auch ein zunehmendes Vermeidungsverhalten einschleichen. Hinzu kommen vermindertes Selbstvertrauen und Selbstwertempfinden mit Gefühlen von Nutz- und Wertlosigkeit, innerer Leere und Hoffnungslosigkeit sowie ein gestörter oder übermäßiger Schlaf und sozialer Rückzug. Schuldgefühle haben ein ausgeprägtes depressiogenes Potenzial. Pessimismus mit negativer oder fehlender Zukunftsperspektive kann zu Autoaggression' bis hin zu Selbstverletzungen, Suizidgedanken und suizidalen Handlungen führen. Symptome einer *Somatisierung* können als Ausdruck einer depressiven seelischen Befindlichkeit in Form körperlicher Beschwerden auftreten. Sie sollten nicht mit dem sog. somatischen Syndrom verwechselt werden, das in der ICD-10 zusätzlich zu den depressiven Hauptsymptomen klassifiziert wird. Das *somatische Syndrom* kann folgende Symptome umfassen: frühmorgendliches Erwachen, Morgentief, Verlust oder Steigerung von Appetit und Gewicht sowie Libidoverlust.

Als Besonderheit im Kindes- und Jugendalter ist hervorzuheben, dass die *Symptomatik altersabhängig* starke Unterschiede aufweisen kann. Während bei älteren Jugendlichen vielerlei Übereinstimmung mit der Symptomatik bei Erwachsenen besteht, kann sich die Depression *bei jüngeren Kindern*, deren Befindlichkeit rascher wechselt, und die ihre Emotionen noch nicht verbalisieren können, *stark abweichend* präsentieren. Diese äußern ihr Befinden häufig in körpernahen regressiven Symptomen. *Ab dem Säuglingsalter* stehen neben verstärkter Irritabilität, Apathie und Ausdrucksarmut, Schreien, Gedeih- und Schlafstörungen, *ab dem Kleinkindalter* oft somatoforme Beschwerden wie Kopf- und Bauchschmerzen im Vordergrund. Hinzu kommen Anklammern, unspezifisches Weinen und Jammern, unzureichende Selbstberuhigungsstrategien, Passivität, Einschränkungen von Ausdauer, Fantasie und Kreativität sowie Entwicklungsrückstände. Im *Vorschulalter* zeigen sich häufig rasche und ausgeprägte Stimmungsschwankungen mit geringer Frustrationstoleranz, Spielunlust, Weinerlichkeit, regressive Symptome wie Daumenlutschen, der vermehrten Suche nach Zuwendung und Nähe, aber auch Wutausbrüche und sekundäres Einnässen. Dieses breite, teils unspezifische Symptomspektrum sollte dem Untersucher präsent sein, um es richtig einordnen zu können (Eggers 2012; Mehler-Wex und Kölch 2008).

5.5.4 Epidemiologie, Ätiologie und Komorbidität

Die Prävalenz der Depression wird von Eggers (2012) für Kinder bis zwölf Jahren mit 2,8 % (bei ausgeglichenem Geschlechterverhältnis) und für Jugendliche zwischen 13 und 18 Jahren mit 5,6 % (doppelt so viele Mädchen wie Jungen) angegeben. Andere Autoren fanden in der Adoleszenz Prävalenzen bis 9 %. Eggers (2012) berichtet über einen Anstieg um den Faktor 2–4 jenseits der Pubertät und eine kumulative Inzidenz von etwa 20 % im Alter von 18 Jahren. Bei rund 5–10 % treten subsyndromale Symptome mit erheblichen Problemen und Risiken auf (Fergusson et al. 2005 zit. in: Eggers 2012). Als ätiologisch bedeutsame Faktoren gelten genetische Vulnerabilität, biografische Belastungen und deren unzureichende psychoreaktive Verarbeitung im Rahmen begrenzter persönlicher und familiärer Ressourcen. Besonders bedeutsam sind neben Persönlichkeitsfaktoren wie dem Temperament, frühe traumatische Erlebnisse und psychiatrische Komorbiditäten. Als hoch pathogen gelten ausgeprägte unbewältigte Schuldkonflikte. Die Vulnerabilität für Depressionen korreliert mit unsicheren Bindungsmustern sowie einem chronisch erhöhten Stressniveau und dem dadurch verursachten höheren Kortisolspiegel. Faktoren, die die Wirkung von Serotonin und anderen Neurotransmittern beeinflussen, werden intensiv erforscht. Bis zu 90 % der depressiven Jugendlichen leiden laut Birmaher und Brent (2007) (zit. in: Eggers 2012) an einer weiteren psychischen Störung. Dabei wiesen 50 % zwei oder mehr komorbide Diagnosen auf, am häufigsten: Angst- und Zwangsstörungen sowie ADHS oder disruptive bzw. dissoziale Verhaltensstörungen.

5.5.5 Interventions- und Behandlungsmöglichkeiten

Interventionsstrategien sollten evidenzbasiert und umfassend sein und bei Kindern und Jugendlichen stets das Umfeld einbeziehen. *Suizidalität* hat absolute Behandlungspriorität und muss beim Erstkontakt sowie im Verlauf von einem in diesem Bereich erfahrenen Kinder- und Jugendpsychiater oder Psychotherapeuten genau erfragt und eingeschätzt werden. Neben der Ausprägung der Depression sind Persönlichkeitsfaktoren, wie die Fähigkeit zu verlässlicher Impulskontrolle, als Voraussetzung für das Einhalten von Absprachen zu prüfen. Bei Bedarf wird die sofortige Aufnahme auf eine geschützte Akutstation, notfalls auch unfreiwillig, organisiert. *Selbstverletzendes Verhalten* bedarf genauer Einschätzung der Umstände und Risiken und erfordert Absprachen zu Strategien der Verhinderung und dem Umgang mit erfolgten Selbstverletzungen. Innere Konflikte und die Dynamik bezüglich der Familie und der relevanten Peergroup sind zu ergründen. Stimmung und Selbstwert bedürfen der Stabilisierung. Die altersgerechte Psychoedukation unter Einbeziehung der Eltern steht am Anfang. Zentraler Wirkfaktor der Behandlung ist die Psychotherapie, unterstützt durch Familientherapie sowie gegebenenfalls durch Medikamente wie Selektive Serotonin-Wiederaufnahmehemmer (Selective Serotonin Reuptake Inhibitor/SSRI). Jugendhilfemaßnahmen können ergänzend notwendig werden. Von besonders starken, zumeist kombiniert biologischen und psychosozialen Wirkfaktoren ist bei Kindern auszugehen, in deren Familien über mehrere Generationen gehäuft Depressionen auftreten. Hier bietet sich ein intensives familiendiagnostisches und -therapeutisches Arbeiten unter Einschluss des Genogramms an (Cierpka 2003). Zu prüfen ist, ob eine eigene Behandlung der Eltern erforderlich und realisierbar erscheint. Zur Evidenzbasierung psychotherapeutischer Verfahren und zur Indikationsstellung bei psychopharmakologischen Substanzen gibt die S3-Leitlinie zur Behandlung von depressiven Störungen bei Kindern und Jugendlichen (AWMF und DGKJP 2013) Auskunft. Die Einstellung auf eine antidepressive Medikation sollte angesichts der Risiken ausschließlich durch Kinder- und Jugendpsychiater in einem sicheren Setting erfolgen. Falls eine ambulante Behandlung unzureichend erscheint oder angesichts latenter Selbstgefährdung nicht primär indiziert ist, sollte die Anmeldung zur (teil-)stationären Psychotherapie frühzeitig erfolgen. Kriseninterventionen auf einer Akutstation können so meist vermieden werden.

> **Wesentliches für die Praxis**
>
> - Depressionen bei Kindern und Jugendlichen können sich abhängig von Alter und Individuum sehr unterschiedlich zeigen. Zu oft bleiben sie unerkannt und unbehandelt.
> - Vorrangig ist der sorgfältige Ausschluss oder die umgehende Behandlung akuter Suizidalität. Etwa 60 % der Betroffenen berichten laut Birmaher und Brent (2007) (in: Eggers 2012) über Suizidgedanken, 30 % über durchgemachte Suizidversuche.
> - Suizide sind bei Kindern und Jugendlichen in Deutschland die zweithäufigste Todesursache.
> - Autoaggressives, selbstverletzendes bzw. selbstbestrafendes Verhalten erschwert oft den psychotherapeutischen Prozess.
> - Basis der Diagnostik ist die empathische Exploration. Vorsicht: Das Erfragen von Symptomen und sogar spezielle *Depressionsfragebögen* können bei Kindern und Jugendlichen mit der Tendenz zu sozial erwünschtem Antworten zu *falsch negativen, vermeintlich unauffälligen Ergebnissen* führen. Bei klaren klinischen Hinweisen schließen diese eine Depression nicht aus. Auch die subjektive Beunruhigung des geschulten Untersuchers kann ein wichtiger Hinweis sein.
> - Prognostisch wesentlich ist die frühzeitige Diagnose und evidenzbasierte Behandlung, die primär psychotherapeutisch erfolgt und bei Bedarf durch SSRI unterstützt werden kann.

Literatur

AWMF & DGKJP (2013) S3-Leitlinie Behandlung von depressiven Störungen bei Kindern und Jugendlichen.
Birmaher B, Brent D (2007) Practice Parameter for the Assessment and Treatment of Children and Adolescents with Depressive Disorders. J Am Acad Child Adolesc Psychiatry 46: 1503–1526.
Cierpka M (2003) Handbuch der Familiendiagnostik. Heidelberg: Springer.
Eggers C (2012) Affektive Störungen. In: Fegert JM, Eggers C, Resch F (Hrsg.) Psychiatrie und Psychotherapie im Kindes- und Jugendalter. Heidelberg: Springer. S. 497–525.
Fergusson DM et al. (2005) Subthreshold Depression in Adolescence and Mental Health Outcomes in Adulthood. Arch Gen Psychiatry 62: 66–72.
Mehler-Wex C, Kölch M (2008) Depressive Störungen im Kindes- und Jugendalter. Deutsches Ärzteblatt 105(9): 149–155.
Saxena K et al. (2013) Depressive Erkrankungen. In: Lehmkuhl G, Poustka F, Holtmann M, Steiner H (Hrsg.) Lehrbuch der Kinder- und Jugendpsychiatrie. Band 2. Göttingen: Hogrefe. S. 852–873.

5.6 Trauma und Traumafolgestörungen

Andreas Krüger

Fallbeispiel 1

Die Eltern des dreijährigen Arnold berichten über seine extreme Trennungsängstlichkeit. Vor einem halben Jahr hätten sie beide versucht, Arnold in der Kita einzugewöhnen. Er habe verzweifelt, anklammernd an der Mutter festgehalten. Die Eingewöhnung wurde deswegen abgebrochen. Die Trennungsängstlichkeit sei in vielen Situationen in ähnlicher Weise zu beobachten. Arnold leide zudem unter einer Appetitstörung, leichtem Untergewicht und erheblichen Schlafstörungen. Er wache nachts nassgeschwitzt und ängstlich-agitiert auf, sei kaum zu beruhigen. Er starre oft minutenlang vor sich hin, sei nicht ansprechbar. Kurz nach der Geburt sei Arnold wiederholt wegen einer Fußfehlstellung chirurgisch versorgt worden. Es habe präoperativ eine kritische, stundenlange Trennung von Mutter und Säugling gegeben. Bereits zum Zeitpunkt der ersten OP habe Arnold mit extremer Panik auf die Trennung von der Mutter reagiert und postoperativ ängstlich-agitiert oder phasenweise apathisch gewirkt. Die Untersuchung ergibt eine Posttraumatische Belastungsstörung (PTBS) des Kindesalters nach DSM-IV/DSM 5, die Kriterien nach ICD-10/ICD-11 sind nicht erfüllt. Arnold erhält in Begleitung der Eltern eine Traumatherapie. Die Eltern profitieren von der Psychoedukation bzgl. der Traumafolgestörung und den konkreten Anleitungen, die Symptomatik des Sohnes positiv zu beeinflussen. Arnold nutzt die spielerische Arbeit an den sogenannten »verletzten Anteilen« mit großer Begeisterung. Alle Symptome waren sukzessiv rückläufig und Arnold konnte bereits nach einem halben Jahr erfolgreich in die Kita eingewöhnt werden und entwickelte aktives, gemeinsames Spielverhalten mit Gleichaltrigen. Nach 1,5 Jahren ist die Symptomatik überwunden.

Fallbeispiel 2

Die 16-jährige Jackie wird von der Jugend-WG wegen selbstverletzendem Verhalten, Impulsdurchbrüchen und dissozialem Verhalten vorgestellt. Angstzustände, Alpträume, psychogene Anfälle sowie Suizidversuche vor der Aufnahme in der WG nach Inobhutnahme sind anamnestisch bekannt. Jackie wurde ab Kindergartenalter von ihrem Stiefvater sexuell missbraucht und tätlich misshandelt. Mutter und Stiefvater waren alkoholabhängig.

Die Untersuchung ergibt u. a. eine schwere Posttraumatische Belastungsstörung mit einer dissoziativen Symptomatik einschließlich psychogener Anfälle, Derealisations- sowie Depersonalisationserleben. Das Anfallsgeschehen war neurologisch abgeklärt worden. Jackie profitiert in der Traumatherapie davon, dass ihre Bezugsbetreuerin die Behandlung in co-therapeutischer Funktion begleitet. Die Beziehung beider wird durch die konkrete Zusammenarbeit unterstützend und heilsam erlebt. Die psychogenen Anfälle sistieren bereits kurze Zeit nach Behandlungsbeginn. Durch eine sogenannte Trauma-Konfrontation kann im späteren Verlauf eine Restsymptomatik der PTBS überwunden werden.

5.6.1 Einleitung und Begriffsbestimmung

Eine psychische Traumatisierung entspricht nach der ICD-10/ICD-11 den Auswirkungen einer schweren Form psychischer Belastung durch Ereignisse katastrophalen Ausmaßes oder außergewöhnlicher Bedrohung. Sie kann in allen Altersstufen ab Geburt auftreten und überfordert die psychischen Bewältigungsmechanismen. Insbesondere komplex traumatisierte Patienten entwickeln neben einer PTBS oft somatoforme Störungszeichen (Schmerzen, Hyp-/Hyperästhesien, Paresen, anfallsartige Zustände, Blindheit, Taubheit, Geschmacksstörungen, sexuelle Funktionsstörungen etc.).

Einteilung traumatischer Ereignisse

Es werden Man-Made-Desasters von technischen und Umweltkatastrophen unterschieden. Vom Menschen verursachte Belastungserfahrungen haben die größte traumatogene Wirkung. Zwischenmenschliche emotionale und tätliche Gewalt wirken besonders negativ, wenn diese Gewalt von dem nahen sozialen Umfeld ausgeht, vor allem wenn primäre Bezugspersonen involviert sind. Diese können direkt für die Schädigung verantwortlich sein, sich täterloyal verhalten oder täterloyale Überzeugungen propagieren (»du hast es nicht verdient, anders behandelt zu werden«). Sexualisierte Gewalthandlungen haben besonders schwere Folgen (Krüger 2017).

Bei tätlicher Gewalt sollten Gewalthandlungen als Resultat von Krieg und Flucht bei Diagnostik und Behandlung differenziert werden. Zu verbreitetem Online-Missbrauch und Folter liegt bisher wenig Forschung zu Diagnostik und Behandlung vor.

Nahezu jede tätliche Gewalterfahrung durch Erwachsene entspricht auch einer emotionalen Gewalthandlung. Die Würde des Kindes und sein Anrecht auf Fürsorge, entwicklungsförderliche Verhältnisse sowie Unversehrtheit werden in jedem Falle von Erwachsenen missachtet.

Eine weitere besondere Bedeutung kommt psychischen Traumatisierungen durch medizinische Maßnahmen und schwere körperliche Erkrankungen zu.

Terr (1995) unterscheidet:

1. Typ-I-Traumatisierungen, als Folge einmaliger technischer, natürlicher oder interpersoneller Gewalt
2. Typ-II-Traumatisierungen, als Folge wiederholter, kumulativer akzidenteller (technischer, Natur-)Katastrophen oder interpersoneller Gewalt.

Keilson (1998) prägt den Begriff der

3. sequenziellen Traumatisierung

Keilson beschreibt verschiedene »Sequenzen« von Extremstresserfahrungen. Kleinkinder in Vernachlässigungsverhältnissen erleiden beispielsweise regelmäßig tätliche und emotionale Gewalt sowie potenziell traumatische Trennungserfahrungen.

Die Belastungsmuster 2) und 3) stellen die häufigsten Erfahrungen minderjähriger Patienten dar. Hierunter werden auch organisierte und rituelle Formen der Gewalt gegen Kinder und Jugendliche subsummiert. Gysi (2020) schlägt für die sequenzielle Traumatisierung die Einführung einer Typ III-Traumatisierung vor.

5.6.2 Prävalenzen und Epidemiologie

Psychische Traumatisierung stellt ein häufiges Phänomen dar. Landolt fand bei 4,2 % jugendlicher Probanden in der Schweiz eine PTBS. 56 % der untersuchten Gesamtpopulation berichteten über potenziell traumatische Erfahrungen (Landolt et al. 2013). Die angegebene Inzidenz für die PTBS schwankt in der Literatur im Kinder- und Jugendbereich zwischen etwa 1–10 %. Mädchen sind öfter betroffen als Jungen. Für *dissoziative Störungen* liegen keine aussagekräftigen Zahlen vor. Technische und Naturkatastrophen sind vergleichsweise selten Anlass für Traumatisierungen. 2019 wurden laut Kriminalstatistik über 90.000 Fälle schwerer Körperverletzung gegen Kinder und Jugendliche in Deutschland verfolgt. 14.500 wurden Opfer von Sexualstraftaten (PKS 2020) registriert (Hellfeld). Interpol hat 2020 ca. 24.000 Kinder und Jugendliche als Opfer von »Online-Missbrauch«, meist im sog. Darknet, weltweit identifiziert (Interpol o. J.).

5.6.3 Klinik

Traumafolgestörungen (TFS) können jeweils die Folge o. g. Erfahrungen sein. Auch andere psychische Störungsbilder können sich primär oder als komorbide Störungen entwickeln.

Die akute Belastungsstörung ist eine kurzfristige, nur wenige Tage anhaltend auftretende Störung, die in der Regel spontan ausheilt (ICD 10: F 43.0). Schwere Bindungsstörungen (ICD 10, F94.x; IPTBS: ICD 11 6B40 Bindungsstörung: 6B44) treten oftmals gemeinsam mit TFS auf (Brisch 2012). Weiterhin sind dissoziative Störungen als TFS einzuschätzen (Nijenhuis und van der Hart 2011).

Nicht spezifische Traumafolgen im Sinne von destruktivem Agieren, die als emotionale Bewältigungsversuche gewertet werden können, treten häufig auf, sind äußerst bedeutsam und oft behandlungsbegrenzend (Suizidalität, sadistisches Agieren).

Die transgenerationale »Weitergabe« traumatischer Erfahrungsmuster und auch trauma-assoziierter psychischer Störungen zeigt die weitreichende, auch gesellschaftliche Bedeutung dieser Folgen auf (Ozturk und Sar 2006). Studien belegen, dass (früh-)kindliche Traumatisierungen im Erwachsenenalter vermehrt zu körperlichen Erkrankungen führen (Felitti et al. 1998).

Hier wird die »einfache« TFS, die PTBS detaillierter dargestellt, die bei sogenanntem traumatischem Stress entstehen kann. Sie entspricht quasi einem neurobiologischen Korrelat der Auswirkung traumatischen Stresses (Teicher und Samson 2016).

Traumatischer Stress

Ob eine Belastungserfahrung sog. *traumatischen Stress* (TS) und eine TFS auslösen wird, hängt auch von protektiven und Vulnerabilitätsfaktoren sowie von der subjektiven Bewertung von Ereignisfaktoren ab:

1. Lebensbedrohung/Bedrohung der psychischen Integrität
2. Flucht aus/Verlassen der Situation erscheinen unmöglich
3. Kampf/lösungsvermittelndes Verhalten erscheinen unmöglich
4. (traumatische) Hilflosigkeits-/Ohnmachtserfahrung

Bei der Zusammenkunft *aller vier Kriterien* muss mit der Entwicklung einer PTBS gerechnet werden. TS kann sowohl durch ein persönliches Erlebnis als auch durch Zeugenschaft ausgelöst werden und führt u. U. zu den beschriebenen Störungen. Bei Patienten bis zum jungen Erwachsenenalter sind im besonderen Maße die entwicklungspsychologische Dimension von traumatischer Erfahrung und die verfügbaren psychischen Verarbeitungsmöglichkeiten zu differenzieren (Krüger und Reddemann 2016). Ein Säugling erlebt aufgrund seiner kognitiven Entwicklung ohne »Begriffe« von den Geschehnissen und seiner Abhängigkeit von den primären Bezugspersonen eine potenziell traumatische Situation anders als z. B. ein Siebenjähriger. Ein Grundschulkind kann eine bezeugte »stille« Mordszene durch Erdrosseln rational als Gewaltakt identifizieren. Der Säugling auf dem Arm der entfernt stehenden, emotional gefassten Mutter, wird gestresst, erlebt aber vermutlich aufgrund des beruhigenden Körperkontakts zur Mutter keinen TS. Der Säugling hingegen kann sensibel auf Trennung reagieren und z. B. bei der Trennung von der Mutter, die bei einer medizinischen Maßnahme nötig ist, TS erleben und konsekutiv eine PTBS entwickeln. In der gleichen somatisch-medizinischen Versorgungssituation wird auch der Grundschüler mit Stress reagieren. Wird ihm der Verlauf der Behandlung erklärt, wird die Trennung in der Regel nicht zur Entwicklung einer TFS führen.

5.6.4 Diagnostik I – Symptomatik der PTBS

Die PTBS wird durch folgende *Symptomtrias* bestimmt:

1. *Übererregungszeichen:*
   Schlafstörungen, motorische Unruhe, Konzentrationsstörungen, emotionale Labilität, Impulsdurchbrüche
2. *Flashbacks:*
   (re-traumatisierende), intrusive Erinnerungen, intrusive Alpträume, sog. traumatische Re-Inszenierungen, d. h. szenische Reproduktionen von mutmaßlichen

traumatischen Ereignissen in sozialer Interaktion oder mit Spielzeug – insbesondere bis zum Grundschulalter.
Trigger lösen diese intrusiven Zustände aus, z. T. begleitet durch physiologische Reaktionen (Zittern, Palpitationen, Schwitzen, Schmerzzustände u. a.)
3. *Vermeidungsverhalten*
Vermeidung von Triggern (Situationen, Personen, Dinge, Handlungen, Affekte, Kontrollverlust etc.)

Intrusive Erinnerungen können eine Erinnerung an diverse aversive Affekte bedeuten. Gefühle, die mit solchen Erinnerungen verknüpft auftreten, sind überwältigender Natur, die wie aus der Zeit gefallen, »hier und jetzt« noch einmal in der Heftigkeit von »damals« empfunden werden. Bildhafte Erinnerungen fehlen im Verlauf des Chronifizierungsprozesses oft. Assoziierte Affekte müssen nicht zwingend intrusiver Natur sein und treten bei Chronifizierung nicht selten abgeschwächt auf. Wenn sich zeitgleich physiologische Angstsymptome zeigen, kann es sich dennoch um Flashbacks handeln.

Bei Kleinkindern unter etwa drei Jahren mit traumatischen Erfahrungen ist eine explizite, bildhafte Erinnerung nicht möglich. Andere intrusive Erinnerungsqualitäten sind sehr wohl möglich.

Aus allen drei Symptomgruppen müssen Störungszeichen vorliegen, damit die Diagnose gestellt werden kann. Es muss eine Störungsursache identifizierbar sein. Die PTBS muss innerhalb von sechs Monaten nach dem auslösenden Ereignis auftreten.

5.6.5 Diagnostik II – Dissoziative Störungen, Entwicklungstraumastörung und diagnostisches Dilemma

Forschung und Klinik legen nahe, dissoziative Störungszeichen (ICD 10, F 44.xx, nach Ausschluss somatischer, anderer psychiatrischer Erkrankungen; ICD 11: 6B6x) als TFS zu werten (Loewenstein 2018). Dissoziative Symptome beinhalten Bewusstseinsstörungen, Gedächtnis- und andere kognitive Störungen, z. T. komplexe somatoforme Störungszeichen, die alle Organsysteme betreffen können. Nijenhuis und van der Hart (2011) sprechen von einer sogenannten strukturellen Dissoziation, wenn ein Patient verschiedene, unabhängig voneinander agierende Teilpersönlichkeiten meist nach frühen, extremen Typ II/III Erfahrungen entwickelt (Dissoziative Identitätsstörung , ehem. multiple Persönlichkeitsstörung/F 44.81 (ICD 11: 6B64, 6B65). Intrusive und dissoziative Symptome treten häufig in zeitlichem Zusammenhang auf. Die dissoziativen Störungen werden auch in Kapitel 3.5 und 5.6 behandelt.

Für komplexe Störungsbilder der chronifizierten TFS liegen für Kinder und Jugendliche keine spezifischen diagnostischen Kategorien vor. Für das ICD-11 ist die Diagnose einer komplexen PTBS (ICD 11: 6B41) sowie einer PTBS vom dissoziativen Typ vorgesehen. Diese neuen Diagnoseentitäten beziehen sich auf erwachsene Patienten. Die Konzeption der Entwicklungstraumastörung (Developmental Trauma Disorder (DTD), Kolk et al. 2009) stellt einen Versuch dar, die komplexe Symptomatik der meisten chronisch und früh/komplex traumatisierten Kinder und Jugendlichen als TFS abzubilden. Es darf angenommen werden, dass die PTBS zu Beginn oft symptomatisch »den Anfang macht« und später im Chronifizierungsprozess bei anhaltenden kindeswohlkritischen Lebensbedingungen, komplexere Störungsbilder i. S. d. DTD entstehen. In die ICD-11 hat die DTD keinen Eingang gefunden. Deshalb müssen für kindliche Patienten oftmals unzulängliche Diagnosekonstruktionen angewendet und zum Teil angepasst werden. Eine differenzierte klinische Diagnostik wird durch testpsychologische Verfahren ergänzt. In der Zusammenarbeit mit Traumapädagoginnen hat sich der Einsatz des *Traumapsychologischen Symptom- und Resilienzfragebogen (TPSR)* (Krüger und Radler 2011) im klinischen Alltag bewährt. Das standardisierte Testverfahren liefert in einer Fremd- und Eigenbeurteilung wichtige Informationen zu Symptomen aus dem Formenkreis der PTBS, dissoziativer Störungen und häufig assoziierter Störungszeichen.

5.6.6 Intervention

Konzepte sollten für die Versorgung von TFS nach Typ I, und/oder auch Typ II und III-Traumata geeignet sein und Methoden für die Versorgung früh traumatisierter Kinder und Jugendlicher vorhalten, die keine bildhafte Erinnerung für belastende Erlebnisse haben. Auch sollten Patientinnen ab dem Alter von zwei Jahren, in einer Zeit in der die sprachliche Entwicklung eine einfache Kommunikation zwischen Therapeutin, Kind und Bezugsperson eröffnet, methodisch integriert sein. Es müssen ambulante und (teil-)stationäre, psychiatrisch-/psychosomatisch-psychotherapeutische Behandlungsmaßnahmen unterschieden werden. Stationäre Maßnahmen, auch in der psychosomatischen Medizin, entsprechen oft einer kindeswohlsichernden Maßnahme. Hier können, beispielsweise nach Inobhutnahme nach schwerer innerfamiliärer Gewalterfahrung, eine differenzierte Diagnostik stattfinden und Perspektiven für die Zukunft des Kindes entwickelt werden. Die traumapsychologisch fundierte Diagnostik eröffnet Möglichkeiten, qualifizierter i. S. des Kindeswohls zu argumentieren. Behandlungsvoraussetzung für eine heilungsorientierte Therapie ist die Begleitung durch Bezugspersonen, die Sicherheit sowie eine ausreichend gute Fürsorge bieten.

Als anerkannte Methode sei hier exemplarisch die Psychodynamisch Imaginative Traumatherapie für Kinder und Jugendliche (PITT-KID) (Krüger und Reddemann 2016, Krüger 2016) als Verfahren genannt.

Insbesondere der durch *PITT-KID* dargestellte integrative, psychodynamische Ansatz ist beim Vorliegen von Bindungs- und schweren Beziehungsstörungen, bei chronisch-komplexen, frühen Traumatisierungen (ohne bildhafte Erinnerung) und dissoziativen Störungen indiziert. Eine *partizipative Allianz* aller geeigneter Bezugspersonen und Unterstützerinnen im Hilfesystem sowie die Arbeit mit *inneren verletzten Anteilen (Ego-States)* sind Teil dieser Konzeption und wichtige Wirkprinzipien. Die Arbeit kann, gerade in Zusammenarbeit mit der Schule, Jugendhilfe, Pflege- und Adoptiveltern durch Ratgeber für die Bezugspersonen sowie Selbsthilfeliteratur für die Patientin unterstützt werden (Krüger 2019a, b).

Traumatherapie ist wirksam (Cloitre et al. 2011). Auch das *PITT-KID-Verfahren* wurde bereits evaluiert (Silkenbeumer et al. 2018).

5.6.7 Prognose und Behandlungsdauer

Die Prognose hängt maßgeblich von der Frage ab, ob ein kindliches Opfer a) in Sicherheit ist/sich in Sicherheit fühlt (ggf. keinen Täterkontakt hat) und b) ausreichende Fürsorgefunktionen zur Verfügung stehen. Die Behandlungsdauer hängt zum einen von der Schwere und Komplexität der Trauma-Folgestörung, zum anderen von protektiven und/oder belastenden inneren und äußeren Einflussfaktoren ab. Eine akute Monotraumatisierung kann in wenigen Behandlungsstunden behandelt werden. Nach schwerer frühkindlicher Vernachlässigungserfahrung kann die Behandlung bis zu einem Heilungserfolg bzgl. der TFS Jahre in Anspruch nehmen.

5.6.8 Ausblick

Kindesmisshandlung ist die häufigste Ursache für Traumatisierung im Kindes- und Jugendalter. Die, durchaus auch gesellschaftlichen, Folgen einer bisher mangelhaften traumatherapeutischen Versorgung sind gravierend (Egle et al. 2016). In den USA wurden allein für den Geburtsjahrgang 2008 die materiellen Folgekosten von Kindesmisshandlung auf ca. 124 Mrd. US-Dollar geschätzt (Fang et al. 2012). Die Versorgung traumatisierter Kinder ist nicht sichergestellt. Dabei liegen schlüssige Behandlungskonzepte vor. Modellprojekte zeigen Versorgungsmöglichkeiten auf (www.ankerland.de).

Wesentliches für die Praxis

- Somatoforme Störungszeichen sollten differenzialdiagnostisch und ätiopathogenetisch im Trauma-Kontext diskutiert werden, um gegebenenfalls eine traumatherapeutische Behandlung einzuleiten.
- Flashbacks und Dissoziative Symptome haben pathognomische Bedeutung für das Vorliegen einer TFS, sollten also bei Verdacht auf Traumatisierung identifiziert werden!
- Um zu klären, ob eine Patientin traumatisiert wurde und was die klinischen Folgen sind, im Gespräch *direkte* Konfrontationen mit möglichen traumatischen Erfahrungen vermeiden: »Über Schlimme Dinge wird hier nicht geredet, außer Du möchtest das gern!« Eine direkte Konfrontation mit traumatischen Erfahrungen muss vermieden werden. Dem Kind sollte die Kontrolle über den Gesprächsverlauf angeboten werden.
- Bei Eskalationen (Auto- und Fremdaggression) prüfen, ob Trigger zu intrusiven affektiven Zuständen/Flashbacks/Dissoziation und dann zur Eskalation geführt haben!

- Störungszeichen machen aus traumapsychologischer Sicht »Sinn«, auch wenn sie aktuell belasten: Patienten mit einer TFS verwechseln allzu oft »Hier und Jetzt« mit »Früher und Damals«.
- TFS sind erfolgreich zu behandeln. Gleichzeitig ist jeglicher Täterkontakt zu vermeiden, was oft schwer umzusetzen ist, wenn der Täter zum näheren familiären Umfeld gehört.

Literatur

Brisch KH (2012) Bindungsstörungen und ihre Therapie nach Gewalterfahrungen in der Kindheit. Kindesmisshandlung und -vernachlässigung 15: 126–147.

Cloitre M, Courtois CA, Charuvastra A, Carapezza R, Stolbach BC, Green BL (2011) Treatment of complex PTSD: Results of the ISTSS clinician survey on best practices. J Trauma Stress 24: 615–627.

Egle UT, Franz M, Joraschky P, Lampe A, Seiffge-Krenke I, Cierpka M (2016) Gesundheitliche Langzeitfolgen psychosozialer Belastungen in der Kindheit – ein Update. Bundesgesundheitsblatt 10: 1247–1254.

Fang X, Brown DS, Florence CS, Mercy JA (2012) The economic burden of child maltreatment in the United States and implications for prevention. Child Abuse Negl 36: 156–165.

Felitti VJ, Anda RF, Nordenberg D, Williamson DF, Spitz AM, Edwards V, Koss MP, Marks JS (1998) Relationship of childhood abuse and household dysfunction to many of the leading causes of death in adults. The Adverse Childhood Experiences (ACE) Study. Am J Prev Med 14: 245–258.

Gysi J (2020) Diagnostik von Trauma-Folgestörungen. Bern: Hogrefe Verlag.

Interpol (o. J.) International Child Sexual Exploitation database. (https://www.interpol.int/Crimes/Crimes-against-children/International-Child-Sexual-Exploitation-database, Zugriff am 18.03.2022).

Keilson H (1998) Sequentielle Traumatisierung bei Kindern durch man-made desaster. In: Endriss M, Biermann G (Hrsg.) Traumatisierung in Kindheit und Jugend. München, Basel: Reinhardt. S. 44–58.

Kolk BA, Pynoos RS, Cicchetti D, Cloitre M, D'Andrea W, Ford JD, Lieberman AF, Putnam FW, Saxe G, Spinazzola J, Stolbach BC, Teicher M (2009) Proposal to include Developmental Trauma Disorder Diagnosis for Children and Adolescents in DSM-V. Los Angeles: The National Child Traumatic Stress Network (NCTSN).

Krüger A, Radler H (2011) Traumapädagogischer Symptom- und Resilienzfragebogen (TPSR). Hamburg: Elbe & Krueger.

Krüger A, Reddemann L (2016) Psychodynamisch imaginative Traumatherapie mit Kindern und Jugendlichen. PITT-KID – Das Manual. Stuttgart: Klett-Cotta.

Krüger A (2016) Akute Psychische Traumatisierung bei Kindern und Jugendlichen. Ein Manual zur ambulanten Versorgung. Stuttgart: Klett-Cotta.

Krüger A (2017) Sexualisierte Gewalt gegen Kinder und Jugendliche. In: Gysi J, Rüegger P (Hrsg.) Handbuch sexualisierte Gewalt. Bern: Hogrefe Verlag.

Krüger A (2019a) Erste Hilfe für traumatisierte Kinder. Ostfildern: Patmos.

Krüger A (2019b) Powerbook. Erste Hilfe für die Seele. Band 1. Trauma-Selbsthilfe für junge Menschen. Hamburg: Elbe & Krueger.

Landolt MA, Schnyder U, Maier T, Schoenbucher V, Mohler-Kuo M (2013) Trauma exposure and posttraumatic stress disorder in adolescents: a national survey in Switzerland. J Trauma Stress 4: 1–8.

Loewenstein RJ (2018) Dissociation debates: everything you know is wrong. Dialogues Clin Neurosci 20: 229–242.

Nijenhuis ERS, van der Hart O (2011) Dissociation in Trauma: A New Definition and Comparison with Previous Formulations. J Trauma Dissociation 12: 416–445.

Ozturk E, Sar V (2006) The »Apparently Normal« Family. J Trauma Pract 4: 287–303.

PKS (2020) Polizeiliche Kriminalstatistik 2020 (https://bka.de/DE/AktuelleInformationen/Sta tistikenLagebilder/PolizeilicheKriminalstatistik/PKS2020/pks2020_node , Zugriff am 05.04.2022)

Silkenbeumer J, Krüger-Gottschalk A, Buhlmann U, Krüger M, Krüger A (2018) Wirksamkeit der Psychodynamisch Imaginativen Traumatherapie für Kinder und Jugendliche (PITT-KID) – Eine Pilotstudie im ambulanten Behandlungssetting. Posterpräsentation i. R. d. DeGPT-Tagung Dresden 2018.

Terr LC (1995) Childhood traumas. An outline and an overview. In Everly SS, Lating JM (Hrsg.) Psychotraumatology: Key papers and care concepts in post-traumatic stress. New York: Plenum. S. 301–319.

Teicher M, Samson J (2016) Annual research review: enduring neurobiological effects of childhood abuse and neglect. J Child Psychol Psychiatry 57: 241–266.

5.7 Dissoziative Störungen

Klaus Eckart Zillessen

Fallbeispiel

Der 13-jährige Johannes leidet seit einer Woche unter starken Kopfschmerzen, kognitiver und motorischer Verlangsamung und ausgeprägter Gedächtnisstörung. Er kann sich nicht erinnern, wer er ist, wer zu seiner Familie gehört, wo er sich befindet und kann einfache Alltagsgegenstände nicht mehr benennen. Seine Sprache ist undeutlich und hauchend, er ist motorisch verlangsamt. Bei willentlich intendierten Bewegungen zeigt Johannes bei subjektivem Kraftverlust einen grobschlägigen Tremor und Zittern der Extremitäten. Die Konzentration und die Merkfähigkeit sind herabgesetzt. Johannes äußert Angst vor Zunahme der Symptome und Hoffnungslosigkeit bezüglich seiner Schulsituation. Selbstverletzendes Verhalten, Schlafstörung, Alkohol- und Drogenmissbrauch werden verneint, keine akute oder latente Suizidalität.

In der Intelligenztestung zeigt sich ein inhomogenes Bild im Bereich der niedrig-normalen bis unterdurchschnittlichen Intelligenz. Die Symptomatik wird als »psychische Notfallreaktion« und als Selbstschutz bei Mobbing und chronischer schulischer, sozialer und intellektueller Überforderung beurteilt. Die Behandlung erfolgt auf einer Station für Psychosomatik und Psychotherapie mit der Diagnose »Dissoziative Amnesie und Bewegungsstörung«.

5.7.1 Einleitung

Dissoziative Störungen fanden schon im Altertum Erwähnung. Aufgrund der oft dramatischen Symptomatik üben sie immer eine Faszination aus, irritieren aber auch und stellen Ärzte vor diagnostische und therapeutische Herausforderungen. Die Symptome der Dissoziation reichen von »Tagträumen« bis hin zum vollständigen Verlust integrativer Funktionen des Bewusstseins, Gedächtnisses und der personalen Identität (Jans und Warnke 2011). Nach Putnam (1997) gehören milde Formen der Dissoziation in den Bereich normaler sozio-emotionaler Entwicklung (»Sich-verspielen«, »Phantasiespielgefährten«, »Außer-sich-sein«). Mit Beginn der Pubertät zeigen sich zunehmend »klassische« dissoziative Symptome wie dissoziative Anfälle, Bewegungs- oder Empfindungsstörungen und Bewusstseinsstörungen.

5.7.2 Begriffsbestimmung

Mit der Einführung des ICD 10 bzw. DSM-IV wurden die bis dahin übliche Bezeichnung »Hysterie« bzw. »hysterische Neurose« durch die Begriffe »Somatoforme Störung«, »Dissoziative Störung« und »Histrione Persönlichkeit« ersetzt, um Stigmatisierung zu vermeiden (Brunner 2012). Der Terminus *Dissoziation* wurde aufbauend auf Arbeiten von Charcot 1886 erstmals 1889 von seinem Schüler Janet geprägt. Dessen »Dissoziationskonzept« beschreibt den teilweisen oder vollständigen Verlust der bewussten Kontrolle über bestimmte Verhaltensweisen oder Erinnerungen (Priebe et al. 2013). Erlebnisse, welche die Integrationskraft des Organismus überfordern (Traumata), werden autoregulativ passiv vom Bewusstsein abgespalten (»desegretation«, amerikanisch »dissociation«) und existieren unbewusst in Form sensorischer Wahrnehmungen, viszeraler Empfindungen und automatisierter motorischer Verhaltensakte weiter. Janet postuliert neben der Trauma-Konfrontation die »Degenerenz« als konstitutionellen Faktor sowie die »vehementen Emotionen auf Traumata« (Kapfhammer 2001) als Probleme der Bewältigung. Das »*Diathese-Stress-Modell*« ist das aktuelle Modell zur Beschreibung der Zusammenhänge von Krankheitsneigung und äußeren Einflüssen und beruht auf Konzepten der aktuellen Forschung zu Trauma und Stressverarbeitung (Brunner 2012).

5.7.3 Definition und Klassifikation

Dissoziative Störungen sind gekennzeichnet durch teilweisen oder völligen Verlust des Identitätsbewusstseins, der Wahrnehmung unmittelbarer Empfindungen, der Kontrolle von Körperbewegungen sowie der normalen Integration der Erinnerung an die Vergangenheit. Dissoziative Störungen neigen nach Wochen oder Monaten zur Remission, chronische Störungen entwickeln sich bei unlösbaren Konflikten.

Seit Einführung der ICD-10 wird das historische Hysterie-Konzept unterteilt in Histrione Persönlichkeitsstörungen (F 60.4), Somatoforme Störungen (F45.0–1 und F 45.3–9) und Dissoziative Störungen (F44.0–9) (Remschmidt et al. 2006).

Wie schon im DSM-IV wird im DSM-5 die Trennung der dissoziativen Bewusstseinsstörungen von Konversionsstörungen beibehalten. Die Konversionsstörungen werden im Kapitel »Somatische Belastungsstörung und verwandte Störungen« von den Dissoziativen Störungen getrennt aufgeführt (Falkai und Wittchen 2015).

In der ICD-11 bleiben die dissoziativen Störungen vom Konversionstypus weiter dem Kapitel Dissoziative Störungen (6B6) als Dissoziativ-neurologische Symptomstörungen/DNSS zugeordnet. Da bei dissoziativen Störungen häufig kein zeitlicher

Zusammenhang zu schweren, belastenden Ereignissen nachweisbar ist, wird dieses Diagnosekriterium im ICD-11 nicht mehr gefordert (WHO 2022).

5.7.4 Symptomatik

Dissoziative Störungen zeigen sich überwiegend polysymptomatisch (Jans und Warnke 2011). Konversionssymptome ähneln neurologischen Erkrankungen, wie Lähmungen oder Störungen der Sensibilität. Im Gegensatz zu diesen entsprechen sie aber nicht der neuronalen Repräsentation der Muskeln oder sensiblen Dermatome. Die Ausprägung der Symptomatik wechselt. Unwillkürliche Hilfsbewegungen (z. B. Abstützen) sind dabei im Gegensatz zu zielgerichteten Willkürbewegungen oft möglich. Bewegungsstörungen mit partieller Schwäche imponieren z. T. als Zittern oder Schütteln der Extremität. Der Gang ist oft durch starkes Schwanken mit ausfahrenden Ausgleichsbewegungen gekennzeichnet. Nicht selten lehnt sich der Patient hilfesuchend an eine Begleitperson. Dissoziative Anfälle treten als Bewusstseinseinschränkungen auf und zeigen zum Teil sogenannte »swoons«, bei denen der Patient dahingleitend zusammenbricht, ohne sich zu verletzen. Diese Anfälle beginnen langsam und sind oft begleitet von psychomotorischer Erregung oder Anspannung, die tonisch, klonisch, aber auch asymmetrisch schüttelnd, flatternd sein können. Häufig sind die Augen geschlossen, wobei die Lider leicht flattern. Dissoziative Störungen vom Bewusstseinstyp zeigen sich in schwankenden Bewusstseinszuständen, nicht erinnerten Handlungen (Fugue), Amnesie biografischer Daten, Derealisations- und Depersonalisationserlebnissen. Bei dissoziativen Identitätsstörungen wechseln sich zwei oder mehr verschiedene Identitäten ab, die das Denken und Verhalten der Person kontrollieren (Jans und Warnke 2011; Brunner 2012).

5.7.5 Prävalenz und Epidemiologie

Repräsentative epidemiologische Befunde gibt es für das Kindesalter nicht. In einer kinder- und jugendpsychiatrischen Inanspruchnahmepopulation konnte Brunner (2005) für dissoziative Bewusstseinsstörungen eine Prävalenz von 3,7 % feststellen, wobei zwei Drittel der Diagnosen auf Depersonalisations- und Derealisationssyndrome entfiel. In der Studie von Lehmkuhl (1989) fanden sich vor dem 9. Lebensjahr nur selten Konversionsstörungen und eine deutliche Geschlechterdifferenz (4–5:1) zugunsten der Mädchen. Nach Brunner und Resch (2002) besteht eine hohe Prävalenz einzelner dissoziativer Symptome aus dem Gesamtspektrum dissoziativer Bewusstseinsstörungen (z. B. Derealisationserleben) unter Jugendlichen.

5.7.6 Ursachen, Risikofaktoren und Komorbiditäten

Bis jetzt konnte nur eine Zwillingsstudie bei Erwachsenen zeigen, dass pathologisches und nichtpathologisches Erleben genetisch mitbedingt und durch Umweltfaktoren in der Ausprägung beeinflusst ist (Jang et al. 1998). Mehrere Studien belegen, dass sexuelle Traumatisierung oder emotionale Vernachlässigung durch Bezugspersonen und die Kombination beider, bedeutsame Prädiktoren für die Ausbildung dissoziativer Symptome bzw. Störungen sind (Brunner 2012). Als komorbide Störungen finden sich häufig Angststörungen, Depressionen, Somatoforme Störungen, akute oder komplexe posttraumatische Belastungsstörungen und Persönlichkeitsstörungen besonders vom Borderline-Typus (Jans und Warnke 2011).

5.7.7 Diagnostik

Da sich dissoziative Störungen häufig akut und teils dramatisch präsentieren, steht in der Akutphase vor allem die Abklärung somatischer, insbesondere neurologischer Ursachen an erster Stelle. Bei Störungen des Bewusstseins muss dessen Einschränkung mit Skalen wie der Glasgow-Coma-Skala (GCS) bzw. GCS-M (für unter Fünfjährige) eingeschätzt werden. Auszuschließen sind Schädel-Hirn-Trauma, Hirndruck, Enzephalitis, Stoffwechselstörungen (diabetische Ketoazidose, Porphyrie etc.), Intoxikationen (Kohlenmonoxid, Drogen, Pilze, Giftpflanzen) sowie Epilepsien (Dämmerattacke, nonkonvulsiver Status).

Bei Störungen vom Konversionstyp sind neurologische Störungen wie Myo- oder Neuropathien, Myasthenie, Multipe Sklerose, Guillain-Barré-Syndrom, degenerative Störung der Basalganglien, zerebraler oder zerebellärer Insult, ZNS-Tumore, medikamentöse Extrapyramidalmotorische Symptome, Epilepsie sowie Störung der Sinnesorgane oder Dysästhesien (z. B. Morbus Fabry) auszuschließen.

Diagnostisch obligat ist eine umfassende körperlich-neurologische Untersuchung. Sie wird durch Labordiagnostik und apparative Untersuchungen ergänzt. Merkenschlager und Trollmann (2019) empfehlen folgende Laboruntersuchungen: BB, BGA, CO, BZ, Elektrolyte, ASAT, ALAT, Krea, CRP, Gerinnung, Ammoniak, Laktat und Urinstatus, mit Asservierung von Serum- und Urin, ggf. ergänzt durch folgende weitere Untersuchungen: MRT, EEG, Video-EEG, SEP, AEP, EMG und LP. Eine Übersicht der wichtigsten somatischen Differenzialdiagnosen wurde von Brunner et al. (2009) zusammengestellt.

Die Diagnose »Dissoziative Störung« sollte keine Ausschlussdiagnose bleiben, sondern durch die von Resch (1999) zusammengestellten positiven Hinweise auf eine dissoziative Störung (▶ Positive Kriterien als Hinweis für dissoziative Störung) gestützt werden.

Positive Kriterien als Hinweis für dissoziative Störung (nach Resch 1999)

- Traumatische Lebensereignisse
- Körperliche Belastungen durch Deformitäten oder bleibende Krankheitsfolgen
- Persönlichkeitsentwicklungsstörungen (bes. emotional instabiler Typus)
- Somatische Erkrankungen zu, vor oder während des Beginnes der dissoziativen Symptomatik

---

- Coping-Verhalten bei früheren somatischen Erkrankungen
- Frühe Somatisierungsphänomene
- Gehäuftes Auftreten von psychosomatischen/psychiatrischen Erkrankungen in der Herkunftsfamilie
- Belle indifférence
- Übernahme von Symptomen in Anlehnung an ein Modell
- Symbol- und Ausdrucksgehalt der Symptomatik
- Primärer und sekundärer Krankheitsgewinn
- Symptomwechsel, -ausdehnung, -veränderung im Rahmen der medizinischen Untersuchungen
- Manipulative Handlungen bis hin zu selbstschädigenden Handlungen
- »Doctor-Hopping«

Dauert die Symptomatik an und passen die Symptome nicht zu einer körperlich-neurologischen Störung, ist eine dissoziative Störung in Betracht zu ziehen. Es sollte der Fehler vermieden werden, mit »Tricks« den Patienten zu überführen, oder zu signalisieren, dass er gesund sei, da man keine pathologischen Befunde erheben könne. Symptome sollten kritikfrei respektiert werden. Eine erweiterte psychosoziale Anamnese ist schon während der somatischen Diagnostik durchzuführen. Zusätzliche Beurteilungen durch Lehrer oder Erzieher sind sinnvoll. Die Erhebung des psychopathologischen Befundes ist zur Differenzierung von anderen psychischen Störungen und Erfassung etwaiger Komorbidität unerlässlich. Zur Abklärung möglicher Überforderungen ist die intellektuelle Leistungsfähigkeit testpsychologisch einzuschätzen. Auch der Einsatz von speziellen Fragebogenverfahren kann hilfreich sein. Das Heidelberger Dissoziationsinventar (HDI) umfasst Selbstbeurteilungsbögen und ein strukturiertes klinisches Interview zur kategorialen Zuordnung der Symptomatik nach der ICD-10 und DSM-IV für Patienten ab 12 Jahren (Brunner et al. 1999).

5.7.8 Interventions- und Behandlungsmöglichkeiten

Aspekte ambulanter Behandlung

Präsentiert sich ein Patient in der kinderärztlichen Praxis mit o. g. unklaren Symptomen, ist eine möglichst weitgehende somatische Ausschlussdiagnostik durchzuführen. Ein somatisches Krankheitsverständnis sollte zunächst respektiert und auf keinen Fall Simulation unterstellt werden. Mit dem Bio-Psycho-Sozialen-Krankheitsmodell kann der Zusammenhang von psychosozialen Faktoren, Stress und körperlichen Symptomen und ggf. komorbiden somatischen wie psychischen Erkrankungen vermittelt werden. Wichtig ist die Sicherung eines Therapiebündnisses. Zeitnah ist ein Helfernetzwerk zu etablieren. Gemeinsam muss eine Begrenzung der Diagnostik definiert werden, um iatrogener Schädigung durch wiederholte und/oder invasive Untersuchungen und Chronifizierung vorzubeugen. Funktionseinschränkungen (Lähmung, Sinnesstörung) sollten primär durch Trainingstherapie (Physiotherapie, Logopädie, Ergotherapie) behandelt werden, gedacht als »goldene Brücke«, um den Patienten selbstwirksam an der Symptomreduktion zu beteiligen. Stets ist auf Minimierung des sekundären Krankheitsgewinns zu achten. Psychotherapeutisch wird zunächst unterstützend psychoedukativ gearbeitet. Später steht die Verbesserung der Selbstwahrnehmung und Emotionsregulation über Entspannungsverfahren, Aufbau von Konfliktlösungsstrategien und sozialer Kompetenz im Fokus. Nur bei sicherer therapeutischer Beziehung kann später auf eine mögliche Konfliktdynamik fokussiert werden. Wird innerhalb von vier Wochen keine Symptomreduktion erreicht, ist eine stationäre psychosomatisch-psychotherapeutische Behandlung indiziert (Jans und Warnke 2011; Brunner 2012).

Aspekte stationärer Behandlung

Indikation für eine stationäre Behandlung besteht, wenn oben beschriebene diagnostische und therapeutische Voraussetzungen nicht zu etablieren sind, Belastungen im psychosozialen Umfeld persistieren und symptomaufrechterhaltende Faktoren fortbestehen. Auch die Notwendigkeit der Mitbehandlung komorbider Störungen kann zu einer stationären Aufnahme führen.
Vorteile der stationären Behandlung sind:

- ein Halt gebendes therapeutisches Milieu,
- die bessere Bedingungsanalyse der Symptomatik,
- multimodale Therapie in einem multiprofessionellen Team,
- schrittweises Einbeziehen der Familie über Familientherapie oder Multifamilientherapie,
- angepasste schrittweise Belastungserprobung und Reintegration in das bisherige Umfeld.

Die Prinzipien zur Behandlung dissoziativer Störungen von Jans und Warnke (2011) sind ebenso hilfreich wie die Empfehlungen von Friese und Trott (1986) zum Umgang mit Kindern und Jugendlichen mit dissoziativen Störungen im stationären Setting.

> **Wesentliches für die Praxis**
>
> - Die Diagnose »Dissoziative Störung« soll positiv gestellt werden. Dafür ist eine bio-psycho-soziale Anamneseerhebung ebenso essenziell wie eine somatisch-neurologische Diagnostik.
> - Die Vermittlung des bio-psycho-sozialen Krankheitsmodells ist Basis einer sicheren therapeutischen Beziehung.
> - Bei anhaltend somatischem Krankheitsverständnis besteht Gefahr des »Doctor-Hoppings« und iatrogener Schädigung durch wiederholte und/oder invasive Diagnostik.

- Eine Begrenzung der organischen Diagnostik sollte gemeinsam beschlossen werden.
- Symptome müssen respektiert werden, keine Simulation unterstellen oder Patienten »überführen«!
- Frühzeitige Etablierung eines multiprofessionellen Helfernetzwerks ist für den Behandlungserfolg mitentscheidend.
- Bei drohender Gefährdung ist eine stationäre Behandlung als Schutzmaßnahme z. B. vor andauernder Belastung oder Übergriffen im Umfeld indiziert.
- Sekundären Krankheitsgewinn durch Diagnostik, Pflege oder Therapie vermeiden!
- Symptomzentrierte Trainingstherapie ist die »goldene Brücke« zur Symptomreduktion.
- Aufbau sozialer Kompetenzen, Erlernen von Konfliktbewältigungsstrategien und adäquaten Emotionsregulationsstrategien erhöhen den langfristigen Therapieerfolg.
- Bearbeitung der Konfliktdynamik/eines möglichen Traumas erst nach Stabilisierung.

Literatur

Brunner R, Resch F, Parzer P, Koch E (1999): Heidelberger Dissoziation-Inventar (HDI). Frankfurt a. M.: Pearson.
Brunner (2005) Neurobiologie Dissoziativer Störungen. Neuropsychologische und psychophysiologische Korrelate. Habilitationsschrift Heidelberg, Universität Heidelberg.
Brunner R, Resch F (2002) Dissoziative Störungen des Bewusstseins im Kindes- und Jugendalter. In: Eckhardt-Henn A, Hoffmann SO (Hrsg.) Dissoziative Bewusstseinsstörungen. Stuttgart: Schattauer. S. 249–262.
Brunner R, Resch F, Spitzer C, Freyberger HJ (2009) Dissoziative Störungen. In: Fegert JM, Streeck-Fischer A, Freyberger JH (Hrsg.) Adoleszenzpsychiatrie. Stuttgart: Schattauer.
Brunner R (2012) Dissoziative und Konversionsstörungen. Manuale psychischer Störungen bei Kindern und Jugendlichen. Berlin Heidelberg: Springer.
Falkai P, Wittchen HU (Hrsg.) (2018) Diagnostisches und statistisches Manual psychischer Störungen. DSM-5. 2. Aufl. Göttingen: Hogrefe.
Friese H-J, Trott G-E (1986) Hysterie im Kindes- und Jugendalter – gibt es Regeln für die stationäre Behandlung? Krankenpflege Journal 7: 8–14.
Jang KL, Paris J, Zweig-Frank H, Livesley WJ (1998) Twin study of dissociative experience. Journal of Nervous and Mental Disease 186: 345–351.
Jans T, Warnke A (2011) Dissoziative Störungen mit Beginn im Kindes- und Jugendalter – Symptomatik, Diagnose und Therapie. Kindheit und Entwicklung 20 (3): 127–138.
Kapfhammer HP (2001) Trauma und Dissoziation – eine neurobiologische Perspektive. Persönlichkeitsstörung: Theorie und Therapie 5: 4–27.
Lehmkuhl G, Blanz B, Lehmkuhl U, Braun-Scharm H (1989) Conversion disorder (DSM-III300.11): symptomatology and course in childhood and adolescence. European Archives of Psychiatry and Neurological Sciences 238: 155–160.
Merkenschlager A, Trollmann R (2019) Akute Bewusstseinsstörung jenseits der Neugeborenenperiode – Diagnostische Aspekte. Neuropädiatrie in Klinik und Praxis 18(3): 84–92.
Priebe K, Schmahl C, Stiglmayer C (2013) Dissoziation – Theorie und Therapie. Berlin Heidelberg: Springer Verlag.
Putnam FW (1997) Dissociation in Children and Adolescents. A Developmental Perspective. New York: Guilford Press.

Remschmidt H, Schmidt M H, Poustka F (2006) Multiaxiales Klassifikationsschema für psychische Störungen des Kindes- und Jugendalters nach ICD-10 der WHO: Mit einem synoptischen Vergleich von ICD-10 und DSM-IV. Bern: Huber.
Resch F (1999) Entwicklungspsychopathologie des Kindes- und Jugendalters. 2. Aufl. Weinheim: Belz Psychologie Verlags Union.
WHO (2022) (https://icd.who.int/browse11/l-m/en) (Version 2/2022), Zugriff am 11.03.2022).

5.8 Münchhausen-by-Proxy-Syndrom

Martina Monninger

Fallbeispiel

Die zweijährige Lea ist das vierte gemeinsame Kind ihrer Eltern, die drei älteren Kinder sind gesund. Sie zeigt seit dem 8. Lebensmonat Krankheitssymptome und musste deshalb schon mehrfach stationär behandelt werden. Anfänglich waren eine Makrohämaturie und eine Epistaxis auffällig. Im Verlauf des zweiten Lebensjahres kamen passagere blutige Durchfälle, Fieberschübe und Rötungen der Haut hinzu. Zudem traten spontan multiple Hauteffloreszenzen mit zentralen Ulzerationen auf, Indurationen inguinal und wechselnde Schwellungen des Gesichtes, mit fraglichem Ansprechen auf Steroide. An den Impfstellen fanden sich bei Lea Nekrosen. Eitrige, jauchige Otitiden (externae) mit einem breiten Keimspektrum mussten wiederholt behandelt werden. Eine Beteiligung der inneren Organe kann nicht festgestellt werden. Körperliche und psychomotorische Entwicklung sind unauffällig.

Die Mutter befindet sich in Elternzeit, ist studierte Sozialarbeiterin. Der Vater arbeitet Vollzeit als IT-Techniker. Die Mutter stellte das Kind mindestens einmal wöchentlich kinderärztlich vor. Lea wird schlussendlich in die Kinderklinik eingewiesen, mit Verdacht auf ein manipulatives Handeln der Mutter.

Nach Gesprächen mit den Eltern und unter Hinzuziehung der Kinderschutzgruppe werden Lea und ihr Vater stationär in der Kinderpsychosomatik aufgenommen. Die Mutter darf das Kind nicht besuchen. Während der mehrwöchigen stationären Behandlung gesteht die Mutter, dass sie die Krankheiten bei ihrer Tochter induziert habe. Sie begibt sich nach dem Geständnis in stationäre psychiatrische Behandlung.

5.8.1 Einleitung

In der Pädiatrie ist der behandelnde Arzt auf anamnestische Angaben der Bezugspersonen angewiesen, insbesondere im Säuglings- und Kleinkindalter. In der Regel werden die Symptome von den Eltern angemessen dargestellt und der behandelnde Arzt geht von einer wahrheitsgemäßen Berichterstattung der Eltern aus. Die Vorgehensweisen werden aus der erhobenen Anamnese und den Befunden abgeleitet.

Wenn sich keine Diagnose finden lässt, wird oftmals nach seltenen Erkrankungen gesucht. Das Erkennen einer Manipulation ist dadurch erschwert, dass davon ausgegangen wird, dass »Eltern das Beste für ihr Kind wollen«.

5.8.2 Begriffsbestimmung, historischer Abriss

Richard Asher beschrieb im Jahr 1951 das »Münchhausen Syndrom«. Es kennzeichnet artifizielle Erkrankungen, die der Betroffene an seinem eigenen Körper herstellt. Im DSM-5 wird unter »Factitious disorder« eine Störung verstanden, bei der eine Person Symptome erfindet oder selbst induziert.

Der noch heute gebräuchliche Begriff »Münchhausen-by-Proxy-Syndrom (MbPS)« wurde erstmalig 1977 von Meadow beschrieben. Er schildert zwei Fallbeispiele, in denen die Mütter nicht sich selbst, sondern ihre Kinder krankmachen (Meadow 1977). Das MbPS stellt eine schwerwiegende und subtile Form der Kindesmisshandlung dar.

Typischerweise liegt beim betroffenen Kind ein somatisches Beschwerdebild vor, das von einer Bezugsperson, die für dessen Wohl verantwortlich ist, vorgetäuscht und/oder erzeugt wird. Aber auch Verhaltensprobleme und psychische Störungen werden geschildert. Das Kind wird dann zu medizinischen Untersuchungen vorgestellt, die nicht selten ausufern. Die Bezugsperson verbirgt ihr Wissen um die Ursachen des Beschwerdebildes und nimmt beim Kind Schäden und Schmerzen in Kauf. Nach einer Trennung von Kind und Bezugsperson sistieren die Beschwerden und Symptome bilden sich zurück (Krupinski 2006)

Es werden zwei Typen von Bezugspersonen unterschieden:

1. Bezugspersonen, die selbst das Kind aktiv schädigen.
2. Bezugspersonen, die sich in Abhängigkeit des Arztes begeben, medizinische Untersuchungen und Behandlungsmaßnahmen massiv einfordern und durch ihre verfälschte Darstellung notwendig erscheinen lassen.

5.8.3 Prävalenz, Epidemiologie

Es wird von einer geschätzten Inzidenz von zwei MbPS-Fällen pro 100.000 Kinder bis zum 16. Lebensjahr ausgegangen (Sheridan 2003; Heubrock 2018). In der Regel sind jüngere Kinder betroffen, wobei die Mehrheit der Kinder jünger als fünf Jahre ist. Die Mortalität liegt zwischen 6 und 33%. Das Krankheitsbild wird als kulturübergreifend beschrieben, ohne dass es eine Geschlechterdifferenz gibt. Häufig sind Geschwister gleichermaßen gefährdet, 61 % weisen ähnliche Symptome auf (Sheridan 2003). Die Zeitdauer zwischen dem Auftreten der ersten Symptome und der Diagnosestellung beträgt durchschnittlich 7–15 Monate.

Ältere Kinder sind oft in heimlichem Einverständnis mit den Eltern und beginnen nicht selten, sich auch selbst zu schädigen.

5.8.4 Klinik

Es finden sich vielfältige somatische Symptome aus dem gesamten Bereich der Kinder- und Jugendmedizin: seltene Stoffwechselerkrankungen, gastrointestinale Erkrankungen, Blutungen und Vergiftungen werden vorgetäuscht oder induziert. Die Methoden der Täuschung beinhalten, falsche anamnestische Angaben, manipulierte Arztberichte und Laborwerte, Symptom-Übertreibung und das Induzieren von Symptomen.

Die häufigsten Krankheitssymptome sind Apnoen (26,8 %), Störungen der Nahrungsaufnahme (24,6 %), Diarrhoe (20 %), Krampfanfälle (17,5 %), Zyanose (11,7 %), Verhaltensstörungen (10,4 %), Asthma (9,5 %), Allergien (9,3 %) und Fieber (8,6 %) (Sheridan 2003; Eckhardt-Henn 2015, zit. nach Heubrock 2018). Die Symptome können beispielsweise durch das Abdrücken der Karotis, mütterliche Blutbeimengungen, Verletzungen der Haut, induziertes Erbrechen sowie Erstickungsversuche und Hungern lassen manipuliert werden.

Fehlende Besserung einer Symptomatik durch die krankheitsübliche Behandlung, Diskrepanzen zwischen Untersuchungsbefunden und anamnestischen Angaben der Bezugsperson sowie unvollständige oder unkorrekte Angaben zu Vorbehandlungen sollten hellhörig machen. Wiederholte Klinikaufenthalte in wechselnden stationären Einrichtungen, evtl. auch mit Abbrüchen der Behandlung, und eine zeitliche Verknüpfung zwischen dem Auftreten der Symptomatik und der Anwesenheit der Bezugsperson können Verdachtshinweise sein. Symptome und klinisches Bild bessern sich in Abwesenheit der Bezugsperson (»diagnostische Trennung«).

Die Bezugsperson, in 95 % der Fälle die Mutter, will ihr Kind nicht allein lassen, zeigt sich bei Krisen sehr gelassen, drängt häufig auf invasive, sogar schmerzhafte, Untersuchungen. In vielen Fällen besteht eine große Nähe zu medizinischen Berufen. 45 % der Mütter haben eine Ausbildung aus dem Gesundheitsbereich. Die Bezugsperson imponiert oft durch freundliches, zuvorkommendes Verhalten, als »aufopfernde« Mutter, die sehr interessiert und fürsorglich ist. Es gelingt diesen Personen, in den Behandlungsteams Unterstützer zu gewinnen, sodass der Verdacht auf das Vorliegen des MbPS abgetan wird bzw. Teams gespalten werden (Krupinski 2006).

In den letzten Jahren zeigten sich Varianten induzierter Erkrankungen in Form von Unterlassung medizinischer Maßnahmen oder dem Festhalten an medizinischen Maßnahmen, die nicht (mehr) nötig sind, um daraus finanzielle Vorteile (Pflegegrad) zu gewinnen.

5.8.5 Ursachen/Risikofaktoren/Komorbiditäten

Als Ursache des MbPS wird eine psychische Erkrankung der Bezugsperson angenommen. Es wird vermutet, dass die betroffenen Mütter Aufmerksamkeit und Anerkennung bekommen möchten, die ihnen unter anderem vom oft unbeteiligt wirkenden Partner nicht widerfahren. In der kinderärztlichen Praxis und der Klinik scheint die Bezugsperson sowohl in ihrer Mütterlichkeit als auch als Mensch entsprechende Zuwendung zu bekommen. Psychodynamische Theorien (Krupinski 2006) postulieren, dass bei den Bezugspersonen selbst frühkindliche Traumata oder Verluste vorliegen, die oftmals mit mütterlicher Zurückweisung verbunden waren. Die Bezugspersonen scheinen häufig eine enge Beziehung zum Arzt ihres Kindes zu haben, die über die normale Arzt-/Patienten Beziehung hinausgeht. Die Betroffenen empfinden das Kind als Teil ihres eigenen Körpers und haben häufig selbst eine Vorgeschichte von unklaren Erkrankungen und/oder artifiziellen Störungen (Krupinski 2006; Sachsse 2015).

Eine Bindungsstörung der Bezugsperson im Sinne einer unsicheren Bindung wird ebenfalls als Ursache diskutiert. Es wird vermutet, dass die direkte Schädigung der betroffenen Kinder in einem dissoziativen Zustand der Schädigerin stattfindet. Dies würde erklären, weshalb die Taten mehrheitlich anhaltend geleugnet werden (Noeker et al. 2010).

5.8.6 Diagnostik und Differenzialdiagnostik

Die Diagnose wird oft zunächst nicht gestellt, weil den Eltern keine Vortäuschung einer Erkrankung beim Kind unterstellt werden mag. In der Klinik sind ausführliche Befund- und Pflegedokumentationen und die Durchführung pflegerischer Maßnahmen nur durch das Klinikpersonal oft richtungsweisend. Die diagnostische Trennung von Bezugsperson und Kind führt in der Regel zum Verschwinden der Symptomatik. Die Separierung gestaltet sich aber oftmals schwierig, da die Bezugsperson eine Trennung häufig ablehnt und die Gefahr besteht, dass sie mit dem Kind die Einrichtung verlässt.

Eine multidisziplinäre Fallbesprechung in der Kinderschutzgruppe muss im Verdachtsfall erfolgen.

Eine diagnostische Klärung bereits eingetretener Folgewirkungen der körperlichen und psychischen Traumatisierung ist dringend notwendig, um dem Kind nach Beendigung der Misshandlung angemessene Hilfen geben zu können. Neben der direkten Schädigung durch von der Bezugsperson initiierten Maßnahmen, wie beispielsweise Hospitalisierungen und Operationen, sind die psychischen Folgen »nicht integrierbarer Beziehungserfahrungen mit der Täterin als primärer Bezugsperson« zu erfassen (Noeker und Keller 2002, S. 1363).

Differenzialdiagnostisch muss an sogenannte »Helikoptereltern« gedacht werden, die sich extrem viele Sorgen um ihre Kinder machen.

5.8.7 Intervention/Behandlung/Prävention ambulant/stationär

Besteht in der kinderärztlichen Praxis der Verdacht auf ein MpPS, ist eine stationäre Einweisung nach telefonischer Rücksprache mit dem Krankenhaus zu empfehlen. Konsilarische Untersuchungen durch die Rechtsmedizin können zu mehr Klarheit führen bei Verdacht auf Vergiftung oder Überdosierung von Medikamenten. Bei eindeutiger werdender Beweislage sollte die Kriminalpolizei eingeschaltet werden.

Es gilt die medizinisch nicht notwendigen und schädigenden Handlungen am Kind dauerhaft zu unterbrechen und für seinen Schutz zu sorgen. Wenn für die Sicherheit notwendig, kann das Kindes vom zuständigen Jugendamt auch gegen den Willen der Erziehungsberechtigten in Obhut genommen werden.

Die schädigende Bezugsperson sollte sich psychiatrisch/psychotherapeutisch behandeln lassen, was aber von den Betroffenen oft abgelehnt oder unterlaufen wird. Eine juristische Verfolgung der schädigenden Person sollte erfolgen.

Alle üblichen Maßnahmen im Rahmen von Kindeswohlgefährdung finden Beachtung.

5.8.8 Prognose, Perspektive

Die schwer belastenden körperlichen und psychischen Erfahrungen können zu ernsthaften psychischen Störungen führen und eine psychotherapeutische Behandlung erforderlich machen.

Die betroffenen Kinder haben erlebt, dass ihre primäre Bezugsperson sie gleichzeitig bemuttert und vorsätzlich verletzt. Dies kann dazu führen, dass sie ihren Gefühlen nicht mehr trauen und ohne therapeutische Hilfe unfähig sind, tragfähige zwischenmenschliche Beziehungen aufzubauen.

> **Wesentliches für die Praxis**
>
> - Das Münchhausen-by-Proxy-Syndrom ist eine schwere Form der Kindesmisshandlung, bei der Krankheiten von nahen Bezugspersonen vorgetäuscht oder erzeugt werden.
> - Die Diagnose MbPS beschreibt primär eine Störung der Bezugsperson.
> - Die Aufdeckung eines MbPS ist schwierig. Gründe dafür sind häufige Arztwechsel und Klinik-Hopping sowie die Überzeugung, dass Eltern immer das Beste für ihr Kind wollen.
> - Medizinische Eingriffe, die gefordert werden, aber nicht indiziert sind, gilt es zu verhindern.
> - Es besteht eine hohe Mortalität, auch für Geschwisterkinder.
> - Die Einbeziehung einer Kinderschutzgruppe ist geboten.
> - Die Opfer müssen vor der Täterin bzw. dem Täter dauerhaft geschützt werden.
> - Die Täter bzw. Täterinnen sind ebenso wie die Opfer dringend psychiatrisch/psychotherapeutisch behandlungsbedürftig.

Literatur

Eckhardt-Henn A (2015) Artifizielle Störung. Heimliche Selbstschädigung. Psychotherapeut 60: 18–24.
Heubrock D (2018) Das Münchhausen-by-proxy-Syndrom: Probleme der familiengerichtlichen Begutachtung bei einer seltenen Form der Kindesmisshandlung. RPsych Rechtspsychologie 4(3): 331–351.

Krupinski M (2006) Wenn Mediziner ungewollt zur Kindesmisshandlung verführt werden: Münchhausen-by-proxy-Syndrom. Wiener Medizinische Wochenschrift 156: 441–447.
Meadow R (1977) Münchhausen Syndrom by Proxy. The Hinterland of Child abuse. The Lancet 310 (8033): 343–345.
Noeker M, Mußhoff F, Franke I, Madea B (2010) Münchhausen-by-proxy-Syndrom. Rechtsmedizin 29: 223–237.
Noeker M, Keller K (2002) Münchhausen-by-Proxy-Syndrom als Kindesmisshandlung. Monatsschr Kinderheilkd 150: 1357–1369.
Sachsse U (2015) Proxy- dunkle Seite der Mütterlichkeit. Stuttgart: Schattauer.
Sheridan M (2003) The deceit continues: an updated literature review of Munchhausen Syndrome by Proxy. Child Abuse & Neglect 27(4): 431–451.

5.9 Zwangsstörungen im Kinder- und Jugendalter

Jan Kwant

Fallbeispiel

Der zwölfjährige Lukas wird von seinen Eltern mit trockenen, geröteten und rissigen Händen bei seinem Kinderarzt vorgestellt. Lukas habe in den vergangenen Monaten zunehmend häufiger und lange seine Hände gewaschen. Nach dem Grund für das häufige Waschen gefragt, berichtet Lukas, dass er vor einem halben Jahr dringend die völlig verdreckte Schultoilette habe benutzen müssen. Im Nachhinein habe er sich viele Gedanken über Bakterien und Erreger gemacht. Schließlich habe er sich zur Vermeidung möglicher Infektionen immer gründlicher die Hände gewaschen, solange bis es sich »richtig« angefühlt habe.

Die Eltern berichten, Lukas habe Schwierigkeiten, den Schulstoff zu bewältigen und würde darauf bestehen, nach dem Schulbesuch zu duschen und seine Kleidung zu wechseln. Laut Eltern habe er sich in den vergangenen Monaten sozial zurückgezogen und zeige vermehrt Stimmungsschwankungen. Durch Lukas umfangreiche Rituale komme es zu Konflikten zwischen ihm und seinen Eltern. Außerdem produziere Lukas durch das häufige Umziehen viel Wäsche.

Lukas berichtet, Mitschüler, die er im Schulbus treffe, würden »schlimme Gedanken« bei ihm auslösen. Er habe Angst, Eigenschaften von Personen, die er berühre, könnten auf ihn übergehen. Er empfinde diese Gedanken als unsinnig, könne diese Befürchtungen aber nicht »abstellen«. Mittlerweile reiche es aus, an die Mitschüler zu denken, um die Befürchtungen auszulösen. Er fühle sich dann angespannt und unwohl, vermeide es zunehmend, Gegenstände und Personen zu berühren, gehe immer weniger aus dem Haus. Wenn er nach Kontakten nicht sofort die Hände wasche, die Kleidung wechsle und dusche, um die »Spuren« der Menschen abzuwaschen, müsse er ein Zählritual durchführen. Das verringere die Anspannung kurzzeitig.

5.9.1 Einleitung

Zwangsstörungen gehören zu den häufigsten psychischen Erkrankungen im Kindes- und Jugendalter und gehen mit einer hohen Beeinträchtigung der Lebensqualität einher. Es handelt sich um komplexe Störungsbilder mit vielfältigen Erscheinungsformen, die sowohl Zwangsgedanken als auch Zwangshandlungen beinhalten können. Der Alltag der Betroffenen und engsten Bezugspersonen ist in allen Lebensbereichen hoch belastet, insbesondere wenn für die Zwangshandlungen viel Zeit benötigt wird oder die Bezugspersonen mit in die Zwangssymptomatik eingebunden sind. Auch andere zwischenmenschliche Beziehungen leiden. Die Tendenz zur Chronifizierung und häufige komorbide Störungen stellen Risiken für die soziale und emotionale Entwicklung der Betroffenen dar.

5.9.2 Epidemiologie

Die Prävalenzraten von Zwangsstörungen im Kindes- und Jugendalter werden zwischen 1 und 4 % angegeben (z. B. Douglass et al. 1995). Bei Zwangsstörungen handelt es sich häufig um verheimlichte Störungen, sodass die Dunkelziffer hoch sein wird.

Ungefähr 20 % der Betroffenen berichten, die Zwangsstörung bereits bis zum 10. Lebensjahr entwickelt zu haben (Kessler et al. 2005a; Kessler et al. 2005b). Studien weisen auf einen frühen Störungsgipfel bei 10–11 Jahren und ein weiteres Maximum bei 21–23 Jahren hin (Delorme et al. 2005). Bezüglich der Geschlechterverteilung zeigen die Studien eine große Heterogenität. Es gibt aber Anhaltspunkte dafür, dass Jungen im Kindesalter häufiger betroffen sind als Mädchen (3 : 2) (Geller 2006). Im Jugend- wie auch im Erwachsenenalter zeigt sich eine ungefähre Gleichverteilung der Geschlechter.

5.9.3 Klinik

Das Auftreten von *Entwicklungsritualen, magischem Denken* und *abergläubischem Verhalten* ist bei Kindern häufig zu beobachten und kennzeichnet eine normale soziale und emotionale Entwicklung eines Kindes.

Zwangsrituale als Krankheitssymptom sind davon zu differenzieren und treten meist erst um das 6.–8. Lebensjahr herum auf und werden bereits in diesem Alter als ich-dyston (nicht zu sich gehörend) und belastend erlebt. Bezugspersonen nehmen die Zwangsstörungen als wiederkehrende Handlungen wahr, die weder konkreten Sinn noch konkretes Ziel haben.

Wesentliche Kennzeichen einer Zwangsstörung sind wiederkehrende Zwangsgedanken und/oder Zwangshandlungen. Hinzu kommen Widerstand, den Impuls auszuführen, bestimmte Inhalte zu denken (Gedanken) oder zu tun (Handlungen) sowie eine deutliche Beeinträchtigung im Alltag.

Im Unterschied zu Erwachsenen nehmen nicht alle Kinder die Zwangsgedanken und -handlungen als unsinnig und übertrieben wahr.

Bei *Zwangsgedanken* handelt es sich um Gedanken, Impulse (Gedanken mit starker Handlungsaufforderung), Bilder, Vorstellungen oder Ideen, die sich intensiv aufdrängen, Angst und Anspannung auslösen.

Trotz des hohen aversiven Charakters werden diese als eigene Gedanken und nicht als von außen kommende oder durch andere eingegebene Gedanken erlebt.

Bei *Zwangshandlungen* handelt es sich um häufig wiederholte, stereotyp oder ritualisiert anmutende Handlungen, die oft auf einen Zwangsgedanken hin einem strengen Ablaufschema folgen und deren Nichtausführung dem Betroffenen nicht möglich ist oder schwer fällt, obwohl die Handlungen einer willentlichen Kontrolle unterliegen. Sie werden häufig ausgeführt, um vorausgegangene Zwangsgedanken oder daraus folgende Anspannungszustände zu neutralisieren.

Mentale oder *verdeckte Zwangshandlungen* bezeichnen Gedanken, die zur Verminderung eines Anspannungszustandes und zur Reduktion von Angst dienen. Diese neutralisierenden Gedanken werden zu den Zwangshandlungen gezählt.

Jans et al. (2007) führten eine prospektive Studie zur juvenilen Zwangsstörung mit 55 Kindern und Jugendlichen durch. Die dabei gefundenen relativen Häufigkeiten der Inhalte von Zwangsgedanken und Formen von Zwangshandlungen sind in Tabelle 5.3 aufgeführt:

Tab. 5.3: Zwangsgedanken und -handlungen bei Kindern und Jugendlichen

Zwangsgedanken	Verschmutzung	42 %
	Aggressive oder sexuelle Gedanken	26 %
	Symmetrie oder Ordnung	20 %
	Befürchtung etwas Schlimmes passiert	20 %
	Ekel vor Ausscheidungen	13 %
	Furcht, andere zu verletzen	13 %
	Magisches Denken	11 %
	sonstige	26 %
Zwangshandlungen	Reinigungs- und Waschzwänge	69 %
	Kontrollzwänge	36 %
	Kontaktvermeidung von Schmutz	24 %
	Wiederholungszwänge	20 %
	Ordnungszwänge	20 %
	Zähl-Zwänge	18 %
	Berührungszwänge	15 %
	sonstige	29 %

5.9.4 Ursachen

Bei Zwangsstörungen handelt es sich um eine heterogene Störungsgruppe. Die genaue Ätiologie und Pathogenese der Zwangsstörungen sind bis heute nur in Ansätzen bekannt. Eine biopsychosoziale Genese liegt nahe (▶ Abb. 5.1).

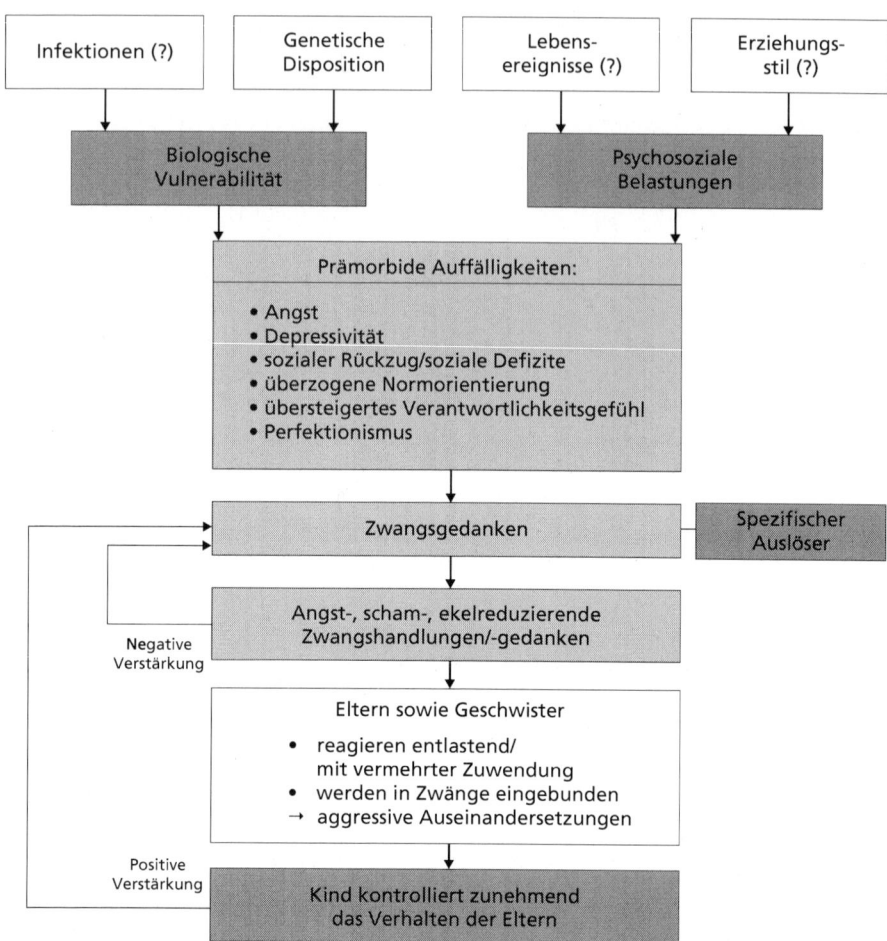

Abb. 5.1: Biopsychosoziales Modell zur Entstehung von Zwangsstörungen (Petermann 2013)

Eine Folgeerkrankung einer Infektion mit beta-hämolysierenden Streptokokken geht mit Zwangssymptomen einher und ist unter dem Akronym PANDAS (paediatric autoimmune neuropsychiatric disorders associated with streptococcus) oder PANS (paediatric acute onset neuropsychiatric syndrome) den Kinderärzten ein Begriff. Hier scheint es sich um eine Untergruppe der Zwangsstörungen zu handeln, die durch plötzlichen Symptombeginn bzw. Symptomverschlechterung mit frühem Störungsbeginn gekennzeichnet ist. Es scheint eine enge Verknüpfung zu Tic-Störungen zu geben.

Bestimmte Grundüberzeugungen bzw. Persönlichkeitsmerkmale werden bei Kindern und Jugendlichen mit Zwangsstörungen und ihren Familien gehäuft beobachtet. Dazu gehören z. B. Perfektionismus, Sorgfalt, Gewissenhaftigkeit, übermäßige Vorsicht, ein übertriebenes Verantwortungsgefühl, Zweifel, Unentschlossenheit und rigides oder eigensinniges Verhalten (Farrell und Barrett 2006).

Das Zwei-Faktoren-Modell, eine Lerntheorie von Mowrer (Lehmkuhl 2013), bietet eine Erklärung psychischer Störungen: Zwangshandlungen werden durch das Erleben der Reduktion negativer Emotionen und Anspannungszustände verstärkt und im weiteren Verlauf häufiger und intensiver auftreten. Gleichzeitig wird durch Zwangshandlungen die Konfrontation mit den sie auslösenden Gedanken gemieden, was einen Realitätsabgleich verhindert und zur Persistenz der Zwangsgedanken führt.

5.9.5 Diagnostik

Bei Zwangsstörungen mit ihren komplexen Bildern ist eine umfangreiche Verhaltens- und Psychodiagnostik zur Erfassung der individuellen Zwangssymptomatik, der aufrechterhaltenden Bedingungen, komorbider Störungen und psychosozialer Funktionseinschränkungen notwendig.

Durch testpsychologische Verfahren wird die Verdachtsdiagnose bestätigt und die Zwangssymptomatik des Patienten genauer differenziert, beispielsweise:

- die »Diagnose-Checkliste für Zwangs-Spektrum-Störungen (DCL-ZWA)«
- das »Zwangsinventar für Kinder- und Jugendliche (ZWIK-S/-E)«
- der »Fremdbeurteilungs- und Selbstbeurteilungsbogen für Zwangs-Spektrum-Störungen (DISYPS FBB/SBB-ZWA)« aus dem »Diagnostik-System für psychische Störungen nach ICD-10 und DSM-5 für Kinder und Jugendliche«.

5.9.6 Differenzialdiagnostik

Differenzialdiagnostisch ist eine Zwangsstörung von Ritualen, magischem Denken und abergläubischem Verhalten abzugrenzen.

Auch zwanghafte Tendenzen sind häufig ohne Krankheitswert. Sie lassen sich leicht von einer Zwangsstörung unterscheiden, da sie bei den Handlungen der Patienten einen geringen Zeitaufwand in Anspruch nehmen und zu keiner Funktionseinschränkung führen. Eine klinische Abgrenzung zwischen einer Zwangsstörung und stereotypischen oder zwanghaft anmutenden Verhaltensweisen bei Kindern mit tiefgreifenden Entwicklungsstörungen oder mit weit unterdurchschnittlichen Lern- und Leistungsvoraussetzungen gelingt in der Regel leicht.

Körperliche Erkrankungen können zwanghafte Verhaltensweisen bis hin zum Vollbild einer Zwangsstörung auslösen. Hier seien Infektionen (z. B. PANDAS), Epilepsie, Tumore, degenerative Erkrankungen und hypoxische Zustände genannt.

5.9.7 Komorbiditäten

Kinder und Jugendliche mit Zwangsstörungen weisen in 62–97 % mindestens eine weitere komorbide psychische Störung auf (Geller et al. 1998; Wewetzer und Klampfl 2004). Die häufigsten sind Angststörungen, Depressionen, Aufmerksamkeitsdefizit-/Hyperaktivitätsstörungen, Störungen des Sozialverhaltens, Essstörungen, Tic-Störungen und schizophrene Störungen, in der Adoleszenz zudem vermehrt Persönlichkeitsstörungen.

5.9.8 Therapie

Die Therapie der Zwangsstörung bei Kindern und Jugendlichen orientiert sich an Schweregrad der Störung und Vorhandensein komorbider Störungen und kann ambulant, tagesklinisch oder stationär stattfinden.

Die Therapie beinhaltet Elemente der Psychoedukation, Psychotherapie und pharmakologischen Behandlung. In mehreren kontrollierten Studien konnte die Effektivität der kognitiv-behavioralen Verhaltenstherapie und der psychopharmakologischen Behandlung gezeigt werden. Unter den psychotherapeutischen Verfahren hat sich die Exposition mit Reaktionsverhinderung bewährt: Bei Konfrontation kommt es zu einem Anstieg von Anspannung und Angst, die dann wieder abklingen. Durch die Erfahrung des Patienten, dass diese Angst von allein nachlässt, erklärt sich der Behandlungserfolg. Die Konfrontationssituation sollte erst beendet werden, nachdem es zu einer deutlichen Angstreduktion gekommen ist.

Zur psychopharmakologischen Behandlung von Zwangsstörungen im Kindes- und Jugendalter sind die selektiven Serotonin-Wiederaufnahmehemmer (SSRI) Sertralin ab dem 6. Lebensjahr und Fluvoxamin ab dem 8. Lebensjahr zugelassen. Die Beurteilung des therapeutischen Erfolges sollte nicht vor Ablauf von 8–12 Wochen erfolgen, da der Wirkeintritt bis zu zehn Wochen in Anspruch nehmen kann. Das trizyklische Antidepressivum Clomipramin kann off-label eingesetzt werden, wenn die Behandlung mit selektiven Serotonin-Wiederaufnahmehemmern trotz ausreichend hoher Dosierung keinen gewünschten Effekt liefert.

Es stehen deutschsprachige Manuale zur Behandlung von Zwangsstörungen bei Kindern und Jugendlichen zur Verfügung, z. B.:

- Zwangsstörungen bei Kindern und Jugendlichen, Ein Therapiemanual (Wewetzer 2012)
- Zwangsstörungen, Ein Therapieprogramm für Kinder und Jugendliche mit Angst- und Zwangsstörungen (THAZ) (Suhr-Dachs und Döpfner 2015)

5.9.9 Transition und Prognose

Über den Verlauf von Zwangsstörungen bei Kindern und Jugendlichen ist bisher wenig bekannt. Es gibt Hinweise, dass die Symptomatik bei Kindern und Jugendlichen schneller remittiert als bei Erwachsenen. Möglicherweise können sich junge Menschen besser an eine chronische oder episodisch auftretende Zwangssymptomatik anpassen und zeigen eine geringere psychosoziale Funktionsbeeinträchtigung als Erwachsene. Frühes Manifestationsalter, notwendige stationäre Behandlung und längere Erkrankungsdauer sind Prädiktoren für eine Chronifizierung (Stewart et al. 2004).

> **Wesentliches für die Praxis**
>
> - Zwangsstörungen beeinträchtigen den Alltag der Betroffenen massiv und gefährden die psychosoziale Entwicklung.
> - Zwangsstörungen müssen von entwicklungstypischem Verhalten im Kindesalter abgegrenzt werden.
> - Zwangsrituale sind ich-dyston, Zwangsgedanken werden oft als eigene Gedanken erlebt.
> - Post-Infektionsgeschehen sind differenzialdiagnostisch zu berücksichtigen.
> - Psychotherapie und Psychopharmakologie werden in der Behandlung häufig kombiniert.
> - Es ist von einer hohen Chronifizierungsrate auszugehen.

Literatur

Delorme R, Golmard JL, Chabane N et al. (2005) Admixture analysis of age at onset in obsessive-compulsive disorder. Psychol Med 35: 237–43.
Douglass HM, Moffitt TE, Dar R, McGee R, Silva P (1995) Obsessive-compulsive disorder a birth cohort of 18-year-olds: prevalence and predictors. Journal of the American Academy of Child 34: 1424–1431.
Farrell L, Barrett P (2006) Obsessive-compulsive Disorder Across Developmental Trajectory: Cognitive Processing of Threat in Children, Adolescents and Adults; British Journal of Psychology 97 (Pt 1): 95–114.
Geller DA (2006) Obsessive compulsive and spectrum disorders in children and adolescents. Psychiatric Clinics of North America 29: 353–370.
Geller DA, Biederman J, Jones J, Park K, Schwartz S, Shapiro S, Coffey B (1998) Is juvenile obsessive-compulsive disorder a developmental subtype of the disorder? A review of the pediatric literature; J Am Acad Child Adolesc Psychiatry 37(4): 420–7.
Jans T, Wewetzer C, Klampfl K, Schulz E, Herpertz-Dahlmann B, Remschmidt H, Warnke A (2007) Phenomenology and co-morbidity of childhood onset obsessive compulsive disorder. Z Kinder Jugendpsychiatr Psychother 35(1): 41–50.
Kessler RC, Berglund P, Demler O, Jin R, Merikangas KR, Walters EE (2005a) Lifetime prevalence and age-of-onset distributions of DSM-IV disorders in the National Comorbidity Survey Replication. Arch Gen Psychiatry 62: 593–602.
Kessler RC, Chiu WT, Demler O, Merikangas KR, Walters EE (2005b) Prevalence, severity, and comorbidity of 12-month DSM-IV disorders in the National Comorbidity Survey Replication. Arch Gen Psychiatry 62: 617–27.
Lehmkuhl G, Poustka F, Holtmann M, Steiner H (2013) Lehrbuch der Kinder- und Jugendpsychiatrie. Göttingen: Hogrefe.
Petermann F (2013) Lehrbuch der klinischen Kinderpsychologie. Göttingen: Hogrefe.
Stewart SE, Geller DA, Jenike M, Pauls D, Shaw D, Mullin B, Faraone SV (2004) Long-term outcome of pediatric obsessive-compulsive disorder: a meta-analysis and qualitative review of the literature. Acta Psychiatr Scand. 110(1): 4–13.
Suhr-Dachs L, Döpfner M (2015) Leistungsängste. Therapieprogramm für Kinder und Jugendliche mit Angst- und Zwangsstörungen (THAZ) Band 1. Göttingen: Hogrefe.
Wewetzer C, Klampfl K (2004) Phänomenologie der juvenilen Zwangsstörung. In: Wewetzer C (Hrsg.) Zwänge bei Kindern und Jugendlichen. Göttingen: Hogrefe Verlag. S. 29–53.
Wewetzer G (2012) Zwangsstörungen bei Kindern und Jugendlichen. Ein Therapiemanual. Göttingen: Hogrefe.

5.10 Aufmerksamkeitsdefizit-/Hyperaktivitätsstörungen (ADHS)

Jan Kwant

Fallbeispiel

Der neunjährige Niclas stellt sich in den vergangenen Monaten mehrmals wegen Bauch- und Kopfschmerzen sowie Unwohlseins bei seiner Kinderärztin vor. Bei unauffälligem körperlichem Untersuchungsbefund werden die Beschwerden als funktionelle Symptome eingeschätzt. Der Ärztin fällt allerdings eine ausgeprägte motorische Unruhe auf. Auch erfährt sie von Problemen in der Schule. Niclas beschäftige sich häufig mit anderen Dingen im Unterricht, lenke sich und andere Mitschüler dadurch ab. Nach Angaben der Eltern sei bereits in der 1. Klasse eine mangelnde Konzentrationsfähigkeit bei Niclas benannt worden. Er könne kaum stillsitzen und stehe im Unterricht häufig unvermittelt auf. Die Anfertigung der Hausaufgaben würde einen Großteil der Freizeit von Niclas in Anspruch nehmen. Es falle ihm schwer, seine Mappen in Ordnung zu halten. Zu Hause werde Niclas schnell wütend. Dadurch komme es oft zu Konflikten mit seinem sechsjährigen Bruder. Die Mutter fühle sich wegen einer mangelnden Regeleinhaltung vermehrt von ihrem Sohn provoziert.

In den vergangenen Monaten seien Niclas' Schulleistungen deutlich schlechter geworden. Vor dem Schulbesuch berichte Niclas häufiger über Kopf- und Bauchschmerzen. Er wirke traurig, habe kaum noch Lust, sich mit Freunden zu verabreden. In der Vergangenheit sei er wegen einer milden Sprachentwicklungsstörung und einer umschriebenen Entwicklungsstörung der Feinmotorik im SPZ vorgestellt worden. Es sei Ergotherapie verordnet worden.

5.10.1 Einleitung

Die Aufmerksamkeitsdefizit-Hyperaktivitätsstörung (ADHS) ist eine der häufigsten psychischen Störung im Kindes- und Jugendalter und ist durch ein situationsübergreifendes Auftreten der drei Kernsymptome Aufmerksamkeitsstörung, Impulsivität und Hyperaktivität gekennzeichnet. Diese Symptome treten häufiger und ausgeprägter auf als bei Kindern in vergleichbarem Alter und Entwicklungsstand. Durch die Störung ist das Kind in der sozialen, schulischen oder beruflichen Funktionsfähigkeit bzw. in der Teilhabe eingeschränkt. In der kinderärztlichen Praxis werden diese Kinder häufig mit psychosomatischen Symptomen vorgestellt.

Die Störung und die mit ihr verbundenen Funktionseinschränkungen persistieren nicht selten bis ins Erwachsenenalter.

5.10.2 Epidemiologie

Internationale Studien belegen vergleichbare Prävalenzraten für ADHS in verschiedenen Ländern und Kulturen (Polanczyk et al. 2007). Nach der KiGGS-Studie des Robert-Koch-Instituts liegt die Häufigkeit elternberichteter Diagnosen einer ADHS in Deutschland bei etwa 5 % (Schlack et al. 2014).

5.10.3 Klinik

Die Klinik der ADHS weist entwicklungs- und altersabhängige Veränderungen auf, sodass in verschieden Altersstufen verschiedene Symptome in unterschiedlicher Ausprägung vorhanden sein können.

Nicht selten sind bei Säuglingen und Kleinkindern bereits Temperamentsmerkmale einer ADHS zu erkennen und somit anamnestisch eruierbar. Kinder mit einer späteren ADHS weisen bereits im Säuglingsalter vermehrt Regulationsstörungen wie exzessives Weinen, Schlaf- oder Fütterstörungen auf (Becker et al. 2010).

Hyperaktivität

Hyperaktivität bezeichnet ein anhaltendes Muster einer desorganisierten, mangelhaft regulierten und überschießenden motorischen Aktivität und einer exzessiven Ruhelosigkeit (Döpfner et al. 2013a, b). Diese Hyperaktivität zeigt sich von außen wenig beeinflussbar, vor allem im Vorschulalter.

Im Jugend- und Erwachsenenalter steht die Hyperaktivität häufig nicht mehr im Vordergrund und wird dann durch eine innere Unruhe und Fahrigkeit abgelöst.

Störungen der Aufmerksamkeit

Die Aufmerksamkeitsleistungen werden zu einem erheblichen Anteil von motivationalen Prozessen beeinflusst. Störungen der Aufmerksamkeit zeigen sich darin, dass Aufgaben und Tätigkeiten vorzeitig abgebrochen und nicht beendet werden. Meist sind die Störungen bei fremdbestimmten Tätigkeiten ausgeprägter, z. B. bei Hausaufgaben. Es fällt den Kindern schwer, bei einer Aufgabe oder Beschäftigung zu bleiben. Sie wechseln häufig die Aktivitäten und verlieren schnell das Interesse. Flüchtigkeitsfehler sind oft zu finden, Tätigkeiten werden unordentlich, nachlässig und planlos verfolgt. Das Kind ist dadurch in seiner Alltagsorganisation und Selbststrukturierung erheblich beeinträchtigt. Die Störung der Aufmerksamkeit ist besonders im Schulalter offensichtlich.

Diese mangelnde Aufmerksamkeit und Ausdauer sollten nur dann als Störung angesehen werden, wenn sie in Relation zu Alter, Entwicklungsstand und Intelligenzniveau des Kindes oder Jugendlichen überdurchschnittlich ausgeprägt sind.

Impulsivität

Impulsivität zeigt sich in Ungeduld. Es fällt den betroffenen Kindern und Jugendlichen schwer, Bedürfnisse aufzuschieben oder abzuwarten. Häufig handeln sie unüberlegt und vorschnell. Dies führt zu Schwierigkeiten im sozialen Miteinander. Die Betroffenen stören im Unterricht, fassen alles an und unterschätzen Gefahren etc. Die Sicherheit im Alltag und insbesondere im Straßenverkehr ist durch das unüberlegte Handeln häufig beeinträchtigt. Die Impulsivität geht üblicherweise mit zunehmendem Alter zurück, da die Möglichkeiten der Selbststeuerung zunehmen. Dennoch bleibt diese ein Grund für erhebliche Funktionseinschränkungen in allen Lebensbereichen der Betroffenen.

5.10.4 Ursachen

Die ätiologischen Zusammenhänge sind verschiedenartig und bisher nicht vollständig geklärt. Vor allem eine genetische Disposition und prä-, peri- und frühe postpartale Umwelteinflüsse, welche die Hirnreifung maßgeblich beeinflussen, scheinen eine bedeutende Rolle bei den Entstehungsbedingungen zu spielen.

Verwandte ersten Grades haben ein bis zu achtfach erhöhtes Risiko, ebenfalls an einer ADHS zu erkranken (Faraone et al. 2005; Mick und Faraone 2008). Neben verschiedenen direkten Schädigungen des ungeborenen Kindes z. B. durch Nikotin und Alkohol kann es durch Fehl- und Mangelversorgungen zu einem steigenden Risiko für eine Frühgeburt kommen. Sowohl Frühgeburtlichkeit wie auch ein geringes Geburtsgewicht werden als Risikofaktor für eine ADHS diskutiert (Coghill et al. 2011).

5.10.5 Diagnostik

Die Diagnosestellung sollte einem Arzt mit profunden Kenntnissen hinsichtlich Verhaltens- und anderen psychiatrischen Störungen vorbehalten bleiben. In der Regel sind dies Fachärzte für Kinder- und Jugendpsychiatrie oder Fachärzte für Kinder- und Jugendmedizin mit entsprechender Weiterbildung und Erfahrung.

Zur Diagnosestellung müssen die Auffälligkeiten in den drei Kernsymptomen der ADHS (Aufmerksamkeit, Hyperaktivität, Impulsivität) die Diagnosekriterien von ICD-10 oder DSM-5 erfüllen.

Das DSM-5 unterscheidet drei Erscheinungsbilder einer ADHS: 1). vorwiegend unaufmerksames, 2). vorwiegend hyperaktiv-impulsives, 3). gemischtes Erscheinungsbild. Die ICD-10 unterscheidet zwischen einer einfachen ADHS und einer ADHS mit einer Störung des Sozialverhaltens als Komorbidität. Patienten mit einer vorwiegend unaufmerksamen Symptomatik können in der ICD-10 unter F98.80 (Aufmerksamkeitsstörung ohne Hyperaktivität mit Beginn in der Kindheit und Jugend) klassifiziert werden. (siehe Diagnostischen Entscheidungsbaum nach AWMF Leitlinie 2017, S. 131)

Eine ausführliche Anamnese mit Temperamentsfaktoren im Säuglings- und Kleinkindalter, Funktionalität und Teilhabe in den jeweiligen Funktionsbereichen der bisherigen Lebensspanne ist notwendig. Eine weitergehende testpsychologische Untersuchung sollte die Lern- und Leistungsvoraussetzungen klären und helfen, differenzialdiagnostisch andere psychiatrische Störungen auszuschließen oder Komorbiditäten zu bestimmen. Durch eine weitergehende Entwicklungsdiagnostik können Einschränkungen im Bereich der Motorik, der Sprache oder der schulischen Teilleistungen geklärt werden.

Mithilfe von psychometrischen Verfahren zur spezifischen Erfassung von ADHS-Symptomatik im Kindes- und Jugendalter kann ein klinischer Befund erhoben werden, aber auch die Einschätzung wichtiger Bezugspersonen wie Eltern, Lehrer, Erzieher etc. mittels standardisierter Fremdbeurteilungsbögen erfolgen. Für die Erfassung der Symptome durch den Patienten selbst steht ein Verfahren ab dem Alter von elf Jahren zur Verfügung.

Eine weitergehende Diagnostik hinsichtlich von Teilbereichen, die die Aufmerksamkeitsleistungen beeinflussen, kann mithilfe der Testbatterie zur Aufmerksamkeitsprüfung (TAP) oder der Kinderversion der Testbatterie zur Aufmerksamkeitsprüfung (KiTAP) durchgeführt werden (siehe auch AWMF Leitlinie: ADHS bei Kindern, Jugendlichen und Erwachsenen 2017, S. 134–135).

Zur weiteren Untersuchung gehören eine intern-pädiatrische und neurologische Untersuchung, bei Hinweisen auf ein Anfallsgeschehen die Ableitung eines Elektroenzephalogramms (EEG). Eine orientierende Überprüfung der auditiven und visuellen Wahrnehmungsleistungen trägt zur Identifizierung von Schwächen im Hör- und Sehvermögen bei.

Zu berücksichtigen ist, dass eine Abgrenzung zu normvariantem Verhalten umso schwieriger wird, je jünger die Patienten sind. Die Diagnose ADHS sollte bei Kindern unter drei Jahren nicht, bei Kindern im Vorschulalter nur bei sehr stark ausgeprägter Symptomatik gestellt werden.

5.10.6 Differenzialdiagnostik

Die Kernsymptome einer ADHS können ebenfalls auf anderen Störungen beruhen. Störungen in der Aufmerksamkeit und der Konzentration können Begleitsymptome einer Depression oder Angststörung sein oder durch Beeinträchtigung der Sinnesorgane oder Lernstörungen hervorgerufen werden. Zudem sollten Tic-Störungen und stereotype Bewegungen, z. B. bei Autismus-Spektrum-Störungen, differenzialdiagnostisch abgegrenzt werden. Bei Störungen des Sozialverhaltens, im Rahmen von Anpassungsstörungen, Bindungsstörungen oder durch unerwünschte Arzneimittelwirkungen können hyperkinetische Symptome auftreten.

Symptome einer ADHS treten auch bei somatisch bedingten Erkrankungen auf. Diese müssen zusätzlich diagnostiziert werden, z. B. Absencenepilepsie, Schilddrüsenerkrankung, fragiles X-Syndrom, Fetale Alkohol Spektrum Störung, Mikrodeletionssyndrome, Neurofibromatose Typ I.

5.10.7 Komorbiditäten

Durch die hohe Rate an Komorbiditäten ist die Abgrenzung zwischen Differenzialdiagnose und Komorbidität nicht selten schwierig und bedarf einer hohen klinischen Erfahrung des Untersuchers, eines umfangreichen psychometrischen Befundes sowie einer ausführlichen Anamnese hinsichtlich des Beginns der Problematik und des Zeitpunktes der jeweiligen Symptomentwicklung.

Die Diagnose einer ADHS ohne komorbide psychische Erkrankung ist eher die Ausnahme (Pliszka 1998). Bei bis zu 85 % der von ADHS Betroffenen bestehen zusätzliche und in 60 % der Fälle mehrere komorbide psychische Erkrankungen (Steinhausen 2010). Am häufigsten werden oppositionelle oder stärker ausgeprägte Störungen des Sozialverhaltens, affektive, vor allem depressive Störungen, Angststörungen und umschriebene Entwicklungsstörungen wie Sprachentwicklungs- und schulische Teilleistungsstörungen diagnostiziert. Nicht selten erfüllen die Kinder die Kriterien für eine umschriebene Entwicklungsstörung der motorischen Funktionen. Häufig bestehen Schwächen in neuropsychologischen Funktionsbereichen, wie in exekutiven Funktionen und der Verarbeitungsgeschwindigkeit. Bei vielen Patienten mit ADHS finden sich Tic-Störungen. Im Verlauf entwickeln sich gehäuft Substanzabhängigkeiten, die teilweise als Versuch einer Selbstmedikation zu verstehen sind. Viele Kinder mit einer ADHS zeigen Ein- und Durchschlafstörungen. Schwierigkeiten in der sozialen Interaktion sollten auch an eine möglicherweise komorbid bestehende Autismus-Spektrum-Störung denken lassen.

5.10.8 Therapie

Die Behandlung sollte im Rahmen eines multimodalen Behandlungsplanes erfolgen, welcher die Ausprägung des Krankheitsbildes und die besonderen Voraussetzungen und Bedürfnisse des Patienten berücksichtigt. Dabei sind das chronologische und das Entwicklungsalter, die Lern- und Leistungsvoraussetzungen des Patienten und die Teilhabe in den verschiedenen Funktionsbereichen (Familie, Schule, Freizeit) wichtige Parameter in der Behandlungsplanung. Die Leitlinien zur Behandlung der ADHS (AWMF Leitlinie: ADHS bei Kindern, Jugendlichen und Erwachsenen 2017) teilt das Störungsbild nach Symptomausprägung und Funktionsbeeinträchtigung in Anlehnung an das DSM-5 in drei Schweregrade ein. Damit wird der Tatsache Rechnung getragen, dass die ADHS nicht als kategoriale, sondern als dimensionale Störung zu betrachten ist.

Nach Diagnosestellung sollte eine ausführliche Psychoedukation des Patienten und seines Umfeldes über das Störungsbild und evtl. vorhandene Komorbiditäten erfolgen. Je jünger die Patienten desto umfangreicher müssen die Inhalte an die Eltern bzw. engsten Bezugspersonen herangetragen werden. Bei ausgeprägter Symptomatik sollten auch die Erzieher des Kindergartens oder die Lehrer der Schule mit einbezogen sein. Ein weiterführendes psychosoziales/psychotherapeutisches Training kann die Bezugspersonen und Patienten auf verhaltenstherapeutischer Basis anleiten, um die Kognitionen, Einstellungen, Emotionen und das Verhalten sowohl des Patienten als auch der Bezugspersonen zu verändern.

Je nach Schweregrad der ADHS und der daraus resultierenden Funktionseinschränkungen sollte eine zusätzliche psychopharmakologische Behandlung erwogen werden. Bei der Indikationsstellung müssen Alter, Symptomausprägung und Funktionsbeeinträchtigungen des Patienten im Alltag berücksichtigt werden. Die für das Kindes- und Jugendalter zur Verfügung stehenden Wirkstoffe sind Methylphenidat, Amfetamin, Lisdexamfetamin, Atomoxetin und Guanfacin.

Eine solche Therapie sollte im Vorschulalter (3–6 Jahre) nur nach sorgfältiger individueller Risiko-Nutzen-Analyse erfolgen und ausschließlich von einem Arzt mit umfassenden Kenntnissen über Verhaltensstörungen in dieser Altersklasse und der Pharmakotherapie dieser Störungen vorgenommen werden.

Komorbiditäten müssen in einem Behandlungsplan berücksichtigt werden. Weiterführende Maßnahmen betreffen psychotherapeutische Behandlungen im Rahmen von kognitiver Verhaltenstherapie, ambulante und (teil-)stationäre Maßnahmen der Jugendhilfe und (teil-)stationäre Krankenhausbehandlungen.

Ziele der Behandlung sind eine ausreichende Funktionalität in allen Lebensbereichen und eine rechtzeitige Erkennung bzw. Verhinderung der Entwicklung von Komorbiditäten.

5.10.9 Transition und Prognose:

Nicht selten bedarf eine ADHS der Behandlung über die Adoleszenz hinaus in das Erwachsenenalter. Vor diesem Hintergrund ist zur Transition die rechtzeitige Kontaktaufnahme zu einem weiterbehandelnden Arzt mit Erfahrungen in der Behandlung von erwachsenen Patienten mit einer ADHS notwendig, um die Behandlungskontinuität sicherzustellen.

Die Prognose der Patienten hängt wesentlich von den begleitenden Komorbiditäten ab. Die Störung des Sozialverhaltens nimmt vom Kindesalter über die Adoleszenz bis hin ins Erwachsenenalter ab, Delinquenz bis hin zu antisozialem Verhalten zeigt sich im Erwachsenenalter bei höchstens 25 % der Betroffenen. Häufiger zeigen sich Substanzmissbrauch und Drogenkonsum (Milberger et al. 1997; Biederman et al. 1997).

Wesentliches für die Praxis

- Die drei Kernsymptome der ADHS sind Aufmerksamkeitsstörung, Impulsivität und Hyperaktivität. Um die Diagnose stellen zu können, müssen alle drei Kernsymptome situationsübergreifend in allen Lebensbereichen auftreten.
- Mit komorbider Störung des Sozialverhaltens treten die Familien häufig schon im Kindergartenalter an die Behandler heran, bei einfacher ADHS häufig erst im Schulalter.
- Pharmakotherapie, Psychotherapie inkl. Psychoedukation und Elterncoaching werden in der Behandlung häufig kombiniert.

- Sind mehrere Mitglieder einer Familie betroffen, müssen die familiären Ressourcen überprüft werden, ggf. sind Hilfs- und Unterstützungsmaßnahmen einzuleiten.
- Eine leitliniengerechte Behandlung einer ADHS verbessert die schulischen, beruflichen und vor allem die psychosozialen Entwicklungsmöglichkeiten der Betroffenen.

Literatur

AWMF Leitlinie (Stand 02.05.2017) ADHS bei Kindern, Jugendlichen und Erwachsenen (https://www.awmf.org/leitlinien/detail/ll/028-045.html, Zugriff am 25.10.2020).

Becker K, Blomeyer D, El-Faddagh M, Esser G, Schmidt MH, Banaschewski T, Laucht M (2010) From regulatory problems in infancy to attention deficit/hyperactivitydisorder in childhood: a moderating role for the dopamine D4 receptor gene? J Pediatr 156(5): 798–803.

Biederman J, Wilens T, Mick E, Faraone SV, Weber W, Curtis S, Thornell A, Pfister K, Jetton JG, Soriano J (1997) Is ADHD a risk factor for psychoactive substance use disorders? Findings from a four-year prospective follow-up study. J Am Acad Child Adolesc Psychiatry 36: 21–29.

Coghill D et al. (2011) A systematic review of the causes of attention deficit hyperactivity disorder (ADHD): an evidence report, Department of Health: London.

Döpfner M, Frölich J, Lehmkuhl G (2013a) Aufmerksamkeitsdefizit-/ Hyperaktivitätsstörung (ADHS): Leitfaden Kinder- und Jugendpsychotherapie 2., überarbeitete Auflage, Hogrefe Verlag.

Döpfner M, Schürmann S, Frölich J (2013b) Therapieprogramm für Kinder mit hyperkinetischem und oppositionellem Problemverhalten THOP4. Aufl. Weinheim: Beltz Verlag.

Faraone SV, Perlis RH, Doyle AE, Smoller JW, Goralnick JJ, Holmgren MA, Sklar P (2005) Molecular genetics of attention-deficit/hyperactivity disorder. BiolPsychiatry 57(11): 1313–1323.

Mick E, Faraone SV (2008) Genetics of attention deficit hyperactivity disorder. Child AdolescPsychiatr Clin N Am 17(2): 261–84.

Milberger S, Biederman J, Faraone SV, Chen L, Jones J (1997) ADHD is associated with early initiation of cigarette smoking in children and adolescents. J Am Acad Child Adolesc Psychiatry 36(1): 37–44.

Pliszka SR (1998) Comorbidity of attention-deficit/hyperactivity disorder with psychiatric disorder: an overview. J Clin Psychiatry 59 Suppl 7: 50–8.

Polanczyk G, Silva de Lima M, Lessa Horta B, Biederman J, Rohde LA (2007) The worldwide prevalence of ADHD: a systematic review andmetaregression analysis. Am J Psychiatry 164: 942–948.

Schlack R et al. (2014) Hat die Häufigkeit elternberichteter Diagnosen einer Aufmerksamkeitsdefizit-/Hyperaktivitätsstörung (ADHS) in Deutschland zwischen 2003–2006 und 2009–2012 zugenommen? Ergebnisse der KiGGS-Studie – Erste Folgebefragung (KiGGS Welle 1). Bundesgesundheitsblatt 57: 820–829.

Steinhausen HC (2010) Komorbiditäten und assoziierte Probleme. In: Steinhausen H-C, Döpfner M, Holtmann M, Philipsen A, Rothenberger A (Hrsg.) Grundlagen, Klinik, Therapie und Verlauf der Aufmerksamkeitsdefizit-Hyperaktivitätsstörung. Stuttgart: Kohlhammer.

5.11 Störungen des Sozialverhaltens – Schulische und häusliche Verhaltensauffälligkeiten

Andreas Lachnit

Fallbeispiel

Der neunjährige Tom ist ein zierlicher Junge. Zum Erstkontakt kommt er mit seiner Mutter. Er wirkt unsicher und skeptisch, sagt, er habe keine Idee, weshalb er hier sei. Die Mutter wirkt belastet und erschöpft. Hauptproblem seien seit der 3. Klasse Ausraster in der Schule und zu Hause. Tom attackiere seine Mitschüler (»Die mögen mich nicht.«), streite sich mit Lehrern und verlasse plötzlich das Klassenzimmer. Zu Hause zerstöre er aus Wut Dinge und es käme regelmäßig zu Konflikten mit der Mutter. Oft ziehe sich Tom danach zurück, weine und habe Bauchschmerzen. Tom besucht die 4. Klasse. Seine Leistungen seien gut. Aufgrund seines Verhaltens habe er wiederholt Schulverweise erhalten, an Ausflügen dürfe er nicht mehr teilnehmen. Nach Schulschluss sei er oft allein zu Hause, spiele dann viel am Computer. Sonstige Hobbies bestünden nicht, Handballtraining habe er aufgehört. Er würde gern Profi-Fußballer oder Feuerwehrmann werden, dann könne er »alle Menschen retten«.

Tom lebt bei seiner Mutter. Diese ist im Schichtdienst tätig. Kontakt zum Vater besteht seit drei Jahren nicht mehr (»Papa möchte mich nicht.«). In einem separaten Gespräch berichtet die Mutter über sexuelle Übergriffe in der Kindheit und dass sie keinen Kontakt zu ihrem Vater mehr hat. Auf Anraten der Schule ist für Tom von seiner Mutter ein Antrag auf Eingliederungshilfe gestellt worden. Seit zwei Jahren erhält Tom ambulante Psychotherapie und Ergotherapie. Beides habe »nichts gebracht«.

5.11.1 Einleitung

Verhaltensauffälligkeiten von Kindern und Jugendlichen können als Anpassungsleistung an ein pathogenes Umfeld, als Abfuhr von Konfliktspannung und als Reaktion auf unerfüllte oder unerfüllbare Bedürfnisse verstanden werden. Diese können auch durch Schwächen in der Persönlichkeit, wie z. B. Probleme der Selbstregulation, mit bedingt sein. Jedes Verhalten wirkt sich auf zwischenmenschliche Beziehungen aus und wird wiederum durch sie beeinflusst. Bei Verhaltensstörungen entsteht häufig ein Teufelskreis, sodass der Ausgangspunkt der Problematik nur noch schwer zu erkennen ist und eine Diagnostik bezüglich der Verhaltensmuster aller beteiligter Personen erforderlich wird. Die Abgrenzung zu »normalen« Verhaltensmustern kann diffizil sein und erfordert differenzierte entwicklungspsychologische Kenntnisse. Die betroffenen Kinder gelten als »schwierig« in Alltag und Therapie. Störungen des Sozialverhaltens (SSV) stellen ein komplexes und heterogenes Krankheitsbild dar und können zu erheblichen Entwicklungsstörungen führen.

Untersuchungen der letzten Jahre weisen zusätzlich auf neurobiologische und persönlichkeitsspezifische Entstehungsfaktoren von Verhaltensstörungen hin (Stadler 2012).

5.11.2 Begriffsbestimmung

SSV wird als externalisierende Störung bezeichnet und versteht sich als abweichendes Verhalten (Devianz) mit Verstoß gegen Regeln und Rechte von Mitmenschen (Stadler et al. 2016). Die Diversität des Krankheitsbildes erklärt sich durch die Alters-, Geschlechts- und Entwicklungsabhängigkeit sozialen Verhaltens sowie durch soziokulturelle Unterschiede. Differenzialdiagnostisch muss immer auch an internalisierende Störungen mit einhergehender Beeinträchtigung des Sozialverhaltens und an Einschränkungen der Verhaltensmodulation und -anpassung bei somatischen Erkrankungen gedacht werden.

Die Diagnose SSV setzt als Kernsymptome oppositionelles, aggressives, dissoziales und/oder delinquentes Verhalten des Kindes oder Jugendlichen voraus, das seit mind. zwölf Monaten besteht und von der alterstypischen Entwicklung deutlich abweicht (davon ein Kriterium in den letzten sechs Monaten). Das Verhalten kann auf den familiären Rahmen beschränkt sein, im Kontakt mit Gleichaltrigen auftreten und durch fehlende soziale Bindungen charakterisiert sein (Stadler et al. 2016).

Die Klassifikation ist komplex und erfolgt – zum Teil uneinheitlich – nach den Kriterien der ICD-10 (F91) bzw. ICD-11 (6C90, 6C91) oder des DSM-5 (312.8, 313.81). Im DSM wird die oppositionell-aggressive Verhaltensstörung nicht als Form der SSV, sondern als eigenständige Diagnose einer Störung mit oppositionellem Trotzverhalten geführt. Die Diagnostik nach ICD-10 ermöglicht die Kombination von SSV mit emotionaler Störung (F92) und Aufmerksamkeitsstörung (F90.1). Der Schweregrad der Verhaltensauffälligkeiten sollte benannt werden (Stadler 2012). Die Kriterien der ICD-11 orientieren sich überwiegend an der DSM-Klassifikation und unterscheiden außerdem zwischen dem Manifestationsalter der SSV. Im DSM-5 wurden zusätzlich Hinweise für psychopathische Persönlichkeitszüge (CUT = callous-unemotional traits) aufgenommen. Diese beinhalten eine defizitäre, oberflächliche Emotionalität, den Mangel an Reue und Empathie und die Gleichgültigkeit gegenüber der eigenen Leistung. Dadurch wird eine bessere Differenzierung der Ausprägung von SSV möglich (Blair et al. 2014).

5.11.3 Epidemiologie

Die Prävalenz von SSV bei Kindern und Jugendlichen liegt nach Auswertung des Kinder- und Jugendgesundheitssurveys bei 7–8 % (Ravens-Sieberer et al. 2007). Vor allem bei ausgeprägt dissozialen Verhaltensweisen gibt es Unterschiede in Altersverteilung und Geschlecht. In der Studie von Maughan et al. (2004) zeigt sich bei 11–18-Jährigen eine Knabenwendigkeit von bis zu 2 : 1 und eine Verdoppelung der Prävalenz. In einer Studie von Ravens-Sieberer et al. (2007) besteht nur ein minimaler Unterschied zwischen Jungen und Mädchen (7,9 % vs. 7,2 %); die Prävalenz nimmt mit höherem Alter (7–10 Jahre: 7,9 % vs. 14–17 Jahre: 7,4 %) etwas ab. Zudem findet sich bei Kindern aus Familien mit niedrigem sozioökonomischem Status eine doppelt hohe Häufigkeit gegenüber Familien mit hohem sozialem Status: 11,3 % vs. 5,7 %.

5.11.4 Ursachen, Risikofaktoren, Komorbiditäten und Differenzialdiagnosen

Der SSV liegen pathologische Prozesse der Verhaltens- und/oder Persönlichkeitsentwicklung zugrunde, die durch innere sowie äußere Konflikte, Belastungen und Traumatisierungen bedingt sind. Dabei wird den Gen-Umwelt-Interaktionen in den letzten Jahren eine größere Rolle zugesprochen.

Der Zeitpunkt der Manifestation hat wesentlich Einfluss auf den Verlauf. Studien belegen einen höheren Schweregrad mit schlechterer Prognose bei frühem Beginn (»Childhood Onset«, CO) im Vergleich zu späterer Manifestation im Jugendalter (»Adolescent Onset«, AO). Es besteht die Gefahr der Entwicklung von Persönlichkeitsstörungen, Delinquenz und Substanzmissbrauch (Moffitt et al. 2008). Während z. B. nur bei 5 % der AO-Gruppe Hinweise auf die Entwicklung einer dissozialen Persönlichkeit im Erwachsenenalter vorliegen, betrifft dies 50 % der CO-Gruppe (Odgers et al. 2008).

Insbesondere beim CO-Typ konnten prä- und perinatale Komplikationen (z. B. mütterlicher Substanzkonsum) als Einflussfaktoren neben familiären Risiken wie niedriger sozio-ökonomischer Status, elterliche Psychopathologien und mangelhaftes elterliches Erziehungsverhalten für die Entstehung detektiert werden (Pitzer et al. 2010; Wolff und Ollendick 2006). Die Diversität des Störungsbildes resultiert möglicherweise aus der unterschiedlichen Beeinträchtigung neurokognitiver Funktionen im Bereich des Limbischen Systems (z. B. Emotionsregulation, Empathiefähigkeit, Bedrohungsempfinden). Bei Patienten mit CUT scheinen genetische Veränderungen des Serotoninmetabolismus eine größere Rolle zu spielen (Blair et al. 2014; Stadler 2012).

Folgende Komorbiditäten sind von Bedeutung und tragen zu einer erhöhten Wahrscheinlichkeit des Persistierens von Symptomen bis in das Erwachsenenalter bei:

Angststörungen: Die Prävalenz dieser Komorbidität beträgt in klinischen Populationen 60–70 %, wobei die Rate bei Jungen größer ausfällt als bei Mädchen (Stadler 2012).
Depression: Das Risiko einer depressiven Erkrankung bei SSV ist um das 6-fache erhöht (Maughan et al. 2004). V. a. in der Präadoleszenz sollten SSV-Symptome auch als Hinweise auf eine beginnende zugrunde liegende depressive Erkrankung in Betracht gezogen werden. Ein Prädikator scheint dabei u. a. ein niedriges Intelligenzprofil zu sein (Wolff und Ollendick 2006).
ADHS: Bei SSV besteht ein 15-fach höheres Risiko, eine ADHS zu entwickeln. Das Vorliegen beider Diagnosen im Kindesalter erhöht die Wahrscheinlichkeit persistierender antisozialer Verhaltensweisen mit 65 % deutlich (Petermann und Lehm-

kuhl 2012; Maughan et al. 2004).
Traumafolgestörung: Misshandlungs- und Missbrauchserleben in der Kindheit erhöhen die Wahrscheinlichkeit des Auftretens einer SSV um das Doppelte, bei multiplen Belastungen bis um das Zehnfache. Beim AO-Typ konnte eine Lebenszeit-Prävalenz von ca. 30 % für PTBS-Symptome nachgewiesen werden; über 70 % dieser Patienten gaben zwei oder mehr relevante Traumata an (Bernhard et al. 2016).
Substanzmissbrauch: Bei Kindern mit SSV konnte ein 2,2-fach erhöhtes Risiko für einen Substanzmissbrauch im Erwachsenenalter festgestellt werden (Erskine et al. 2016). Komorbiditäten, für die Substanzmissbrauch ätiologisch eine Rolle spielt, treten dann gehäuft auf.

Differenzialdiagnostisch sollten SSV von anderen Verhaltensweisen abgegrenzt werden, die die gesellschaftliche Normen nicht verletzen und nach außergewöhnlichen Belastungen auftreten (z. B. Anpassungsstörung), Folgen von Substanzmissbrauch sind, mit Hypogonadismus (Klinefelter-Syndrom) oder mit tiefgreifenden Entwicklungsproblemen einhergehen (z. B. Autismus-Spektrum-Störungen).

5.11.5 Diagnostik

Die Vielfältigkeit der Symptome verlangt den systematischen Einbezug mehrerer Quellen des sozialen Umfelds (Eltern, Lehrer, ggf. Betreuer). Zentrale Aufgabe ist es, die auslösenden und aufrechterhaltenden Faktoren des pathologischen Verhaltens i. S. eines Bedingungsmodells herauszuarbeiten. Zur Anamnese der SSV gehören Fragen zu Schwangerschaft, Geburt, Betreuungsverhältnissen, schulischen und familiären Strukturen, Vorerkrankungen, belastenden Lebensereignissen, Freizeitverhalten und Konflikt- und Erziehungsstrategien in der Familie. Dabei haben aktuelle Umgebungsbedingungen im Vergleich zu zurückliegenden, nicht mehr veränderbaren Einflüssen eine höhere diagnostische Relevanz (Stadler et al. 2016). Für das psychodynamische Verständnis der SSV ist es wichtig, frühkindliche Einflüsse zu erkennen, um Zusammenhänge zwischen Angsterfahrung bei erlebter Gewalt und deren mögliche Reinszenierung zu verstehen.

Es existieren standardisierte Fragebögen für Eltern und Lehrer (z. B. FBB-SSV, DISYPS-III) sowie testdiagnostische Instrumente zur Selbstbeurteilung (z. B. DCL-SSV, SBB-SSV), welche bereits ab dem Grundschulalter eingesetzt werden können. Außerdem ist eine altersbezogene Diagnostik hinsichtlich des Intelligenzniveaus, von Teilleistungsstörungen und möglicher Komorbiditäten von Bedeutung. Ein ausführlicher Untersuchungsstatus soll unter anderem Hinweise auf körperliche Schäden (z. B. infolge von Misshandlung), neurologische Erkrankungen und Substanzmissbrauch aufzeigen. Die Einschätzung einer Selbst- oder Fremdgefährdung sowie von Ressourcen und Schutzfaktoren des Kindes lässt prognostische Aussagen zu (Stadler et al. 2016). Patienten mit SSV reflektieren von sich aus eher selten negative Lebenserfahrungen und Belastungen (Stadler et al. 2016), was sorgfältiges Erfragen umso notwendiger macht.

5.11.6 Behandlung

Die Behandlung der SSV erfordert einen interdisziplinären, multimodalen Ansatz mit Kenntnis auslösender und aufrechterhaltender Faktoren. Für eine gelingende Therapie ist eine ausreichende Veränderungs- und Behandlungsmotivation unabdingbar, ist doch die Intervention bei SSV oft langfristig angelegt und bedarf interaktioneller Korrekturen. Prinzipiell sind frühzeitige Unterstützungen anzustreben, da die komplexe Dynamik bei SSV den therapeutischen Zugang erheblich erschweren und die Behandlungskapazitäten erschöpfen kann.

Zu unterscheiden sind psychotherapeutische Interventionen (Psychotherapie, Soziales Kompetenztraining, Elterntraining bzw. Familientherapie) von anderen Therapieoptionen wie z. B. Medikation und sozialpädagogischen Maßnahmen (Petermann und Lehmkuhl 2012). Tiefenpsychologisch orientierte oder analytische Verfahren haben in der Praxis bei SSV eine geringere Bedeutung und kommen bei zusätzlich ausgeprägter emotionaler Problematik infrage. CUT-Patienten und deren Familien profitieren deutlich weniger von psychotherapeutischen Interventionen und benötigen vielmehr sozialpädagogische Konzepte (Döpfner und Lehmkuhl 2002; Stadler 2012). Altersbedingt kommt beim CO-Typ den elternzentrierten Maßnahmen eine große Bedeutung zu. Diese beinhalten neben Elterntraining auch ggf. eine eigene Psychotherapie der Eltern und ggf. den Wechsel des sozialen Umfeldes bei nicht anders abzuwendender Kindeswohlgefährdung. Komorbide Störungen sollten primär behandelt werden (Stadler et al. 2016). Die Ausprägung der Symptomatik und der einhergehende psychosoziale Funktionsausfall beeinflussen die Wahl des therapeutischen Settings (ambulant, teilstationär, stationär).

Psychotherapeutische Interventionen sollen die Selbstregulation, das Einfühlungsvermögen und den Umgang mit eigenen Gefühlen und Frustrationen verbessern. Die Fähigkeit zur Übernahme von Eigenverantwortung und zur Entwicklung von Konfliktlösungsstrategien wird gefördert. Hierbei wurde sowohl für intensivtherapeutische, multimodale Konzepte als auch für die Kombination mit sozialpädagogischen Maßnahmen ein therapeutischer Effekt nachgewiesen (Stadler et al. 2016; Döpfner und Lehmkuhl 2002). Nicht zuletzt dienen alle therapeutischen Interventionen der Stabilisierung des Selbstwertgefühls.

Sozialpädagogische Unterstützungen sind vielfältig und sollten im interdisziplinären Austausch ausgewählt werden. Neben dem Anspruch der Eltern auf Hilfen zur Erziehung (§ 27 SGB VIII) ist auch eine Eingliederungshilfe für Patienten mit (drohender) seelischer Behinderung zu prüfen (§ 35a SGB VIII). Es kommen ambulante und (teil-)stationäre Angebote der Jugendhilfe in Betracht.

Bei der Wahl einer medikamentösen Therapie müssen Komorbiditäten berücksichtigt werden. Bei Patienten mit hyperkinetischen bzw. ADHS-Begleitsymptomen können neben Methylphenidat auch α2-Agonisten wie Guanfacin verschrieben werden. Des Weiteren sollte die Indikation von Antidepressiva, Neuroleptika oder Antipsychotika wie Risperidon geprüft werden (Stadler et al. 2016).

> **Wesentliches für die Praxis**
>
> - Sozialverhaltensstörungen sind die häufigsten Verhaltensprobleme im Kindes- und Jugendalter; sie bedeuten eine erhebliche Gefahr für die seelische Entwicklung.
> - Auslösende und aufrechterhaltende Einflüsse müssen differenziert werden.
> - Neben einer ausführlichen Anamnese ist eine konsequente Erhebung begleitender Psychopathologien, familiärer Faktoren und körperlicher Symptome notwendig, um eine Abgrenzung zu anderen psychischen Störungsbildern sowie die Detektion von Komorbiditäten zu ermöglichen.
> - Neben dem Patienten stehen die Familie und das soziale Umfeld im Fokus der Behandlung, die frühestmöglich erfolgen sollte.
> - Die Absicherung des Kindeswohls hat höchste Priorität.
> - Früh beginnende Störungsbilder und Verläufe sind prognostisch und therapeutisch besonders bedeutsam. Die Hälfte dieser Kinder entwickelt im Erwachsenenalter eine dissoziale Persönlichkeit.

Literatur

Bernhard A, Martinelli A, Ackermann K, Saure D, Freitag C M (2016) Association of trauma, Posttraumatic Stress Disorder and Conduct Disorder: a systematic review and meta-analysis. Neurosci Biobehav Rev. doi: 10.1016/j.neubiorev.2016.12.019.

Blair R J R, Leibenluft E, Pine D S (2014) Conduct Disorder and Callous-Unemotional Traits in Youth. N Engl J Med 371: 2207–16.

Döpfner M, Lehmkuhl G (2002) Aggressiv-dissoziale Störungen. Monatsschr Kinderheilkd 150: 179–185.

Erskine H E, Norman R E, Ferrari A J, Chan G C K, Copeland W E, Whiteford H A, Scott J G (2016) Long-Term Outcomes of ADHD and Conduct Disorder: A Systematic Review and Meta-Analysis. J Am Acad Child Adolesc Psychiatr. (doi: 10.1016/j.jaac.2016.06.016).

Maughan B, Rowe R, Messer J, Goodman R, Meltzer H (2004) Conduct disorder and oppositional defiant disorder in a national sample: developmental epidemiology. J Child Psychol Psychiatry 45(3): 609–21.

Moffitt T E, Arseneault L, Jaffee S R, Kim-Cohen J, Koenen K C, Odgers C L, Slutske W S, Viding E (2008) Research Review: DSM-V conduct disorders: research needs for an evidence base. J Child Psychol Psychiatry 49(1): 3–33.

Odgers C L, Moffitt T E, Broadbent J M, Dickson N, Hancox R J, Harrington H, Poulton R, Sears M R, Thomson W M, Caspi A (2008) Female and male antisocial trajectories: From childhood origins to adult outcomes. Dev Psychopathol 20(2): 673–716.

Petermann F, Lehmkuhl G (2012) ADHS und Störung des Sozialverhaltens: Trends in Diagnostik und Therapie. Prax. Kinderpsychol Kinderpsychiat 61: 512–23.

Pitzer M, Esser G, Schmidt M H, Laucht M (2010) Early predictors of antisocial developmental pathways among boys and girls. Acta Psychiatr Scand 121: 52–64.

Ravens-Sieberer U, Wille N, Bettge S, Erhart M (2007) Psychische Gesundheit von Kindern und Jugendlichen in Deutschland. Ergebnisse aus der BELLA-Studie im Kinder- und Jugendgesundheitssurvey (KiGGS). Bundesgesundheitsbl 50: 871–78.

Stadler C (2012) Störungen des Sozialverhaltens. Z. Kinder-Jugendpsychiatr. Psychother 40: 7–19.

Stadler C, Banaschewski T, Fegert J M, Döpfner M, Görtz-Dorten A, Plener P (2016) Störungen des Sozialverhaltens: Empfehlungen zur Versorgung und Behandlung. AWMF-S3 Leitlinie Nr. 028/020. S. 1–129.

Wolff J C, Ollendick T H (2006) The comorbidity of conduct problems and depression in childhood and adolescence. Clin Child Fam Psychol Rev 9(3–4): 201–20.

III Versorgungslandschaft – Brückenbau und Zusammenarbeit im Gesundheitssystem

Guido Bürk, Dieter Kunert, Jochen Meister und Maya von Stauffenberg

In Deutschland ist sowohl das ambulante als auch das stationäre Versorgungsangebot für Kinder und Jugendliche mit psychischen Störungen und psychosomatischen Beschwerden unzureichend. Insbesondere außerhalb der Ballungszentren ist die Aufnahme einer psychotherapeutischen Behandlung oft mit langen Wartezeiten verbunden. Berufsübergreifendes Arbeiten ist wenig etabliert, häufig nur in größeren medizinischen Zentren oder in manchen MVZs.

Erst mit einer Aufstockung von ambulanten und stationären Behandlungseinheiten können sich für die Patienten und ihre Familien die Wartezeiten verkürzen, bei flächendeckender Versorgung auch die Wege. Gerade bei den im Kindes- und Jugendalter in kurzer Zeitfolge ablaufenden Entwicklungsschritten sind Wartezeiten von vielen Monaten mit erheblichen Entwicklungsrisiken und der Gefahr von Chronifizierung verbunden.

In den folgenden Beiträgen geben wir einen Überblick über wichtige Versorger für Kinder und Jugendliche mit psychischen Störungen und psychosomatischen Beschwerden. Jeder, der Kinder behandelt, sei es ambulant, in einer Institution oder einer Klinik, sollte sich sein Netzwerk schaffen und über mögliche Hilfen durch das Gesundheitssystem in seinem Umfeld Bescheid wissen.

> **Hilfreiche Fragen an psychosomatisch Tätige zu ihrem persönlichen Netzwerk:**
>
> - Hat die nächstgelegene Kinderklinik einen psychosozialen Konsil- und Liaisondienst?
> - In welcher Klinik befindet sich die nächste Pädiatrische Psychosomatik-Station und welches Behandlungsspektrum hat sie?
> - Funktioniert die Zusammenarbeit zwischen Kinderklinik und der zuständigen Kinder- und Jugendpsychiatrie? Wie lang sind die Wartezeiten?

- Haben Sie die Möglichkeit zu Fallkonferenzen mit Kindergärten oder Schulen?
- Welche Schulen haben gelebte Mobbing-Konzepte?
- Wen kontaktieren Sie, wenn es um Kinderschutz geht?
- Haben Sie zuverlässige Ansprechpartner beim Jugendamt?
- Welcher Kinder- und Jugendpsychiater ist Ihr Ansprechpartner zur Abklärung akuter Suizidalität?
- Welche Wartezeiten haben die Kinder- und Jugendpsychotherapeuten, mit denen Sie zusammenarbeiten?

6 Psychosomatik in Ambulanz und Praxis

6.1 Einleitung

Guido Bürk, Dieter Kunert, Lars Vogler und Brigitte Essen

Die Arztpraxis ist gewöhnlich die Eintrittspforte ins Gesundheitssystem für Menschen mit psychischen und psychosomatischen Symptomen und Beschwerden. Für Kinder und Jugendliche sind meist die Ärzte für Kinder- und Jugendmedizin und die Ärzte für Allgemeinmedizin erste Ansprechpartner.

Körperliche Symptome stehen bei der Erstvorstellung regelhaft im Vordergrund. Es sind dies besonders Symptome des Magen-Darmtrakts wie Bauchschmerzen und Übelkeit, aber auch Beschwerden in anderen Organsystemen wie Kopfschmerzen, Husten und Gelenkbeschwerden sowie Schlafstörungen, Synkopen und Bewegungsstörungen.

Im ersten Schritt muss auf Alarmsymptome somatischer Erkrankungen geachtet werden, dabei sind die Lebenssituation und die psychosozialen Aspekte der Patienten in Augenschein zu nehmen. Gleichzeitig auftretende oder häufige wechselnde Symptome in verschiedenen Organsystemen können Hinweise auf ein psychosomatisches Geschehen geben.

Jetzt gilt es exakt zu diagnostizieren, bei Unterdiagnostik droht die Fehldiagnose, bei Überdiagnostik eine Chronifizierung. Wichtig ist das verständliche und nachvollziehbare Erklären der durchgeführten Diagnostik und der biopsychosozialen Zusammenhänge. Vorsicht mit der Aussage: »Ihr Kind hat nichts! Das kommt alles von der Psyche!« Dieser Satz steht im Widerspruch zu einem biopsychosozialen Verständnis der modernen Kinder- und Jugendmedizin. Die vorläufige Einordnung einer psychosomatischen Symptomatik bleibt die Aufgabe des Primärarztes.

Im Weiteren wird bei funktionellen Beschwerden der Kinder- oder Allgemeinarzt die Betreuung und Beratung übernehmen. Bei chronisch somatischen und psychischen Erkrankungen sind die jeweiligen Spezialisten und ihr Team gefordert. Bei komplexen psychosomatischen Störungen sind Psychotherapeuten, Ärzte für Kinder- und Jugendpsychiatrie und Ärzte für psychosomatische Medizin gefragt, bevorzugt im ambulanten Setting. So ist bei Depressionen, besonders bei der Notwendigkeit einer Medikamentengabe der Kinder und Jugendpsychiater gefragt, bei Ängsten und dissoziativen Störungen grundsätzlich Psychotherapeuten. Die Sozialpädiatrischen Zentren haben bei Entwicklungsstörungen und Behinderungen noch einen besonderen Schwerpunkt.

Für alle psychosomatisch tätigen Professionen gilt es, sich behutsam, empathisch und auf Augenhöhe den psychosozialen Hintergründen zu widmen. Sie sind weniger Spezialisten, vielmehr kundige Brückenbauer mit einer integrierenden Betrachtungsweise und der Möglichkeit der Langzeitbetreuung. Psychosomatisches Arbeiten ist umfassend – notwendigerweise interdisziplinär und multiprofessionell!

Idealerweise sind Primärmedizin und psychosomatische Medizin vernetzt, es gibt kurze Wege, geringe Wartezeiten und eine gemeinsame Sprache. Facharztverbünde, Sozialpädiatrische Zentren und Medizinische Versorgungszentren sind ein Schritt in Richtung besserer Versorgung vor Ort. Familienmedizinische Zentren sind eine Möglichkeit einer umfassenderen und vernetzten Versorgungsstruktur. Kindern und Jugendlichen in Not – sei es durch Vernachlässigung, Erkrankungen der Bezugspersonen, Schulversagen, Suizidalität, Vereinsamung, Armut sowie Essstörungen – wird am besten ein aufeinander eingespieltes Netzwerk mit der Möglichkeit zu Fallkonferenzen gerecht. Die Kenntnis des Spektrums und der Grenzen der verschiedenen Professionen erleichtert die Zusammenarbeit.

In den folgenden Beiträgen (▶ Kap. 6.2–6.8) werden sieben Versorgungsmöglichkeiten vorgestellt, die für die ambulante psychosomatische Behandlung zur Verfügung stehen.

6.2 Psychosomatik in der Kinder- und Jugendarztpraxis

Harald Tegtmeyer-Metzdorf

6.2.1 Entwicklung ambulanter Pädiatrie und Psychosomatik

Zu Beginn des vorletzten Jahrhunderts verbreitete sich die Erkenntnis, dass Kinder nicht einfach als kleine Erwachsene zu verstehen sind. Es braucht dann weitere Jahrzehnte, bis die Pädiatrie ihren langsamen Einzug in die Universitätsmedizin in Form erster Lehrstühle für Kinderheilkunde in Paris und Wien und entsprechende Spitäler fand und schließlich Anfang des letzten Jahrhunderts sich auch ein ambulanter Arm der Pädiatrie in Form von Praxen zur Versorgung von Säuglingen und Kindern entwickelte. Dabei gliederte sich auch das Wissen um psychische und Entwicklungsstörungen als Bestandteil der Pädiatrie heraus und belegte dessen Bedeutung mit der Betonung der sozialen Pädiatrie. Mit der Verankerung der Psychosomatischen Grundversorgung in der Musterweiterbildungsordnung im Jahr 1987 verschob sich auch das Aufgabenprofil der pädiatrischen Praxen hin zu solchen Fragestellungen, den entsprechend veränderten und vermehrten Früherkennungsuntersuchungen und den sogenannten Neuen Morbiditäten. Dabei handelt es sich um chronische, emotionale und Verhaltensstörungen (z. B. ADHS), Entwicklungsstörungen der Sprache und der Motorik sowie um Essstörungen und Substanzabhängigkeiten.

6.2.2 Grundverständnis von Psychosomatik in der Praxis

Fragt man Kollegen nach ihrem Grundverständnis von Psychosomatik, dann werden zumeist die somatoformen Erkrankungen angeführt. Man denkt zum Beispiel an ein Kind mit Ängsten beim Schulbesuch, das in der Klasse häufig Bauchschmerzen, Übelkeit oder auch Erbrechen entwickelt. Dabei handelt es sich auch um ein instrumentelles Verhalten, wenn das Kind in der Folge von den Eltern abgeholt und von der als aversiv erlebten Schulsituation erlöst wird. Trotzdem wird es die Angst im Bauch lokalisiert als Schmerz empfinden, ohne dass ein somatisches Korrelat zu finden ist. Das entspricht genau der landläufigen Meinung von als körperlich empfundenen Beschwerden, deren Ursachen eigentlich im psycho-sozialen Bereich zu verorten sind.

Tatsächlich ist aber Psychosomatik nicht darauf begrenzt und sollte bei einer als ganzheitlich verstandenen Behandlung ubiquitär zum Zuge kommen. So haben wir es im Kontakt mit Migrantenfamilien häufig mit anderen kulturgebundenen Krankheitskonzepten zu tun, sodass ärztliche Empfehlungen ohne deren Berücksichtigung möglicher Weise ins Leere gehen. Bei chronischen Erkrankungen und bei Behinderungen sind Akzeptanz und konstruktiver Umgang mit den Einschränkungen die Grundlage für eine geglückte Krankheitsverarbeitung. Die Einbeziehung von einer psychosomatisch orientierten Betreuung ist von Beginn an entscheidend um beispielsweise nicht medikalisierend oder verharmlosend mit Regulationsstörungen von Säuglingen umzugehen und auch die Auswirkungen von frühen Bindungsstörungen wie bei einer depressiven Mutter, in der sich das Baby nicht zu spiegeln vermag, adäquat zu erfassen. Eine vordergründig auf somatische Symptome orientierte Behandlung wird unfruchtbar bleiben und auch den Behandler nicht zufrieden stellen.

In der überwiegenden Zahl der weiterbildenden Kinderkliniken wird die Psychosomatik nicht explizit auf dem Tableau stehen, sondern von Vielen als Betrachtungsweise nur erahnt. Lag es bisher allein an den Kinder- und Jugendärzten selbst, ob sie fakultativ eine Kompetenzerweiterung mithilfe des Kurses zur Psychosomatischen Grundversorgung angestrebt haben, so haben 2020 mehrere Kammerversammlungen von Landesärztekammern den Erwerb dieses Wissens obligat mit in die Änderung der Weiterbildungsordnungen aufgenommen. Passend dazu fördern die Kassenärztlichen Vereinigungen mittlerweile die ambulante Weiterbildung in der Pädiatrie finanziell.

6.2.3 Erwartungen der Eltern

Bisher traf der pädiatrische Nachwuchs mit nur begrenzter Vorbereitung und einem vorwiegend somatischen Grundverständnis auf die von der Klinikerfahrung abweichenden Anforderungen in der Praxis. Viele Eltern erwarten mehr somatische Kompetenz im Bereich der Kinderkliniken und erhoffen sich in der pädiatrischen Praxis mehr persönliche Zuwendung und Betreuung. Geprägt von der Erfahrung aus dem Krankenhaus beginnt der ärztliche Nachwuchs in den Praxen aber häufig mit einem sehr klinisch-somatisch betonten Stil der Behandlung und findet dann über die Jahre hin doch zu einer mehr ganzheitlichen Form der Betreuung. Der Blick weitet sich, und häufig verändern Erfahrungen aus der eigenen Vater- oder Mutterrolle die Sicht auf belastende Familiensituationen. Rezepte gibt es für die Probleme nicht: Besonderheiten des Kindes müssen mit den Erwartungen und Wünschen der Eltern sowie von deren Lebensgestaltung zusammengebracht werden, z. B. prekäre Lebensbedingungen, Schichtarbeit, chronische Krankheiten oder psychische Störungen von Elternteilen. Durchweg ist es wichtig mit den Eltern zu überlegen, wie die familiären Bedingungen und die Wünsche der Elternteile aussehen und in welcher Form das Zusammenleben in der Familie geregelt sein soll. Von Idealisierungen abgeleitete Modelle oder strikte, pauschale Empfehlungen werden keine Passung erzielen und sollten den Familien nicht übergestülpt werden. Stattdessen sollte die Komplexität der aufgeführten Einflüsse wie auch die Schatten der Vergangenheit bei den Eltern und deren Ziele gemeinsam herausgearbeitet werden, um so einen vielschichtigen Entscheidungsprozess zu initiieren.

Im Vergleich zur Situation in der Kinderklinik ist die Beziehung zu den Eltern in der Praxis grundsätzlich verschieden, wenn die Eltern ihr Neugeborenes erstmals »ihrem« künftigen Kinderarzt vorstellen. Sie kommen mit der Erwartung einen zuverlässigen Ansprechpartner und Begleiter bei akuten Erkrankungen und über die möglichen Klippen der Entwicklung hinweg zu haben. Im Krankenhaus geht es dagegen zumeist um krisenhafte Zuspitzungen akuter Erkrankungen oder um aufwändige Diagnostik bei unklaren Krankheitsbildern, mithin um zeitlich begrenzte Kontakte und Betreuung, in denen aber auch die Sorgen um das Kind hochbranden können.

6.2.4 Integration zeitaufwendiger Behandlung in die Praxisorganisation

Viele Eltern bauen auf ein offenes Ohr für ihre Sorgen, die nicht selten erst nach einer Aufwärmphase und den entsprechenden Signalen ihres Gegenübers aufs Tapet gebracht werden. Deshalb steht eine strikte zeitliche Durchorganisation des Praxisablaufs in einem schwer zu vereinbarenden Gegensatz mit der Umsetzung der ganzheitlich ausgerichteten psychosomatischen Medizin. Die Tragweite der jeweiligen Vorstellungsanlässe ist häufig nicht von vornherein ausreichend abschätzbar, da die »eigentlichen« Fragen und Sorgen teilweise aus Scham oder Unsicherheit bei der Terminvereinbarung nicht klar angesprochen werden (»hidden agenda«). So können im Rahmen der Behandlung auch zunächst nur auf den somatischen Anteil ausgerichtete Fragen den Eindruck erzeugen, dass der sozial-emotionale Bereich nur von nachrangiger Bedeutung sei. Praktizierende Pädiater ihrerseits neigen dazu heikle Themen aus Sorge vor zeitaufwendigen, herausfordernden und mit dem Zeitplan und dem Druck aus dem Wartezimmer derart nicht kompatiblen Problemen in der Familie zu umgehen. Die Berücksichtigung von freigehaltenen Zeiten im Terminkalender entlastet dagegen, was allerdings unter dem verbreiteten Termindruck leichter gesagt als getan ist. Probleme etwa durch frühkindliche Fütter- oder ausgeprägte Schlafstörungen sind oft dringlich, sodass ein später Folgetermin nicht angemessen wäre.

Psychosomatische Behandlung verlangt nach einer offenen Zuwendung. Anspannung durch Zeitdruck ist kontraproduktiv und wird in der Regel von den Eltern gespürt, besonders wenn das unter Verweis auf das volle Wartezimmer auch noch angekündigt wird. Deshalb sollten auch diese organisatorischen Erwägungen beachtet werden. Eine entspannte Arbeit schafft die Voraussetzungen für Resonanzerleben und macht für den Pädiater damit selbst Sinn, verschafft sie doch mit passenderen Lösungsansätzen für die Probleme mehr Arbeitsfreude und ist derart die beste Prävention gegen ein Burnout.

6.2.5 Inhaltliche Schwerpunkte und Vernetzung

Aufgrund des schon angesprochenen differenten Versorgungsspektrums von Praxis und Klinik finden sich unterschiedliche Schwerpunkte und Herausforderungen hinsichtlich der der Psychosomatik zugerechneten Erkrankungen und Störungen. Zunächst dominieren im Säuglings- und frühen Kleinkindalter die Regulationsstörungen und teilweise damit verknüpfte schwierige soziale Situationen der Familien (z. B. Verlust der Arbeit, Traumatisierung und Flucht oder sehr beengte Wohnverhältnisse) oder psychische Störungen von Elternteilen. Im weiteren Verlauf können sich sprachliche, kognitive oder tiefgreifende Entwicklungsstörungen herauskristallisieren. Angst- und hyperkinetische Störungen, chronische Erkrankungen und Schmerzen dominieren in der Schulzeit und Pubertät und sind die Ankerpunkte für Belastungen bis in das Jugendalter hinein (Fegeler et al. 2014). Die somatoformen Störungen kommen in allen Altersstufen hinzu.

Niedergelassene Kinder- und Jugendärzte müssen eine klare Vorstellungen davon haben, was sie selbst übernehmen wollen, was sie teilweise an Medizinische Fachangestellte oder andere Mitarbeiter delegieren und welche Behandlungsaufträge an Kinder- und Jugendpsychiater, Kinder- und Jugendlichenpsychotherapeuten, psychotherapeutisch arbeitende Pädiater oder Sozialpädiatrische Zentren weitergeleitet werden sollen oder wo ggf. eine Zusammenarbeit mit dem Jugendamt indiziert ist. Es ist also wichtig, den eigenen Zeit- und Kompetenzrahmen adäquat einzuschätzen, gut vernetzt zu sein und diese Vernetzung mit Leben zu erfüllen.

Resümierend erwarten die Eltern, Kinder und Jugendlichen in den Praxen von Kinder- und Jugendärzten nicht nur Hilfe bei körperlichen Erkrankungen, sondern auch bei damit verknüpften psychischen Belastungen und bei psychischen Störungen selbst. Bagatellisierung oder Vertröstung führen zu keiner Lösung. Dagegen steht die auf dem biopsychosozialen Modell der Psychosomatik gründende Arbeitsweise, die geeignet ist, der Vielschichtigkeit der Problemlagen gerecht zu werden.

Literatur

Fegeler U, Jäger-Roman E, Martin R, Nentwig H-J (2014) Ambulante allgemeinpädiatrische Versorgung. Versorgungsstudie der Deutschen Akademie für Kinder- und Jugendmedizin. Monatschr Kinderheilkd 164: 1117–1130.

6.3 Praxis für Allgemeinmedizin

Lisa Degener

Fallbeispiel

Der achtjährige Leon wird in meiner hausärztlichen Praxis vorgestellt mit seit zwei Tagen bestehenden Bauchschmerzen, die ihm den Schulbesuch unmöglich machen. Leon beschreibt den Schmerz als dauerhaft, drückend, periumbilikal lokalisiert und von leichter Übelkeit begleitet. Appetit und Schlaf seien nicht beeinträchtigt. Seit Monaten habe Leon immer wieder über Bauchschmerzen geklagt. Symptomatische Maßnahmen wie Wärmflasche, Ausruhen, Tee trinken seien häufig hilfreich gewesen. Aktuell mache sich die Mutter aber Sorgen, weil die Bauchschmerzen nicht weggingen und Leon blass sei.

Da ich als Hausärztin die gesamte Familie behandele, weiß ich um die familiäre Situation: Leons Vater erkrankte vor vier Jahren an einem unheilbaren Krebsleiden, die Mutter fast zeitgleich an einer chronisch entzündlichen Darmerkrankung. Der gesundheitliche Zustand des Vaters ist seit zwei Jahren stabil auf einem akzeptablen, dennoch für die Familie belastenden Niveau. Der Vater hat die Frührente beantragt. Die Mutter, eine angestellte Anästhesistin, kann sich als Alleinverdienerin trotz ihrer eigenen Erkrankung keine Reduzierung der Arbeitszeit leisten. Die Familie ist sozial gut vernetzt, geht offen und optimistisch mit ihren Belastungen um. Leon ist Einzelkind und bislang unauffällig gewesen, ein meist fröhliches, aufgeschlossenes Kind.

6.3.1 Einleitung

Sowohl akute als auch chronisch-rezidivierende Bauchschmerzen bei Kindern sind häufiger Konsultationsanlass in der medizinischen Primärversorgung. Diese wird in Deutschland von Kinder- und Allgemeinärzten gewährleistet. Die Entscheidung für einen Kinder- oder einen Allgemeinarzt wird unter anderem in Abhängigkeit vom Alter des Kindes und der Erreichbarkeit eines Pädiaters getroffen. Je älter die Kinder, je geringer die Bevölkerungsdichte in der Region, desto häufiger werden Kinder in der allgemeinmedizinischen Praxis vorgestellt (Seeling et al. 2018).

6.3.2 Krankheitsbeschreibung

Chronisch-rezidivierende Bauchschmerzen zeigen eine Prävalenz von 19–24 % bei Kindern bis zehn Jahren. In nur wenigen Fällen lässt sich eine somatische Ursache finden (Bufler et al. 2011). Unter genauer Kenntnis sogenannter »red flags«, mit der Anamnese, der körperlichen Untersuchung sowie einigen wenigen Laboruntersuchungen können wir die wichtigsten somatischen Ursachen ausschließen. Ein primäres Ziel muss sein, Überdiagnostik und die Fixierung auf eine mögliche somatische Ursache zu vermeiden, um eine Chronifizierung zu verhindern. Verbunden mit einer Chronifizierung sind nicht selten lange Schulfehlzeiten und andere Einschränkungen des täglichen Lebens wie die Teilnahme an Freizeitaktivitäten, die für ein gesundes Heranwachsen von großer Bedeutung sind. Manche lebenslange psychophysische Morbidität hat ihren Ursprung in einer nicht erkannten psychosomatischen Ursache kindlicher rezidivierender Bauchschmerzen (Thun-Hohenstein 2012; Lucas et al. 2020).

6.3.3 Psychosoziale Diagnostik

Das tägliche Brot von Ärzten in der Primärversorgung ist die Behandlung unspezifischer Beschwerden, deren diagnostische Zuordnung häufig erst im Verlauf der Erkrankung gelingt. Funktionelle Körperbeschwerden stellen in Allgemeinarztpraxen 20–50 % der Konsultationsanlässe dar (Roenneberg et al. 2019). Mit Wachsamkeit müssen somatische Symptome auch in Bezug auf möglicherweise gefährliche Verläufe beobachtet und klinisch eingeordnet werden, ohne den Patienten zu sehr zu beunruhigen.

Zu den Grundprinzipien der Allgemeinmedizin gehören Strategien, die diese Gratwanderung umsetzbar machen: das abwartende Offenlassen des Falles (auch: watchful waiting) und das Erkennen abwendbarer gefährlicher Verläufe befähigen uns, unsere Patienten medizinisch gut zu versorgen, Über- und Unterversorgung zu vermeiden.

Psychosomatische Überlegungen sollten von Anfang an in die Abklärung von unklaren Beschwerden einbezogen werden. Die psychosomatische Grundversorgung ist aus gutem Grunde ein Pflichtbestandteil der allgemeinmedizinischen Weiterbildung.

6.3.4 Familienmedizin

Familienmedizin in der Allgemeinmedizin bedeutet häufig die gemeinsame primärärztliche Versorgung von Eltern und Kindern durch denselben Arzt. Die als »gelebte Anamnese« bezeichnete Begleitung der Familie auf ihrem Lebensweg bietet uns einen besonderen Blick auf Erkrankungen in der Familie. Dysfunktionale Muster der Krankheitsbewältigung und des Gesundheitsverhaltens werden häufig von Eltern an Kinder weitergegeben. Eine Mutter, die bei sich jede Befindlichkeitsstörung argwöhnisch beobachtet, viele Arztbesuche initiiert, um sich zu beruhigen, wird auch bei ihrem Kind jedes Beklagen eines Symptoms nicht adäquat einordnen können, sondern sofort mit übermäßiger Angst reagieren. Und häufig wird das Kind schon früh lernen, körperliche Symptome grundsätzlich angstvoll zu erleben.

Umfangreiche diagnostische Maßnahmen verstärken die Fixierung der Eltern auf das Symptom und tragen zur Verunsicherung der Eltern – und damit auch der Kinder – bei (Bufler et al. 2011).

6.3.5 Interventions- und Behandlungsmöglichkeiten

Nach Abschluss der Basisdiagnostik sollte es einen Plan geben, wie weiter mit den Beschwerden umgegangen werden kann. Übervorsichtige Eltern tendieren dazu, ihre Kinder zu schonen, das Symptom selbst ständig zu thematisieren und das Kind nicht zur Schule gehen zu lassen. Die Aufmerksamkeit, die das Kind dadurch erhält, kann der Chronifizierung funktioneller Störungen erheblichen Schub verleihen. Folgerichtig ist ein wichtiges Primat der Fachliteratur: »Nicht die vollständige Beschwerdefreiheit ist das Ziel der Therapie, sondern das Erlernen von Strategien (…) zur Symptombewältigung (…).« (Bufler et al. 2011, S. 300)

Hier kommt dem Hausarzt eine wichtige Rolle zu: nicht jedes Kind, das chronisch-rezidivierende Bauchschmerzen beklagt, ist psychisch krank. Der adäquate Umgang mit dem Problem funktioneller Bauchschmerz kann erlernt werden und zur Lösung beitragen (Berger 2016). In unserem Fall war es wichtig zu erkennen, dass die Mutter aus der Erfahrung ihrer eigenen und der schweren Erkrankung ihres Mannes große Angst vor einer somatischen Erkrankung ihres Kindes hatte. So habe ich die Diagnostik zügig und etwas umfangreicher gestaltet. Der Mutter die Angst zu nehmen, war zunächst das Ziel. In weiteren Gesprächen mit Mutter und Sohn ging es darum, Strategien zu finden, wie Leon mit seinem Bauchschmerz besser umgehen kann. Die immer wieder erfolgte Versicherung, dass Leon nicht somatisch krank ist, half sowohl Mutter als auch Kind, dem Symptom seine Bedeutung zu nehmen und den Alltag wieder unbeschwerter zu erleben. Das Bauchschmerztagebuch war dabei eine Stütze ebenso wie die Ermutigung zu regelmäßigem Schulbesuch und Sportaktivitäten. Hilfreich war der Vorschlag, mit Leon behutsam ein Gespräch über die Erkrankungen der Eltern zu führen. Dabei stellte sich heraus, dass Leon Angst hatte, seine Mutter könnte auch an Krebs erkrankt sein. Leons Mutter suchte den Kontakt zur örtlichen Krebsberatungsstelle, die Beratungsangebote zum Thema Krebserkrankungen in Familien mit Kindern vorhält.

Strategien bei chronisch-rezidivierenden Körperbeschwerden

- Ausführliche Anamnese auch zu belastenden Faktoren/Ereignissen
- Begrenzte, nicht ausufernde Diagnostik
- Frühzeitige Psychoedukation von Kind und Eltern zum Umgang mit dem Symptom
- Beschwerdetagebuch
- Beratungsinhalte Eltern: eigene Ängste identifizieren, Symptom nicht zu häufig aktiv thematisieren, Beobachten des Kindes, Normalität im Alltag herstellen (Schulbesuch, Freizeitaktivitäten)
- Beratungsinhalte Kind: was mache ich, wenn ich Beschwerden habe? Was tut mir gut? Was tut mir nicht gut? Habe ich Beschwerden, wenn ich Sport mache oder mit Freunden spiele?
- Angebot der Wiedervorstellung (jederzeit auch kurzfristig)
- Beratungsstelle für Eltern bei Bedarf

- Psychotherapie für Kinder bei deutlicher Psychopathologie des Kindes oder Chronifizierung der Beschwerden

Literatur

Berger T (2016) Kinder und Jugendliche Chronische Bauchschmerzen. Der Allgemeinarzt 38(13): 22–26.
Bufler P, Groß M, Uhlig H (2011) Chronische Bauchschmerzen bei Kindern und Jugendlichen. Deutsches Ärzteblatt 108: 295–303.
Lucas T, Koester-Lück M, Kunert D (2020) Psychosoziale Versorgung von Kindern und Jugendlichen in Kliniken für Kinder- und Jugendmedizin und Kinderchirurgie. Monatsschr Kinderheilkd (https://doi.org/10.1007/s00112-020-00972-2).
Roenneberg C, Sattel H, Schaefert R, Henningsen P, Hausteiner-Wiehle C (2019) Clinical practice guideline: Functional somatic symptoms. Dtsch Arztebl Int 116: 553–60. (DOI: 10.3238/arztebl.2019.0553).
Seeling S, Prütz F, Gutsche J (2018) Inanspruchnahme pädiatrischer und allgemeinmedizinischer Leistungen durch Kinder und Jugendliche in Deutschland – Querschnittergebnisse aus KiGGS Welle 2 und Trends. Journal of Health Monitoring 3(4): 57–66.
Thun-Hohenstein L (2012) Kinder im Spannungsfeld von Psyche und Soma. Monatsschr Kinderheilkd 160: 839–849.

6.4 Praxis für Kinder- und Jugendlichenpsychotherapie

Martina Goblirsch

6.4.1 Einleitung

Psychosomatik ist zu einem festen Bestandteil der Medizin geworden und gehört mittlerweile zu den Bausteinen des Medizinstudiums. Das biopsychosoziale Denken, zunehmend erweitert um den ökologischen Blick, bildet die Grundlage des Verständnisses von Erkrankungen und deren möglicher Heilung. Bei der Psychosomatik handelt es sich um keine Methode und auch um kein Fach der Medizin, wie es häufig missverstanden wird, sondern um eine »Sichtweise auf den Menschen und deren methodische Umsetzung« (Tegtmeyer-Metzdorf 2019, S. 158).

6.4.2 Ein interdisziplinärer Blick

Der Fachdiskurs zeigt eine kaum überblickbare Vielzahl an Literatur zur Psychosomatik in der Medizin. Dabei überrascht, dass die pädiatrische Psychosomatik darin selten vorkommt und in den Standardwerken (z. B. Adler et al. 2011) nur am Rande erwähnt wird. Erst in den letzten Jahren scheint Psychosomatik bei Kindern und Jugendlichen in den Blick der Aufmerksamkeit zu rücken (z. B. Bürgin und Steck

2019; Storck et al. 2017). Insbesondere in medizinischen Publikationen wird sie als ein Bereich der Kinder- und Jugendmedizin verstanden und die Fachzuständigkeiten überwiegend Ärzten zugeschrieben. Kinder- und Jugendärzte oder Kinder- und Jugendpsychiater werden als die Hauptbehandler bei psychosomatisch erkrankten Kindern und Jugendlichen betrachtet (Tegtmeyer-Metzdorf 2019). Die Bedeutung und Arbeit der Kinder- und Jugendlichenpsychotherapeuten, die sehr häufig Kinder und Jugendliche mit psychosomatischen Erkrankungen ambulant versorgen, wird kaum gesehen. Dabei gehören somatische Beschwerden und leibliche Manifestationen zu Standardsymptomen der meisten psychischen Erkrankungen und sind ein wichtiges Thema in den psychotherapeutischen Praxen.

Diese disziplinäre Abgrenzung steht im Widerspruch zum wissenschaftlichen Diskurs über Psychosomatik, in dem Einigung darüber zu bestehen scheint, dass bei einem ganzheitlichen, multiperspektivischen Ansatz auch eine multiperspektivische und somit eine interdisziplinäre Behandlung erforderlich ist. Denn die »pädiatrische Psychosomatik versteht sich ... weniger als eine weitere Spezialisierung innerhalb der Pädiatrie, sondern vielmehr als eine Brücke zwischen den einzelnen Fachdisziplinen.« (Kunert und Meister 2019, S. 182). Die Fachkompetenzen einzelner Professionen sollten nach einem psychosomatischen Ansatz im kollegialen Austausch gebündelt und genutzt werden.

6.4.3 Ambulante psychotherapeutische Praxis

Neben Kinder- und Jugendpsychiatern sind Kinder- und Jugendlichenpsychotherapeuten Spezialisten für psychische Störungen von Kindern und Jugendlichen und deren Behandlung. Ihre Stärke liegt insbesondere in der psychotherapeutischen Behandlung. Wie diese in der kinder- und jugendpsychotherapeutischen Praxis aussehen kann, soll das folgende Beispiel verdeutlichen:

Auf Empfehlung des Kinderarztes stellt sich mir die 17-jährige Pia vor. Der Kinderarzt berichtet, das Mädchen habe ein auffälliges Essverhalten (Kalorien zählen, Portionen wiegen). Ihr Gewicht liege im Normbereich, sie wirke angespannt, emotional wenig zugänglich. Die Patientin berichtet außerdem von starken Schmerzen in den Knien und den Schultern, die seit über zwei Jahren anhalten und sie daran hinderten, Sport zu treiben. Es habe diverse Untersuchungen gegeben, unter anderem mehrere MRTs, die alle ohne auffälligen Befund waren. Seit geraumer Zeit habe Pia Krankengymnastik, jedoch ohne Erfolg. Im Verlauf der ersten Psychotherapietermine berichtet sie von vielen Belastungserfahrungen in den letzten Jahren. Nach und nach wird deutlich, dass ihre Symptome mit den unbewältigten biografischen Erfahrungen und ihrer aktuellen schwierigen Situation im privaten und schulischen Bereich zusammenhängen. Sie sei bereits in der Grundschule gemobbt worden, nach Übergang auf die weiterführende Schule habe die Ausgrenzung durch Mitschüler zugenommen und halte bis heute an. Pia habe keine Freunde, könne niemandem vertrauen. Wir arbeiten die Funktionalität des Schmerzes heraus (Schutz), führen imaginative Reisen zu ihm, setzen uns mit ihm auseinander. Der Patientin gelingt es, die frühere Bedeutung des Schmerzes zu erkennen, zu würdigen und ihn schließlich aufzugeben. Im Verlauf der Therapie wird die Jugendliche allmählich schmerzfrei und kann schrittweise wieder Sport treiben. Mit dem Rückgang der Schmerzen zeigen sich zunehmend depressive Symptome, die die eigentliche Ursache für die körperlichen Symptome und das auffällige Essverhalten sind. Diese können insbesondere mithilfe belastungsfokussierter, kognitiver und imaginativer Verfahren bearbeitet werden. Nach Aufnahme der psychotherapeutischen Behandlung sind keine bildgebenden Verfahren mehr erforderlich.

Das Beispiel zeigt, dass beim Verstehen körperlicher Symptome auch psychische und soziale Komponenten eine wichtige Rolle spielen. Dabei ist ihre Bedeutung den Patienten keinesfalls bewusst zugänglich und »erfragbar«, sondern es bedarf eines geduldigen Prozesses des gemeinsamen Entschlüsselns und biografischen Fallverstehens. Die Bewältigung der berichteten Belastungsmomente erfordert wiederum die Kenntnis verschiedener psychotherapeutischer Methoden. Bei psychosomatischen Beschwerden hat sich das belastungsfokussierte Vorgehen in der Psychotherapie (Hensel 2017) bewährt, da sich unbewältigte Belastungserfahrungen häufig in somatischen Beschwerden manifestieren.

Eine psychotherapeutische Behandlung benötigt Zeit, Kontinuität und einen intensiven Beziehungsaufbau mit dem Patienten und seinem sozialen Umfeld. Kinder- und Jugendlichenpsychotherapeuten arbeiten in ihren Praxen nicht nur mit Kindern und Jugendlichen, sondern auch intensiv mit deren Familien. Darüber hinaus sind sie, natürlich mit dokumentiertem Einverständnis der Erziehungsberechtigten, im kontinuierlichen Austausch mit den zuständigen Lehrern und halten, wenn der Fall es erfordert, Kontakt zum Jugendamt oder zu Beratungsstellen. Diese zeitaufwändige und umfassende Arbeit ist Ärzten in dieser Weise meist nicht möglich und entlastet sie insbesondere bei Patienten mit komplexen psychosomatischen Erkrankungen. Bei Fragen bezüglich somatischer Beschwerden ihrer Patienten und bei Rückkoppelung in Bezug auf den Therapieverlauf kooperieren Kinder- und Jugendlichenpsychotherapeuten insbesondere mit den mitbehandelnden Pädiatern und Hausärzten. Bei diagnostischen Unsicherheiten und im Falle der Notwendigkeit einer medikamentösen Mitbehandlung mit Psychopharmaka werden Kinder- und Jugendpsychiater mit einbezogen.

6.4.4 Ausblick

Pädiatrische Psychosomatik blickt in den letzten Jahren auf eine positive Weiterentwicklung zurück. Diese ist auch in der ambulanten Versorgung in der Kooperation zwischen Kinder- und Jugendärzten und Kinder- und Jugendlichenpsychotherapeuten erkennbar. Gleichwohl bleibt es wünschenswert, dass der interdisziplinäre Behandlungsansatz gerade bei psychosomatischen Erkrankungen von Kindern und Jugendlichen, der auf eine konstruktive und respektvolle Kooperation auf Augenhöhe unter verschiedenen Professionen baut, weiter vertieft wird.

Literatur

Adler R et al. (Hrsg.) (2011) Psychosomatische Medizin. 7., komplett überarbeitete Aufl. München: Urban & Fischer.
Bürgin D, Steck B (2019) Psychosomatik bei Kindern und Jugendlichen. Stuttgart: Kohlhammer.
Hensel T (2017) Stressorbasierte Psychotherapie: Belastungssymptome wirksam transformieren – ein integrativer Ansatz. Stuttgart: Kohlhammer.
Kunert D, Meister J (2019) Stationäre pädiatrische Psychosomatik. Ärztliche Psychotherapie 14: 181–186.
Storck T, Färber S, Izat Y (2017) Psychosomatik des Kindes- und Jugendalters. Psychotherapeut 4: 376–388.
Tegtmeyer-Metzdorf H (2019) Psychosomatik in der Kooperation von Kinder- und Jugendpsychiatrie und Kinder- und Jugendmedizin – eine Zwangsehe? Ärztliche Psychotherapie 14: 157–160.

6.5 Praxis für Kinder- und Jugendpsychiatrie

Wolfgang Arend

Im Jahr 2018 gab es in der Bundesrepublik ca. 1.200 ambulant tätige Kinder- und Jugendpsychiater (vereinfachend hier nicht mit der vollen Berufsbezeichnung »Fachärztin/Facharzt für Kinder- und Jugendpsychiatrie und -psychotherapie« genannt und im Folgenden abgekürzt mit »KJPP«).

Der Leitgedanke in der Kinder- und Jugendpsychiatrie ist, verschiedene Dimensionen einer Störung zu betrachten und sie zusammenzuführen, im Sinne eines bio-psycho-sozialen Ansatzes. Die Kinder- und Jugendpsychiatrie arbeitet nach einem Klassifikationssystem mit sechs Achsen (Remschmidt et al. 2017).

Pädiater schätzen ein, ob bei einem Kind über körperliche Symptome hinaus emotionale und soziale Gegebenheiten eine Rolle spielen. Wenn der Kinder- und Jugendarzt davon ausgeht, dass eine weiterführende KJPP-Diagnostik und -Therapie sinnvoll ist für seine Patienten, wird er diesen eine authentische Empfehlung zur Behandlung geben und die Patienten werden die Hürde beim Aufsuchen der KJPP leichter überwinden. Andere Wege in die KJPP-Praxis führen über niedergelassene Ärzte verschiedener Fachrichtungen, meist Allgemeinärzte, über private Empfehlungen von Menschen, die Erfahrung mit der Praxis haben und über Empfehlungen von Lehrern und Institutionen.

Zur Vorbereitung des Erstkontaktes, für den regelhaft mindestens eine Stunde vorgesehen ist, wird nach der Anmeldung meist ein Fragebogen versandt mit der Aufforderung, Sorgen schriftlich zu formulieren, auch um die teils lange Wartezeit vor der ersten Vorstellung für eine Reflexion zu nutzen. Beim Erstkontakt sollten möglichst Eltern und Kind/Jugendlicher anwesend sein. Es geht dabei um die Erwartungen der Beteiligten sowie um das Verständnis der oft unterschiedlichen Sorgen *jedes* Familienmitgliedes. Oft besteht eine längere Vorgeschichte von unterschiedlichen Hilfen bis zur Vorstellung beim Kinder- und Jugendpsychiater. Dadurch können verschiedene Erklärungen und unterschiedliche Sichtweisen des Problems entstanden sein, die Einfluss haben auf den diagnostischen und therapeutischen Prozess, und deswegen erfragt werden müssen. Die Klärung dieses Kontextes der Vorstellung sowie die Anamnese, Vorbefunde und der psychische Befund des Kindes/Jugendlichen sind die Voraussetzungen, eine Entscheidung über das weitere Vorgehen treffen zu können. Im Idealfall können schon nach einer Erstvorstellung alle Beteiligten aus einer Position als Klagende oder Hilflose, ausschließlich mit den Problemen Beschäftigte, abrücken, Distanz zum Problem gewinnen und eher eine Position neugieriger Mitakteure bei der Lösung einnehmen. Aber oft ist hierfür ein längerer Prozess erforderlich, der in den Praxen je nach deren Ausstattung unterschiedlich ist: Arbeitet der Kinder- und Jugendpsychiater mit einer Sekretärin allein oder arbeiten in der Praxis Mitarbeiter mit anderen Professionen, wie Psychologen, Pädagogen, Ergotherapeuten mit?

Meist findet zuerst eine Phase differenzierter Untersuchung statt. In den Praxen mit mehreren Professionen können die Aufgaben verteilt werden. Der Psychologe kann sich z. B. auf das umfangreiche Verfahren der Autismus-Diagnostik spezialisieren, ein anderer Mitarbeiter auf die Intelligenzdiagnostik oder auf projektive Verfahren. Danach ist es möglich, mit diesen Erkenntnissen die nächsten Schritte einer Behandlung einzuleiten. Bei einem großen Teil der Patienten kann nach wenigen Beratungsterminen mit Anregung der Eltern zur Selbstreflexion und zu verhaltensorientierten Interventionen die Behandlung abgeschlossen werden. Ein Teil der Patienten erhält Beratungen in größeren Abständen oder Übungsbehandlungen in oder außerhalb der Praxis. Bei einem kleineren Teil der Kinder und Jugendlichen ist eine Psychopharmakotherapie erforderlich. Manche Patienten benötigen ein langfristig angelegtes Behandlungssetting, in einigen Fällen zusammen mit der Jugendhilfe.

Der Bedarf an Behandlung ist oft weniger von der psychiatrischen Diagnose als von den Beeinträchtigungen durch Störungen bzgl. der anderen »Achsen« abhängig. So lässt sich manches Kind mit Bauchschmerzen und Schulangst in kurzer Zeit behandeln. Es kann sein, dass elterliche Ängste oder psychosoziale Belastungen bei der Aufrechterhaltung der Symptome eine große Rolle spielen. Die Beratung mit dem Fokus auf die elterliche Sicht des Problems verändert die Haltung und die Eltern wirken auf ihr Kind wieder fördernd. Dagegen wäre für einen Jugendlichen mit Lernbeeinträchtigungen und langer psychosozialer Belastung, der durch Schulversäumnis wegen Bauchschmerzen auffällt, eine langfristige »multimodale« Behandlung mit Psychotherapie, Beratung des Bezugssystems, Übungsbehandlung und evtl. Jugendhilfemaßnahmen erforderlich.

Sowohl zur diagnostischen Klärung als auch später bei Interventionen durch die Praxis finden Kontakte mit unterschiedlichen Vertretern aus den Kontexten der Kinder und Jugendlichen statt (neben Familie in Schule, Jugendhilfe, bei mitbehandelnden Therapeuten u. a.). Die KJPP-Praxis hat hierfür über die Sozialpsychiatrie-Vereinbarung Möglichkeiten der Finanzierung.

Ein Fallbeispiel einer komplexen und langfristigen Behandlung soll hier erwähnt werden. Die Behandlung schließt eine zweimalige stationäre psychosomatische

Therapie und eine mehrjährige vollstationäre Jugendhilfemaßnahme der mittlerweile 26-jährigen Patientin ein.

Mit acht Jahren wurde sie stationär behandelt wegen einer Angst, sie müsse sterben, weil sie sich verschlucken könnte. Mit sehr ausgeprägten psychischen Symptomen, hinter denen die Angst zu sterben stand, wurde sie erneut im Alter von 17 Jahren stationär psychosomatisch behandelt. Hintergrund war der Tod eines vier Jahre jüngeren Geschwisterkindes in dessen Neugeborenen-Alter. Die Mutter konnte diesen Verlust nicht überwinden und die Familie lebte noch nach zehn Jahren zu Hause mit einer Art Altar, der ständig an den Verlust erinnerte und das Geschwisterkind »lebendig hielt«. Die Patientin war ab ihrem Kleinkindalter konfrontiert damit, dass sie nur durch die Brille dieses Verlustes gesehen wurde. Mit ihren Symptomen bestätigte sie in gewisser Weise mütterliche Erwartungen auf Kosten der eigenen emotionalen Entfaltung. Sie litt unter erheblichen strukturellen Einschränkungen, die zur Diagnose Persönlichkeitsstörung führten. Mit der umfangreichen Behandlung – seit der Entlassung aus der Psychosomatik auch in der KJPP-Praxis mit einer jahrelangen Psychotherapie, Familientherapie und Psychopharmakotherapie – ist sie jetzt sozial (lebt mit einem Freund) und beruflich (beginnt die zweite Ausbildung, nach einer kaufmännischen Lehre jetzt zur Erzieherin) integriert und fast ohne Symptome.

Literatur

Remschmidt H, Schmidt M, Poustka F (Hrsg.) (2017) Multiaxiales Klassifikationsschema für psychische Störungen des Kindes- und Jugendalters nach ICD-10 der WHO. 7. Aufl. Bern: Hans Huber.

6.6 Praxis für Psychotherapeutische Medizin

Ulrike Stichnoth

»Was auch immer wir tun, wir tun es mit unserem Nervensystem und unseren Muskeln, und wir spüren es in unserem Körper…« (Pohl 2010, S. 86)

Von Helga Pohl hörte ich durch die 40-jährige Frau G., eine kluge, dynamische Patientin mit leuchtenden Augen, deren Symptome in Form von Drehschwindel, Panikattacken, Krankheitsängsten und chronischen Schmerzen, in großem Gegensatz zu ihrer Ausstrahlung standen. Sie verließ das Haus selten, konnte mit ihren beiden Kindern kaum allein sein. Mit den aggressiven Ausbrüchen des sechsjährigen Sohnes war die ganze Familie überfordert.

Als Kind ging sie wegen Bauchschmerzen oft nicht zur Schule, als Jugendliche zog sie sich mit Liebeskummer für Monate ins Bett zurück. Ihre Mutter, die selbst unter häufigen körperlichen Symptomen litt, ließ beides zu.

Das erste Gespräch verlief dramatisch: Frau G. litt unter so heftigen Symptomen, dass sie die Treppe kaum bewältigen konnte. Trotzdem widerstand ich dem Impuls ihrer Sorge, sie könne die Treppe aufgrund des Schwindels hinunterfallen, nachzugeben und sie bis zur Haustür zu begleiten, sondern äußerte die Vermutung, es könne sein, dass sie körperlich gesünder sei, als sie jetzt denken und spüren könne. Seither führen wir einen lebhaften Dialog über mögliche somatische und psychische Ursachen von Symptomen.

Dabei höre ich viel über mir bis dato unbekannte körpertherapeutische Ansätze in der Schmerztherapie. Frau G. ihrerseits hat begonnen, sich mit ihrer von der Mutter übernommenen Tendenz zur Somatisierung und deren psychodynamischen Hintergründen auseinanderzusetzen. Sie findet Zugang zu ihrer körperlichen und seelischen Lebendigkeit; Selbstregulation und emotionale Unterstützung ihrer Kinder gelingen besser.

»…es ist stets die ganze Person, die sich im Zusammenhang mit der (körperlichen) Erkrankung ohnmächtig fühlt, fürchtet, schämt, Selbstvorwürfe macht oder sich kasteit.« (Rudolf 1993, S.18)

»Wozu soll ich essen, mein Körper hat mich im Stich gelassen und ich weiß nicht, ob das nicht wieder passiert und die Welt eh durch den Klimawandel bedroht ist.«

Eine bestechend logische Frage von der 22-jährigen Julia X., die mit 17 Jahren an einem Non-Hodgkin-Lymphom erkrankt. Die Behandlung verläuft erfolgreich. Sie macht kurz danach Abitur, zieht zum Medizinstudium in eine andere Stadt, hat gerade das Physikum bestanden. Jetzt leidet sie unter chronischer Müdigkeit, Antriebslosigkeit und Krankheitsängsten.

Die Labordiagnostik zeigt einen erheblichen Eisenmangel. Eine Eisensubstitution ist nötig, aber Julia bemerkt ganz richtig, dass es ihr mit Laborwerten im Normbereich nicht unbedingt besser gehen wird. Die Exploration ihres Essverhaltens ergibt: sie ernährt sich autodestruktiv von Süßigkeiten und Chips, hat keine Lust einzukaufen und zu kochen. Die Schwäche nimmt sie ihrem Körper übel, hat sie doch so sehr das Bedürfnis, es dem Vater, der zu Wutausbrüchen neigt, recht zu machen und die Mutter, die sich sorgt, zu entlasten. Die Scham, krank und seit der Chemotherapie nicht mehr belastbar zu sein, das Bedürfnis zu funktionieren und die Sehnsucht, umsorgt zu sein, nichts mehr denken zu müssen, führen zu inneren Konflikten. Die Angst erneut zu erkranken wird im Studium genährt. Nach einigem Ringen in den Therapiestunden entschließt sie sich, mit der Mutter zu sprechen und eine stationäre Therapie zu beginnen. Damit ist viel gewonnen.

»Zu erkennen, wann ein Kind zu hohem Stress ausgesetzt ist oder was als Stressfaktor zählt, ist nicht einfach… Kinder sind sehr verschieden und ihre Bedürfnisse ändern sich ständig, und zwar so sehr, dass das, was letzte Woche geholfen hat, heute womöglich schon nicht mehr funktioniert.« (Shanker 2019, S.16)

Am Anfang jeder Stunde hat Clara immer eiskalte Hände und manchmal hat sie »Watte im Kopf«. Im Alltag ist es so, wenn sie sich überreizt fühlt. Das ist keine körperliche Erkrankung, wohl aber ein Hinweis darauf, dass der Körper bei seelischer Belastung immer mitreagiert.

Die 19-jährige Studentin hat sich schon immer »anders gefühlt«. Ihre große Sensibilität und Reflexionsfähigkeit sowie die Hochbegabung kamen bis dato nie zur Sprache. Sie meistert alle phasentypischen Schwellen gut. Trotzdem hat das »Sich-anders-erleben« in ihr eine Unsicherheit geweckt, die sie in ständiger Anspannung sein lässt. Streng genommen besteht nicht unbedingt eine Indikation für Psychotherapie. Aber am Ende jeder Therapiestunde, in der wir miteinander über Dinge sprechen, die sie wahrnimmt, fühlt, und versuchen, sie für sie verständlich einzuordnen, geht sie gelöster und mit warmen Händen. Ich hoffe, dass im Laufe der Zeit, Körper und Seele belastbarer werden, die innere Anspannung nachlässt und damit einer Entwicklung gravierenderer psychosomatischer Symptome vorgebeugt wird.

Anhand der Beispiele habe ich versucht, einen Eindruck in die Vielschichtigkeit psychosomatischer Symptome in der ambulanten Praxis zu vermitteln. Dabei ging es mir nicht um lückenlose psychodynamische Überlegungen, sondern eine Darstellung der Verwobenheit von Soma, Psyche, Schicksal, Beziehung.

Oft ist schon in Kindheit und Jugend die Entstehung von Erkrankungen angelegt.

Unabhängig davon, ob am Anfang einer psychotherapeutischen Behandlung mehr somatische oder psychische Symptome im Vordergrund stehen, besteht immer die Notwendigkeit, den genauen Zeitpunkt des Auftretens von Symptomen und im Zusammenhang mit lebensgeschichtlichen Ereignissen, Lebensstilen in Familien, Bindungen an nahe Angehörige, deren Erkrankungen und Lebensgeschichte zu erfragen.

Heute können wir nicht mehr von einem einfachen Ursache-Wirkungsprinzip in der Medizin sprechen, sondern müssen von einer Verwobenheit von körperlicher Funktion und seelischem Erleben ausgehen.

Die geschilderten Symptome sind vielfältig: von Unfallfolgen, Schmerzen, Husten bis zu chronischem Fieber nach Mäusebiss...

Probatorische Sitzungen bzw. Behandlungsmöglichkeiten über einen langen Zeitraum ermöglichen es im ambulanten Bereich, mit den Patienten ein differenziertes Verständnis des körperlich-seelischen Geschehens zu entwickeln. Es zeigt sich, dass dabei ein langsames, tastendes Vorgehen gut toleriert wird. Eine schnelle Festlegung auf alleinige somatische oder psychische Ursachen kann hingegen zu Irritationen und durchaus auch Therapieabbrüchen führen.

Der berühmte Kardiologe Bernhard Lown beschreibt in seinen Büchern sehr eindrücklich, wie wohldurchdachte, die Gesamtsituation eines Menschen erfassende Interventionen das Schicksal auch schwer Erkrankter positiv beeinflussen (Lown 2002).

Im Rahmen der psychosomatischen Behandlung können in Absprache von Patienten und Behandlern therapeutische Maßnahmen in Form von Physiotherapie, Ergotherapie o. ä. eingeleitet werden. die Reflexion darüber verändert die körperlich-seelische Selbstwahrnehmung.

In meine Praxis kommen viele junge Menschen. Gerade junge Erwachsene sind vulnerabel. Sie sind in ihrem Selbsterleben nicht gefestigt, durch Erkrankungen mehr zu erschüttern und gleichzeitig gefordert, sich aktiv am Leben zu beteiligen, voller Pläne und Hoffnungen. Nicht selten besteht die Forderung an sie, noch offene Lebenswünsche der älteren Generation zu verwirklichen.

Adoleszenz und frühe Erwachsenenzeit sind in mehrfacher Hinsicht Zeiten des Übergangs: in Bezug auf Ausbildung, Beruf, Ablösung vom Elternhaus sowie in Bezug auf den eigenen Körper, die Liebe, die sozialen Kontakte und die Beteiligung an Gesellschaft und Politik. Dadurch können erhebliche Konflikte entstehen.

In der Behandlung Erwachsener stellt sich mir nicht selten die Frage, ob nicht schon in der Adoleszenz oder früher bei somatischen oder psychischen Symptomen psychosomatische Interventionen hilfreich gewesen wären und einen Krankheitsverlauf gemildert, eine Chronifizierung verhindert hätten.

Literatur

Lown B (2002) Die verlorene Kunst des Heilens. Stuttgart: Schattauer.
Pohl H (2010) Unerklärliche Beschwerden? Chronische Leiden und andere Leiden körpertherapeutisch behandeln. München: Knaur.
Rudolf G (1993) Psychotherapeutische Medizin. Stuttgart: Enke.
Shanker S (2019) Das überreizte Kind. Wie Eltern ihr Kind besser verstehen und zu innerer Balance führen. München: Goldmann.

6.7 Sozialpädiatrische Zentren

Christian Fricke

6.7.1 Einleitung

Sozialpädiatrie wird in Deutschland als der Teil der Kinder- und Jugendmedizin verstanden, der sich mit dem Bereich Public Health, den Sozialpädiatrischen Zentren (SPZ) und dem öffentlichen Gesundheitsdienst befasst.

Die Kernkompetenz der SPZ liegt in der Untersuchung und Behandlung von Kindern und Jugendlichen im Alter von 0–18 Jahren, die aufgrund einer Krankheit Störungen in ihrer geistigen, körperlichen und/oder seelischen Entwicklung aufweisen und dadurch in der gesellschaftlichen Teilhabe drohend oder manifest behindert werden. Hierzu gehören auch Kinder und Jugendliche mit seltenen oder chronischen Erkrankungen. Kennzeichnend für die Arbeit der SPZ ist die Diagnostik und Therapie durch ein multiprofessionelles interdisziplinär arbeitendes Team. Grundsätzlich werden Eltern und das weitere soziale Umfeld des Kindes in die Betreuung einbezogen sowie bei Bedarf beraten und angeleitet.

6.7.2 Geschichte

Das erste SPZ wurde 1968 in München gegründet. Seit 1989 sind die SPZ im Sozialgesetzbuch (SGB) V mit den Paragraphen 119 und 43a als institutionelle Sonderform einer interdisziplinären ambulanten Krankenbehandlung unter ärztlicher Leitung fester Bestandteil einer abgestuften, pädiatrischen Versorgung (Hollmann und Bode 2007). Bis zum Jahr 2020 entstanden in Deutschland 160 Zentren. Seit Inkrafttreten des SGB IX im Jahr 2001 ist die Frühförderung behinderter und von Behinderung bedrohter Kinder von der Geburt bis zu dem Zeitpunkt ihrer Einschulung als Komplexleistung eine weitere Aufgabe der SPZ.

Leistungen in SPZ können nur durch Überweisung in der Regel durch Fachärzte für Kinder- und Jugendmedizin oder Kinder- und Jugendpsychiatrie (Bundessozialgericht 2016), wahrgenommen werden. Um Hilfestellung zu geben, welche Entwicklungsprobleme in der kinder- und jugendärztlichen Praxis betreut werden können und wann eine Überweisung in ein SPZ erfolgen sollte, entwickelte die verbändeübergreifende Arbeitsgruppe Entwicklungsdiagnostik (IVAN) ein entsprechendes Stufenkonzept (Schmid et al. 2016).

6.7.3 Fachliche Entwicklung und Schwerpunkte

Regelmäßige Erhebungen der Bundesarbeitsgemeinschaft der SPZ zeigen, dass bundesweit ca. 350.000 Patienten pro Jahr behandelt werden. Dabei liegt der Altersgipfel zwischen drei und zehn Jahren. Häufigste Diagnosen sind Entwicklungs- und Verhaltensstörungen, Intelligenzminderungen, emotionale Störungen, autistische Störungen und Zerebralparesen. Darüber hinaus finden sich zahlreiche seltene Diagnosen, für die das multiprofessionell und interdisziplinär arbeitende SPZ-Team einen kompetenten Ansprechpartner darstellt (Kretzschmar 2020; ▶ Tab. 6.1).

Tab. 6.1: Strukturdatenabfrage der Bundesarbeitsgemeinschaft Sozialpädiatrischer Zentren (Zusammenstellung nach: Kretzschmar 2020)

Diagnosehäufigkeit im 4. Quartal 2018 (TOP 12), N = 98 SPZ Diagnosen nach ICD 10 (dreistelliger alphanumerischer Code)		
Diagnose nach ICD 10	Bezeichnung	TOP 2018
F80	Umschriebene Entwicklungsstörung Sprache	1
F82	Umschriebene Entwicklungsstörung Motorik	2
F83	Kombinierte umschriebene Entwicklungsstörungen	3
F90	ADHS	4
F81	Störung schulischer Fertigkeiten	5
F98	Andere Verhaltensstörungen	6
F70	Intelligenzminderung leichten Grades	7
G40	Epilepsie	8

Tab. 6.1: Strukturdatenabfrage der Bundesarbeitsgemeinschaft Sozialpädiatrischer Zentren (Zusammenstellung nach: Kretzschmar 2020) – Fortsetzung

Diagnosehäufigkeit im 4. Quartal 2018 (TOP 12), N = 98 SPZ Diagnosen nach ICD 10 (dreistelliger alphanumerischer Code)		
Diagnose nach ICD 10	Bezeichnung	TOP 2018
P07	Frühgeburt (Folgezustände)	9
F93	Emotionale Störung des Kindesalters	10
F84	Autismus	11
G80	Zerebrale Bewegungsstörung	12

Zur Qualitätssicherung der Arbeit in SPZ wurden neben der Mitarbeit an zahlreichen Leitlinien durch die Deutsche Gesellschaft für Sozialpädiatrie und Jugendmedizin (DGSPJ) viele Papiere veröffentlicht: In dem »Altöttinger Papier« (Hollmann et al. 2016) werden einheitliche strukturelle Voraussetzungen für die interdisziplinäre multiprofessionelle Arbeitsweise der SPZ, für deren personelle Ausstattung sowie für die diagnostischen und therapeutischen Rahmenbedingungen definiert. Die Leitung eines SPZ ist Fachärztinnen und -ärzten für Kinder- und Jugendmedizin mit nachgewiesener neuropädiatrischer sowie psychotherapeutischer Kompetenz vorbehalten.

Mehr als 40 Qualitätspapiere beschreiben die inhaltliche Arbeit der SPZ (Fricke et al. 2007, 2012; Borusiak 2020). Die Ergebnisse der Mehrdimensionalen Bereichsdiagnostik in der Sozialpädiatrie (MBS) werden mittels sog. EKPSA-Schema (▶ Abb. 6.1) dargestellt, in dem die ätiologische Zuordnung und die Berücksichtigung der Teilhabe im Vergleich zum multiaxialen Klassifikationsschema in der Kinder- und Jugendpsychiatrie zusätzliche Schwerpunkte darstellen.

6.7.4 Betreuung chronisch kranker Kinder und Jugendlicher

Neben pädiatrischen Schwerpunktpraxen, Krankenhausambulanzen und Universitätspolikliniken bieten SPZ spezielle Versorgungsstrukturen für chronisch kranke Kinder und Jugendliche. Nach multidisziplinärer Diagnostik erfolgt eine adaptierte Auswahl geeigneter Interventionen (Schnabel et al. 2012). Das Spektrum umfasst psychoedukative oder -therapeutische Maßnahmen und Schulungen zur Unterstützung der Krankheitsverarbeitung sowie Beratung der Bezugspersonen.

In Ergänzung zu den Angeboten der ambulant arbeitenden SPZ bieten sozialpädiatrische Kliniken und Abteilungen ergänzende und weitergehende stationäre Angebote.

In diesem Prozess werden alle Bereiche unter dem Entwicklungsaspekt betrachtet. Der Behandlungsplan wird unter Berücksichtigung der sozialpädiatrischen Diagnose und des Ressourcen-Profils aufgestellt. Zusätzlich fließen Erkenntnisse aus dem zu erwartenden Entwicklungsverlauf und weitere prognostische Faktoren ein.

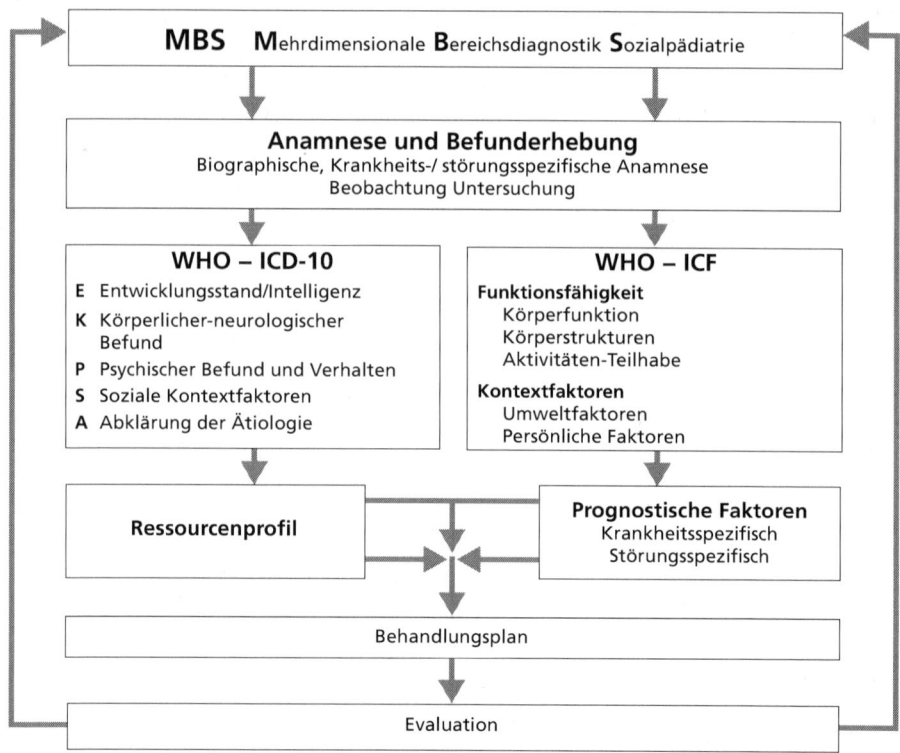

Abb. 6.1: Mehrdimensionale Bereichsdiagnostik Sozialpädiatrie (Hollmann et al. 2016)

Literatur

Borusiak P (2020) Der Zentrale Qualitätsarbeitskreis – ZQAK. Kinderärztl. Prax. 91: 125–126.
Bundessozialgericht (2016) Vertragsärztliche Versorgung – Ermächtigung Sozialpädiatrischer Zentren – gesetzliche Regelungen zur Bedarfsabhängigkeit genügen den verfassungsrechtlichen Anforderungen an die Bestimmtheit – Rechtmäßigkeit eines Überweisungsvorbehalts (Facharztfilter) S. BSG 17.2.2016, B 6 KA 6/15 R ECLI:DE:BSG:2016:1702.
Fricke C, Kretschmar C, Hollmann H, Schmid RG (2007) Qualität in der Sozialpädiatrie, Bd 2. Altötting: RS-Verlag.
Fricke C, Kretschmar C, Hollmann H, Schmid RG (2012) Qualität in der Sozialpädiatrie, Bd 3. Altötting: RS-Verlag.
Hollmann H, Bode H (2007) Wie viele Sozialpädiatrische Zentren braucht das Land? Kinderärztl. Prax. 78: 276–279.
Hollmann H, Kretzschmar C, Schmid RG (2016) Das Altöttinger Papier 3.0. Grundlagen und Zielvorgaben für die Arbeit in Sozialpädiatrischen Zentren – Strukturqualität, Diagnostik und Therapie – Mehrdimensionale Bereichsdiagnostik Sozialpädiatrie, Qualität in der Sozialpädiatrie, Bd.1. Altötting: RS-Verlag: S. 1–51.
Kretzschmar C (2020) Sind SPZ eine Blackbox? Kinderärztl. Prax. 91(3): 212–216.
Schmid RG, Fehr R, Freitag H, Hollmann H, Kleuker S, Knieß N, Mickley M, Oberle A, Wegener A (2016) IVAN-Papier, Stufendiagnostik der Behandlung von Entwicklungsauffälligkeiten in einem interaktiven Diagnostik-/ Therapiemodell, Interdisziplinäre Verbändeübergreifende Arbeitsgruppe Entwicklungsdiagnostik (IVAN) des BVKJ, der DGAAP

und der DGSPJ. In: Hollmann H, Kretzschmar C, Schmid RG (Hrsg.) Qualität in der Sozialpädiatrie, Bd.1. Altötting: RS-Verlag: S. 71–135.

Schnabel D, Ernst M, Marton A, Oberle A, Peters H, Thalemann R, Unfried N (2012) Behandlung von chronisch kranken Kindern und Jugendlichen Im Sozialpädiatrischen Zentrum. In: Fricke C, Kretschmar C, Hollmann H, Schmid RG (Hrsg.) Qualität in der Sozialpädiatrie, Bd 3. Altötting: RS-Verlag. S. 240–262.

6.8 Sozialmedizinische Nachsorge

Christiane Bader und Andreas Podeswik

Am Ende eines stationären Klinikaufenthaltes können Früh- und Neugeborene, Patienten mit chronischen oder schweren Krankheiten Nachsorge für zu Hause und in die ambulante Versorgung erhalten. Ziel der Sozialmedizinischen Nachsorge (SMN) gem. § 43 Abs. 2 SGB V ist die Verkürzung von stationären Aufenthalten, die Vermeidung von Wiederaufnahmen und die Sicherung der anschließenden ambulanten ärztlichen Behandlung für kranke Kinder und Jugendliche. Die SMN kümmert sich um »die im Einzelfall erforderliche Koordinierung der verordneten Leistungen sowie Anleitung und Motivation zu deren Inanspruchnahme«. SMN wird bei der Entlassung aus dem Krankenhaus oder einer stationären Rehabilitationsbehandlung vom behandelnden Arzt verordnet und von den Erziehungsberechtigten beantragt.

Für die Leistungserbringer der SMN sind die Prozess- und Strukturqualität in den Empfehlungen des GKV Spitzenverbandes zu § 132c SGB V festgelegt. Bis auf wenige Ausnahmen organisieren sich die Leistungserbringer im Bundesverband Bunter Kreis e. V., der den Auf- und Ausbau von Sozialmedizinischer Nachsorge vorantreibt (www.bunter-kreis-deutschland.de). Im Jahr 2019 wurden an über 120 Standorten rund 9.000 Kinder und Jugendliche mit der aufsuchenden SMN betreut. 2/3 der Nachsorgestunden werden bei den Familien in der Häuslichkeit erbracht, um die Krankheitsbewältigung und die Integration zu fördern. Optionale Angebote wie Ernährungsberatungen, Patiententrainings und präventive Angebote für betroffene Geschwisterkinder wurden 2019 von über 2.500 Familien in Anspruch genommen. Die Qualität der Leistungserbringung sichert der Bundesverband Bunter Kreis durch einheitliche Qualitätsstandards und mithilfe eines mehrstufigen Akkreditierungsverfahrens sowie einer bundesweiten Evaluation zu Beginn und nach dem Ende der Nachsorgeleistungen. Die SMN basiert auf dem Konzept des Care und Case Managements, einem Handlungskonzept, das Personen in komplexen Problemlagen unterstützt (www.dgcc.de). Die Nachsorgemitarbeiterinnen sind darin qualifiziert und organisieren, koordinieren und begleiten die zielgerichtete Zusammenarbeit der beteiligten Akteure auf der Basis des Case Managements. Die Nutzung und Förderung der Ressourcen der Eltern, des Kindes/Jugendlichen und des sozialen Umfelds ist grundlegend. Sie ermöglichen die Mitwirkung und Selbstbestimmung der Klientinnen und Klienten. Das Empowerment wird unter dem Gesichtspunkt gefördert, dass die Nachsorge eine zeitlich und umfänglich begrenzte Dienstleistung ist. Wichtige Leitprinzipien im Care und Case Management sind Klientenorientierung, Interprofessionalität und Transparenz der Dienstleistung. Der Fokus liegt auf der Erarbeitung eines Unterstützungsnetzwerks für die Betroffenen. Nachsorgemitarbeiterinnen sorgen dafür, dass Selbstsorge, informelle Unterstützung und professionelle Hilfe kontinuierlich ineinandergreifen. Gespräche mit den Klientenfamilien finden sowohl in Beratungsräumen als auch aufsuchend in der Häuslichkeit und bei Behandlern statt, »Runde Tische« mit mehreren Beteiligten und gemeinsame Aktivitäten gehören zum Instrumentarium.

Nachsorge wird auf der Fallebene in einem Phasenkonzept durchgeführt: In der *Klärungsphase* steht die Auswahl der Patientenfamilien mit Funktionseinschränkungen, komplexem Versorgungsbedarf und »überforderten« Eltern im Vordergrund. I. d. R. wird dies von den Klinikmitarbeitern im Entlassmanagement vorgenommen. In der Phase des *Assessment* werden die Probleme und Bedarfsanforderungen für die Nachsorge zusammengefasst, es wird mit den Eltern ein gemeinsames Fallverständnis entwickelt. Bei der darauf aufbauenden *Hilfeplanung* werden gemeinsam Ziele entwickelt und festgelegt sowie die möglichen Nachsorgeleistungen ausgewählt. In der Phase des Linking geht es um die konkrete *Durchführung:*

- Sicherstellung der Therapien, Aufklärung, Vermittlung von Verständnis, Unterstützung in der Akzeptanz, Überwindung von Sprachbarrieren und kulturellen Besonderheiten,
- Vernetzung, Kontaktvermittlung und Motivation zum richtigen Zeitpunkt zu beginnen und durchzuhalten, Förderung der Gesundheitskompetenz,
- Emotionale Entlastung, Abbau von Ängsten, Unterstützung in der Krankheitsakzeptanz, Aufbau von Selbstwirksamkeit und Leistungsfähigkeit,
- Anleitung bei konkreten Maßnahmen in der Pflege, der Selbstversorgungskompetenz, der Therapieumsetzung im Alltag usw.

Im anschließenden *Monitoring* wird die Familie zur Selbsthilfe begleitet, um die Nachsorgeziele zu erreichen. Anschließend wird die Begleitung beendet und die Familie ist in der ambulanten Versorgung (z. B. Kinderarzt, Therapeuten, Frühförderung etc.) angemessen eingebunden. In der *Evaluation* werden die Effizienz und die Effektivität der Nachsorgeleistung überprüft.

Das Case Management verbindet das Vorgehen auf der Fallebene konsequent mit dem Bemühen um zielgruppenorientierte und effiziente Rahmenbedingungen auf der Systemebene (= Care Management). Die Nachsorgemitarbeiter entwickeln mit ihren Nachsorgeeinrichtungen, den Bunten Kreisen, die regionalen Versorgungsmöglichkeiten kontinuierlich weiter. Alle Bunte Kreise entwickeln mit dem Bundesverband Bunter Kreis die überregionale Versorgung/Nachsorge effektiv und effizient weiter, damit in Zukunft weitere Krankheitsbilder beispielsweise aus der Neuropädiatrie, Kinderchirurgie oder den seltenen Krankheiten SMN erhalten.

In der Nachsorge übernehmen Pflegefachkräfte und Sozialpädagogen mit Zusatzqualifikationen diese arbeitsfeldübergreifende Koordination. Die Kompetenzen für das Care und Case Management können in einer von der DGCC zertifizierten

Weiterbildung erworben werden. Das ISPA (www.ispa-institut.de) ist ein von der DGCC zertifiziertes Institut, welches bundesweit Fachkräfte in der Pädiatrie weiterbildet.

> **Wesentliches für die Praxis**
>
> - Ansprechpartner und Leistungserbringer für die Sozialmedizinische Nachsorge (www.bunter-kreis-deutschland.de)
> - Qualifikation Care und Case Management für Pädiatrie und Nachsorge (www.ispa-institut.de)
> - Deutsche Gesellschaft für Care und Case Management www.dgcc.de
> - Einheitliche Standards und ethische Grundlagen für das Care und Case Management: Deutsche Gesellschaft für Care und Case Management e.V. (Hrsg.) (2015): Case Management Leitlinien, Rahmenempfehlungen, Standards und ethische Grundlagen. Heidelberg: Medhochzwei.

Literatur

Deutsche Gesellschaft für Care und Case Management e.V. (Hrsg.) (2015) Case Management Leitlinien, Rahmenempfehlungen, Standards und ethische Grundlagen. Heidelberg: Medhochzwei.

Weiterführende Literatur

Baur W, Podeswik A (2014) Praxishandbuch pädiatrische Nachsorge Modell Bunter Kreis. 2., komplett überarb. Neuaufl. Augsburg, Stiftung Bunter Kreis, Bundesverband Bunter Kreis e. V. (erhältlich als USB-Stick).
Monzer M (2018) Case Management-Grundlagen (Case Management in der Praxis). 2. überarbeitete Auflage. Heidelberg: Medhochzwei.
Monzer M (2018) Case Management Organisation. Heidelberg: Medhochzwei.

7 Psychosomatik in der Klinik

7.1 Klinik für Kinder- und Jugendmedizin

7.1.1 Einleitung

Jochen Meister, Dieter Kunert, Guido Bürk und Maya von Stauffenberg

Psychosomatisches Denken und Handeln unter Beachtung des biopsychosozialen Krankheitsmodells ist zu einem wichtigen Element bei der Behandlung von Kindern und Jugendlichen geworden. Auch und gerade unter stationären Bedingungen wird eine Begrenzung der Diagnostik und Therapie auf einzelne Teilbereiche (Somatik in den Kliniken für Kinder- und Jugendmedizin oder psychosoziale Aspekte in Kliniken für Kinder- und Jugendpsychiatrie bzw. psychosomatischen Kliniken) dem Anliegen der Kinder und Jugendlichen sowie deren Familien nicht gerecht. Gerade in der Pädiatrie ist, auch im Hinblick auf die kindliche Entwicklung, psychosomatisches Denken notwendig, um den Blick vom erkrankten Organ auf den gesamten Organismus des Kindes, auf dessen Lebensweise in seiner Lebenswelt und auf sein soziales und kulturelles Umfeld zu erweitern (Kunert und Meister 2019). Insbesondere bei der Behandlung chronisch kranker Kinder und Jugendlicher ist die Anwendung des biopsychosozialen Krankheitsmodells essenziell, um ein effektives, gesundheitserhaltendes Selbstmanagement und die Adhärenz bei den Patienten zu fördern (Mönkemöller et al. 2017).

Dieses breit aufgestellte Diagnostik- und Behandlungsangebot steht der notwendigen Spezialisierung und Schaffung von Subdisziplinen in der Pädiatrie nicht entgegen, ganz im Gegenteil: Die Spezialisierungen werden ergänzt durch psychosomatische Versorgungsstrukturen in den Kliniken. Damit können auf der einen Seite Kinder und Jugendliche auf medizinisch hohem Niveau behandelt werden, auf der anderen Seite wird aber verhindert, dass die Betroffenen nicht in einzelne »Versorgungsstücke« aufgeteilt werden (Kunert und Meister 2019). Letzteres hätte dann die tragische Konsequenz, dass nicht mehr der Patient, sondern die Diagnose im Mittelpunkt der Betrachtung steht: Eine Situation, die es unbedingt zu vermeiden gilt. Die Umsetzung des Anspruches einer umfassenden bzw. im besten Sinne des Wortes ganzheitlichen Diagnostik und Therapie findet inhaltlich in den Kliniken durch Anpassungen auf zwei Ebenen statt.

Zum einen sollte das *psychosomatische Denken unter Beachtung des biopsychosozialen Krankheitsmodells* von allen diagnostischen und therapeutischen Professionen in ihrer alltäglichen Arbeit in den Kliniken verinnerlicht werden. Und dies unabhängig davon, ob man im Bereich der Akut- oder Intensivmedizin (z. B. Neonatologie) tätig ist oder sich Diagnostik- und Behandlungsprozessen chronischer Erkrankungen (z. B. Diabetes mellitus), primär vital bedrohlicher Erkrankungen (z. B. Onkologie) oder psychopathologischer Erkrankungen widmet. Dazu ist es notwendig, dass Strukturen und Prozesse angepasst werden. Für die Qualifikation der Mitarbeiter bedeutet dies, dass entsprechende Qualifizierungen (z. B. Curriculum psychosomatische Grundversorgung des Kindes- und Jugendalters) für alle zur Selbstverständlichkeit werden. Für die Struktur in den Kliniken bedeutet dies außerdem, dass es Raum und Zeit für die multiprofessionelle Diskussion gibt und dass die entsprechenden Fachkräfte vorgehalten werden: Psychosozialer Konsil- und Liasondienst in den Kliniken für Kinder- und Jugendmedizin bzw. Kooperation der Kinder- und Jugendpsychiatrie mit der Pädiatrie. Diese strukturellen Vorgaben sollten Grundvoraussetzungen für eine stationäre Arbeit mit Kindern und Jugendlichen darstellen.

Zum anderen sind mittlerweile *vielfältige psychosomatische Behandlungsangebote* mit ganz unterschiedlichen Schwerpunkten zum festen Bestandteil vieler Kliniken geworden. Dazu gehören die psychosomatischen Stationen in den Kliniken für Kinder- und Jugendmedizin und in den Kliniken für Kinder- und Jugendpsychiatrie sowie die stationäre Rehabilitation mit psychosomatischem Schwerpunkt und die Behandlung von Kindern und Jugendlichen in psychosomatischen Kliniken. Die Angebote und diagnosespezifischen Ausrichtungen sind dabei im Einzelfall unterschiedlich; für alle gelten aber allgemeine Zugangsvoraussetzungen (▶ Kasten 7.1).

Kasten 7.1: Allgemeine Zugangsvoraussetzungen für stationäre psychosomatische Behandlungsangebote (modifiziert nach Kunert et al. 2015)

- Die Art und Schwere der Erkrankung/der Störung des Kindes oder Jugendlichen muss eine multimodale Komplexbehandlung erforderlich machen, die nur in einem stationären Setting erbracht werden kann.
- Die Art und Schwere der Erkrankung/der Störung macht eine vorübergehende Trennung des Patienten (oder der Familie) vom sozialen Umfeld erforderlich.
- Der Patient/die Familie muss im konkreten Setting der Station behandelbar sein.
- Es liegen keine Kontraindikationen vor (z. B. Suizidalität im Setting der Kinderkliniken und der stationären Rehabilitation oder bedrohliche körperliche Erkrankung im Setting der stationären Rehabilitation und der Kinder- und Jugendpsychiatrie).

Um dem Anspruch einer umfassenden Diagnostik und Therapie gerecht zu werden, sind alle psychosomatisch behandelnden Kliniken gefordert, Strukturen und Behandlungskonzepte zu entwickeln, die auch als Grundlage für Verhandlungen mit den Kostenträgern notwendig sind (▶ Kap. 7.2.13).

Literatur

Kunert D Meister J (2019) Stationäre Pädiatrische Psychosomatik: Möglichkeiten und Grenzen. Ärztliche Psychotherapie 14: 181–186.
Kunert D, Meister J, Bürk G (2015) Struktur- und Prozessqualität in der pädiatrischen Psychosomatik. Pädiatrische Praxis 83: 189–196.
Mönkemöller K, Mirza J, Weß M (2017) Wandel in der Versorgung chronisch kranker Kinder und Jugendlicher. Ganzheitliche Behandlung – wie, mit wem und wo? Monatsschr Kinderh 165: 672–680.

7.1.2 Psychosomatisches Denken und Handeln in der stationären pädiatrischen Versorgung

Hendrik Karpinski

Will man dem Konzept der biopsychosozialen Einheit des Menschen konsequent folgen, muss man auch die alltägliche Arbeit in der stationären Pädiatrie entsprechend gestalten.

Die Arbeitssituation in einer pädiatrischen Akutklinik unterscheidet sich naturgemäß von einer psychosomatischen Station. Viele Patienten kommen als Notfallpatienten in die Klinik. Die entsprechende Erwartungshaltung der Familie in dieser Situation ist meist der Wunsch nach schneller Linderung oder Heilung eines somatischen Krankheitsbildes. Die Arbeitsdichte auf der Station ist hoch, die durchschnittliche Verweildauer ist mit 3–5 Tagen kurz und führt zu schnellem Wechsel der Patienten.

Nach dem in Kapitel 2 beschriebenen »Weiß-Grau-Schwarz«-Kontinuum liegen die meisten Patienten im grauen bis schwarzen Bereich (► Kap. 2). Anders als in einer pädiatrisch-psychosomatischen Abteilung wird der größte Teil von Erkrankungen körperlich definiert.

Zwar wird heute grundsätzlich das Zusammenwirken von psychosozialen und körperlichen Faktoren im menschlichen Organismus anerkannt, in der praktischen Versorgung jedoch kaum berücksichtigt.

Dem folgend wird der Schwerpunkt zunächst auf die Symptome gelegt, die in den »schwarzen Bereich« (somatischen) weisen.

Der Anspruch einer umfassenden Medizin aber ist, dass in der klinischen Arbeit ätiologisch gefragt werden muss, was die wesentlichen Ursachen und Einflussfaktoren zur Krankheitsentstehung sind. Dabei wird häufig kein Korrelat in diesem Bereich gefunden.

Dann muss therapeutisch gehandelt werden und pathogenetisch fundiert aus dem Kontinuum der Maßnahmen von weiß bis schwarz gewählt werden. Bei einem starken psychosomatischen Anteil muss von den Akteuren in der stationären Pädiatrie ein souveräner Umgang mit psychotherapeutischen und psychosozialen Interventionen erwartet werden.

An einem Fallbeispiel soll dies veranschaulicht werden:

Leonie kommt mit offenbar funktionellen Bauchschmerzen wiederholt zur Aufnahme in eine Kinderklinik. Der aufnehmende Kinderarzt kennt das Mädchen bereits und weiß, dass eine umfangreiche Diagnostik einschließlich Gastroskopie und Koloskopie schon vor sechs Monaten erfolgt ist. Aus der Anamnese ergeben sich keine psychischen Belastungen. Leonie erklärt, weder Probleme noch besonderen Stress zu haben. In der Vergangenheit war vorgeschlagen worden, Leonie einer Psychologin vorzustellen. Der Mutter erschien das nicht plausibel. Den Kolleginnen der Kinderklinik war es offenbar nicht gelungen ein Beschwerdemodell zu vermitteln, das psychische Einflüsse in der Schmerzverarbeitung verständlich gemacht hätte.

Die Symptomatik wird von der 14-jährigen selbst als somatischer Schmerz erlebt, dementsprechend ist das Verständnis der Mutter. Kann durch eine »Ausschlussdiagnose« keine somatische Ursache gefunden werden, wird manchmal eine psychische Ursache angenommen (▶ Kap. 2, ▶ Abb. 2.2).

Welche Behandlungen sollten der Patientin empfohlen werden und welche kann die Kinderklinik selbst oder über ein regionales Netzwerk anbieten? Wie kann die Schwelle für eine psychosoziale Intervention so gesenkt werden, dass Leonie und ihre Eltern dieser Empfehlung folgen könnten?

Eine vertiefende Exploration psychischer Auffälligkeiten eines Patienten ist im allgemeinen pädiatrischen Setting leider die Ausnahme. Ist in der Klinik ein psychosozialer Konsil- und Liaisondienst vorhanden, können mit den Eltern beispielsweise Schmerzverarbeitungsmodelle (»Teufelskreis des Schmerzes« ▶ Kap. 3.1) erörtert werden.

Zur Entwicklung von Teams, die auch in einer Akutklinik patientenorientiert mit bio-psycho-sozialem Konzept arbeiten, haben sich wichtige Grundsätze als wirksam erwiesen:

1. Haltung
Um eine hilfreiche Beziehung herzustellen, gelten einige wichtige Grundsätze: Echtheit, Empathie, Akzeptanz und Wertschätzung sind basale Gebote für den Umgang mit den Patienten und ihren Familien. Dieser Ansatz gilt uneingeschränkt auch in der Akutklinik. Gerade in Situationen, in denen die Handelnden sich unter Zeitdruck fühlen und die Kontakte kürzer sind, ist eine solche Haltung wichtig, um die Familien gut zu erreichen (▶ Kap. 2.2.1).

2. Grundverständnis
Die Mitarbeiter der Pädiatrie sind von der Bedeutung psychosozialer Einflussfaktoren bei körperlichen Beschwerden überzeugt oder sind davon zu überzeugen. Die Kultur eines »sowohl körperlich als auch psychosozial« haben sie verinnerlicht. Dieses komplexe Verständnis von Krankheit und Genesung wird den Patienten und deren Familien von den Pflegenden und Ärzten vermittelt und vom Gesamtteam gelebt. Meist ist die Vorstellung, dass psychische Faktoren mit zu den Beschwerden beitragen, sehr viel leichter für die Patienten und die Eltern anzunehmen als eine Erklärung mit nur einer psychischen Ursache für die körperliche Symptomatik.

Anhand von einfachen lebenspraktischen Alltagssituationen sollte in der Vermittlung an Erfahrungen der Familien angeknüpft werden. Gut eignen sich dafür beispielsweise körperliche Symptome, die vor Prüfungen auftreten oder Schmerzen, die sich durch Ablenkung reduzieren lassen, als Veranschaulichung. Ein Austausch mit der Suche nach passenden Vergleichen hilft, zu einem gemeinsamen Verständnis zu finden.

3. Bewertung
Abwertende Haltungen von Mitarbeitern gegenüber psychosomatischen Prozessen werden nicht toleriert und konsequent korrigiert. So dürfen folgende exemplarische Aussagen nicht unkommentiert bleiben: »Der spinnt, der hat doch nichts« oder »Schau dir nur ihre Unterarme an«.

Das Bewusstsein für einen angemessenen Umgang mit den Patienten und deren Beschwerden soll (z. B. in Arbeitsgruppen) geschärft werden. Dabei können folgende Aussagen hilfreich sein:

- Kein Patient hat sich seine psychosomatischen Beschwerden ausgesucht, auch nicht, wenn er daraus einen Gewinn zieht.
- Psychosomatische Beschwerden dürfen nicht weniger ernst genommen werden als somatische. Dabei gilt es, abwertende Sprache und wissendes Lächeln zu vermeiden.
- Die Angabe starker Schmerzen (z. B. Stärke 8 von 10) und dazu nicht passende Affekte sind irritierend. Es gilt, diesen scheinbaren Widerspruch einfühlsam zur Kenntnis zu nehmen und zu verstehen.
- Schmerzen sind meist nicht weniger qualvoll, wenn psychosoziale Prozesse in ihrer Entstehung wesentlich beteiligt sind.
- Entstehungsprozesse psychosomatischer Beschwerden sind fast immer unbewusst und für die Betroffenen unverständlich. Das trifft auch zu, wenn intuitiv schon eine gewisse Ahnung von psychischen Einflüssen vorliegt.

4. Kontakt
Von Anfang an psychosomatisch zu denken und das Prinzip »sowohl körperlich als auch psychisch« zur Grundlage zu machen und entsprechend zu handeln, verbessert den Zugang zu den Patienten. Bezüglich der Kultur des Erstgesprächs sei auf das Kapitel »Handwerkszeug psychosomatischen Arbeitens« verwiesen (▶ Kap. 2.2).

Bereits beim Erstgespräch sollte gedanklich geprüft werden, wo die Problematik des Kindes im Kontinuum der biopsychosozialen Einheit zu verorten ist. Dabei kommt es im Gespräch nicht nur darauf an, schnell klare Fakten zu erheben. Langjährige Erfahrung zeigt, dass auch in der Akutpädiatrie die Reflektion der eigenen Gefühle und die des Gegenüber wichtig sind, um das Vorgehen schon zu Beginn einer Behandlung richtig zu steuern. Mehr Zeit und Aufmerksamkeit für psychosomatische Zusammenhänge am Anfang führen dazu, insgesamt Zeit und Ressourcen zu sparen. Nicht selten können invasive Prozeduren vermieden werden, wenn schon in der Anamnese wichtige psychosoziale Faktoren in der Dynamik der Krankheitsentstehung ersichtlich werden.

5. Einschlussdiagnostik vs. Ausschlussdiagnostik

Bedingt durch Unsicherheiten im Umgang mit psychosomatischen Beschwerden ist das Vorgehen der Medizin häufig zunächst ausschließlich auf die somatische Diagnostik konzentriert. Bevor psychosoziale Faktoren betrachtet und mit der Familie besprochen werden, finden umfangreiche Untersuchungen statt, mit der Grundhaltung: »wenn wir überhaupt nichts finden, ist es wohl psychisch«. Dieses Vorgehen folgt der Entweder-Oder-Logik und dem Paradigma einer »Ausschlussdiagnostik«. Dabei werden nicht selten eingreifende und für das Kind belastende Untersuchungen in Kauf genommen, die vermeidbar wären. Patient und Familie werden durch ein primär rein somatisches Vorgehen in ihrer Erwartung einer somatischen Diagnose bestärkt. Auf invasive Untersuchungen zu verzichten und nicht den scheinbar sicheren somatischen Weg zu gehen, erfordert von den pädiatrischen Teams Sachkenntnis und besonders Verantwortungsübernahme. Eine gezielte und reflektierte Stufendiagnostik ist bei den oft komplexen multifaktoriellen Krankheitsverläufen indiziert. Von Beginn des Patientenkontakts »weiße« (psychosoziale) Faktoren in alle Betrachtungen mit einzubeziehen, sollte deshalb als notwendige »Einschlussdiagnostik« verstanden werden, im Gegensatz zur fraglichen Ausschlussdiagnostik.

6. Bildung

»Das Gebiet Kinder- und Jugendmedizin umfasst die Prävention, Diagnostik, Therapie, Rehabilitation und Nachsorge aller körperlichen, psychischen und psychosomatischen Erkrankungen, Verhaltensauffälligkeiten, Entwicklungsstörungen und Behinderungen des Säuglings, Kleinkindes, Kindes, Jugendlichen und Heranwachsenden in seinem sozialen Umfeld von der pränatalen Periode bis zur Transition in eine Weiterbetreuung.« (Musterweiterbildungsordnung 2018 der Bundesärztekammer) Diese Gebietsdefinition für die Kinder- und Jugendmedizin beschreibt die Verantwortung der Weiterbildenden. Dieser Anspruch muss alltäglich in den Teams gelebt werden, damit schon die jungen Ärzte mit der Kultur des »sowohl als auch« beruflich sozialisiert werden. Durch Fortbildungsangebote müssen Ärzte und Pflegende für das gesamte breite Spektrum der Pädiatrie qualifiziert werden, weil auch hier gilt: »Wir erkennen, was wir kennen.«

7. Netzwerke und Kooperationen

Entsprechend den Empfehlungen der DGPPS soll in jeder Kinderklinik ein psychosozialer Konsiliar- und Liaisondienst etabliert werden, möglichst auch eine Psychosomatik-Station.

Weiterhin vorgehalten bzw. gepflegt werden sollten: Eine Kooperation mit der Kinder- und Jugendpsychiatrie, am besten auf vertraglicher Grundlage, eine Kinderschutzgruppe, ein eingespielter Austausch mit den niedergelassenen Haus- und Kinderärzten sowie Therapeuten und anderen Partnern, die mit Kindern und Jugendlichen arbeiten, insbesondere dem Jugendamt. Nur so sind kurzfristige Fallkonferenzen und Absprachen in heiklen Situationen ohne größere Probleme möglich.

Eine innerklinisch gute Zusammenarbeit der Abteilungen und Subspezialitäten sollte selbstverständlich sein. Auch eine Kooperation mit den psychosozialen Erwachsenenfächern (Psychiatrie, Psychotherapie Psychosomatik) ist dabei wichtig. Denn nicht selten belastet eine psychische oder chronische Erkrankung von Mutter oder Vater auch die Gesundheit der Kinder. So wird z. B. durch einen Erwachsenenpsychiater eine mittelschwere Depression eines Elternteils nach dem Prinzip der Freiwilligkeit leitliniengerecht mit Blick auf den Erwachsenen behandelt. Trotzdem bleiben Belastungen für die betroffenen Kinder oft beträchtlich, und besonders dann, wenn der Leidensdruck des betroffenen Elternteils für einen Behandlungsbeginn nicht hinreichend groß genug ist. Hier müssen gemeinsam mit den Erwachsenenbehandlern einerseits ein hohes Maß an Sensibilisierung für die Belange der Kinder erarbeitet und andererseits gemeinsame Behandlungsstrategien festgelegt werden.

Das Paradigma »pädiatrische Psychosomatik als Brücke« der Deutschen Gesellschaft Pädiatrische Psychosomatik (DGPPS) beschreibt die Notwendigkeit, immer wieder Verbindungen herzustellen. So, wie der Mensch nicht einfach in Körper, Geist und Seele zerlegt werden darf, müssen die verschiedenen Versorgungsbereiche für Kinder, Jugendliche und ihre Familien miteinander verbunden sein. Menschen, die eine biopsychosoziale Einheit leben, fühlen sich dieser Brückenfunktion besonders verpflichtet.

Literatur

Bundesärztekammer (2018) (Muster-)Weiterbildungsordnung. (https://www.bundesaerztekammer.de/fileadmin/user_upload/downloads/pdf-Ordner/Weiterbildung/20210630_MWBO_2018.pdf, Zugriff am 15.02.2022).

7.1.3 Die diagnostische und therapeutische Lücke in der interdisziplinären Versorgung chronisch kranker Kinder und Jugendlicher und ihrer Familien

Kirsten Mönkemöller

Moderne Behandlungskonzepte für chronisch kranke Kinder und Jugendliche orientieren sich an standardisierten Therapiezielen, die regelmäßig überprüft werden, um den Behandlungserfolg zu evaluieren und die Therapie gegebenenfalls anzupassen. Die Idee dieses Treat-to-Target-Konzeptes beinhaltet z. B. in der Kinderrheumatologie als Outcome-Variable, neben der Erfassung der Krankheitsaktivität durch die Ärzte, auch die Bewertung des Wohlbefindens und der körperlichen Funktionsfähigkeit durch die Patienten bzw. deren Eltern (Consolaro et al. 2016). Hier zeigt sich, dass bei immerhin 20 % der Patienten, trotz guter Kontrolle der Krankheitsaktivität der Juvenilen Idiopathischen Arthritis (JIA), das Wohlbefinden und die körperliche Funktionsfähigkeit von Patienten und Eltern schlechter bewertet werden (Shoop-Worrall et al. 2020). Auch berichten JIA-Patienten trotz klinischer Remission weiterhin über chronische Schmerzen (Anink et al. 2015). In dieser Gruppe unterscheidet sich somit die Perspektive der betreuenden Ärzte von der Einschätzung der Patienten und ihrer Eltern – eine aus somatischer Sicht erfolgreiche Behandlung der Grunderkrankung spiegelt sich nicht unbedingt in der Wahrnehmung der Patienten und ihrer Familien wider. Die Therapieziele wurden nicht erreicht und die Behandlung muss im Sinne der Treat-to-Target-Therapie modifiziert werden.

Es zeigt sich, dass eine relativ große Gruppe von Kindern und Jugendlichen mit JIA »einen hohen bisher nicht behandelbaren Bedarf (»large unmet need«) hat, der frühzeitig identifiziert und in die personalisierten Behandlungspläne mit aufgenommen werden muss, da die Erkrankung allein mit antirheumatischen Medikamenten nicht behandelbar sein wird.« (Shoop-Worrall et al. 2020). Dabei ist die Idee der personalisierten Medizin, bereits zu Beginn der Behandlung, das für die jeweilige Person optimale Behandlungskonzept zu entwickeln und hierbei die persönlichen Faktoren und den Lebensstil zu berücksichtigen. Aus der Onkologie kommend, liegt der Fokus der Forschung zurzeit darauf, das Verständnis molekularer Prozesse bei der Entstehung von Krankheiten zu untersuchen und z. B. durch die Entschlüsselung der Genome krankheits- und therapierelevante Gene zu finden (BMBF 2020).

Im Gegensatz dazu geht das erweiterte biopsychosoziale Modell von einer Gleichzeitigkeit von psychologischen, physiologischen und ökosozialen Prozessen innerhalb ein- und desselben dynamischen Geschehens aus – Gesundheit und Krankheit sind immer sowohl biologische als auch psychosoziale Folgen dynamischer Prozesse. Gesundheit wird in jeder Sekunde des Lebens »geschaffen« (Egger 2005). Dieses dynamische Modell ist methodisch weitaus schwieriger zu untersuchen und dementsprechend gibt es wenige evidenzbasierte Diagnostik- und Therapieempfehlungen. Kinder und Jugendliche lernen immer wieder neu, ihr Leben mit der chronischen Erkrankung zu gestalten. Jede chronische Erkrankung manifestiert sich auch in der Lebenswelt der Patienten und löst Prozesse aus, deren Folgen für die Versorgung noch unklar sind.

Das Risiko für psychische Komorbiditäten ist – insbesondere von Ängsten und Depressionen – bei Kindern und Jugendlichen mit chronischen Erkrankungen um das 2-4-fache erhöht (Pinquart und Shen 2011 a, b; Ferro und Boyle 2015; Fair et al. 2019). Diese werden in der Alltagsroutine der Versorgung häufig nicht erkannt, weil sie subklinisch manifest sind (Engelmann et al. 2015). Gleichzeitig korreliert die gesundheitsbezogene Lebensqualität von Kindern und Jugendlichen mit Asthma, Diabetes, JIA und chronisch entzündlichen Darmerkrankungen zwar mit niedriger Krankheitsaktivität, aber gleichermaßen beeinflussen die psychische Gesundheit und subjektive körperliche Beschwerden die Lebensqualität der Patienten (Baumgarten et al. 2019; Engelmann et al. 2015). Eine chronische Erkrankung ist für alle Patienten eine zusätzliche Entwicklungsaufgabe und für die Familien eine besondere Herausforderung. Die Krankheitslast, die die Familien erleben, und die psychischen Komorbiditäten der Eltern werden in die Versorgung chronisch kranker Kinder und Jugendlicher oft nicht mitaufgenommen (Fair et al. 2019; Mohsenizadeh et al. 2020). Dabei ist die Familie die wichtigste Ressource der Patienten. Chronische Erkrankungen der Kinder können dysfunktionale Familiendynamiken und mütterliche Depressionen begünstigen. Beide Faktoren können das Selbstwertgefühl der Patienten beeinträchtigen und somit Ängsten und Depressionen den

Weg ebnen (Fair et al. 2019). Kinder und Jugendliche, die über unzureichende personale, familiale oder soziale Ressourcen verfügen, sind hier besonders betroffen (Klasen et al. 2017). Deshalb ist es gut nachvollziehbar, dass sozial benachteiligte Kinder und Jugendliche mit chronischen Erkrankungen ein schlechteres Outcome haben und über eine schlechtere Lebensqualität berichten (Didsbury et al. 2016). Als mögliche begünstigende Umweltnoxe wird chronischer Stress diskutiert. Kinder und Jugendliche, die chronischem Stress ausgesetzt sind, haben z. B. ein höheres Risiko an Asthma zu erkranken und auch eine höhere Krankheitsschwere. Dieses Phänomen ist unter anderem dadurch zu erklären, dass chronischer Stress den Hormonstoffwechsel der Stresshormonachse (HPA-Achse) verändert und zu Veränderungen z. B. der Expression von immunologischen Genen, der Zytokin-Regulation und des Cortison-Levels führt und diese Mechanismen die Genese von Asthma begünstigen (Barnthouse und Jones 2019). Zusammenfassend muss die personalisierte Behandlung chronisch kranker Kinder und Jugendlicher die somatischen, psychischen und die ökosozialen Faktoren, nämlich die Lebenswelt der Patienten und ihrer Familien, in die Behandlung einbeziehen, um ein optimales Outcome zu erreichen.

Für die betreuenden Teams stellt sich die Frage, wie die Bedürfnisse der Patienten frühzeitig identifiziert werden können und welche Therapieelemente die Behandlung verbessern könnten. Hier bestehen sowohl eine diagnostische als auch eine therapeutische Lücke, die beide langfristig geschlossen werden sollten.

Aktuell erscheint es sinnvoll mit dem Begriff des Selbstmanagements zu arbeiten. Dieses Konzept ermöglicht es, die Prozesse, die dem Gesundheitsverhalten des Patienten und seiner Familie sowie deren beider Umgang mit der chronischen Erkrankung zugrunde liegen, zu beschreiben (Modi et al. 2012). Es beinhaltet sowohl die Fähigkeiten, die eigene Gesundheit zu gestalten als auch die soziokulturellen Zusammenhänge, die diesen Prozess beeinflussen.

Selbstmanagementverhaltensweisen innerhalb der Domänen des Individuums, der Familie, der Kommune und des Gesundheitssystems werden voneinander unterschieden. Domänenspezifische modifizierbare und nichtmodifizierbare Faktoren beeinflussen das Selbstmanagement durch kognitive, emotionale und soziale Prozesse. Durch diese Unterscheidung wird es möglich, das gesundheitsbezogene Selbstmanagement von chronisch kranken Kindern und Jugendlichen in ihren Lebenszusammenhängen (Individuum, Familie, Gemeinschaft und Gesundheitssystem) zu beschreiben. Veränderbare Einflüsse, wie Krankheitsbewältigungsstrategien werden von nicht veränderbaren Einflüssen (z. B. Alter, Familienstand) unterschieden. So können sowohl die Ressourcen und Risikofaktoren der Patienten und ihrer Familien als auch der Effekt von gezielten Interventionen bezogen auf das Selbstmanagement auf den verschiedenen Ebenen beschrieben werden. Gesundheitsfördernde Strategien sollen vermittelt und Ressourcen gestärkt werden.

Die Behandlung erfolgt durch ein multiprofessionelles Team, das in der interdisziplinären Arbeit für jeden Patienten einen Behandlungsplan erstellt und mit den Kindern und Jugendlichen und ihren Familien wertschätzend kommuniziert. Entscheidend ist es, die Sichtweise und das Erleben der Patienten und ihrer Familien mit aufzunehmen und gleichzeitig die eigene Perspektive zu reflektieren. Die ärztliche Sichtweise beschreibt Arthur Kleinmann als »illness«, als das, »was man

Ärzte in ihrer Ausbildung zu sehen gelehrt hat. Dieses Sehen erfolgt durch die Brille der theoretischen Sichtweisen ihrer speziellen Form klinischer Praxis. Das bedeutet, dass der Arzt die Probleme des sich krank Fühlens' seitens des Patienten und seiner Familie in abgeschlossene technische Sachverhalte umformt.« (Kühlein et al. 2013, S. 2312). Diese reduzierte Sichtweise wird durch die Ökonomisierung in der Medizin durchaus begünstigt (Wils 2017).

Die Versorgung chronisch kranker Kinder und Jugendlicher fordert vom Arzt Zeit und Raum, den individuellen Patienten und seinen spezifischen Bedarf – mit seinem Denken, Fühlen und Handeln und seiner individuellen Lebenswelt – im Fokus zu haben, um gemeinsam mit dem multiprofessionellen Team auch den »unmet needs« gerecht zu werden und gemeinsame Therapieziele zu formulieren.

Literatur

Anink J, Prince FH, Dijkstra M, Otten MH, Twilt M, ten Cate R, Gorter SL, Koopman-Keemink Y, van Rossum MA, Hoppenreijs EP, van Suijlekom-Smit LW (2015) Long-term quality of life and functional outcome of patients with juvenile idiopathic arthritis in the biologic era: a longitudinal follow-up study in the Dutch Arthritis and Biologicals in Children Register. Rheumatology (Oxford) 54(11): 1964–9. (doi: 10.1093/rheumatology/kev195. Epub 2015 Jun 14. PMID: 26078219).

Barnthouse M, Jones BL (2019) The Impact of Environmental Chronic and Toxic Stress on Asthma, Clin Rev Allergy Immunol 57(3): 427–438. (doi: 10.1007/s12016–019–08736-x. PMID: 31079340).

Baumgarten F. Cohrdes C, Schienkiewitz A et al. (2019) Gesundheitsbezogene Lebensqualität und Zusammenhänge mit chronischen Erkrankungen und psychischen Auffälligkeiten bei Kindern und Jugendlichen. Bundesgesundheitsbl 62: 1205–1214. (https://doi.org/10.1007/s00103–019–03006–9).

Bundesministerium für Bildung und Forschung (BMBF) (2020) Richtlinie zur Förderung von Zuwendungen für »Translationsprojekte Personalisierte Medizin«, Bundesanzeiger vom 27.03.2020. (https://www.bmbf.de/foerderungen/bekanntmachung-2909.html, Zugriff am 25.03.2021).

Consolaro A, Giancane G, Schiappapietra B, Davì S, Calandra S, Lanni S, Ravelli A (2016) Clinical outcome measures in juvenile idiopathic arthritis. Pediatric rheumatology online journal 14(1): 23. (https://doi.org/10.1186/s12969–016–0085–5).

Didsbury MS, Kim S, Medway MM, Tong A, McTaggart SJ, Walker AM, White S, Mackie FE, Kara T, Craig JC, Wong G (2016) Socio-economic status and quality of life in children with chronic disease: a systematic review. J Paediatr Child Health 52(12): 1062–1069.

Egger JW (2005) Das biopsychosoziale Krankheitsmodell Grundzüge eines wissenschaftlich begründeten ganzheitlichen Verständnisses von Krankheit. Psychologische Medizin 16(2): 3–12.

Engelmann G, Erhard D, Petersen M et al. (2015) Health-related quality of life in adolescents with inflammatory bowel disease depends on disease activity and psychiatric comorbidity. Child Psychiatry Hum Dev 46(2): 300–307.

Fair DC, Rodriguez M, Knight AM, Rubinstein TB (2019) Depression And Anxiety In Patients With Juvenile Idiopathic Arthritis: Current Insights And Impact On Quality Of Life, A Systematic Review. Open Access Rheumatol 11: 237–252. (doi: 10.2147/OARRR.S174408. PMID: 31807093; PMCID: PMC6830373).

Ferro MA, Boyle MH (2015) The impact of chronic physical illness, maternal depressive symptoms, family functioning, and self-esteem on symptoms of anxiety and depression in children. J Abnorm Child Psychol 43(1): 177–87. (doi: 10.1007/s10802–014–9893–6. PMID: 24938212).

Klasen F, Meyrose A-K, Otto C, Ravens-SiebererU (2017) Psychische Auffälligkeiten von Kindern und Jugendlichen in Deutschland. Monatsschr Kinderheilkd 165: 402–407.

Kühlein T Freund T Joos S (2013) Patientenorientierte Medizin: Von der Kunst des Weglassens Dtsch Arztebl 110(48): A-2312–14, nach Kleinman A: The illness narratives – suffering healing and the human condition, New York: Basic Books 1988.

Modi AC, Pai AL, Hommel KA, Hood KK, CortinaS, Hilliard ME, Guilfoyle SM, Gray WN, Drotar D (2012) Pediatric self-management: a framework for research, practice, and policy. Pediatrics 129(2): e473–e485.

Mohsenizadeh SM, Manzari ZS, Vosoghinia H, Ebrahimipour H (2020) Family caregivers' burden in inflammatory bowel diseases: An integrative review. J Educ Health Promot 9: 289. (doi: 10.4103/jehp.jehp_233_20. PMID: 33282994; PMCID: PMC7709749).

Pinquart M, Shen Y (2011a) Anxiety in children and adolescents with chronic physical illnesses: a meta-analysis. Acta Paediatr 100(8): 1069–76. (doi: 10.1111/j.1651-2227.2011.02223.x. Epub 2011 Mar 15. PMID: 21332).

Pinquart M, Shen Y (2011b) Behavior problems in children and adolescents with chronic physical illness: a meta-analysis. J Pediatr Psychol 36: 1003–1016.

Shoop-Worrall SJW, Hyrich KL, Wedderburn LR, Thomson W, Geifman N; CAPS the CLUSTER Consortium (2020) Patient-reported wellbeing and clinical disease measures over time captured by multivariate trajectories of disease activity in individuals with juvenile idiopathic arthritis in the UK: a multicentre prospective longitudinal study. Lancet Rheumatol 3(2): e111–e121. (doi: 10.1016/S2665–9913(20)30269–1. PMID: 33554133; PMCID: PMC7843954).

Wils JP (2017) Zeit für einen neuen Eid. Dtsch Arztebl 114(8): 309–31.

7.1.4 Psychosozialer Konsiliar- und Liaisondienst für Kinder und Jugendliche

Torsten Lucas, Dieter Kunert und Maria Koester-Lück

Einleitung

In den letzten Jahrzehnten war die psychosoziale und pädagogische Arbeit in deutschen Kinderkliniken einem starken Wandel unterworfen. Vor allem die Einführung des DRG-Systems hat in der stationären Kinder- und Jugendmedizin und Kinderchirurgie zunehmend Finanzierungs- und Verteilungsfragen in den Vordergrund gerückt und die Realisierung des Anspruchs auf ganzheitliche Versorgung behindert. Der Aufbau bzw. Ausbau notwendiger Strukturen scheiterte an der fehlenden Finanzierung erforderlicher Stellen (▶ Kap. 7.2.14). Die Zahl der stationär behandelten chronisch kranken Kinder sowie der Kinder und Jugendlichen mit psychischen Störungen sowie verhaltensbezogenen Auffälligkeiten hat in den letzten Jahren deutlich zugenommen. Diese Entwicklung erfordert interdisziplinäre Versorgungsstrukturen.

Die niederschwellige Einbindung psychosozialer Teams führt zum früheren Erkennen seelischer Belastungen und Beschwerden, hilft entsprechende behandlungsrelevante Diagnosen zu stellen und so die Frequenz stationärer Wiederaufnahmen zu senken (Bujoreanu et al. 2015). Erst wenn die seelische Entwicklung und Gesundheit der Kinder und Jugendlichen als gleichwertig und gleichermaßen bedeutsam wahrgenommen und vermittelt wird wie die körperliche, kann die noch immer fortbestehende Angst vor Stigmatisierung von psychischen Störungen reduziert werden. Frühzeitige effektive Hilfen und Therapien können die psychische und somatische Morbidität und Mortalität der Betroffenen langfristig senken.

Voraussetzungen zur Erkennung psychischer Symptome

Voraussetzungen einer effektiven Diagnostik durch den psychosomatisch-psychotherapeutischen und psychiatrischen Konsiliar-Liaisondienst (Shaw und Frank 2013; Santalahti 2005) – möglichst im Sinne einer Simultandiagnostik parallel zur somatischen Abklärung – sind dessen Professionalität, angemessene personelle Ausstattung und rasche Verfügbarkeit, ebenso wie eine gute Vernetzung und enge Einbindung innerhalb der Kinderklinik. Bestehende *Versorgungsmodelle* weisen vor dem Hintergrund gewachsener regionaler Strukturen eine große Vielfalt auf. Unterschiede bestehen vor allem bei der personellen Ausstattung im psychosozialen Bereich und bei der Aufteilung der Zuständigkeiten dieser Mitarbeiter innerhalb der jeweiligen Klinik. Vorgaben für psychosoziale Stellenanteile in der Versorgung von Kindern und Jugendlichen liegen für bestimmte Subspezialitäten bereits vor in Form von Beschlüssen des Gemeinsamen Bundesausschusses (G-BA) oder von Leitlinien diverser Fachgesellschaften, primär für chronisch körperlich kranke Kinder und Jugendliche. Anstelle einer Beendigung der insgesamt bestehenden Unterversorgung führt dies teilweise zu einer Verschiebung des vorhandenen Personals in Bereiche, zu denen Beschlüsse vorliegen – zuungunsten von Patienten der übrigen Subspezialitäten. Der ökonomischen Logik folgend sind zudem Trends zu beobachten, psychosoziales Personal aus dem Konsiliarbereich herauszulösen, damit Erlöse zur Refinanzierung entsprechender Stellen generiert werden können. Folge ist hier die Verzögerung notwendiger Diagnostik und Verschlechterung der Versorgung.

Symptom- und Krankheits-Spektrum

Seelische Symptome und Erkrankungen von Patienten der Kinder- und Jugendmedizin und -chirurgie umfassen das gesamte Spektrum alterstypischer psychischer Störungen. Dabei werden zumeist funktionell-somatoforme Symptome (▶ Kap. 3), psychische Begleitprobleme bei körperlichen Erkrankungen (▶ Kap. 4) oder Unfallfolgen (vor allem Anpassungs- und Belastungsstörungen) (▶ Kap. 4.8), Essstörungen (▶ Kap. 3.9) sowie emotionale Störungen und Verhaltensauffälligkeiten gesehen. Hinzu kommen Belastungen und psychische Erkrankungen der Eltern und deren Folgen für die Eltern-Kind-Interaktion.

Besonderer Beachtung bedürfen die potenziell traumatischen Erfahrungen von kranken und verunfallten Kindern in der Klinik, als Reaktion auf Schmerzen, Verletzungen, schwere Erkrankungen, medizinische Eingriffe und angstmachende Behandlungen. Die Traumatisierung kann einerseits durch das Krankheits- bzw. Unfallgeschehen selbst und andererseits durch die Belastung der medizinischen Behandlung erfolgen. Hierfür hat sich der Begriff »Pediatric Medical Traumatic Stress« eingebürgert (Landolt 2003). Zudem gilt es – bislang häufig undiagnostizierte – vorbestehende Traumatisierungen als Ursache psychosomatischer und emotionaler Symptome zu erkennen (Lucas und Krüger 2013).

Emotionale Störungen sowie Depressionen und andere psychische Störungen wie Angst- oder Zwangsstörungen ohne hinweisende körperliche Symptome werden bei Kindern häufig erst nach erheblicher Latenz diagnostiziert, sodass diese Kinder lange auf fachliche Hilfe warten müssen. Dies gilt vermehrt, soweit es sich um »stille«, internalisierte Symptome ohne Verhaltensstörung handelt. Hier können sensibilisierte Pflegende, Pädiater und Kinderchirurgen durch das niederschwellige Anfordern von Konsilen maßgeblich dazu beitragen, Leidenswege zu verkürzen und Chronifizierungen zu vermeiden.

Sofern, wie es im Klinikalltag oft die Regel ist, *funktionelle bzw. somatoforme Symptome und Schmerzen* oder auch *dissoziative Störungen* im Vordergrund stehen, ist eine psychosomatische Diagnostik, Einschätzung und erfolgreiche Vermittelbarkeit besonders gefragt, um chronischen Verläufen vorzubeugen. Patienten mit einer Diskrepanz zwischen subjektiv erlebtem Ausmaß ihrer akuten oder rezidivierenden Beschwerden und möglicher Zuordnung zu einer somatisch erklärbaren Erkrankung binden erhebliche Kapazitäten.

Psychische Probleme bei körperlichen Erkrankungen: werden nach wie vor unzureichend erfasst. Sie können die Ressourcen und Bewältigungsstrategien der Betroffenen überfordern und zu einer Symptombildung beitragen, die die Diagnosekriterien psychischer Störungen erfüllt.

Akute Krisen, etwa nach Suizidversuch oder bei Verdacht auf Psychose, erfordern eine Notfallintervention, bei Patienten mit akuter Selbst- oder Fremdgefährdung auch eine Verlegung in die zuständige Klinik für Kinder- und Jugendpsychiatrie und -psychotherapie.

Belastungen und psychische Erkrankungen der Eltern gehören – oft unerkannt – zu den bedeutsamsten Risikofaktoren für die Entwicklung von emotionalen und Verhaltensstörungen bei Kindern. Schickedanz et al. (2018) belegten die hohe Assoziation zwischen Kindheitsbelastungen (sog. Adverse Childhood Experiences/ACEs) der Eltern und Symptomen ihrer Kinder im Bereich emotionaler Störungen und von Hyperaktivität. Erste Auffälligkeiten in Interaktion und Beziehungsaufbau zeigen sich oft bereits in der Säuglingszeit und können zu Bindungsstörungen führen. Frühe Interventionen und interdisziplinäres Arbeiten sind hier angezeigt. Die Beobachtung der Kinder in An- und Abwesenheit der Eltern mit besonderem Fokus auf die Eltern-Kind-Interaktion und -Beziehung ermöglicht es mit Unterstützung des psychosozialen Teams, präventiv wirksam zu werden, bevor ein Kind manifest seelisch erkrankt. Unterschätzt wird oft die Bedeutung emotionaler Vernachlässigung, aber auch anhaltender Entwertung oder verdeckter bis offen destruktiver Konflikte im Umkreis der Kinder.

Damit Pädiater und Kinderchirurgen bei ihren Patienten vor einer krisenhaften Zuspitzung oder drohenden Chronifizierung auf emotionale und Verhaltensstörungen aufmerksam werden, bedarf es der Sensibilisierung und Schulung in diesem Bereich.

Modelle der Konsiliar-Liaison-Versorgung

Die Organisationsform der psychosozialen Versorgung richtet sich nach den spezifischen regionalen, strukturellen und personellen Gegebenheiten einer Klinik. Ein diskreter und vertrauensvoller Kontakt- und Beziehungsaufbau zu Patienten und Eltern ist Kernaufgabe jedes Mitarbeiters des psychosozialen Teams. Voraussetzung sind geeignete Rahmenbedingungen, sowie eine solide Verankerung und Akzeptanz in der Klinik Dabei sind folgende Organisationsformen üblich:

Konsiliarmodell: Ein Konsil wird durch die somatischen Behandler patientenbezogen, zur fachlichen Stellungnahme und Unterstützung angefordert. Dabei handelt es sich zumeist um diagnostische Fragestellungen, um chronische Erkrankungen mit bedeutsamen Anpassungs- und Adhärenzproblemen oder um akute Kriseninterventionen etwa nach suizidalen Handlungen. Die Konsiliartätigkeit umfasst einen oder wenige Kontakte. Sie dient der fokussierten Vertiefung der biografischen Anamnese, dem Ergründen psychosomatischer Zusammenhänge und problematischen Verhaltens sowie familiärer, sozialer und emotionaler Belastungen, samt Erhebung des psychischen bzw. psychopathologischen Befundes. Über das Erfassen der Problematik und das Vornehmen einer Einschätzung hinaus besteht an den Konsiliar die Erwartung, konkrete Empfehlungen für das weitere Vorgehen zu geben. Die Kombination der genannten Faktoren bei knappem Zeitbudget stellt hohe Anforderungen. Soweit die Fragestellung akute bzw. komplexe psychiatrische Erkrankungen oder spezielle psychopharmakologische Entscheidungen umfasst, richtet sie sich in erster Linie an einen Facharzt für Kinder- und Jugendpsychiatrie und -psychotherapie, der entweder im Team zur Verfügung steht oder über ein Kooperationsmodell angefordert werden kann.

Musterbeispiele Konsiliartätigkeit

1. *Patient nach Suizidversuch/massiven Selbstverletzungen:* Akute Suizidgefahr? Psychose? Verlegungsbedarf auf kinder- und jugendpsychiatrische Station? Krisenintervention/Beratung von Patienten, Eltern und Behandlern bezüglich Procedere: Sozialdienst? Jugendamt? Kinderschutz? Helferkonferenz in der Klinik?
2. *Patient mit unklarer Kachexie/Mangelernährung:* Einschätzung Magersucht/Psychogene Essstörung? Diagnostik, Psychoedukation, Beratung, Behandlungsbündnis. Längere Wartezeit auf stationären psychosomatischen Psychotherapieplatz? Procedere?
3. *Patient mit entgleistem Diabetes mellitus:* Gestörte Adhärenz, Manipulation mit Insulin? Einschätzung: Krisenintervention und Procedere? Klärung des Casemanagements! Psychotherapie?
4. *Patient mit akuten Schmerzen oder Lähmung ohne somatische Grundlage:* Einschätzung, Somatoforme oder Dissoziative Störung? Aktuelle psychosoziale Belastungen vs. posttraumatische Genese? Beratung von Patienten, Eltern und somatischen Behandlern; Empfehlungen zum Procedere. Psychotherapie? Übergabe oder Übernahme des Case Managements.

Kontraktmodell: Dies beinhaltet das regelmäßige Hinzuziehen definierter psychosozialer Fachkräfte in bestimmten Situationen bzw. bei bestimmten Patienten- und Krankheitsgruppen, wie z. B. chronischen Erkrankungen oder Kinderschutzfällen. Auch an Patientenschulungen und anderen präventiven Maßnahmen ist das psychosoziale Team beteiligt.

Liaisonmodell: Hier ist ein Mitarbeiter des psychosozialen Teams anfrageunabhängig verfügbar und strukturell im medizinischen Behandlungsteam und Alltag der jeweiligen Station bzw. des Bereichs verankert. Er kommt im Rahmen der Visite mit den Patienten selbst in Kontakt und arbeitet patienten- und familienorientiert (Diagnostik, Indikationsstellung, Motivationsaufbau, Beratung, therapeutische Interventionen, Bahnung einer psychotherapeutischen Anschlussbehandlung). Bei der Behandlung chronischer körperlicher Erkrankungen, die bei Kindern vermehrt zu komorbiden psychischen Störungen führen (Adam et al. 2019; von Polier 2020), sollte dies unter Anwendung krankheitsspezifischer patienten- und familienorientierter Konzepte ab dem Zeitpunkt der Diagnosestellung Standard sein. Die Zuordnung fester psychosozialer Mitarbeiter zum Behandlerteam der jeweiligen Station bzw. Subspezialität wie Onkologie, Neonatologie oder Schwerbrandverletztenzentrum ermöglicht Patienten, Angehörigen und Behandlern den Aufbau einer vertrauensvollen Arbeitsbeziehung. Auch bei Verlaufskontrollen oder Wiederaufnahmen besteht Betreuungskontinuität. Psychische Störungen stationärer Patienten werden im Liaisonmodell signifikant häufiger erkannt. Gleiches gilt für pathogene Interaktionsstörungen zwischen Eltern und Kind sowie Deprivation und Traumatisierungen. In Krisenfällen können, je nach fachlichem Bedarf, weitere psychosoziale Mitarbeiter hinzugezogen werden. Auch hier kann das o. g. Kooperationsmodell mit einer Klinik – evtl. auch mit einer Praxis – für Kinder- und Jugendpsychiatrie und Psychotherapie hilfreich sein. Somatische Behandler erhalten spezifische Fortbildungsangebote und werden patientenbezogen beraten.

Musterbeispiele Liaisonversorgung

1. *Patient mit rezidivierenden Bauchschmerzen:* nach ausgeheiltem Magen-Darm-Infekt und erfolgtem Schulwechsel mit erheblichen Schulfehlzeiten; Eltern hilflos; ambulante und stationäre somatische Diagnostik nicht richtungsweisend. Ausführliche Anamneseerhebung und Beratung, ggf. Anbahnung psychotherapeutischer Behandlung.
2. Patient mit *Asthma und starker atopischer und psychosozialer Belastung:* Suboptimales Coping, mehrere Krankenhausaufenthalte, heftige Konflikte zwischen den psychisch belasteten und getrenntlebenden Eltern, Patient im Loyalitätskonflikt, mit heftigen Schuldgefühlen, die Trennung der Eltern verursacht zu haben.
3. Patient mit *Epilepsie, wiederkehrenden Anfällen und depressiver Entwicklung:* Patient quengelig-weinerlich, teils aggressiv, Eltern in beständiger Angst und Unruhe, druckvoll-fordernd, die Anfälle müssten sofort aufhören. Die Mutter befürchte einen eigenen »Nervenzusammenbruch«, Krisenintervention, Klärung der Indikation für eine antidepressive Medikation (SSRI), Bahnung externer Beratung/Therapie für Mutter/Eltern.

4. *Patientin mit onkologischer Erkrankung und akuter Belastungsreaktion oder PTBS* (Posttraumatischer Belastungsstörung): Familie stark verängstigt, im permanenten Alarmzustand, Eltern wechseln sich im Krankenhaus ab, Geschwisterkinder entwickeln eigene Symptome (Schlafstörung, Trennungsangst, sozialer Rückzug, Reizbarkeit, Einnässen), Unterstützung der Patientin und Familie. Stabilisierung der Eltern, Vermittlung an externe Beratungsstelle. Bahnung psychosozialer Hilfen für die Familie und psychotherapeutischer Unterstützung der Geschwister.
5. *Versterben eines Kindes auf der Intensivstation nach Verkehrsunfall mit Polytrauma:* Begleitung der Geschwister und Angehörigen beim Sterbeprozess, in enger Abstimmung mit dem pädiatrisch-kinderchirurgischen Behandlerteam, Krisengespräche mit Eltern und Pflegeteam; Beratung bezüglich einer möglichen Organspende; Unterstützung des Trauerprozesses.

In Kinderschutzfällen wird ergänzend zu den genannten Modellen die Kinderschutzgruppe tätig (DGKiM 2016; Kinderschutzleitlinie 2019). Hier sind in der Regel ein Psychotherapeut und ein Sozialpädagoge eingebunden. In einigen Kreisen und Kommunen sind Ablaufpläne mit dem Jugendamt zu § 8a SGB VIII vereinbart.

Fazit

Die hier dargestellte psychosoziale Konsiliar- und Liaisonversorgung sollte im Rahmen stationärer Aufenthalte in Kliniken für Kinder- und Jugendmedizin und Kinderchirurgie niederschwellig verfügbar sein, um relevante psychosoziale Belastungen und psychopathologische Entwicklungen frühzeitig zu erkennen. Eine spezialisierte professionelle Diagnostik und Behandlung über den somatischen Bedarf hinaus kann einer Chronifizierung von Erkrankungen und damit eingeschränkten Teilhabe vorbeugen.

Die in den genannten Bereichen bestehende Unterversorgung stationär behandelter Kinder und Jugendlicher muss durch die flächendeckende Schaffung entsprechender Voraussetzungen und Einstellung von geschultem Fachpersonal dringend beendet werden (Lucas et al. 2020).

Gesellschaftlich gesehen geht es um den Stellenwert der seelischen Gesundheit, der Lebensqualität und der Teilhabe der heranwachsenden Generation. Gesundheitsökonomische und volkswirtschaftliche Argumente, bezogen auf eine effiziente Ressourcenverwendung, wiegen nicht weniger schwer (Habetha et al. 2012).

Literatur

Adams JA, Chien AT, Wisk LE (2019) Mental illness among youth with chronic physical conditions. Pediatrics 144(1): e20181819.
Bujoreanu S, White MT, Gerber B, Ibeziako P (2015) Effect of timing of psychiatry consultation on length of pediatric hospitalisation and hospital charges. HospPediatr 5(5): 269–275.
Deutsche Gesellschaft für Kinderschutz in der Medizin (DGKiM) (2016) Vorgehen bei Kindesmisshandlung und -vernachlässigung. Empfehlungen für Kinderschutz in Kliniken.

Version 1.6. (http://www.ag-kim.de/file-admin/template/DGKiMDAKJ_ KSG-Leitfaden_1.6-21.11.2016.pdf, Zugriff am 02.03.2021).

Habetha S, Bleich S, Sievers C, Marschall U, Weidenhammer J, Fegert JM (2012) Deutsche Traumafolgekostenstudie: Kein Kind mehr – kein(e) Trauma(kosten)mehr? Schriftenreihe/ IGSF Institut für Gesundheits-System-Forschung, Bd. III. Kiel: Schmidt & Klaunig.

Kinderschutzleitlinienbüro (2019) AWMF S3+Leitlinie Kindesmisshandlung, -missbrauch, -vernachlässigung unter Einbindung der Jugendhilfe und Pädagogik (Kinderschutzleitlinie), AWMF-Registernummer:027–069.

Landolt M (2003) Traumatherapie im Kontext der Pädiatrie. In: Landolt M, Hensel T (Hrsg.) Traumatherapie bei Kindern und Jugendlichen. 2. Aufl. Göttingen: Hogrefe. S. 441–453.

Lucas T, Krüger A (2013) Verändert, verstört, verschlossen? – Kindliche Traumatisierung erkennen und versorgen. KinderarztlPrax 84: 174–178.

Lucas T, Koester-Lück M, Kunert D (2020) Psychosoziale Versorgung von Kindern und Jugendlichen in Kliniken für Kinder- und Jugendmedizin und Kinderchirurgie. Monatsschr Kinderheilkd online. https://doi.org/10.1007/s00112-020-00972-2.

von Polier GG (2020) Psychische Störungen im Zusammenhang mit somatischen Krankheiten. In: Hoffmann GF, Lentze MJ, Spranger J, Zepp F, Berner R (Hrsg.) Pädiatrie. Berlin: Springer Reference Medizin. https://doi.org/10.1007/978-3-662-60300-0_289: pp 2767–2770.

Santalahti P, Aromaa M, Sourander A, Helenius H, Piha J (2005) Have there been changes in children's psychosomatic symptoms? A 10-year comparison from Finland. Pediatrics 115: 434–442.

Schickedanz A, Halfon N, Sastry N, Chung PJ (2018) Parent's Adverse Childhood Experiences and their Children's Behavioral Health Problems. *Pediatrics* 142(2): e20180023.

Shaw RJ, Frank R (2013) Konsiliar-/Liaisontätigkeit. In: Lehmkuhl G, Poustka F, Holtmann M, Steiner M (Hrsg.) Lehrbuch der Kinder- und Jugendpsychiatrie. Göttingen: Hogrefe. S. 1366–1395.

7.2 Die Station für Pädiatrische Psychosomatik

7.2.1 Einleitung: Vom Auftrag bis zur Entlassung

Dieter Kunert, Maya von Stauffenberg, Jochen Meister und Guido Bürk

In der Pädiatrie spielen chronische körperliche Erkrankungen sowie psychosomatische Beschwerden von Kindern und Jugendlichen eine immer größere Rolle (▶ Kap. 1). Nicht selten entwickeln sich aus Auffälligkeiten manifeste Krankheitsbilder, die einer teilstationären oder stationären Behandlung bedürfen wie beispielsweise:

- Somatoforme Störungen (z. B. chronische Schmerzsyndrome)
- Angststörungen und depressive Episoden mit erheblicher körperlicher Symptomatik (z. B. Schulphobie)
- Essstörungen (Anorexie, Bulimie, höhergradige Adipositas mit psychischer Komorbidität; Binge-Eating-Störung)

- Frühkindliche Regulationsstörungen
- Dissoziative Störungen (z. B. psychogene Lähmungen oder Anfälle)
- Posttraumatische Belastungsstörungen und komplexe Traumafolgestörungen
- Ausscheidungsstörungen (Enuresis und Enkopresis, Blasenentleerungsstörungen)
- Psychische Störungen und Anpassungsstörungen bei chronischen körperlichen Erkrankungen (z. B. bei Diabetes mellitus, Mukoviszidose, Morbus Crohn, rheumatischen und onkologischen Erkrankungen)

Um diese Patienten angemessen behandeln zu können, haben Kliniken und Abteilungen für Kinder- und Jugendmedizin in den letzten Jahren zunehmend Behandlungseinheiten geschaffen, die somatische Medizin und psychosoziale Medizin auf der Basis eines bio-psycho-sozialen Krankheitsverständnisses miteinander verbinden. Eine derartige Integration der Psychosomatik in die Pädiatrie unterstützt einen fruchtbaren Dialog über unterschiedliche Krankheits- und Behandlungskonzepte. Somatische und psychosoziale Sichtweisen können zu einer ausgewogenen ganzheitlichen Sicht- und Handlungsweise zusammengeführt werden.

Die pädiatrische Psychosomatik-Station ist organisatorisch in die Klinik oder Abteilung für Kinder- und Jugendmedizin eingebunden und kann bei Bedarf auf die Expertise der pädiatrischen Spezialisten zurückgreifen. Damit besteht eine breite Kompetenz bezüglich der Möglichkeiten der auf der Station behandelbaren Erkrankungen. Das psychosomatische Behandlungsteam hat dabei eine eigene professionelle Identität und ein Spezialwissen für bestimmte Krankheitsbilder, sodass Diskussionen, ob ein Kind mit einer bestimmten Erkrankung überhaupt auf der Station behandelt werden kann, die Ausnahme sein sollten. Es ist vielmehr die individuelle Situation von Patienten, die der Abwägung bedarf: kann z. B. ein Kind mit einer geistigen Behinderung und einem Diabetes mellitus Typ 1 auf der Station behandelt werden oder nicht?

Kinder und Jugendliche mit somatischen Beschwerden sollten vor Aufnahme auf der Psychosomatik-Station einer angemessenen körperlichen Diagnostik, ambulant oder stationär, unterzogen werden. So kann verhindert werden, dass invasive diagnostische Maßnahmen während der psychosomatischen Behandlung durchgeführt werden müssen.

Vor der stationären Aufnahme

In der prästationären Phase muss formal (nach § 39 SGB V) und inhaltlich geklärt werden, ob für das Kind/den Jugendlichen eine Indikation für eine stationäre psychosomatische Behandlung besteht und ob es in das Behandlungsspektrum der Station passt. Hierzu müssen erfasst werden:

- Befunde aus Vorbehandlungen
- Anamnestische Daten: Informationen über Beschwerden und körperliche Symptome; biografische Daten, Familiensituation, Schule, soziale Situation, life events, psychosoziales Funktionsniveau.

- Szenische Informationen: Selbsterleben/Leidensdruck Patient; Selbsterleben/Leidensdruck Eltern; »Wer besitzt das Problem?« Funktion des Symptoms; Beziehungsgestaltung Kind/Eltern; Entwicklungsstand des Kindes; Ressourcen des Kindes/der Familie

Besteht eine Indikation für eine stationäre Behandlung auf der Psychosomatik-Station, erfolgt eine Besichtigung der Station mit Vorstellung des Behandlungssettings.

In den ersten Kontakten mit dem Kind und seinen Eltern werden wichtige Impulse für die Gestaltung der Behandlungsbeziehung gesetzt. Im Erstgespräch, einschließlich der darin angesprochenen Themen, werden wichtige Informationen gesammelt und ausgetauscht (▶ Kap. 2.2.3).

Die *Zugangswege* zur Psychosomatischen Station und die Klärungsschritte bis zu einer Aufnahme sind in Abbildung 7.1 dargestellt:

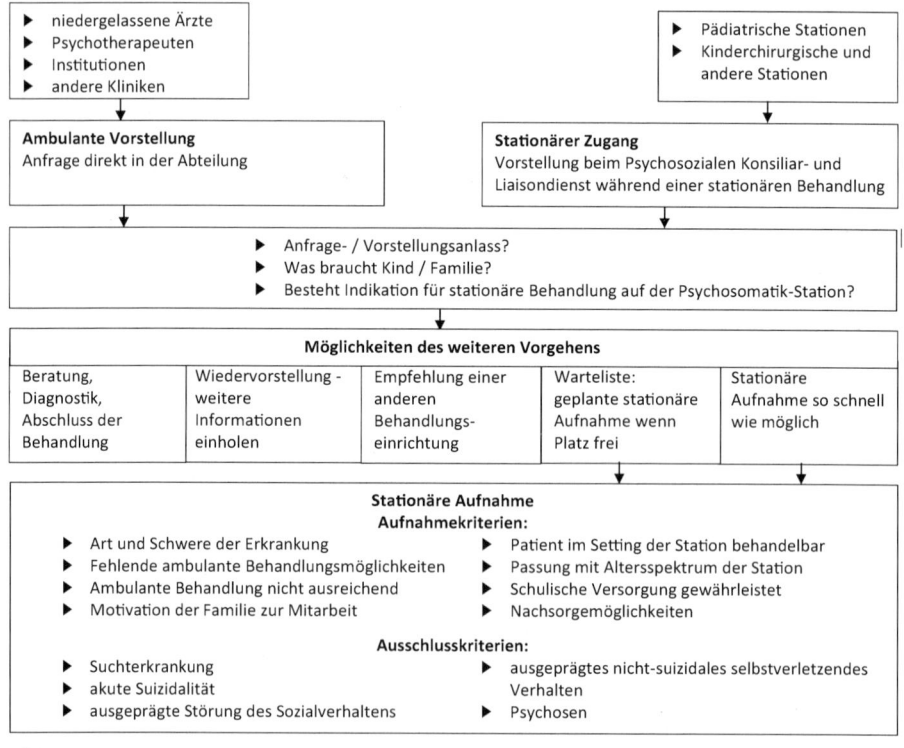

Abb. 7.1: Zugangswege zur Pädiatrischen Psychosomatik-Station

Zur Struktur der stationären Behandlung

Die Struktur orientiert sich an den Kriterien der DGPPS zur »Strukturqualität in der stationären Pädiatrischen Psychosomatik« (▶ Kap. 7.2.13).

Die notwendigen organisatorischen Rahmenbedingungen einer Pädiatrischen Psychosomatik-Station sind:

- Klare Behandlungskonzepte
- Klare Verteilung der Aufgabenbereiche
- Klare Absprachen zwischen den Teammitgliedern

Für die Therapie der Patienten sind gemeinsam erarbeitete *Behandlungskonzepte* notwendig, die jeweils auf die einzelnen Kinder oder Jugendlichen, ihre Familien und das Lebensumfeld angepasst werden müssen. Um dies zu gewährleisten, ist eine umfassende Diagnostik auf medizinischer, psychologischer, familiendynamischer und sozialer Ebene Voraussetzung.

Wesentliches Element der Behandlung ist das pädagogisch-therapeutische Milieu (▶ Kap. 7.2.2), in dem die Kinder und Jugendlichen ihren Alltag verbringen. Die Strukturierung des Stationsalltags und die Gestaltung der Atmosphäre ist für den Erfolg der Behandlung von großer Bedeutung. Für das Handeln aller Mitarbeiter und für die gesamte Arbeit auf der Station sind daher oberstes Prinzip:

- Überschaubarkeit
- Eindeutigkeit
- Verlässlichkeit.

Dabei gilt die allgemeine Regel, dass unruhige, aufgeregte Kinder und Jugendliche eher ein ruhigeres, reizarmes Umfeld benötigen. Für zurückgezogene und antriebsarme Kinder ist ein aktivierendes, förderndes (auch forderndes) Milieu günstig.

Räumliche und personelle Voraussetzungen

Die Psychosomatik-Station ist idealerweise räumlich getrennt von anderen Stationen einer Kinderklinik. Für pflegeintensive Patienten können Behandlungseinheiten mit psychosomatischem Behandlungssetting auf einer pädiatrischen Station vorgehalten werden. So können beispielsweise schwerkranke Patienten mit Anorexia nervosa versorgt und nach körperlicher Stabilisierung auf die Psychosomatik-Station übernommen werden. Kind- bzw. jugendlichengerechte Räumlichkeiten mit ausreichend Platz für Spiel und Beschäftigung, auch im Außenbereich, sind eine Selbstverständlichkeit.

Auf der Psychosomatik-Station arbeitet ein multidisziplinäres Team aus Kinder- und Jugendärzten, Kinder- und Jugendpsychiatern (mindestens als Konsiliarius), Kinder- und Jugendlichenpsychotherapeuten, Psychologische Psychotherapeuten, Pflegende, Erziehern, Psychologen, Sozialpädagogen und kreativ-therapeutischen Mitarbeitern unter fachärztlicher und psychotherapeutischer Leitung. Es ist immer wieder eine Herausforderung für das Team und insbesondere für die Ärzte und Psychotherapeuten, die Bedeutung der somatischen und psychischen Anteile der Erkrankung transparent zu machen.

Behandlungsplanung und Behandlungsablauf

Der Behandlungsprozess orientiert sich an den Kriterien der DGPPS zur »Prozessqualität in der stationären Pädiatrischen Psychosomatik« (▶ Kap. 7.2.13).

Die *vier Behandlungsbausteine* sind in Abbildung 7.2 dargestellt. Sie werden je nach Bedarf an die aktuelle Situation des Patienten angepasst:

Therapeutisches Milieu	Therapien und Interventionen	Somatische Behandlung	Schule für Kranke
Patientengruppe als Raum für Beziehungserfahrungen			

• Pädagogisch-therapeutisches Milieu
• wöchentlicher Stundenplan
• Bezugsbetreuersystem
• Morgen- und Abendrunde
• Gruppenpädagogische Aktivitäten
• Gruppenkonferenzen
• Gemeinsame Mahlzeiten
• Hausaufgabenbetreuung
• Belastungserprobungen
• u.a.
	• Einzelpsychotherapie einschl. Spieltherapie
	• Gruppenpsychotherapie
	• Familientherapie
	• Kunsttherapie
	• Körpertherapie
	• Musiktherapie
	• Entspannungsverfahren
	• Physio-, Ergotherapie,
	• Logopädie Psychoedukation
	• Spezielle Trainings (Angst, Schmerz, Essen, soziale Kompetenz u.a.)
	• Sozialarbeit
		• Somatische Diagnostik und Therapie in Kooperation mit anderen Fachabteilungen der Klinik
		• Alltagsnahe Schulungen bei chronischer Erkrankung
		• Psychopharmakotherapie
		• Physiotherapie
		• Ernährungsberatung
		• u.a.
			• Kleingruppen- und Einzelunterricht für
			  • Grundschule
			  • Sekundarstufe
			  • Gymnasium
			  • Förderschule
			• Externe Beschulung (Heimatschule oder Gastschüler öffentlicher Schulen am Ort)

Abb. 7.2: Behandlungsbausteine (multimodale Komplexbehandlung)

Der *Behandlungsablauf* wird beispielhaft in Abbildung 7.3 dargestellt. Diagnostik- und Behandlungsphase sind in der Regel nicht klar voneinander getrennt, sondern gehen fließend ineinander über. Wird im Laufe der diagnostischen Behandlungsphase deutlich, dass ein Patient im Setting der Station, trotz eingehender Prüfung vor der Aufnahme, nicht adäquat behandelt werden kann, muss mit ihm und seiner Familie die Entlassung geplant bzw. die Verlegung in eine andere Klinik besprochen werden.

Besprechungskultur

Die an der Behandlung beteiligten Personen stehen im regelmäßigen Austausch. In der strukturellen Vernetzung von Pflege- und Erziehungsteam, Ärzten, Psychotherapeuten, weiteren Therapeuten und Lehrern der Schule für Kranke liegt eine große Chance für ein besseres Fallverstehen. In den gemeinsamen Besprechungen kann so ein klares Bild vom Verhalten und der Symptomentwicklung der Patienten entstehen. Beim Austausch der Informationen und Beobachtungen ist auf eine nichtwertende Haltung zu achten (▶ Kap. 7.2.2), ebenso auf die Einhaltung des zeitlichen Rahmens und die Vermeidung von Redundanz. Regelmäßige Supervisionssitzungen des Behandlungsteams ergänzen dieses Vorgehen.

Übliche Besprechungsformate sind:

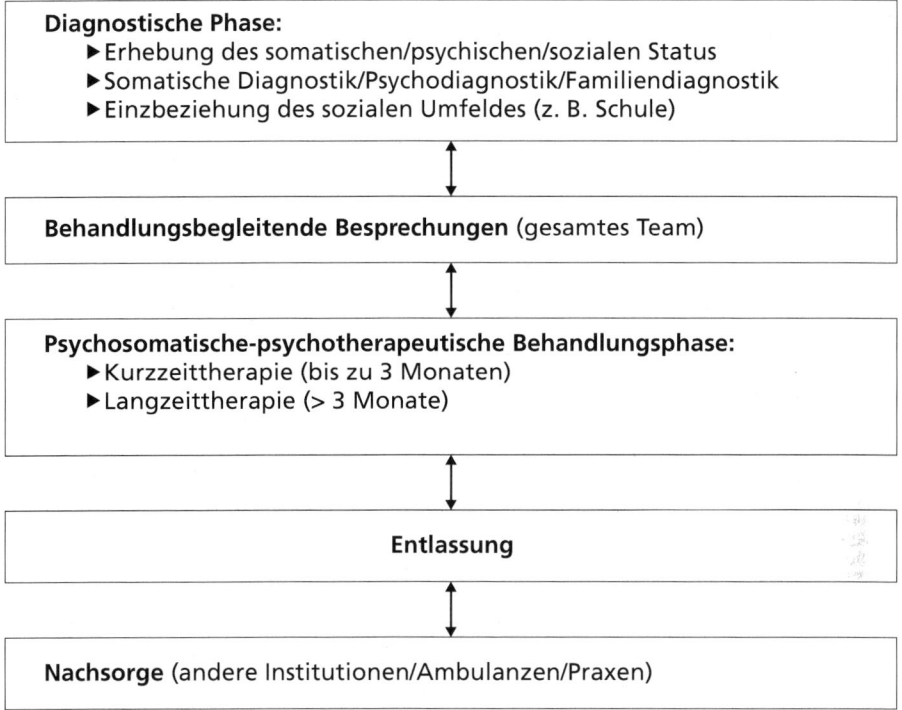

Abb. 7.3: Behandlungsablauf Psychosomatik-Station (exemplarisch)

- Visiten (ärztlich/psychotherapeutisch/pflegerisch/pädagogisch)
- Fallbesprechungen (patientenbezogen)
- Teambesprechungen (organisatorisch)
- Stationsbesprechungen des Pflege- und Erziehungsdienstes
- Therapeutenbesprechungen
- Stationsbesprechungen mit Patienten (Stationskonferenzen)
- Supervision (mit externem Supervisor)

In den nachfolgenden Kapiteln werden die einzelnen Behandlungsbausteine der stationären Arbeit ausführlicher dargestellt. Beiträge über die Notwendigkeit von regelmäßiger supervisorischer Begleitung der Arbeit mit den Kindern und Jugendlichen, zur Struktur-, Prozess- und Ergebnisqualität sowie letztlich zu den ökonomischen Rahmenbedingungen der stationären psychosomatischen Behandlungen runden das Kapitel ab.

7.2.2 Therapeutisches Milieu

Claudia Arend und Dieter Kunert

Das therapeutische Arbeiten auf der psychosomatischen Station, das pflegerisches und pädagogisches Handeln miteinander verbindet, macht das therapeutische Milieu aus. Von grundlegender Bedeutung ist ein Umfeld, das verlässliche Beziehungen, Orientierung und einen Schutzraum bietet (Gahleitner 2021).

Der Halt gebende Rahmen der Station und die zu schaffende Atmosphäre sollen dazu beitragen, Grundbedürfnisse der Patienten zu befriedigen, verlässliche Regeln vorzugeben, Rituale zu gestalten, eine Verbindung zur Außenwelt herzustellen und mögliche »schädigende« Einflüsse zu vermeiden. Für einen Gesundungsprozess ist eine »therapeutische und pädagogische Elastizität« auf der Station wesentlich. Das Pflege- und Erziehungsteam muss ausreichend sensibel sein, mit den sich während der Behandlung verändernden Bedürfnissen der Kinder und Jugendlichen wohlwollend umzugehen und die inneren und äußeren Bedingungen den jeweiligen Behandlungsanforderungen anzupassen (Redl 1987).

Das stationäre Setting der viele Wochen dauernden Behandlung ist Schonraum und Übungsfeld zugleich. Schonraum, weil belastende Alltagssituationen wegfallen und Einflüsse von außen »geplant« und/oder gesteuert werden können. Übungsfeld, weil die Kinder und Jugendlichen vor neue Herausforderungen gestellt werden, die ihnen Selbstwirksamkeitserfahrungen ermöglichen. Übungsfeld und Schonraum bilden während der gesamten Behandlung eine dynamische Einheit. Am Beispiel der angegliederten »Schule für Kranke« wird dies deutlich. Einerseits werden Leistungsanforderungen gestellt, Prüfungen abgelegt und Klausuren geschrieben, andererseits kann in sehr kleinen Klassen das Lerntempo angepasst und auf einzelne Schüler gezielt eingegangen werden. Während der therapeutische Rahmen Möglichkeiten zur Regression und zur Nachreifung eröffnet, werden gleichzeitig im Laufe der Behandlung Belastungserprobungen geplant und durchgeführt. Beispiele hierfür sind: Besuch der Heimatschule, Beurlaubungen in das heimische Umfeld und Übungen zur Angstbewältigung. Hierbei können die eigene Belastbarkeit überprüft und Handlungsalternativen ausprobiert werden. Durch diese Erfahrungen können die Kinder und Jugendlichen belastende und konflikthafte Erlebnisse reflektieren und schließlich mehr Selbstsicherheit erlangen. Die Station ist Inszenierungsort und Experimentierfläche zugleich.

Ein verlässliches und nachvollziehbares Handeln der Mitarbeitenden des Pflege- und Erziehungsdienstes (PED) schafft für die Patienten Sicherheit und Orientierung. Gemeinsame Mahlzeiten und Unternehmungen, festgelegte Aufräumzeiten, Tischdienst der Patienten, geregelte Handyzeiten und Besuchszeiten, therapeutisches Kochen sowie Morgen- und Abendrunden, in denen Befindlichkeiten und Sorgen oder auch positive Erlebnisse Raum finden, strukturieren den Alltag. Regelmäßigkeit und Pünktlichkeit in dieser Tagesstruktur bieten einen verlässlichen Rahmen. Das Einfordern der Regeln führt unweigerlich zu Konflikten. Klare Kommunikation und ein zuverlässiges Gegenüber helfen dabei, mit diesen Konflikten konstruktiv umzugehen und neue Beziehungserfahrungen zu machen.

Ein klarer Rahmen, transparente Strukturen und eine offene und wohlwollende Atmosphäre ermöglichen es den Kindern und Jugendlichen Vertrauen zu fassen, sich auf die Behandlung einzulassen und sich emotional zu öffnen. Sie brauchen dazu eine wertschätzende Haltung des Teams, das die Anstrengungen der Kinder und Jugendlichen während ihrer Behandlung würdigt. Sie sind von zuhause getrennt, verbringen ihre Zeit in einer Gruppe mit anderen Kindern und Jugendlichen, teilen sich in der Regel ein Zimmer, haben wenig Rückzugsmöglichkeiten und einen sehr begrenzten Zugang zu digitalen Medien. Zudem bedeutet eine stationäre Behandlung vor allem für ältere Kinder und Jugendliche, sich mit der Familie, deren Geheimnissen und Konflikten, auseinanderzusetzen – eine große Herausforderung für Patient und Familie.

Der Aufbau vertrauensvoller und Halt gebender Beziehungen zu einem jungen Patienten beginnt bereits bei der Begrüßung am Aufnahmetag. Dies bestätigen viele Patienten rückblickend. Sie können sich fast immer erinnern, was es am ersten Tag zum Mittagessen gab, wer Dienst hatte, wie sie von den Mitpatienten begrüßt wurden und wer ihnen, durch freundliche Kontaktaufnahme, das Ankommen auf Station erleichtert hat. Auch die Entlassung muss gut vorbereitet und gestaltet werden. Es können beispielsweise eine Flasche mit »Stationsluft« und Briefe von Mitpatienten mitgegeben sowie ein Abschiedsabend mit guten Wünschen und mit Erinnerungen aus den letzten Wochen gestaltet werden. Der Fantasie sind kaum Grenzen gesetzt, wichtig ist, dass jedem zu verabschiedenden Patienten die gebührende Aufmerksamkeit zuteilwird.

Das therapeutische Milieu und das Zusammenleben mit den anderen Patienten schaffen den Rahmen, in dem die Patienten eigene Gefühle und Bedürfnisse wahrnehmen und zu artikulieren lernen. Die Erfahrung geschützt zu werden vor Bloßstellung, Gruppendruck, verbalen Übergriffen und Entwertungen hilft Vertrauen in sich selbst zu finden, sich abzugrenzen und sich mit dem Gegenüber auseinanderzusetzen. Wenn sich Jugendliche ernst genommen fühlen, ihre Ideen gehört werden, können sie die ausgehandelten Regeln wesentlich besser akzeptieren. So findet beispielsweise einmal wöchentlich eine Gruppenkonferenz statt, an der alle Patienten und der diensthabende PED teilnehmen. In dieser Konferenz werden Alltagskonflikte auf der Station mit den Patienten erörtert und gemeinsam nach Lösungen gesucht. Eigene Themen der Patienten können in die Konferenz eingebracht, Unmut an bestehenden Regeln geäußert und Erfahrungen im konstruktiven Umgang mit Konflikten gelernt werden. So entsteht im gemeinsamen Ringen von Jugendlichen und Erwachsenen nicht selten eine praktikable neue Möglichkeit und eine viel höhere Akzeptanz des Rahmens. Die Erfahrung, dass sie gehört und ernst genommen werden, stärkt das Selbstwertgefühl und das Vertrauen der Patienten in sich selbst und in Erwachsene.

Die Mitarbeitenden des PED beobachten, ohne zu bewerten. Ihre Beobachtungen werden in gemeinsamen Besprechungen zur Verfügung gestellt, möglichst in einer nicht wertenden Atmosphäre, in der keine Beobachtung »falsch« ist. Das »zur Verfügung stellen« der eigenen Wahrnehmung und der Empfindungen sowie deren Resonanz im Team setzt eine hohe Sensibilität, Vertrauen und gegenseitige Wertschätzung voraus. Die Ideen und Bilder, die daraus entstehen, helfen, das Verhalten der Patienten besser zu verstehen und die zugrunde liegenden unbewussten Konflikte zu begreifen. Die dadurch entstehenden Spannungen im Team bieten die Chance, Übertragungs- und Gegenübertragungsphänomene zu erleben, vor dem Hintergrund der Symptomatik der Patienten zu betrachten und daraus angemessene Behandlungsstrategien zu entwickeln, die ein »sowohl als auch« ermöglichen und nicht ein rigoroses »entweder oder«. Regelmäßige Supervisionen, Fall- und Teambesprechungen sind notwendige Voraussetzung für die Aufrechterhaltung eines therapeutischen Milieus.

Literatur

Gahleitner SB (2021) Das pädagogisch-therapeutische Milieu in der Arbeit mit Kindern und Jugendlichen. Trauma- und Beziehungsarbeit in stationären Einrichtungen. 3. aktual. Aufl. Köln: Psychiatrie-Verlag.
Redl F (1987) Erziehung schwieriger Kinder. Beiträge zu einer psychotherapeutisch orientierten Pädagogik. München: Piper.

7.2.3 Somatische Behandlung – über die Notwendigkeit von Sicherheit, Entängstigung und Vertrauen

Jochen Meister und Guido Bürk

Auftrag und Sicherheit

Die Familie hat sich bewusst für eine Behandlung auf der pädiatrischen Psychosomatik-Station entschieden. Es besteht ein klarer Behandlungsauftrag, die somatischen Vorbefunde sind Grundlagen der Therapie. Durch ärztliche, gegebenenfalls fachärztliche Begleitung und das Behandlungsteam ist ein sicherer Umgang mit akut auftretenden und krankheitsspezifischen Symptomen gewährleistet. Dies trägt zur Entstehung einer Atmosphäre des Vertrauens und der Sicherheit bei, wodurch der therapeutische Zugang zu Patient und Familie erleichtert wird. Beispiele: Einstellung eines Diabetes mellitus Typ 1, Gewichtsschwankungen bei der Anorexia nervosa. Die Behandlung ist umfassend – eine Psychotherapie ohne Berücksichtigung somatischer Aspekte wird dem Anliegen der Familien genauso wenig gerecht wie umgekehrt.

Gemeinsame tragfähige Bewertung der Symptome und Befunde

Wenn Eltern bei der Einschätzung der Krankheitssymptome und bei der Behandlung ihrer Kinder an Grenzen stoßen oder sich die Symptome deutlich verschlimmern, suchen sie ärztliche Hilfe auf. Eine tragfähige gemeinsame Bewertung von Symptomen rückt die subjektive Bedeutungsgebung der Symptome in den Hintergrund. Kann ein Arzt den Eltern die Bedeutung der Symptome für eine bestimmte Erkrankung plausibel machen und kann die Familie sich dieser Sichtweise anschließen, ist das die Grundlage für eine vertrauensvolle Zusammenarbeit. Wenn dies nicht gelingt, droht Doctor-Hopping. Auch kann es so im Verlauf der Behandlung zu dysfunktionalen Verarbeitungs- und Kommunikationsmustern kommen und dies sowohl beim Behandlungsteam (»der hat doch nichts«) als auch bei der Familie (»die haben immer noch nichts gefunden«). Beim Fortbestehen der differierenden Bewertungen droht die Chronifizierung im Sinne einer somatoformen Anpassungsstörung (Noeker 2008). Die Verschiebung des Aufmersamkeitsfokus hin zu körperlichen Symptomen kann dann zum Therapiehindernis werden. Ohne die gemeinsame Bewertung der Symptome und Befunde ist eine psychosomatische Behandlung nicht möglich.

Entängstigung durch zuverlässige Klärung

Symptome, insbesondere neue Symptome, lösen Ängste aus: »Was ist das? Geht das wieder weg? Ist es etwas Bösartiges?« Die Ängste entstehen bei den Betroffenen und ihren Familien und können sich auf das Behandlungsteam übertragen: »Haben wir etwas übersehen? Brauchen wir noch eine MRT?« Ein gemeinsames biopsychosoziales Verständnis der Symptome wird erst dann möglich, wenn die körperliche Symptomatik umfassend geklärt, erklärt und verstanden ist, und zwar zuverlässig und nachvollziehbar, auch bei neu auftretenden Symptomen. Sonst stellen sie ein Therapiehindernis dar.

Behandlungsabschluss und Übergabe

Ein gelungener Übergang von der stationären zur ambulanten Behandlung ist mitentscheidend für den Erfolg einer Therapie. Deshalb sollte der Arzt ein Abschlussgespräch mit Patient und Familie führen. Dies sichert die Ziele Sicherheit, tragfähige gemeinsame Bewertung und Entängstigung über die stationäre Therapiephase hinaus.

Zusammenfassung

Psychosomatik bedeutet im Sinne der integrierten Medizin (Köhle et al. 2017) nicht weniger Somatik, sondern eine andere, vor allem komplexere Betrachtungsweise aller Symptome, auch der somatischen.

Literatur

Noeker M (2008) Funktionelle und somatoforme Störungen im Kindes- und Jugendalter. Göttingen: Hogrefe.
Köhle K, Herzog W, Joraschky P, Kruse J, Langewitz W, Söllner W (2017) Uexküll. Psychosomatische Medizin: Theoretische Modelle und klinische Praxis. 8. Aufl. München: Elsevier.

7.2.4 Von der Haltung und Rolle des Kinderarztes in der Arbeit mit Patient und Team

Michael Weckesser

Vorbemerkung

Somatische Interventionen umfassen diagnostische wie therapeutische Maßnahmen. Als Pädiater wissen wir uns hier auf dem sicheren Boden vertrauten ärztlichen Alltagshandelns. Dies findet in der Regel auf der Basis medizinisch-naturwissenschaftlicher Erkenntnis, teils in Leitlinien und institutionsinternen Handreichungen gefasst statt, ergänzt durch unsere eigene Erfahrung und Intuition. An der Gültigkeit dieser Grundlagen somatisch diagnostischen und therapeutischen Vorgehens besteht auch im Arbeitsfeld der pädiatrischen Psychosomatik kein Zweifel. Sie sind anderen Orts umfassend dargestellt und müssen daher hier keinen großen Raum einnehmen. So soll hier vielmehr eine Fokussierung auf die Besonderheiten im Kontext der psychosomatisch-psychotherapeutischen Komplexbehandlung erfolgen, in der die somatische Medizin nur einen Teilaspekt der Behandlung darstellt. Um als Arzt – auf der somatischen Seite sozialisiert – an der fast vierhundertjährigen Nahtstelle des Seele-Körper-Dualismus *(Descartes (1632) Traité de l'homme)* kohärent und heilend zu arbeiten, bedarf es jenseits eines vorwiegend physiologisch orientierten Blicks auf psychosomatische Vorgänge einer integrierenden Haltung. Was dies bedeuten kann, soll im Folgenden aufgezeigt werden.

Was bedeutet das für die Arbeit im multiprofessionellen Team?

Eine wesentliche Grundlage unserer Arbeit bildet ein Team aus verschiedenen Professionen, das uns mit unterschiedlichen Ansätzen konfrontiert. Das klassisch naturwissenschaftliche Konzept der »Organmedizin« steht im Behandlerteam gleichwertig neben z. B. phänomenologisch-assoziativen oder systemischen Ansätzen, stets mit dem Ziel zu einem Verstehen des Krankheitsprozesses aus verschiedenen Blickwinkeln zu finden. Die Synthese der einzelnen Perspektiven spiegelt ein Grundverständnis der Mehrdimensionalität, das sich im bio-psycho-sozialen Krankheitsmodell – ggf. erweitert um die weitere Dimension des »Sinns« (Frankl 2016; Schnell 2020) – findet. Eine wertschätzende und interessierte Offenheit für unterschiedliche Ansätze und die innere Bereitschaft, gewohnte Denkschemata in Kategorien des Entweder-Oder (die sich in den uns vertrauten Algorithmen allerorten finden) zu überwinden, ist Voraussetzung einer erfolgreichen Arbeit. Ein guter von Würdigung und Anerkennung geprägter Austausch im Team kann zugleich als Abbild des Überwindens der Körper-Seele-Aufspaltung verstanden werden.

Im Bewusstsein, dass unsere Konzepte der Krankheitsentstehung stets nur Modelle, nicht die vollständige Wirklichkeit selbst sind, kommt dem Arzt im Team unter anderem die Aufgabe eines Übersetzers zu, die somatisch orientierten

Krankheitsmodelle den Psychotherapeuten erklärend darzulegen, im Diskurs auch die »physische Seite« nötigenfalls zu repräsentieren. Im Austausch entsteht ein Raum, in dem sich die verschiedenen Modelle »übereinanderlegen« lassen, Parallelen, aber auch Differenzen sichtbar werden und zu einem gemeinsamen tieferen Verständnis führen können.

Hierzu gehört auch, eigenes Übertragungs- und Gegenübertragungserleben aus den Kontakten mit Patienten und deren Familien zu reflektieren und im Team zur Verfügung zu stellen. Bei Verunsicherung, wie auch in Entscheidungskonflikten zwischen somatischer Behandlung und psychotherapeutischem Prozess, die Situation von allen Seiten zu beleuchten, kann die eigene Handlungssicherheit stärken:

z. B. bei anhaltender körperlicher Symptomatik: »habe ich auf der somatischen Ebene wirklich alles sicher genug geklärt, keine wichtige Untersuchung unterlassen?« – Übertragungsgefühl der Unsicherheit des Patienten versus medizinisch begründetem Abklärungsbedarf.

z. B. indem bei psychotherapeutisch begründetem Ende der stationären Behandlung einer noch arg untergewichtigen Anorexiepatientin (»die kann ich eigentlich noch nicht entlassen«) erkennbar wird, wie die Patientin den Konflikt zwischen ihren Eltern mit den Behandlern reinszeniert. So kann letztlich ein tragfähiger Kompromiss – klare Bedingungen an die Weiterbehandlung mit Verantwortungsübergabe an die Eltern – gefunden werden.

Therapeutische Haltung

Psychosomatisches Handeln ist Beziehungsarbeit. Dies macht die Wirksamkeit auch auf der Seite somatischer Behandlung in erheblichem Umfang aus.

Erst allmählich, mit dem Verstehen der individuellen Zusammenhänge, lässt sich die Wertigkeit einzelner Behandlungsvariablen (mithin auch die somatisch-medizinischer Maßnahmen) wirklich einschätzen. Vor frühzeitigen Festlegungen kann nicht genug gewarnt werden, verstellen sie doch gar zu leicht den Blick für jene Zwischentöne, die erst mit dem Wachsen der therapeutischen Beziehung anklingen können.

Zudem können wir weder in der Krankheitsentstehung noch im Genesungsprozess von einer einseitig gerichteten kausalen Wirkkette ausgehen, müssen vielmehr eine Wechselwirkung zwischen psychischen und somatischen Faktoren zugrunde legen, die im Behandlungsverlauf zu gegenseitiger Verstärkung beitragen kann (im Kontext von Schmerz und Depressivität, aber auch Aggression ist dies jedem geläufig, neuere Untersuchungen weisen auch auf eine Beziehung zwischen Entzündung und Depression hin). Selbst bei umfangreicher Datengrundlage erfassen die in den Leitlinien der somatischen Medizin vorliegenden Algorithmen im Wesentlichen die biologisch-physische Dimension. Dem bio-psycho-sozialen Krankheitskonzept kann dies indessen seiner Komplexität nur bedingt gerecht werden, allenfalls für die Hypothesenbildung und kurzfristige Behandlungsplanung hilfreich sein. Der gesamte Therapieprozess bedarf hingegen – bis zu einem gewissen Grad ergebnisoffen – der kontinuierlichen gemeinsamen Sichtung und ggf. Neufokussierung. Die Behandlungsziele ergeben sich stets aus der Abwägung zwischen dem Ideal aus Behandlersicht und den Möglichkeiten und Vorstellungen des Patienten und seiner Familie und sind mit diesen in Gestalt des »Behandlungsauftrags« auszuhandeln.

An dieser Stelle noch eine kritische Anmerkung zur Sprache als Spiegelbild der Haltung: Im Klinikalltag steht heute die Prozedur im Zentrum – ein Phänomen, das sich nicht selten in den Behandlungsberichten spiegelt *(Die Prozedur als Satzsubjekt:* «… *wurde durchgeführt«).* Eine andere, bezogenere Sprache hat auch Rückwirkung auf unsere Haltung.

Was bedeutet dies für die Arbeit mit den Patienten?

Am Anfang jeden ärztlichen Handelns steht der Kontakt, das Gespräch mit dem Patienten. Die Aufnahme einer psychosomatisch-psychotherapeutischen Behandlung stellt zumindest für den Teil unserer Patienten, deren Symptomatik von körperlichen Beschwerden dominiert wird (Schmerzstörungen, autonome Funktionsstörungen, Konversionssymptome, Angst- und depressive Störungen mit ausgeprägter somatischer Symptomatik) eine besondere Herausforderung dar, sich nun auf ein völlig anderes Konzept einzulassen. Der bisherige Krankheitsverlauf war häufig durch eine lange Phase von »ergebnislosen« diagnostischen Prozeduren und Behandlungsversuchen geprägt, die alle einem im Wesentlichen somatischen (biologisch-physiologischen) Konzept folgten. Nicht selten konnte die Eskalation der Maßnahmen trotz des Ausschlusses gravierender körperlicher Grunderkrankungen nicht zur Beruhigung beitragen, im Gegenteil, es blieb eine zunehmende Angst vor »dem Seltenen«, aber auch ein Gefühl des »Unverstandenseins«, gar der Vorwurf der Simulation (bei anhaltender Abhängigkeit vom »medizinischen Versorgungssystem«, das zugleich als unzureichend hilfreich erlebt wird). Mit der Bemerkung, die Beschwerden seien »psychisch bedingt, jetzt müsse sich eine andere Disziplin darum kümmern«, wird die oben erwähnte Körper-Seele-Dualität verfestigt, der Körper auf einen Nebenschauplatz verwiesen.

Der Schritt von der schnell getakteten Gangart moderner Abklärungsmedizin in die beobachtende, oft mäandernde Bewegung einer psychosomatisch-psychotherapeutischen Behandlung kann verunsichernd, aber auch beunruhigend wirken. Eine angemessene somatische Vordiagnostik erleichtert den Start, setzt im initialen Behandlungsauftrag einer Fokussierung auf anstehende Maßnahmen *(»wir brauchen da erst noch das MRT, die Magenspiegelung, …«)* deutliche Grenzen. Ebenso ist es ratsam, bei Vorliegen einer somatisch zu behandelnden Grunderkrankung (z. B. Zöliakie, CED, Autoimmunerkrankungen …) die medizinisch erforderliche Therapie im Vorfeld einzuleiten. Aber auch bei vorliegenden Befunden und Behandlungsberichten sollten wir die individuellen Krankheitskonzepte des Patienten (und der Familie) mit ernsthaftem Interesse in Erfahrung bringen, bevor wir Entscheidungen zu weiteren Untersuchungen treffen oder Änderungen an der laufenden Behandlung vornehmen. So lassen sich oftmals Wünsche und Erwartungen (auch Ansprüche) an die Behandlung besser verstehen. Ein Klima, in dem sich Patient und

Familie ernst genommen fühlen, wird ein besserer Boden sein, verfestigte Vorstellungen nötigenfalls auch korrigieren zu können.

Glücklicherweise steht auf der Psychosomatik-Station in der Regel hierfür mehr Zeit als in der Akutmedizin zur Verfügung. So ist es im Rahmen der auf längere Zeit angelegten Behandlung sinnvoll, eine leitlinienorientierte Diagnostik nicht zeitnah komplett, sondern am aktuellen Handlungsbedarf orientiert durchzuführen, da sich die Symptomatik (zuweilen auch die abklärungsbedürftig imponierenden Befunde) oftmals im Verlauf relativieren, dem Prozess eine andere Richtung geben und nicht selten, angedachte diagnostische Prozeduren verzichtbar werden lassen. Eine überzeugte Gelassenheit gegenüber den Patienten ist dabei hilfreich, um die Wechselwirkungen zwischen den körperlichen und seelischen Prozessen in den Dienst der Heilung zu stellen *(gerade bei Konversionsstörungen verschärft eine Ausdehnung der somatischen Diagnostik eher die Symptomatik und kann prognostisch sogar ungünstig sein)*.

Ähnliches gilt auch für die Eskalation oder Deeskalation medikamentöser Behandlungsmaßnahmen in den Stufenkonzepten chronischer Erkrankungen (z. B. Asthma, CED). Hier steht im psychosomatischen Behandlungskonzept der Wechsel vom traditionellen »Compliance-Konzept« hin zu einem Adaptations-Konzept mit dem Erleben von Selbstwirksamkeit im Zentrum.

Wo als Ziel einer erfolgreichen Behandlung im Hintergrund immer wieder das Überbrücken des Grabens zwischen Seele und Körper steht, bietet sich das Modell eines Körper-Seele-Dialogs (in der Körpertherapie durchaus üblich) auch als Konzept für die Vermittlung primär scheinbar rein somatischer Interventionen an. Dabei sind die Dialogpartner Seele und Körper nicht als Zweiheit zu verstehen, eher im Sinne zweier Seiten einer Einheit oder in Analogie zu Martin Bubers (Buber 1999) »eingeborenem Du«. So kann, über die »selbstverständliche« ärztliche Versorgung in einer stationären Krankenhausbehandlung hinaus, im Rahmen der Arztkontakte zu somatischer Diagnostik und Therapie das körperliche Symptom auch im Sinne einer Wechselwirkung (psycho-somatisch wie somato-psychisch) Raum erhalten. Hier einige beispielhafte Situationen:

- Im Gespräch über körperliche Symptome (auch bei der körperlichen Untersuchung) können wir die Patienten zu möglichst klarer Beschreibung der Beschwerden auffordern *(»beschreibe es möglichst genau in deinen Worten«)*. Sprachlichen Ausdruck für oft diffuse körperliche Empfindungen zu üben, eröffnet einen Zugang zur (symbolischen) Sprache des Körpers und kann in der Therapie helfen, Übersetzungen im psychoedukativen Sinn zu finden, diese in Bezug zu Emotionen zu stellen (z. B. beim Führen eines »Symptomkalenders«).
- In der Diagnostik: Bei der Kommunikation von Befunden lässt sich ein Körper-Seele Bezug herstellen *(z. B. die supprimierten Schilddrüsenwerte einer Anorexiepatientin im Sinne von »dein Körper vertraut dir noch nicht ganz, wirklich schon gut versorgt zu werden« vermitteln)*.
- In der somatischen Therapie: Hier kann z. B. die symptomatische Medikation als Brücke verstanden werden, indem vor dem »Anordnen« von Medikamenten mit dem Patienten gemeinsam nach alternativen Möglichkeiten gesucht wird, Bedarfsmedikation im Sinne der Verantwortungsübergabe der fest angesetzten

Einnahme vorgezogen wird. Auch soll die Frage: »*was hat dir bisher bei diesen Beschwerden am besten geholfen?*« den Patienten in der Rolle des »Experten« und Verantwortlichen für seine physischen Bedürfnisse ansprechen. Eine beratende und behutsam lenkende unterstützende Rolle einzunehmen ist oft ein Weg, Selbstwirksamkeit bei Jugendlichen zu fördern.
- Bei chronischen Erkrankungen sollten Teile etablierter Schulungsprogramme (Asthma, Diabetes, CED, Neurodermitis, …) in die psychosomatische Behandlung integriert werden.
- Herstellen von Realitätsbezug: Somatische Befunde *(z. B. die Bradykardie, ein Perikarderguss bei einer Anorexieerkrankung oder eine Alkalose und Hypokaliämie bei Bulimie)* lassen sich als physische Realität der subjektiven Wahrnehmung *(Körperschemastörung/Krankheitsverleugnung)* der Patienten gegenüberstellen *(zur Verdeutlichung der inneren Körper-Seele-Spaltung)*. Mit entsprechenden somatischen Interventionen *(Monitoring/Laborkontrollen)* kann auf die Brisanz der Erkrankung hingewiesen werden, *auch um zu vermitteln, dass in der Behandlung dem Schutzbedürfnis des Körpers Rechnung getragen wird.*
- Der Einsatz von Placebo-Behandlung sollte eine absolute Ausnahme sein: Ein Essay von Martin Walser beginnt mit den Worten: »Es kommt darauf an, dein Problem so auszudrücken, dass du verstanden wirst, aber nicht durchschaut« (Walser 1998). Eine verdeckte Placebo-Behandlung stellt im Grunde eine Überlistung der Körper-Seele-Einheit dar, birgt zudem die Gefahr, Beziehung und Vertrauen zu verspielen. Daher darf unseres Erachtens eine solche nur in vorheriger Absprache erfolgen. In Kenntnis des Placebo-Effekts erwarten manche Patienten eine positive Wirkung, die dann als Bestätigung der psycho-somatischen Einheit wirken kann.

Übergänge

Eine stationäre psychosomatische Behandlung ist immer nur ein zeitlich begrenzter Abschnitt der Behandlung, und ein zentrales Thema ist das Zusammenführen, das Herstellen von Bezogenheit. Schon deshalb müssen im Übergang in die ambulante Weiterbehandlung auch die somatischen Interventionen (durchgeführte Diagnostik, das aktuelle ggf. veränderte Behandlungsregime) konsistent und nachvollziehbar dem weiterbehandelnden Haus- oder Kinderarzt, wenn beteiligt, auch anderen relevanten Spezialisten vermittelt werden – im zeitnahen Abschlussbericht oder im telefonischen Kontakt.

Literatur

Buber M (1999) Das dialogische Prinzip: Ich und Du. Zwiesprache. Die Frage an den Einzelnen. Elemente des Zwischenmenschlichen. Gütersloh: Gütersloher Verlagshaus.
Frankl V (2016) Der Wille zum Sinn. 7. Auf. Bern: Hogrefe.
Schnell T (2020) Psychologie des Lebenssinns. 2. Aufl. Berlin: Springer.
Walser M (1998) Heimatlob: Ein Bodensee-Buch. Frankfurt: Insel.

7.2.5 Stationäre Psychotherapie

Dieter Kunert und Yvonne Heidenreich

Anmerkungen zur Psychotherapie mit Kindern und Jugendlichen

Die Wirksamkeit von Psychotherapie ist heute unbestritten. Dabei haben sich die Behandlungsmethoden in den letzten Jahrzehnten vervielfacht, bei widersprüchlichen Ansichten über deren jeweilige Wirksamkeit.

Es gibt einen klaren Trend zur Integration von Verfahren, insbesondere von verhaltenstherapeutischen, psychodynamischen, klientenzentrierten und erfahrungsorientierten Ansätzen mit Achtsamkeitspraktiken, die dem sehr unterschiedlichen Hilfebedarf von Menschen in seelischer Not entgegenkommen. Auch zeigen Forschungsergebnisse, dass sich erfahrene Psychotherapeuten in ihrem Selbstverständnis und ihrem Handeln vom ursprünglichen schulischen Konzept entfernen (Lambert 2013).

Es stellt sich die Frage nach den wichtigsten Wirkfaktoren einer Psychotherapie bei Kindern und Jugendlichen: diese sind Familienorientierung, Beziehungsorientierung, Entwicklungsorientierung und Ressourcenorientierung.

Familienorientierung: psychische Störungen und psychosomatische Symptome sind vor allem im Lebens- und Beziehungskontext versteh- und behandelbar. Die Wechselwirkung von Verhaltensmustern und belastenden Beziehungserfahrungen sind bei Kindern und Jugendlichen ebenso von Bedeutung wie die Ressourcen, die eine Familie mitbringt.

Beziehungsorientierung: Kinder und Jugendliche werden in ihrem Wachstum und ihrer Entwicklung durch ihre Beziehungserfahrungen gefördert oder gehemmt. Dies zeigt sich besonders in den vulnerablen Übergängen zwischen den verschiedenen Entwicklungsphasen, z. B. wenn Kinder zu Jugendlichen werden und nach Autonomie suchen. Verhaltensprobleme und psychische Erkrankungen können Ausdruck von Hemmnissen oder Blockaden sein. Eine wichtige Aufgabe von Psychotherapie ist es, entwicklungshemmende Beziehungsmuster zu erkennen. Die therapeutische Beziehung ist ein wichtiges Instrument, gelungene oder pathologische Beziehungsmuster herauszuarbeiten.

Entwicklungsorientierung: Entwicklungshemmendes Verhalten der Eltern und eine nicht dem Alter entsprechende Autonomieentwicklung sind mitverantwortlich für die Entstehung von psychischen Auffälligkeiten. Das Verhalten in Trennungssituationen gibt Hinweise auf den aktuellen Stand der Autonomieentwicklung: Gelingt eine stationäre Aufnahme, ist das Üben der damit verbundenen Trennung vom vertrauten Umfeld ein wichtiger Behandlungsschritt. Das Kind oder der/die Jugendliche kann neue (Beziehungs-)Erfahrungen machen und mehr Selbstwertgefühl und Autonomie erlangen.

Ressourcenorientierung: Entwicklungsfördernd ist die Fokussierung auf Ressourcen.

Es gilt, das Behandlungskonzept flexibel am Patienten auszurichten und Ursachen, nicht nur Symptome zu behandeln.

Die stationäre Psychotherapie in der Pädiatrischen Psychosomatik

Psychotherapeutisches Arbeiten im stationären Behandlungskontext der Pädiatrischen Psychosomatik unterscheidet sich deutlich von der ambulanten Behandlung und findet in *verschiedenen Settings* statt: n Einzelpsychotherapie, in Gruppenpsychotherapie, in Familientherapie (▶ Kap. 7.2.6). Die Frequenz der Sitzungen kann stark variieren. Der zeitliche Mindestumfang therapeutischer Interventionen ist in den jeweils verwendeten OPS-Prozeduren festgelegt (▶ Kap. 7.2.13). Sitzungsfrequenz und -dauer sollen sich zuallererst nach dem für die Patienten psychotherapeutisch Sinnvollen in der jeweiligen Behandlungsphase richten. So macht es Sinn, Kinder und Jugendliche häufiger zu sehen, die zu Beginn der Behandlung in sich gekehrt, wortkarg und misstrauisch sind oder sich in einer akuten Krise befinden. Andererseits sollte den Patienten auch genügend Zeit zum Verarbeiten des Erarbeiteten gegeben werden.

Jüngere Kinder können ihre Gefühle und Konflikte besser im Spiel als einem natürlichen Mittel der Selbstdarstellung ausdrücken, beispielsweise im Puppen- oder Sandkastenspiel. In einer Spieltherapie können das psychische und soziale Erleben eines Kindes unmittelbar erfasst und Wachstums- und Reifungsschritte angestoßen werden (Axline 2002).

Besonderheiten der Gestaltung der therapeutischen Beziehung

Das stationäre Setting stellt für die Kinder und Jugendlichen eine besondere Herausforderung dar, denn sie kommen in der Regel nicht wirklich freiwillig in die Behandlung. Meist führt eine krisenhafte Zuspitzung oder die drohende Chronifizierung einer Symptomatik, verbunden mit der Nichtbewältigung von Alltagsanforderungen, zur Einweisung in die Klinik. Der Psychotherapeut sieht sich in den ersten Therapiesitzungen einem Patienten gegenüber, der oft keine Behandlungsbereitschaft signalisiert, keinen Leidensdruck zeigt (im psychosomatischen Kontext keine Seltenheit) und verbal oder nonverbal zum Ausdruck bringt, dass er nicht in der Klinik sein will, geschweige denn über »seine Probleme« reden möchte. Wenn es dem Therapeuten gelingt, sich auf diese Situation einzustellen und dieses Beziehungsangebot anzunehmen, kann ein fruchtbarer Handlungsraum entstehen. Behandlungsziel muss es dann sein, dass der Patient zu einer Krankheitseinsicht und einer Behandlungsbereitschaft gelangt. Dieser Prozess beginnt oft mit einer Kritik am Stationsalltag, die den Therapeuten als ganze Person fordert, gerade bei jugendlichen Patienten. Erwähnt seien beispielhaft das Äußern von Unzufriedenheit mit Mitpatienten im Zimmer oder dem Essen und der Sorge, die Trennung von der Familie nicht auszuhalten. Es kann so ein Veränderungsprozess beim Patienten angestoßen werden, der diesen seinem inneren Erleben näherbringt und die Möglichkeit eröffnet, sich von einer verletzlichen Seite zu zeigen und daran zu wachsen. Die Entwicklung von mehr Selbstsicherheit und das Erlebbarmachen der eigenen Ressourcen und Stärken muss das Ziel einer jeden Behandlung sein. Nur so können die Kinder und Jugendlichen den zukünftigen Alltagsanforderungen mit Zuversicht entgegensehen.

Aufseiten des Psychotherapeuten ist neben dem psychotherapeutischen Handwerkszeug dessen therapeutische Haltung besonders wichtig. Wenn es gelingt, dem Patienten mit Empathie zu begegnen, sich in dessen innere Welt vorzuwagen, sich in ihr zu bewegen, ohne sich damit zu identifizieren, d. h. ohne es an der notwendigen Distanz fehlen zu lassen, kann ein Öffnungsprozess beim Patienten beginnen. Wenn es dabei noch möglich ist, den Patienten anzunehmen, wie er ist, ihm gegenüber eine nicht an Bedingungen geknüpfte wertschätzende Haltung einzunehmen, begünstigt dies den Aufbau der therapeutischen Beziehung. Es braucht aber auch einen Psychotherapeuten, der seine eigenen Grenzen kennt und den der Patient als authentisch erleben kann. Meist sind die Patienten sehr feinfühlig und merken, wenn ihnen etwas vorgespielt wird. Diese Haltung wird auf die Probe gestellt, wenn Störungen auftreten, die der Patient zu verantworten hat. Dies kann der Fall sein, wenn der Therapeut sich durch bestimmte Verhaltensweisen oder den Körpergeruch des Patienten gestört fühlt. Solche Themen ins Gespräch zu bringen, erfordert Fingerspitzengefühl und kann die therapeutische Beziehung verbessern, aber auch gefährden.

Der Psychotherapeut im Spannungsfeld zwischen Patienten und dem therapeutischen Team

Das stationäre Setting bietet dem Psychotherapeuten die Chance, den Patienten nicht nur in der Zweierbeziehung oder in der Gruppentherapie kennenzulernen. Sich auch mit den anderen an der Behandlung beteiligten auszutauschen, wie Familientherapeuten, Kreativtherapeuten, Stationsmitarbeitenden und Lehrern und deren Wahrnehmung aufzunehmen, ergibt ein umfassenderes Bild des Patienten und ein tieferes Verständnis seine Störung. Gerade die oft differierenden Beobachtungen und Eindrücke zwischen der Einzelpsychotherapie und dem Alltag auf Station sind von besonderer Bedeutung. Nur wenn es gelingt, Parteinahmen für einen Patienten im Behandlungsteam zu thematisieren und zu hinterfragen, beispielsweise in der Supervision oder einer Fallbesprechung, kann es gelingen, Konflikte aufzulösen.

Der Austausch mit den Lehrern der Schule für Kranke (▶ Kap. 7.2.10) ist besonders bei schulischen Leistungsproblemen und Ängsten hilfreich. Belastungserprobungen, beispielsweise in Form von Referaten, können psychotherapeutisch vorbereitet, in der Schule »in vivo« durchgeführt und anschließend psychotherapeutisch nachbearbeitet werden. Auch Schullaufbahnentscheidungen können durch einen engen Austausch mit der Schule für Kranke psychotherapeutisch begleitet werden.

Die Arbeit mit der Familie stellt für den Einzelpsychotherapeuten eine besondere Herausforderung dar. Dies ist vor allem dann der Fall, wenn Eltern durch eigenes Verhalten zur Entstehung der Störung beim Kind beigetragen haben. Loyalitätskonflikte mit der Familie können vermieden werden, wenn Einzeltherapeut und Familientherapeut nicht die gleiche Person sind (▶ Kap. 7.2.6).

Ein sehr wichtiger Faktor in der Pädiatrischen Psychosomatik ist eine gelungene Zusammenarbeit mit den Ärzten. Dies ist die Voraussetzung, um Patienten mit ausgeprägter körperlicher Symptomatik, wie bei Anorexia nervosa, Schmerzstörungen, Konversionsstörungen und chronischen körperlichen Erkrankungen, psychotherapeutisch ohne somatische Risiken behandeln zu können.

Aufschluss über die Patientensicht eines Psychotherapieverlaufs bei Jugendlichen kann man bekommen, wenn man um eine schriftliche Rückmeldung in eigenen Worten bittet. Dann erhält man beispielsweise folgendes Feedback: »... Ich weiß, dass ich jetzt nicht in ein ›perfektes Leben‹ starten werde, denn es gibt dieses Leben gar nicht. Sie haben mir geholfen, die Augen aufzumachen und die Dinge, so wie sie sind, erstmal zu erkennen. Sie haben mir Raum gegeben, meine ›Fühler‹ wieder nach Hause ausstrecken zu können und gleichzeitig mich gebremst, dass ich jetzt in diesem Moment nichts entscheiden muss. Meine Lage muss ich erstmal akzeptieren, und nicht alles ist schlimm daran... Ich hoffe, ich kann das, was ich hier gelernt habe, draußen umsetzen.«

Literatur

Axline VM (2002) Kinder-Spieltherapie im nicht-direktiven Verfahren. 10. Aufl. München: Ernst Reinhardt.
Lambert MJ (2013) Bergin and Garfield's Handbook of Psychotherapy and Behavior Change. 6th Edition. Hoboken (USA): Wiley Blackwell.

7.2.6 Familientherapie und Familienarbeit

Wolfgang Arend

Die stationäre Aufnahme und Behandlung eines Kindes oder Jugendlichen ist eine einschneidende Intervention in Bezug auf die gesamte Familie. Sowohl der Patient als auch die Eltern und eventuell Geschwister erleben oft die erste Trennung über eine längere Zeit. Die Zusammenarbeit mit der Familie ist ein wichtiger Baustein der stationären Behandlung und zeigt deren Möglichkeiten und Grenzen auf.

Bei der Aufnahme findet sich meist eine Situation, in der nach längeren gescheiterten Versuchen, eine Lösung der Probleme herbeizuführen, das Hilfesuchen der Familie durchwoben ist von Angst, versagt zu haben. Die Eltern haben Schuldgefühle, sind erschöpft und ratlos. Der Wunsch, die stationäre Therapie möge eine »Beseitigungsbehandlung« des belastenden Verhaltens ihres Kindes sein, bestimmt die Situation, auch wenn die Ahnung, dass genau das scheitert (und schon gescheitert ist) genauso stark vorhanden ist. In dieser Drucksituation der Familie besteht meist eine starke Tendenz, den Patienten mit seiner Störung zum Fokus zu machen, was durch das Setting unterstützt wird, in dem der Patient eine umfassende Behandlung erhält, deren Erfolg daran gemessen werden muss, wie sich die Beschwerden bessern. Der Patient hat dagegen seine Symptome nicht schicksalhaft bekommen, sondern sie als einen Ausweg aus einer scheinbar ausweglosen Situation entwickelt (► Kap. 3). Er kann allenfalls ambivalent gegenüber dem Auftrag der Eltern oder gar nicht deren Auffassung sein, dass ihm die Symptome genommen werden bzw. er sie aufgeben soll (obwohl er sich nicht selten wie die Eltern Selbstvorwürfe macht).

Es handelt sich also um eine Patt-Situation in der Familie. Das Familiengespräch wird auf Verlauf und Prognose der stationären Behandlung großen Einfluss haben.

Mit der stationären Aufnahme scheint das Problem zunächst ausgelagert. Aber oft ist die Familie selbst dadurch nicht so entlastet, wie man meinen könnte. Die Ambivalenz der Eltern, die sich Selbständigkeit des Kindes wünschen, aber trotzdem ihre Einflussnahme, Kontrolle nicht aufgeben können und die Ambivalenz des Patienten, der seine Einflussnahme oder aber Wünsche nach mehr Fürsorge, Beachtung und Schutz nicht aufgeben kann, weil er sich mit seinen Lebensaufgaben überfordert sieht, bestimmen die Zusammenarbeit. Dabei schlägt das Pendel manchmal in die Richtung, die man Vermeidung oder Verhinderung einer Trennung nennen könnte, wenn z. B. ein Elternteil mehrmals täglich Kontakt sucht mit dem Team der Klinik oder/und dem Kind. Manchmal verhalten sich der Patient und die Eltern auch so, als hätten sie nie gemeinsame Sorgen gehabt und als seien die Beziehungsprobleme zum Team der Klinik jetzt neu. Die reflektierende Haltung im Team bietet dann die Chance, mit den Familienmitgliedern deren Verhalten und ihre Motive zu überdenken, um zu einer veränderten Sicht zu gelangen.

An einem Fallbeispiel eines Jugendlichen mit Diabetes wird deutlich, wie diese Ambivalenzen sich zu quälenden Konflikten entwickeln können.

Der deprimiert wirkende 14-jährige Junge hat seit seinem dritten Lebensjahr Diabetes mellitus Typ 1. Seiner Mutter, selbst Ernährungsberaterin, ist das Management des Diabetes vertraut und sie ist lange Zeit erfolgreich bei der Stoffwechselkontrolle des Kindes. Der Vater, engagierter Klinikarzt, ist durch das Engagement der Mutter für die Krankheit, aber auch in der Erziehung entlastet. Die HbA1c-Werte verschlechtern sich trotz ausführlicher Beratungen durch den Diabetologen und trotz verstärkter Bemühungen der Mutter seit dem 11. Lebensjahr kontinuierlich. Der Junge wirkt zunehmend antriebslos, verschlossen sowie sozial isoliert und zeigt in der Schule Misserfolge, sodass nach ambulanter Beratung mit einem Psychotherapeuten eine stationäre Aufnahme in die Kinderpsychosomatik erfolgt. Im Laufe der stationären Therapie konnte die Mutter – die sich zunächst mit Besuchen, bei denen sie Essen mitbrachte und Vorschlägen zur Behandlung sehr einmischte – eine vertrauensvolle Beziehung zum Familientherapeuten und den Mitarbeitern der Station aufbauen. Sie brachte ihre Unzufriedenheit mit der alleinigen Verantwortung seit vielen Jahren zum Ausdruck. Das führte zum Konflikt mit dem Ehemann und vorübergehenden Scheidungsabsichten. Der Vater, der zunächst schwer für gemeinsame Gespräche zu gewinnen war, sprach nach und nach offener über seine Außenseiterposition in der Familie und den Leistungsdruck, dem er sich ausgesetzt sieht. Der Patient tat sich im Kontakt in der Gruppe anfangs schwer. In dem Maße, in dem er nicht mehr »Gegenstand aller Sorgen« der Familie war, zeigten sich seine sozialen Ressourcen und er konnte sich der schwierigen Aufgabe des Managements seiner Erkrankung stellen.

In diesem Beispiel ist erkennbar, wie sich der Fokus der Gespräche mit der Familie von der Stoffwechselkontrolle des Patienten zur Reflexion der eigenen Rolle jedes einzelnen in der Familie verschiebt. Die Eltern waren kompetent im Hinblick auf Selbstreflexion (Selvini et al. 1999). Dies ist dann nicht der Fall, wenn eigene Traumata der Eltern und ein sehr großer Mangel in Bezug auf die Selbstwertregulierung, sie daran hindern, ihre Ansichten und Einstellungen infrage zu stellen. In diesen Fällen übernehmen die Kinder intuitiv die Aufgabe, den Eltern Sicherheit zu bieten und sind umso weniger in der Lage, sich auf die Gruppe und die Therapie einzulassen. Hier ist ein längerer Lernprozess erforderlich und über diese Zeit übernehmen die Mitarbeiter des Teams der Station die Rolle der Stabilisierenden der Familienmitglieder, bevor jene ihre psychischen Anforderungen besser selbst bewältigen können.

Aus familientherapeutischer Sicht sind die Symptome des Kindes Signal einer Störung in der Familie, ein »metaphorischer Ausdruck« mangelnder Bewältigungsmöglichkeiten (Madanes 1981). Im Laufe der »normalen« Entwicklung von Kindern sind Auffälligkeiten im Verhalten Anlass zu Veränderungen und Anpassungsprozessen, können sich aber auch als Symptome verfestigen. Vor diesem Hintergrund kann das auffällige Kind als Botschafter für ein familiäres Problem aufgefasst werden. Die Entwicklung einer Symptomatik kann als Akt der Loyalität zur Familie gesehen werden, als Zeichen der Verbundenheit, als Stärke im Sinne dessen, dass sie etwas Aufrüttelndes, Störendes und nach Veränderung Suchendes hat.

Familientherapeutische Gespräche im stationären Setting sollten zwei Phänomene berücksichtigen. Ein Kind/Jugendlicher zeigt sich in einer Gruppe Gleichaltriger anders als in der Familie. Neue Erfahrungen des Patienten in der Therapiegruppe sind erwünscht und bieten die Chance der Autonomieentwicklung. Dabei haben die Mitarbeiter im Stationsteam jedoch einen »blinden Fleck«. Das Bild der Familie lässt sich allenfalls bei viel Erfahrung für sie erahnen. Die regelmäßige Teilnahme an den Familiensitzungen kann ihre Sicht des Patienten vervollständigen. Sie können die Eltern verstehen lernen und den Eltern Erfahrungen auf der Station übersetzen. Letztlich bedeutet das mehr Sicherheit im Umgang mit dem Patienten. Weiterhin können die Mitarbeiter in den Gesprächen bei Ängsten des Patienten bzgl. bestimmter belastender Themen ihre Beziehung zu ihm nutzen und an seiner Seite stehen.

Für die Einzeltherapie gilt, dass der Therapeut gerade bei Jugendlichentherapien in Loyalitätskonflikte mit der Familie geraten kann, sodass von einer gleichzeitigen Rolle als Familientherapeut und Einzeltherapeut abzuraten ist (zur Haltung der »Neutralität«, Haltung der »Allparteilichkeit« Simon et al. 2004).

Die Familienarbeit muss sich nach der Entwicklung und dem Alter des Kindes richten. Bei jüngeren Kindern, die enger in die Familie eingebunden sind, muss die Arbeit mit den Eltern prinzipiell hochfrequenter sein und eventuell wöchentliche Sitzungen und zusätzliche kurze Kontakte beinhalten, während für Jugendliche vierzehntägige Kontakte meist ausreichen.

Besondere Konstellationen der Familie (getrennte Eltern, Pflege- oder Adoptiveltern, Kind in der Jugendhilfe) verändern die Voraussetzungen der familientherapeutischen Behandlung und müssen an anderer Stelle behandelt werden.

Literatur

Madanes C (1981) Beschützen, Paradox und So-tun-als-ob. Familiendynamik 3: 208–224.
Selvini Palazzoli M, Cirillo S, Selvini M, Sorrentino AM (1999) Anorexie und Bulimie. Stuttgart: Klett Cotta.
Simon FB, Clemens U, Stierlin H (2004) Die Sprache der Familientherapie. Ein Vokabular. 6. Aufl. Stuttgart: Klett Cotta.

Weiterführende Literatur

Cierpka M (Hrsg.) (2008) Handbuch der Familiendiagnostik. 3. Aufl. Heidelberg: Springer.

7.2.7 Musiktherapie

Bernd Reichert

Charakterisierung

Musiktherapie in der pädiatrischen Psychosomatik stellt der »Welt der Sprache« die »Welt der Musik« an die Seite. Sie schafft mit dem künstlerischen Angebot eine weitere Beziehungs- und Reflexionsebene, stellt eine wertvolle Übergangsqualität »vom Innen ins Außen und zurück« zur Verfügung und versteht sich als psychotherapeutisches Behandlungsmittel. Kindermusiktherapie als entwicklungs- und erlebnisorientierte Form der Behandlung (Plahl und Koch-Temming 2005) kennt eine Reihe gut ausgearbeiteter Konzepte, die sich auf einem Kontinuum von eher entwicklungsorientierten bis zu psychotherapeutisch verankerten Formen bewegen. Die Ansätze unterscheiden sich aufgrund ihrer historischen Entwicklung, ihrem zugrunde liegenden Menschenbild und ihrer theoretisch-psychotherapeutischen Orientierung, sie arbeiten aber alle mit den basalen musikalischen Elementen: Melodie, Harmonie, Rhythmus, Form, Klang, Dynamik und Stille. Vielen Therapeuten stehen auch psychotherapeutische Gesprächsformen zur Verfügung.

So gibt es ein umfangreiches Methodeninventar, das vielfältige musikalische Interaktionen ermöglicht. Diese reichen von Spielliedern, Rollenspielen mit Instrumenten, Singen von »bedeutsamen« Liedern, Songwriting, Musikprojekten, Musik hören und Stille, bis zur gemeinsamen Improvisation. Mit diesem breiten Spektrum können und müssen musiktherapeutische Interventionen dem Alter und Entwicklungsstand der Patienten angepasst werden. So ist Musiktherapie ein Verfahren, das zur Behandlung der wichtigsten psychischen Störungen im Kinder- und Jugendbereich geeignet ist (Reichert 2020). Es ist idealerweise eingebettet in ein klinisches Gesamtkonzept und steht im Kanon einer Reihe weiterer therapeutischer Maßnahmen, die zusammen der Lebenssituation von Kindern und Jugendlichen als Teil eines familiären Systems Rechnung tragen.

Differenzierungen

Kleinkinder

Im Bereich der frühen Regulationsstörungen bei Säuglingen und Kleinkindern sind Musiktherapeuten im stationären Rahmen in der Lage, Eltern bei der Entwicklung von Feinfühligkeit im Umgang mit ihren Kindern zu unterstützen und einen Beitrag zur Bindungsentwicklung zu leisten. Das zielt in zweierlei Richtungen. Zum einen beinhaltet Musik die Möglichkeit, das »Atmosphärische« zwischen Bezugsperson und Kind positiv zu gestalten, z. B. in Form von für sie gespielte Lieder oder Instrumentalmusik, die auch in der Lage ist, affektregulatorisch zu intervenieren. Zum anderen bewirkt die Anwesenheit eines Dritten eine Veränderung der Interaktion und bereits bekannte Spiellieder und musikalische Dialoge ermöglichen eine Begegnung, die neue Erfahrungen und eine gegenseitig andere Sichtweise herstellt. Im Aufgreifen von Impulsen, in Wechselseitigkeit, Spiegelung und emotionaler Resonanz entfaltet sich exemplarisch eine non-verbale Kommunikation, die an anderer Stelle ins Stocken geraten oder negativ gefärbt ist. Die Mutter, der Vater können sich wieder als kompetent im Umgang mit ihrem Kind erleben, sie nutzen Ressourcen oder entwickeln neue Fähigkeiten und kommen so in die Lage, neben der häufig auf die Symptomatik verengte Sicht, wieder einen spielerischen Zugang zu finden und den Blick für positive interaktionelle Erfahrungen zu weiten (Jacobsen und Stegemann 2016).

Kinder

In der Behandlung von Kindern steht das Spiel im Mittelpunkt, musikalisches Spiel im oben genannten Sinne eines Umgangs mit allen Formen musikalischer »Betätigung«, aber auch Spiel mit Musikinstrumenten, die als »Spielzeug« verwendet werden, oder es werden im Raum Burgen, Höhlen oder anderes gebaut, was die seelische Situation des Kindes in Szene zu setzen vermag. Musiktherapeutisches Handeln weist hier Ähnlichkeiten und gelegentlich Überschneidungen zu spieltherapeutischen Ansätzen auf. In der Musiktherapie geht es um Atmosphärisches und Interaktionelles im Kontakt, und sie ist ausgerichtet auf ein Verstehen und eine Veränderung der seelischen Verfassung des Kindes. Aufseiten des Therapeuten bedarf es neben methodischer Kompetenz und Vielfalt der musikalischen Handlungsfähigkeit einer hohen Flexibilität in der Begegnung mit den nicht »methodisch« agierenden Kindern und der Fähigkeit zur Selbstreflexion und damit zum Verstehen und Aushalten und zum professionellen Umgang mit z. B. heftigen Gegenübertragungsgefühlen.

Jugendliche

»In der Musiktherapie hatte ich das Gefühl, dass ich etwas kann, auch in den Zeiten, als alles ganz blöd war.«
»Wenn ich nicht gut aussprechen konnte, wie es mir geht, oder das auch gar nicht so

genau gewusst habe, dass ich das dann mit Musik ausdrücken konnte.«
»Ich bin ja so perfektionistisch, aber in der Musiktherapie wusste ich nie vorher, was kommt und habe mich trotzdem darauf gefreut – ich habe mich getraut, dass es nicht perfekt wird.«

Diese Zitate einer knapp 18-jährigen Patientin mit Schmerzsymptomatik verweisen auf den Wirkungsbereich der Musiktherapie. Es werden nicht einzelne Symptome oder Störungen behandelt, sondern es geht um Ressourcen, Vergegenwärtigung seelischer Verfassung, Entwicklung von etwas Neuem.

Gerade bei Jugendlichen stellt Musik eine Brückenfunktion zur Verfügung, »die eine Verbindung zwischen Innen und Außen und ein Erleben von Bezogenheit wie auch von Abgrenzung ermöglicht« (Smetana 2016, S. 6). In der Behandlung von Jugendlichen spielt – neben den schon genannten musikalischen Tätigkeiten – die musikalische Improvisation eine große Rolle. Dabei geht es z. B. um die Frage, in welchen »Sphären« sich die gemeinsam improvisierend hergestellte Musik bewegt.

Aktuelle Selbst-Zustände und frühe Bindungserfahrungen haben dort ihren Platz in einer affektiv geladenen, bedeutsamen Situation. In einer Improvisation als affektiv verdichtetem intersubjektivem Geschehen manifestieren sich sowohl implizites Beziehungswissen als auch intersubjektives Bewusstsein im Rahmen der therapeutischen Beziehung (Plitt 2014). Diese Situation wird reflektiert im Sinne eines szenischen Verstehens. Ein Verständnis der seelischen Vorgänge in der Musik entsteht dann beispielsweise, indem man sich beschreibend auf diese Wirklichkeiten einlässt und versucht, Entwicklungszusammenhänge in Mustern und Gestalten herauszuarbeiten. Dabei ist reflektierendes Sprechen selbstverständlich Teil der Behandlung.

Gerade bei Patienten mit somatoformen oder dissoziativen Störungen, die »traditionell als schwierig, wenig introspektionsfähig, unmotiviert für Psychotherapie und unergiebig« (Rudolf und Henningsen 2003, S. 4) galten, erlaubt der Umgang mit Musik einen spielerischen Zugang zu Gefühlen und Gedanken, der u. U. weniger abgewehrt wird. Im Akzeptieren der partiellen Unfähigkeit zur Gefühlsdifferenzierung können erste Zugänge gelingen.

Auch essgestörten Patienten ermöglicht diese Form der Musiktherapie einen Zugang zur Emotionalität jenseits einer intellektualisierenden Abwehr (Reichert 2012, 2014). In der neuen AWMF S3-Leitlinie »Diagnostik und Therapie der Essstörungen« (AWMF 2019) wird als Konsens festgestellt, dass ein stationäres Behandlungsprogramm unter anderem auch »Therapieangebote mit nonverbalem Zugang (Gestaltungs-/Musiktherapie)« als Bausteine beinhalten muss.

Übergreifend können ästhetische Prozesse und Kunstproduktion im therapeutischen Rahmen als beispielhaft für seelische Verhältnisse verstanden werden. Eine möglicherweise ins Stocken geratene Entwicklung wieder in Gang zu bringen ist Gegenstand auch der Musiktherapie. Als Therapeut bedarf es einer fundierten Ausbildung sowohl im musikalischen als auch im therapeutischen Metier, inklusive therapeutischer Eigenerfahrung. Der Austausch zwischen den einzelnen Therapieverfahren im Sinne einer umfassenden Betrachtung der Erkrankung und ihrer Behandlung ist wichtiger Bestandteil einer stationären Therapie.

In über zwei Dritteln der kinder- und jugendpsychiatrischen Kliniken gehört Musiktherapie inzwischen zum therapeutischen Angebot (Stegemann et al. 2008). In der pädiatrischen Psychosomatik ist dies bislang nach eigener Recherche bei knapp der Hälfte der Abteilungen der Fall. Musiktherapeuten arbeiten in diesen Feldern mit Kindern und Jugendlichen aller Altersstufen. Musiktherapie wird in den Kliniken sowohl stationär als auch gelegentlich ambulant, im Einzel- und Gruppensetting angeboten.

Literatur

AWMF (2019) S3-Leitlinie »Diagnostik und Therapie der Essstörungen«. (https://www.awmf.org/leitlinien/detail/ll/051-026.html, Zugriff am 18.01.2021).
Jacobsen SL, Stegemann T (2016) Assessment of Parent-Child Interaction – ein musiktherapeutisches Beobachtungsverfahren zu Eltern-Kind-Interaktion. Musiktherapeutische Umschau 37: 138–151.
Plahl C, Koch-Temming H (Hrsg.) (2005) Musiktherapie mit Kindern. Bern: Huber.
Plitt H (2014) Gewahrwerden von implizitem Beziehungswissen in der Musiktherapie. Musiktherapeutische Umschau 35: 287–301.
Reichert B (2012) Ess-Störungen und musiktherapeutische Diagnostik. Wiesbaden: Reichert.
Reichert B (2014) ›Instru-Mental‹. Improvisation und Mentalisierung in der Musiktherapie mit Jugendlichen. Jahrbuch Musiktherapie. Wiesbaden: Reichert.
Reichert B (2020) Indikationsspektrum Kindermusiktherapie. In: Decker-Voigt H-H, Weymann E (Hrsg.) Lexikon Musiktherapie. Göttingen: Hogrefe.
Rudolf G, Henningsen P (2003) Die psychotherapeutische Behandlung somatoformer Störungen. Z Psychosom Med Psychother 49: 3–9.
Smetana M (2016) Zwischen Innen und Außen: Musiktherapie bei Jugendlichen mit strukturellen Störungen. Musiktherapeutische Umschau 37: 5–16.
Stegemann T, Mauch C, Stein V, Romer G (2008) Zur Situation der Musiktherapie in der stationären Kinder- und Jugendpsychiatrie. Z Kinder- und Jugendpsych und Psychother 36: 255–263.

7.2.8 Kunsttherapie

Eva Klein

Die Kunsttherapie vereint künstlerische und psychotherapeutische Aspekte zu einem ressourcenorientierten Behandlungsmittel, das die Bedürfnisse, Fähigkeiten und Möglichkeiten von Kindern besonders aufzugreifen vermag. Gerade in unserer immer mehr rezeptiv und kognitiv ausgerichteten Welt kann das künstlerische Schaffen ein Wiedererlangen verlorener Selbstwirksamkeit ermöglichen. Mit den Händen schöpferisch tätig zu sein, macht uns »*hand*-lungsfähig«, lässt inneres Wissen und Gefühle sichtbar und manchmal sogar erstmals spürbar werden. In der kunsttherapeutischen Begleitung werden diese schöpferischen Kräfte im Menschen wahrgenommen und freigesetzt, gerade in Situationen des Mangels oder der Krankheit, in denen ein autonomer Zugriff darauf schwer fällt. Der Mensch lernt sich im Gestalten besser kennen und kann sich in fachlicher Begleitung inneren Bildern, Konflikten und Ressourcen widmen, die vergraben wurden oder verborgen blieben. Barrieren und Unzulänglichkeiten der Sprache werden aufgehoben, Nicht-Sagbares wird sichtbar, begreifbar und kann verstanden werden. Dieser Akt, der das Innere nach außen bringt, ist nicht nur Ventil, sondern bietet darüber hinaus die Möglichkeit zur Selbstheilung. Gerade in der psychosomatischen Behandlung lässt sich oft beobachten, dass der Körper die Funktion des Handelns und Sichtbarmachens seelischer Konflikte übernommen hat. Die Kunsttherapie hilft dabei, diese auf symbolischer, bildhafter Ebene auszutragen, ins Bewusstsein zu holen und einer Bearbeitung zugänglich zu machen.

Kinder- und Jugendliche in der Kunsttherapie

Kindern und Jugendlichen fällt es in aller Regel noch sehr leicht, sich intuitiv künstlerisch auszudrücken, ohne zu bewerten oder zu zensieren. Zeichnen, Malen und Formen sind mit Freude verbunden und bieten ihnen die Möglichkeit, Fähigkeiten zu entwickeln, die nicht durch Misserfolge und Negativerlebnisse geprägt sind. Das kleine Kind verarbeitet noch ganz selbstverständlich mithilfe des Malens seine Eindrücke, ist in der Lage persönliches Erleben auszudrücken, Spannungen zu regulieren und nach Konfliktlösungen zu suchen (Schottenloher 2003, S. 11). Je älter das Kind wird, desto mehr kann man auch einen kognitiven Zugang feststellen, der in der Therapie vermehrt die Transformation in Sprache und eine Bearbeitung auf geistiger Ebene möglich macht. Mit der Kunsttherapie bieten wir Kindern und Jugendlichen ein vertrautes Medium an, das ihre Autonomie wahrt und individuelle Kompetenzen fördert.

Im stationären Setting der Pädiatrischen Psychosomatik kann die Kunsttherapie für viele Kinder einen besonders geschützten Raum darstellen. Da wo Worte zu gefährlich erscheinen, wo sie fehlen oder noch nicht gedacht werden können, gibt es Bilder: Bilder, in denen sie träumen, erinnern und denken und die sie teilen können. Das Bild oder die Skulptur, fungiert dann auch als Vermittler: als Drittes in der Beziehung nimmt die Gestaltung die potenziellen Gefahren der therapeutischen Dyade und schafft Raum und Schutz.

Die kunsttherapeutische Behandlung richtet sich nach Alter, Entwicklungsstand und Diagnose des Kindes oder Jugendlichen und reicht von einer heilpädagogischen bis hin zu einer psychotherapeutischen Ausrichtung. Neben den therapeutischen Aspekten finden sich auch diagnostische Möglichkeiten im Erschließen von Phänomenologie und Form. Naturgemäß wirken sich die verschiedenen Krankheiten in ihrer jeweiligen Eigenart auf das Werk aus (v. Engelhardt 2005).

Materialien und Methoden

Zu den in der Kunsttherapie angebotenen Materialien gehören neben verschiedensten Arten von Farben, Stiften und Papier auch plastisch-skulpturale Materialien wie Ton, Holz, Stein und Gips. Gelegentlich werden auch andere Künste wie Schauspiel, Tanz, Schreiben oder Fotografie einbezogen. Das künstlerische Arbeiten breitet sich sinnlich aus: im Ergreifen und Begreifen, Erfühlen und Aneignen. Je nachdem, ob das Kind mit Ton, Farbe oder Stein arbeitet, spürt es auf sehr unterschiedliche Weise sich selbst durch den Kontakt mit dem Material sowie seine Kraft, Dinge zu verändern, zu zerstören und zu verwandeln. Es sind universelle, tief wirkende Erfahrungen, die schöpferisches Arbeiten bereithält und die in der therapeutischen Begleitung geleitet und so bestmöglich für die Entwicklung des Kindes genutzt werden können.

Um einen Einblick zu geben, wie unterschiedliche Prozesse in der Pädiatrischen Psychosomatik unterstützt werden können, sind im Folgenden mögliche Methoden aufgeführt:

Körperwahrnehmung: Körperbild, Körperskulptur, Ton-Metamorphosen, Imaginationsübungen

Ressourcen finden/stärken: Sicherer Ort, Helden und Helfer, Kraftwesen, Arbeit mit Stein (Halt-gebend), Zukunfts-Collage, Tresor (Trauma)

Gefühle kennenlernen und ordnen: Gefühlsstern, Ego-State-Figuren, Nass-in-Nass-Aquarell, Klecker-Bilder

Gefühle ausleben/spürbar machen: Mess-Painting, Ton schlagen/kneten, Papier reißen und transformieren, Abschiedskarten, Arbeit mit Holz (Aggression legitim ausleben)

Regression: Matschen/Schmieren mit Ton, Dialogisches Malen, Bildergeschichten, Märchenarbeit

Konflikte sichtbar machen: Gruppenbilder, Familienbilder, Baum-Bild, Themenbilder in Gegensätzen (z. B. Innen-Außen, Vertraut-Fremd, Blühen-Verwelken)

Fallbeispiel

Die 16-jährige Lena war wegen einer somatoformen, autonomen Funktionsstörung mit depressiver Symptomatik für vier Monate in stationärer psychosomatischer Behandlung. Der kunsttherapeutische Prozess führte von der Externalisierung emotionaler und körperlicher Empfindungen über eine Transformation bis hin zur Reintegration.

Zu Beginn wurden im intuitiven, ungegenständlichen Malen mit Aquarellfarben die Gefühle der Trauer (Blau) und der Leere (Schwarz) sichtbar, die die unterdrückte Wut (Rot) einschlossen (▶ Abb. 7.4). Im Verlauf des Prozesses konnte die Wut herausbrechen, in Bildern sichtbar werden und durch das Zerreißen großer Mengen Papier mehrmals von Lena durchlebt werden. Es folgte ein Suchprozess, der das Zusammenkleben der Schnipsel zu einem Nest beinhaltete und so in einer symbolischen Selbstversorgung resultierte. In den letzten großformatigen Arbeiten tauchte dann erstmals ein von emotionalen Zuständen unbeeinflusstes Zentrum auf, welches Lena als ihr »Ich« erkannte (▶ Abb. 7.5). Sicher geerdet steht es in Gelb auf dem Grund und trägt die Gefühle als Flügel, die sie nicht mehr überschwemmen, sondern vielmehr leiten können. Lena beschrieb die kunsttherapeutische Arbeit als wesentlich im Verständnis- und Heilungsprozess ihrer körperlichen und seelischen Symptomatik.

7 Psychosomatik in der Klinik

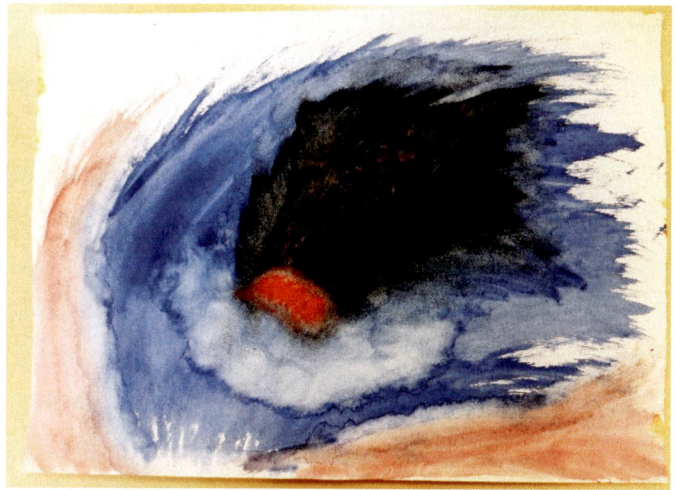

Abb. 7.4: Therapiebeginn: Wut eingeschlossen in der Depression

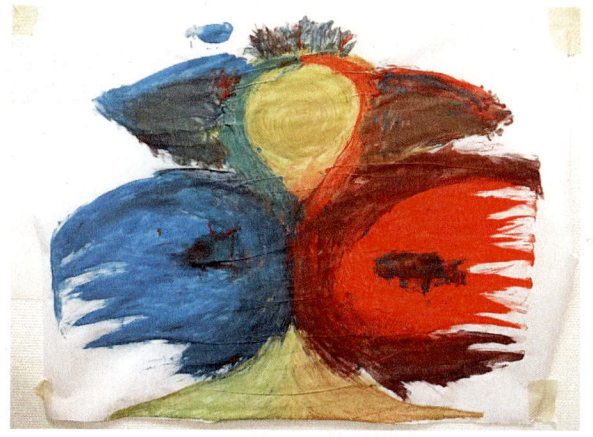

Abb. 7.5: Therapieende: Das sichere »Ich« mit den Gefühlen als Flügel

Literatur

v. Engelhardt D (2005) Zur therapeutischen Wirkung schöpferischer Prozesse aus historischer Sicht. In: von Spreti F, Martius P, Förstl H (Hrsg.) Kunsttherapie bei psychischen Störungen. München: Urban und Fischer. S. 3–8.
Schottenloher G (2003) Kunst- und Gestaltungstherapie. München: Kösel.

7.2.9 Physiotherapie und Bewegung

Johanna Angersbach und Maya von Stauffenberg

Körperliches Empfinden, Körperausdruck und körperliche Berührung gehören zu den grundlegenden Erfahrungen des Menschen. Das Wohltuende und Heilende einer Behandlung des Körpers durch Bäder, Wärme, Massage oder auch Bewegung ist uns seit Jahrtausenden bekannt.

Die Physiotherapie ist, neben anderen körpertherapeutischen Verfahren, ein essenzielles Element der multimodalen, aufeinander abgestimmten Behandlung psychosomatisch erkrankter Kinder und Jugendlichen. Wir wissen, dass frühe traumatische Erfahrungen präkognitiv als Körpererinnerung gespeichert werden und sich so langfristig einer bildhaften Erinnerung entziehen. Physiotherapie setzt dort an, wo Patienten körperliche Symptome zeigen: an den Muskeln und Organen, der Atmung oder der Haltung. Seien es Kopf- oder Bauchschmerzen, Lähmungserscheinungen, Atembeschwerden, Essstörungen oder chronische Erkrankungen – immer sind Körperfunktionen betroffen oder beeinträchtigt und das Körpererleben ist negativ besetzt.

Die Behandlung kann sowohl in Einzeltherapie als auch in Gruppen stattfinden und wird mit den anderen Behandlern abgestimmt.

Verschiedene Techniken und Methoden stehen dem Behandler zur Verfügung:

- Übungen zur Verbesserung der Haltung, des Gleichgewichts, der Ausdauer, der Belastbarkeit oder zur Kräftigung einzelner Muskelgruppen; z. B. bei chronisch kranken oder adipösen Kindern oder bei Symptomen wie Lähmungserscheinungen und Ausscheidungsstörungen,
- Übungen zum Erlernen von Entspannung, kombiniert mit Atemübungen; z. B. bei Schmerzen, bei Angststörungen oder um dem Bewegungsdrang anorektischer Patienten entgegen zu wirken,
- Psychomotorik, (insbesondere in Gruppen) zur Förderung der Freude an der Bewegung ohne Leistungsanforderung und Förderung des Selbstvertrauens,
- Körperwahrnehmungsübungen, um Bewegung, Lage und Muskelspannung spüren zu lernen z. B. bei essgestörten Patienten,
- Massagen zur Lockerung von Verspannungen oder zur Förderung der Regression ermöglichen Zuwendung und Berührungen als hilfreich und angenehm zu erleben; beispielsweise Babymassage durch Mütter bei ihren Säuglingen mit Regulationsstörungen,
- Therapeutisches Boxen, z. B. zum Abbau von Aggressionen und Erfahren von Selbstwirksamkeit,
- Tanztherapie, um den eigenen Körper nicht nur als Last zu erleben, sondern wieder Freude an der Bewegung zu erfahren,
- Yoga und Meditation.

Fallbeispiel

Die zehnjährige Lea geht seit zwei Jahren, ohne erkennbare Ursache, nur auf Zehenspitzen; die Achillessehnen sind massiv verkürzt, die Wadenmuskulatur verhärtet. Neben der Psychotherapie, in der der zugrunde liegende Konflikt bearbeitet wurde, gelingt es in der Physiotherapie durch Massage, Dehnungsübungen und spielerische Bewegungsübungen dem Kind wieder zu ermöglichen mit beiden Füßen fest auf dem Boden zu stehen und beim Gehen und Laufen die Füße abzurollen.

Übungsbeispiel: passives Durchbewegen:

Lea liegt dabei auf einer weichen Matte auf dem Rücken und hat die Augen geschlossen. Der Therapeut beginnt die einzelnen Extremitäten nacheinander ganz langsam und behutsam zu bewegen. Lea soll dabei versuchen, die Muskelanspannung zu lösen und die Kontrolle über das jeweilige Bein, den jeweiligen Arm abzugeben. Dies erfordert nicht nur großes Vertrauen, sondern auch ein gutes Gespür für den eigenen Körper. Im Anschluss wird das Erlebte besprochen. Oft liegen hier die Empfindungen des Patienten und die Realität weit auseinander. Während Lea sich als entspannt empfindet, spürt der Therapeut, dass er gegen massive Muskelanspannungen zu arbeiten hat. Durch regelmäßiges Wiederholen dieser Übung bekommt Lea ein besseres Gefühl für ihre Muskelspannung und lernt diese bewusst zu lockern oder loszulassen.

Eine stabile und vertrauensvolle Arbeitsbeziehung zwischen dem Therapeuten und dem Patienten ist von größter Wichtigkeit. Sie ist die Basis für eine konstruktive Körperarbeit. Für viele Kinder und Jugendliche sind die körperlichen Übungen, dass »in sich Hineinspüren« oder der Körperkontakt, wie bei einer Massage, eine neue Erfahrung, der sie erst einmal skeptisch oder gar ablehnend gegenüberstehen. Oft müssen verschiedene Zugangswege und Techniken ausprobiert werden, bis ein Patient ein Vorgehen für sich als hilfreich erachtet und eigene Wünsche formulieren kann.

Fühlt sich der Patient als Person angenommen und nicht beurteilt, erfährt er unmittelbare Zuwendung. Er darf sich auch schwach fühlen und sich seines Körpers schämen. Wenn der Körper »mich im Stich lässt«, beispielsweise die Angst besteht, erbrechen zu müssen oder nicht mehr zur Schule zu gehen können, weil die Beine einen nicht tragen, kann die Erfahrung in der Physiotherapie dazu beitragen wieder Zutrauen zum eigenen Körper zu finden, Körpersignale wahrzunehmen und ihm auch etwas zuzumuten.

Für den Behandler und den Patienten ist es von großem Gewinn, wenn es im Rahmen der multimodalen Therapie gelingt, das Zusammenspiel von Körper, Geist und Seele besser zu verstehen. Lernt der Patient wieder seinen Körper in seinen vielfältigen Ausdrucksformen zu spüren und diesem zu vertrauen, wird es ihm möglich werden, sich körperlich besser zu fühlen (Kell et a. 2005), mehr Selbstvertrauen und Lebensfreude zurück zu gewinnen.

Literatur

Kell C, Kirchhefer R, Voß R (2005) Neurologie und Psychiatrie. München: Elsevier.

7.2.10 Schule für Kranke

Nicole Hellemann und Manuela Rott-Schaberick

Fallbeispiel

Alina ist eine 15-jährige Gymnasialschülerin mit der Diagnose Anorexia nervosa. Sie besuchte bis zum Klinikaufenthalt durchgehend die Schule, zuletzt die 10. Klasse.

Alina wird im therapeutischen und pädagogischen Rahmen der Station Pädiatrische Psychosomatik dabei unterstützt, ihren sehr hohen Anspruch auf Erfüllung curricularer Anforderungen des Schulsystems zu reduzieren. Der Auftrag der Klinik an die Schule für Kranke liegt in einer Entschleunigung des Lernprozesses, einer Neuorientierung des Leistungsanspruches mit reduzierter Beschulung bezüglich Stundenumfang und schulischer Inhalte und engen Absprachen mit der Stammschule.

Kinder und Jugendliche mit der Diagnose Anorexia nervosa sind oft gut in der Lage, kognitiv sämtliche Anforderungen des Curriculums zu erfüllen, nicht selten mit besten Noten. Dennoch sollen sie im Rahmen der Beschulung an der Schule für Kranke lernen, ihren eigenen Anspruch auf Bestleistungen zu überdenken und im Hinblick auf eine psychisch-physische Stabilisierung adäquat anzupassen. Im Rahmen aller pädagogischer Prozesse steht die psychosomatische Genesung im Vordergrund (JCW-Schule 2017).

Alina wurde zu Beginn der Beschulung aufgrund ihres sehr geringen Gewichts mit einem reduzierten Stundenumfang in den Fächern Deutsch, Mathematik und Englisch beschult. Es wurden anfangs keine Arbeiten geschrieben, um Leistungsdruck entgegenzuwirken.

Im Verlauf der Behandlung wurde der Stundenumfang entsprechend des klinischen Behandlungsplanes erhöht, die Inhalte wurden in Absprache mit der Stammschule weiterhin in reduzierter Form erarbeitet. Alina fiel es sehr schwer zu akzeptieren, dass sie trotz körperlicher Stabilisierung nicht alle Inhalte der Stammschule aufholen bzw. parallel erarbeiten durfte. Über Eltern oder Mitschüler organisierte sie sich Informationen zu Nebenfächern und Arbeitsterminen, sodass sie sich selbst unter starken Druck setzte. Enge Absprachen mit der Stammschule hatten zum Ziel, dass der Informationsaustausch ausschließlich zwischen den beiden Schulen stattfinden durfte. So war es gewährleistet, dass schulische Leistungsanforderungen kontrolliert an Alina weitergegeben und in den therapeutisch-pädagogischen Behandlungsplan integriert werden konnten. Es dauerte monatelang, bis Alina akzeptierte, dass ihre Aufgabe nicht darin bestand, das schulische Leistungsniveau ihrer Stammklasse zu halten, sondern psychosomatisch zu genesen.

Im Rahmen einer Belastungserprobung besuchte Alina die 10. Klasse eines Kooperationsgymnasiums. Die schulischen Erlebnisse am Kooperationsgymnasium wurden therapeutisch aufgearbeitet und in den Behandlungsplan integriert. Dieser Prozess wurde in einem engen Austausch zwischen den beiden Schulen begleitet. Nach vier Wochen externer Beschulung wurde Alina in ihre alte Klasse rückgeführt. Diese Wiedereingliederung wurde über mehrere Wochen intensiv mit den Lehrerinnen beider Schulen vorbereitet und begleitet.

Die Schule für Kranke

Die Schule für Kranke ist eine allgemeinbildende Schule, angeschlossen an medizinisch-therapeutische Einrichtungen, die Schülerinnen und Schüler nach den Bildungsgängen ihrer jeweiligen Stammschule unterrichtet. Sie kann entsprechende Abschlüsse vergeben.

Der Auftrag der Schule für Kranke leitet sich aus dem Recht des Kindes auf Bildung und Erziehung ab.

Die Krankheitsbilder, die persönlichen Lebenssituationen und die Lebensbedingungen der Schüler der Station Pädiatrische Psychosomatik sind vielfältig und erfordern in Anlehnung an die Richtlinien (Hessisches Kultusministerium 2021) von der Schule ein ganz individuell auf den therapeutischen Prozess abgestimmtes pädagogisches Vorgehen. Für jede jeden Schüler wird ein ganzheitlich-pädagogisches Konzept in Form eines Förderplans erstellt und mit dem gesamten medizinisch-therapeutischen Team der Station Pädiatrische Psychosomatik abgestimmt. Dies verlangt, auch wegen des ständigen Wechsels der Schülerschaft, differenzierte Arbeitsstrukturen, organisatorische Variabilität und vielfältige Kooperationen der Schule für Kranke. Die Schule für Kranke stellt eine Säule im Therapieverlauf der Pädiatrischen Psychosomatik dar. Sie ermöglicht erfolgreiches Lernen trotz Krankheit und damit den Erhalt bzw. die (Wieder-)Herstellung der schulischen Leistungsfähigkeit und somit das Erreichen individuell angestrebter Schulabschlüsse bzw. Bildungsziele wie z. B. Versetzung in die nächsthöhere Klassenstufe. Die Schüler bleiben durch das schulische Angebot in ihrem normalen schulischen Alltag eingebunden, können so an der Gesellschaft teilhaben und arbeiten zukunftsorientiert. Sie erleben sich selbst in einer sehr schwierigen Lebensphase als handlungsfähig und selbstwirksam

Pädagogische Förderung – Unterricht

Grundlage der pädagogischen Förderung ist das Bereitstellen eines individuell angepassten Lernangebotes vor dem Hintergrund persönlicher Krankheitsbilder »und deren Auswirkungen auf das Lernen. Die Schule für Kranke unterstützt die individuelle Lernentwicklung des Schülers auch durch die Vermittlung methodischer und sozialer Kompetenzen, die für den Schulbesuch erforderlich sind (Hessisches Kultusministerium 2021). Der Beschulungsumfang, die Beschulungsart sowie der Beschulungsort werden im multiprofessionellen Team der Schule für Kranke und der Station Pädiatrische Psychosomatik individuell abgestimmt und in Form eines

Stundenplanes umgesetzt. Dabei werden die Lernprozesse umfassend dokumentiert sowie Empfehlungen für den Unterricht, die Erziehung und die Leistungsbewertung festgelegt. Bei der Organisation des Unterrichts steht der Genesungsprozess der Schüler im Vordergrund. Wie im Fallbeispiel beschrieben, ist dabei die Krankheitsakzeptanz eine wichtige Komponente. Die »Wiederherstellung der schulischen Leistungsfähigkeit auf der Grundlage der Kerncurricula oder Lehrpläne des jeweiligen Bildungsganges« (Hessisches Kultusministerium 2021) bildet als weitere wichtige Komponente der schulischen Wiedereingliederung den Bildungsauftrag ab. Diese Wiedereingliederung wird durch und in der Schule für Kranke vorbereitet. Dafür werden die Schüler schrittweise an die Anforderungen der Stammschule herangeführt. Dies geschieht z. B. durch Erhöhung des Stundenumfangs, Erweiterung der Inhalte, Steigerung des Hausaufgabenpensums, Halten von Präsentationen, Teilnahme an Werkstattangeboten (Biologie, Werken, Kunst, Sport, …) bis hin zum parallelen Arbeiten an den Inhalten der Stammschule. Arbeiten und Klausuren der Stammschule werden gegen Ende der Beschulung an der Schule für Kranke ebenfalls geschrieben.

Wiedereingliederung in die Stammschule

Die Wiedereingliederung an der Stammschule erfolgt ebenfalls schrittweise und individuell an den Bedürfnissen der jeweiligen Schüler orientiert.

- Maßnahmen vor Entlassung aus der Klinik:
    - Vorbereitung und Begleitung externer Schulversuche als Belastungserprobung in der Stammschule oder in einer Kooperationsschule vor Ort.
    - Wiedereingliederungsgespräch mit Behandlungsteam, Lehrkräften der Schule für Kranke und der Stammschule, Erziehungsberechtigten, dem Schüler sowie bei Bedarf einer Lehrkraft des Beratungs- und Förderzentrums und außerschulischen Unterstützungssystemen (Schulsozialarbeit, Jugendhilfe, Familienhilfe, …). Zentrale Inhalte sind entsprechend des Hessischen Kultusministeriums (2021) der aktuelle Lern- und Leistungsstand, das Arbeits- und Sozialverhalten und die Durchführung der Wiedereingliederung mit Wiedereingliederungszeitpunkt und -umfang. Dabei wird der Schulbericht mit den unten beschriebenen Inhalten erklärt. Die Schule für Kranke berät und unterstützt die Stammschule konkret z. B. in Bezug auf den Umgang mit Krankheit im Unterricht und bei Leistungsfeststellung, den Umgang mit Mitschülern sowie deren Eltern und den Unterstützungsbedarf hinsichtlich erforderlicher medizinischer oder apparativer Mittel.
- Maßnahmen nach Entlassung aus der Klinik:
    - durch die Schule für Kranke unterstützte und bei Bedarf personell begleitete »Wiedereingliederung mit reduziertem Stundenumfang an der Stammschule« (Hessisches Kultusministerium 2021, S. 10).
    - Zusendung des Schulberichts an die Stammschule mit Empfehlungen für den Unterricht, Erziehung und Leistungsbewertung. Der Schulbericht enthält:

- Angaben über Beschulungszeitraum, Unterrichtsumfang und -inhalte, aktuellen Leistungsstand und -bewertung und Angaben zum Arbeits- und Sozialverhalten.
- Vorschläge für den Unterricht und weitergehende Förderung in der Stammschule durch therapeutische Hilfsmittel (z. B. Stressball), pädagogische Hilfsmittel (z. B. Lerntagebuch), individuell gewährte Fördermaßnahmen (z. B. Nachteilsausgleich) sowie die Kooperation mit inner- und außerschulischen Unterstützungssystemen (Hessisches Kultusministerium 2021).
- Übersendung eines Evaluationsbogens an die Stammschule zur Erhebung der Qualität der Zusammenarbeit und der Unterrichtsqualität.

Literatur

Hessisches Kultusministerium (2021) Richtlinien für Unterricht und Erziehung kranker Schülerinnen und Schüler. Amtsblatt des Hessischen Kultusministeriums 11(21): 970–993.

Johann-Christoph-Winters-Schule (2017) Fallbeispiele unter dem Aspekt des schulinternen Curriculums, der Einbindung des Curriculums der Stammschule und der Kompetenzorientierung. Köln. (http://jcw-schule.de/downloads/Fallbeispiele-JCW-Schule-2017.pdf, Zugriff am 17.03.2021).

7.2.11 Umgang mit Notfällen und akuten Krisen

Dieter Kunert und Maya von Stauffenberg

Bei Kindern und Jugendlichen im stationären psychosomatisch-psychotherapeutischen Setting kann es wegen ihrer besonderen Vulnerabilität jederzeit zu akuten Krisen und somatischen oder psychischen Notfällen kommen. Hierfür müssen Ärzte und Therapeuten sowie das Pflege- und Erziehungsteam gerüstet sein. Um auf Krisen und Notfälle angemessen reagieren zu können, sollte das Team seine Möglichkeiten kennen und eigene Grenzen nicht überstrapazieren.

Je nach beruflicher Erfahrung und Persönlichkeit fühlen sich professionelle Helfer in Notfällen mehr oder weniger sicher. Gegenseitige Wertschätzung, Unterstützung und Lern- und Kritikfähigkeit sind deshalb Voraussetzungen für das Schaffen einer Halt und Sicherheit vermittelnden Stationsatmosphäre. Eine etablierte Besprechungskultur mit Teamsitzungen, Visiten und Supervision bietet den Rahmen für einen Austausch über das Wahrnehmen und Verstehen der Krisendynamik und die daraus entstehenden Konsequenzen, wie Absprachen und Entscheidungsfindung. Die Verantwortlichkeiten der verschiedenen Berufsgruppen und Funktionsträger müssen für die Notfallsituation klar geregelt sein. Auch eine ausreichende Personalausstattung gehört zu den Voraussetzungen für einen konstruktiven Umgang mit Krisen. Das konstruktive Ringen um klare Positionen des gesamten Behandlungsteams ist für die Behandlung der Kinder und Jugendlichen insgesamt, insbesondere aber bei akuten Krisen, von besonderer Bedeutung. Auf das Auftreten von Spaltungstendenzen im Team ist dabei besonders zu achten.

Im Folgenden werden wir angemessenes Handeln in typischen Notfallsituationen beschreiben:

Massive Zunahme psychosomatischer Beschwerden bzw. Exazerbation einer chronisch-somatischen Erkrankung

Bei vorbestehenden psychosomatischen Beschwerden oder einer chronischen somatischen Erkrankung sollten Vorbefunde und die bisherige somatische Diagnostik möglichst lückenlos vorliegen. Ein körperlicher Aufnahmebefund sowie eine Übersicht über die während der aktuellen stationären Behandlung erfolgten therapeutischen Maßnahmen sind in der Patientenakte dokumentiert.

Der Umgang mit der Symptomatik muss zwischen Ärzten, Therapeuten, Pflege- und Erziehungsdienst und möglichst auch der Schule abgesprochen werden. Aktuelle Konflikte in der Patientengruppe oder belastende Themen in den Einzeltherapien werden thematisiert und hilfreiche Maßnahmen erörtert und beschlossen (z. B. Kirschkernkissen bei Bauchschmerzen, Entspannungsübungen bei Kopfschmerzen). Wichtig ist es, Ruhe zu bewahren und ein Mitagieren zu vermeiden.

Bei Exerzebation einer chronischen Erkrankung sollten die entsprechenden Spezialisten hinzugezogen werden, um die Notwendigkeit diagnostischer Maßnahmen oder Dosisanpassungen bei Medikamenten abzusprechen. Im Extremfall muss eine Verlegung auf eine somatische Station erwogen werden. Die Entscheidungen müssen den Patienten und den Eltern zeitnah vermittelt bzw. diese in die Entscheidungsprozesse einbezogen werden.

Schwerwiegende Regelverletzungen

Das Spektrum möglicher Regelverletzungen ist breit. Exemplarisch seien genannt: unerlaubtes Verlassen der Station, keine Rückkehr aus Beurlaubung, Suchtmittelgenuss, dissoziales Verhalten, Fremdaggression mit Gefährdung von Mitpatienten oder Mitarbeitern, Straftaten, wie Diebstähle oder Brandstiftung.

Bei Aufnahme auf die Station müssen die Patienten und die Eltern über die Stationsregeln in Kenntnis gesetzt werden. Begeht ein Patient eine schwere Regelverletzung und kommt beispielsweise alkoholisiert vom Ausgang zurück, müssen das Stationsteam, fallführende Therapeuten und die Abteilungsleitung zeitnah über den Vorfall informiert werden. Hilfreich sind klare Vorgaben über die Informationskette. Insbesondere für die Zeiten außerhalb des regulären Tagdienstes, also abends, nachts und am Wochenende, bedarf es klarer Absprachen.

Zu klären ist: wer muss wann von wem unterrichtet werden? Welche Konsequenzen werden aus dem Vorfall gezogen? Genügt eine Verwarnung oder muss eine disziplinarische Entlassung für begrenzte Zeit oder eine sofortige endgültige Entlassung vollzogen werden? Wer spricht wann mit dem betroffenen Patienten, wer informiert die Eltern oder die Wohngruppe? Müssen das zuständige Jugendamt oder andere Helfer in Form einer Helferkonferenz mit einbezogen werden? Muss die Polizei eingeschaltet werden, weil eine Straftat vorliegt?

Schwere psychische Dekompensation

Das Spektrum von psychischen Dekompensationen reicht von nicht-suizidalem selbstverletzendem Verhalten (NSSV) bis hin zur akuten Suizidalität.

Der Umgang mit Krisen in diesem Bereich setzt eine gründliche Anamnese bereits bei der Aufnahme voraus: gab es schon Selbstverletzungen? Wenn ja, welche (z. B. Ritzen, Schlagen, Kratzen, Nagelbettverletzungen, Haare ausreißen, Wunden aufreißen)? Gab es Suizidgedanken oder Suizidversuche in der Vorgeschichte? Gab es schon psychotische Episoden?

Gibt es Hinweise auf NSSV in der Vorgeschichte, muss das Vorgehen beim Auftreten einer neuerlichen Selbstverletzung auf Station abgesprochen werden. Für den Umgang mit NSSV hat es sich bewährt, wenn ein festes Konzept vorliegt. Darin sollten folgende Fragen beantwortet sein: Wie werden die Wunden versorgt? Wer spricht wann mit dem Patienten? Wer sichert die Werkzeuge zur Selbstverletzung (evtl. Zimmerdurchsuchung)? Wer informiert wann die Eltern? Wie ist der Umgang mit der Patientengruppe nach einem solchen Ereignis geregelt?

Für die therapeutische Aufarbeitung und den weiteren Umgang mit sich selbst verletzenden Patienten ist es wichtig, die Auslösesituation zu erfassen: Affektregulation bei Wut? Angst, Hilflosigkeit, Selbsthassimpulsen, innerer Leere? Zeichen einer psychiatrischen Erkrankung?

Verbleibt der Patient auf Station, sollte das Beziehungsangebot seitens des Pflege- und Erziehungsdienstes verstärkt werden. Abgesprochene Kurzkontakte bieten sich an. Zwischen dem zuständigen Therapeuten, dem Stationspersonal und dem Patienten wird der Einsatz einzusetzender Skills zur Ablenkung von Selbstverletzungsimpulsen (z. B. Igelbälle, Eiswürfel, Pfefferschoten) abgesprochen. Im weiteren psychotherapeutischen Prozess sollte versucht werden, das selbstverletzende Verhalten in Sprache zu übersetzen.

Bei chronisch suizidalen Patienten müssen die Konsequenzen eines möglichen akuten Suizidversuchs auf Station besprochen werden: bei akuter Suizidalität erfolgt die Verlegung in die zuständige kinder- und jugendpsychiatrische Klinik.

Die *Einschätzung der akuten Suizidalität (akute Selbstgefährdung)* sollte durch ein erfahrenes Teammitglied erfolgen. Hilfreich sind dafür der »Explorationsleitfaden zu Suizidgedanken, zur suizidalen Absicht und Intention, zum Suizidplan und Suizidversuch« (M02) sowie die »Checkliste zur Risikoeinschätzung für einen Suizidversuch« (M03) bei Wewetzer und Quaschner (2019).

Für alle Fälle von schwerer psychischer Dekompensation gilt: wichtige Fragen müssen im gesamten Behandlungsteam erörtert und besprochen werden, um unterschiedliche Einschätzungen und Sichtweisen abzugleichen und zu einer gemeinsamen klaren Haltung zu gelangen. Auf das Auftreten von Spaltungstendenzen im Team ist dabei besonders zu achten.

Am Schluss aller Diskussionen muss klar sein, ob der Betroffene auf Station bleibt und wie mit ihm dann umgegangen wird oder ob eine Beurlaubung oder Verlegung erforderlich ist.

Literatur

Wewetzer C, Quaschner K (2019) Suizidalität. Leitfaden Kinder- und Jugendpsychotherapie. Göttingen: Hogrefe.

> Ein »Explorationsleitfaden zu Suizidgedanken, zur suizidalen Absicht und Intention, zum Suizidplan und Suizidversuch« (M02) sowie eine »Checkliste zur Risikoeinschätzung für einen Suizidversuch« (M03) von Wewetzer und Quaschner (2019) ist zu finden unter www.hogrefe.com/index.php?eID=dumpFile&t=f&f=292&token=a7963547a70e56eb4f18f3d5d65e09fb8fb669ef.

7.2.12 Supervision als Notwendigkeit

Heidi Möller

Der Supervision kommt als spezifischem Beratungsformat beruflicher Zusammenhänge zunehmende Bedeutung zu. Einzelne, Gruppen, Teams und Organisationen im Profit- und Not-for-profit-Bereich, in Verwaltung, im Gesundheitswesen, der Wirtschaft und im psychosozialen Feld nutzen Supervision, um die Effizienz ihrer Arbeit zu erhöhen, um Personal- und Teamentwicklung zu ermöglichen, um ihre Organisationsstrukturen zu optimieren und die fachliche und persönliche Entwicklung der Mitarbeiterinnen zu fördern (Möller 2012). Im Zuge der Diskussion um die Qualitätssicherung von Arbeitsprozessen kommt der Supervision ebenso eine zentrale Rolle zu: »Supervision ist eine Form beruflicher Beratung, deren Aufgabe es ist, Einzelne, Gruppen und Teams oder andere Subsysteme in Organisationen zu sozialer Selbstreflexion zu befähigen« (Rappe-Giesecke 2009). Dabei unterscheiden wir unterschiedliche Settings.

Patientenbezogene Supervision

Die Fallsupervision dient dazu, die Fachkompetenz zu erhöhen, die professionelle Identität zu entwickeln und die Kontrolle der Arbeit zu gewährleisten. In regelmäßigen Abständen trifft sich das Stationsteam einer Klinik zur Fallbesprechung unter der Leitung einer externen Fachfrau. Supervision kann helfen, realistische Ziele der Behandlung zu formulieren, die bewältigbar sind und damit dem Team und dem Patienten Selbstwirksamkeitserleben zu ermöglichen und auch Erfolg zu haben. Weiterhin lassen sich in der Fallsupervision diagnostische Überlegungen anstrengen, die Eingangsdiagnostik überprüfen und ggf. modifizieren. Zudem werden Behandlungsprobleme erörtert; sie werden mithilfe von Rollenspielen oder szenischem Verstehen rekonstruiert und Lösungen werden gesucht. Supervision stellt Hilfe zum Verstehen des Arbeitsbündnisses zwischen dem Patienten und den Angehörigen der einzelnen Fachdisziplinen bereit. Dabei kommt der Fähigkeit, Gegenübertragungsphänomene als solche zu erkennen und handhabbar zu machen, große Bedeutung zu. So lassen z. B. anorektische Patientinnen ein Team niemals kalt, sie zwingen die Behandlerin, affektiv zu ihnen Stellung zu nehmen. Hier lassen sich zwei konträre Affekte finden: hohes emotionales Engagement versus rigide Ablehnung. Das Spaltungsphänomen lässt sich zurückführen auf voneinander getrennte Gefühlsanteile der Patientin. Diese inszeniert ihren Innenkonflikt in der Außenwelt. So muss sie ihre Zerrissenheit nicht innerlich spüren, sondern trennt das Klinikpersonal in sehr Gute und ganz Böse. Dementsprechend sind die beteiligten Pflegenden, Erzieher, Sozialarbeiterinnen, Ärzte und Psychologinnen selbst oft hin- und hergerissen zwischen Optimismus und Anteilnahme auf der einen Seite und Hilflosigkeit und Resignation auf der anderen Seite. Supervision ist ein Lernfeld, Gegenübertragungsphänomene sowie viel Arbeit in der negativen Übertragung zu verstehen, auszuhalten und produktiv zu nutzen. Gerade Berufsanfängerinnen neigen dazu, ihre Befindlichkeit zu individualisieren und sie nicht als Ausdruck von Übertragungs-/Gegenübertragungsprozessen zu begreifen. Dem Supervisor kommt in diesem Arbeitsfeld eine supportive Rolle zu. Er muss unterstützen, um den Behandlern eine Möglichkeit der Psychohygiene durch Supervision zu ermöglichen. Die extreme Ausprägung des Kontakts mit Krankheit, Leid und Schmerz in einer psychosomatischen Klinik, der Kontakt mit Suizidalität, Pessimismus und Selbstzerstörung, birgt immer die Gefahr der Emotionsansteckung. Das hohe Maß an möglichen Enttäuschungen, Infragestellungen und Kränkungen braucht Anregungen zu Selbstfürsorge. Patientenbezogene Supervision beinhaltet fachliche Instruktion und Selbsterfahrung und ist damit ein Beitrag zur Psychohygiene von Mitarbeitern in einem belastenden Arbeitsfeld.

Kooperationsbezogene Supervision

Teamsupervision meint, dass an einem gemeinsamen Arbeitsziel tätige Menschen, z. B. das Team einer Station, sich mithilfe einer externen Beraterin um die Verbesserung ihrer Kooperation bemühen, gemeinsam eine höhere Arbeitszufriedenheit schaffen und ihre Aufgaben- und Patientinnenbezogenheit und Identität stärken. Supervision kann helfen, die unterschiedlichen »Subkulturen« innerhalb einer Klinik und die damit verbundene Aufgabenspezialisierung als notwendig sehen zu lernen, um bestimmte Therapieziele zu erreichen. So kommt der Beziehungsfähigkeit aller Fachgruppen untereinander in einem milieutherapeutischen Ansatz eine besondere Bedeutung zu. Sie müssen den Spaltungsversuchen der Patienten widerstehen und sich als Team verstehen. Supervisoren sind an dieser Stelle als Moderatoren zwischen den Berufsgruppen gefragt. Inhalt von Teamsupervision kann die Verflüssigung der oftmals verhärteten Stereotypien unterschiedlicher Berufsgruppen sein. Gerade bei der Frage des gemeinsamen Arbeitsziels, etwa die Therapieplanung für einen einzelnen Patienten, bietet es sich an, in einen Dialog zu kommen. Ärzte, Psychologinnen, Sozialarbeiter, Erzieherinnen und Pflegende verfügen häufig nicht über das gleiche »Krankheitskonzept«. Subjektive Theorien über die Entstehung von psychosomatischer Erkrankung sind oftmals divers. Hier kommt der Supervisorin häufig eine Dolmetscherinnenfunktion zu, um zwischen den unterschiedlichen Sprachwelten zu vermitteln. Weiterhin geht es in der kooperationsbezogenen Supervision um die Selbst- und Fremdwahrnehmung der Teammitglieder, um Hilfe zur Verallgemeinerung des Einzelfalls, um tragende Normen und Leitbilder der therapeutischen Arbeit, das Beseitigen von Kommunikationsstörungen und den Aufbau eines wertschätzenden Klimas.

In der Supervision im psychosomatischen Kontext finden wir zusammenfassend idealtypisch einen Wechsel zwischen Selbstthematisierung des Teams, der Fallarbeit und der Institutionsanalyse.

Literatur

Möller H (2012) Was ist gute Supervision? Kassel. university press.
Rappe-Giesecke K (2009) Supervision für Gruppen und Teams. Heidelberg. Springer.

7.2.13 Struktur-, Prozess- und Ergebnisqualität

Dieter Kunert, Jochen Meister und Guido Bürk

Einleitung

Das Konzept der Qualitätsentwicklung im Gesundheitswesen über die Etablierung und Erfassung von Struktur-, Prozess- und Ergebnisqualität geht auf Avedis Donabedian zurück (Donabedian 1980).

In diesem Beitrag sollen richtungsweisende Anhaltspunkte für Anforderungen und Umsetzung der Elemente des Qualitätsmanagements in der stationären Pädiatrischen Psychosomatik und Psychotherapie gegeben werden. Die Pädiatrische Psychosomatik versteht sich dabei weniger als eigene (»neue«) Spezialisierung innerhalb der Pädiatrie, sondern vielmehr als Brücke zwischen den Fachdisziplinen.

Die für eine psychosomatisch-psychotherapeutische Krankenhausbehandlung erforderliche Qualität und Intensität wird durch den Operationen- und Prozedurenschlüssel (OPS) beschrieben und damit auch von der stationären Rehabilitation abgegrenzt (OPS 2020). Allgemein gültige Kriterien der Struktur- und Prozessqualität für pädiatrisch-psychosomatische Stationen wurden von einer Arbeitsgruppe der Deutschen Gesellschaft Pädiatrische Psychosomatik (DGPPS, ehemals AGPPS) entwickelt (Meister et al. 2013; Kunert et al. 2013). In Nachbarländern wie Österreich und in der Psychosomatischen Medizin des Erwachsenenalters (Hartkamp und Hildenbrand 2009) sind diese Kriterien schon länger etabliert (Kern und Ladurner 2016).

Geltungsbereich

Der Geltungsbereich der aufgeführten Qualitätsmerkmale stationärer Pädiatrischer Psychosomatik beschränkt sich auf die stationären Behandlungen von Kindern und Jugendlichen in Kliniken für Kinder- und Jugendmedizin nach § 17b KHG. Dabei geht es zum einen um diagnosespezifische Komplexbehandlungen (z. B. OPS-Ziffern 8–918.–; 8–972.–; 8–984.–; 8–986.-) und zum anderen um diagnoseunabhängige psychosomatische Therapien als Komplexbehandlung (OPS-Ziffern 9–402.0; 9–402.1; 9–402.2) sowie um die sozialpädiatrische, neuropädiatrische und pädiatrisch-psychosomatische Therapie nach OPS-Ziffer 9–403.0 bis 9–403.8 (3). Andere Behandlungsbereiche (§ 17d KHG) und Behandlungen außerhalb der genannten Prozeduren sind ausdrücklich nicht angesprochen.

Strukturqualität

Die Strukturqualität beschreibt die personellen Voraussetzungen, die technische Ausstattung, die räumlichen Gegebenheiten und die Ablauforganisation einer Institution, hier einer Station für Pädiatrische Psychosomatik.

Personelle Ausstattung

Die Ärztliche Leitung wird durch einen Facharzt für Kinder- und Jugendmedizin gewährleistet, erforderliche zusätzliche Qualifikationen sind bei den jeweiligen Komplexbehandlungen ausgewiesen (Meister et al. 2013). Die Therapeutische Leitung wird durch einen Psychotherapeuten abgesichert (Kinder- und Jugendlichenpsychotherapeut oder Psychologischer Psychotherapeut oder Ärztlicher Psychotherapeut jeweils mit Qualifikation oder hinreichender Erfahrung in der Arbeit mit Kindern und Jugendlichen). Die notwendige Kooperation mit einem Kinder- und Jugendpsychiater rundet die Fachkompetenz bezüglich Behandlungsplanung und -leitung ab.

Die stationäre psychosomatisch-psychotherapeutische Arbeit in der Pädiatrie ist durch eine multiprofessionelle Teamarbeit gekennzeichnet. Zum therapeutischen Team gehören dabei zwingend folgende Berufsgruppen:

- Kinder- und Jugendarzt und/oder Kinder- und Jugendpsychiater (jeweils ggf. in Weiterbildung) und
- Kinder- und Jugendlichenpsychotherapeut und/oder Psychologischer Psychotherapeut und/oder Diplom-Psychologe
- Gesundheits- und Kinderkrankenpfleger, Erzieher und
- Mindestens zwei der nachfolgenden Berufsgruppen: Pädagogen, Sozialpädagogen, Sozialarbeiter, Physiotherapeuten, Mototherapeuten, Körpertherapeuten, Ergotherapeuten, Musiktherapeuten, Kunsttherapeuten, Ernährungsberater, Gestaltungstherapeuten und weitere Fach- und Spezialtherapeuten (z. B. Diabetesberater)
- Lehrer

Die jeweilige Anzahl der Vertreter der einzelnen Berufsgruppen ist der Größe der Station anzupassen.

Bei der Behandlung von Kindern und Jugendlichen mit chronischen körperlichen Erkrankungen besteht eine enge Zusammenarbeit mit den somatischen Arbeitsbereichen der Klinik für Kinder- und Jugendmedizin.

Therapeutisches Setting

Die stationäre psychosomatisch-psychotherapeutische Arbeit in einer Klinik für Kinder- und Jugendmedizin ist in einem Konzeptionspapier festzuhalten. In diesem Konzept werden Diagnostik- und Behandlungsschwerpunkte der Station, Kontraindikationen, personelle Ausstattung (einschließlich Regelung der Zuständigkeiten und Verantwortlichkeiten) sowie qualitätssichernde Maßnahmen beschrieben. Das Konzeptionspapier ist Grundlage für Inhalte und Abläufe, aber auch Basis für die Verhandlung mit den Kostenträgern.

Im Zentrum der Behandlung steht die Arbeit mit den Kindern und Jugendlichen, ihren Familien bzw. ihren Bezugspersonen. In einem auf den einzelnen Patienten individuell zugeschnittenen Behandlungsplan (Therapieplan, Wochenplan), der schriftlich fixiert und bei Bedarf modifiziert wird, werden therapeutisches Vorgehen und Therapieziele fortgeschrieben.

Das therapeutische Milieu als Erfahrungsraum für die Patienten beinhaltet eine feste Tagesstruktur (wöchentliche Stundenpläne), die Einnahme von gemeinsamen Mahlzeiten, gemeinsame Gruppenaktivitäten und Gruppenkonferenzen. Das Pflege- und Erziehungspersonal zeigt eine kontinuierliche Präsenz, hat feste Ansprechpartner und gestaltet gemeinsam mit den Kindern und Jugendlichen den Alltag.

Die räumliche Ausstattung ist auf einer psychosomatischen Station von besonderer Bedeutung. Ausreichend große und wohnlich eingerichtete Behandlungsräume wirken sich auf die Atmosphäre der Station aus und haben einen positiven Einfluss auf die Behandlung der Kinder und Jugendlichen. Schließlich geht es im psychotherapeutischen Prozess auch um die (Wieder-)Eröffnung von Handlungsräumen. Auf ausreichende Rückzugsmöglichkeiten für den einzelnen Patienten ist zu achten. Es sind 1–2 Gemeinschaftsräume bzw. Gruppenräume und Möglichkeiten der altersgemäßen körperlichen Betätigung im Freien und in der Klinik vorzuhalten.

Krankenhausunterricht sowie störungsspezifische Schulungen bzw. Psychoedukation sind feste Bestandteile der Tagesabläufe.

Regelmäßige Teambesprechungen mindestens einmal pro Woche mit allen Therapeuten, einschließlich Lehrern, sowie die notwendige externe Supervision runden das therapeutische Setting ab.

Prozessqualität

Die Prozessqualität beschreibt den Ablauf aller diagnostischen, therapeutischen, pädagogischen und pflegerischen Maßnahmen im Kontext der Versorgung der in der Pädiatrischen Psychosomatik behandelten Kinder und Jugendlichen.

Die therapeutische Haltung des Behandlungsteams ist geprägt von Wertschätzung, Empathie und Kongruenz (Rogers 1981). Die therapeutische Arbeit ist patientenorientiert und fördert den Aufbau tragfähiger Beziehungen, die sowohl Geborgenheit als auch Autonomie gewähren und fördern soll (Grawe 1998). Der Familien- und Elternarbeit kommt eine besondere Bedeutung zu (Fröhlich-Gildhoff et al. 2004).

Aufnahmemodalitäten und Auftragsklärung

In der prästationären Phase werden Vorgespräche geführt, die der Klärung der Aufnahmeindikation und des Auftrags dienen.

Bei der Auftragsklärung stehen Vorstellungsanlass, Behandlungsmotivation und Bedürfnisse des Kindes und seiner Familie im Fokus.

Zugangswege: Der Zugang zur psychosomatischen Station erfolgt über niedergelassene Ärzte, Psychotherapeuten und Institutionen. Innerhalb der Klinik wird die Vorstellung durch den behandelnden Arzt und/oder den psychosozialen Dienst vermittelt.

Die Aufnahme erfolgt in der Regel geplant. Nach Möglichkeit sollte vor Aufnahme eine Stationsbesichtigung erfolgen.

Aufnahmeindikation: Die Art und Schwere der Störung des Kindes/Jugendlichen muss eine multimodale Komplexbehandlung erforderlich machen, die nur in einem stationären Setting erbracht werden kann und/oder die eine vorübergehend Trennung vom sozialen Umfeld erforderlich macht. Der Patient muss im Setting der Station behandelbar sein.

Diagnostik und Diagnosestellung

Die somatische Diagnostik sollte der stationären psychosomatisch-psychotherapeutischen Behandlung möglichst vorgeschaltet und soweit wie möglich abgeschlossen sein.

Die psychosoziale Diagnostik wird einzelfallbezogen und störungsübergreifend durchgeführt. Sie bezieht sich auf den Patienten, seine Familie sowie das soziale Umfeld und fokussiert sowohl auf Ressourcen als auch auf krankheitsauslösende, -aufrechterhaltende und entwicklungspsychologische Faktoren. Der Beziehungsgestaltung gilt eine besondere Aufmerksamkeit.

Bezüglich der einzusetzenden Diagnose- und Klassifikationsschemata verweisen wir auf die Ausführungen in Kapitel 2.2.

Psychosomatische Behandlung als Multimodale Komplexbehandlung

Die zentralen Elemente des therapeutischen Prozesses sind das therapeutische Milieu, die Patientengruppe als Raum für Beziehungserfahrungen, die spezifischen Therapien und Interventionen, die somatische Behandlung und die Schule (▶ Kap. 7.2.1).

Die *Milieutherapie* und die Gestaltung des Stationsalltags sind tragende Säulen der Behandlung. Diese werden in ihrer therapeutischen Wirkung oft unterschätzt. Das Pflege- und Erziehungsteam gibt dabei Orientierung und Halt durch Unterstützung bei der Problembewältigung im Alltag. Der Regelkatalog der Station ist fürsorglich, flexibel und nicht rigide gestaltet und lässt Spielraum für Verhandlungen (Du Bois und Resch 2005).

Die *spezifischen Therapien und Interventionen*, einschließlich der psychotherapeutischen Behandlung sind auf den individuellen Bedarf zugeschnitten.

Sie beinhalten je nach Indikation im Einzelfall: Einzel-, Gruppen- und Familientherapie, Kreativtherapien, Körpertherapie, Entspannungsverfahren, Psychoedukation. Sie werden bei Bedarf ergänzt durch physio-, ergo- und logopädische Behandlungen.

Sozialarbeit in unterschiedlicher Ausgestaltung ist bei vielen Patienten ein wichtiges Behandlungselement.

Die *somatische Behandlung* findet in enger Kooperation mit der Pädiatrie und den Fachabteilungen der Klinik statt. Bei chronisch körperlich kranken Kindern und Jugendlichen kann eine alltagsnahe Schulung integriert werden. Bei entsprechender Indikation wird eine psychopharmakologische Behandlung durchgeführt.

Die *Schule für Kranke* ist ein zentraler Baustein in der Behandlung, da sie einen wichtigen Lebensweltbezug der Kinder und Jugendlichen aufrechterhält (▶ Kap. 7.2.10 Schule für Kranke).

Ergebnisqualität

Die Ergebnisqualität ist eng mit der Prozessqualität verbunden. Die Ergebnisqualität hängt von der Behandlungsmethode (psychosomatische Komplexbehandlung), von der Art und dem Ausmaß des Störungsbildes und von der Veränderungsmotivation des Patienten und seiner Familie ab. Es geht letztlich um die Klärung der Frage, ob ein Patient in seiner Individualität und seinem individuellen Störungsbild von der gewählten Form der Behandlung profitieren kann bzw. ob er davon profitiert hat. Für diese Einschätzung bildet die Formulierung von Therapiezielen zu Behandlungsbeginn die entscheidende Schnittstelle zwischen Prozess- und Ergebnisqualität (Steffanowski 2004). Die Therapieziele sollten im Rahmen der prästationären Vorstellungen entwickelt und spätestens zur stationären Aufnahme schriftlich formuliert werden. Dabei muss es zur Abgleichung der unmittelbaren Ziele von Patient und Familie mit den therapeutisch notwendigen Therapiezielen kommen.

Bei der Formulierung der Therapieziele gibt es bezüglich der angestrebten Veränderungen grundsätzlich vier verschiedene Ansatzpunkte:

1. *Veränderung von körperlichen und/oder psychischen Symptomen als Ziel des gesamten Aufenthaltes aus Patientenperspektive:* Hier ist es notwendig, dass in standardisierter Form nach somatischen und/oder psychischen Symptomen gefragt wird. Dies kann in freier Form, mittels validierter Fragebögen oder über Skalensysteme erfolgen (z. B. visuelle Analogskala des Schmerzes VAS). Die Erfassung erfolgt zu definierten Zeiten, in der Regel zur Aufnahme, zur Entlassung und zu einem Intervallzeitpunkt nach der Entlassung. Diese Art der Einschätzung obliegt in erster Linie dem Patienten bzw. den Bezugspersonen. Die Einschätzung kann aber auch durch Laborbefunde gestützt werden (z. B. HbA1c bei Diabetes mellitus).
2. *Veränderungen von körperlichen und/oder psychischen Symptomen aus Personalsicht in regelmäßigen zeitlichen Intervallen, um den Stand der Therapie kontinuierlich zu objektivieren und einzuschätzen:* Auch hier wird bei der Aufnahme formuliert, was und zu welchem Zeitpunkt erfasst wird. Beispiele dieser Therapiezielerfassung

sind die wöchentlichen Gewichtskontrollen bei Patientinnen mit Anorexia nervosa, die Dokumentation von Selbstmanagement und die Stoffwechselkontrolle bei Patienten mit Diabetes mellitus oder die Dokumentation von Schlafverhalten oder Angstniveau. Für eine möglichst objektive Einschätzung ist die Protokollierung im Rahmen der wöchentlichen Teamsitzung essenziell.
3. *Veränderungen im psychosozialen Funktionsniveau:* In der Regel kommen die Patienten auch deshalb zur stationären Behandlung, weil die Alltagsbewältigung im häuslichen Umfeld oder der Schule nicht mehr oder nur noch unzureichend möglich ist. Zu Beginn der Behandlung ist zu klären, wo und wie der soziale Alltag des Kindes und Jugendlichen gestört ist und welche Ziele zur Verbesserung anzustreben sind.
4. *Veränderung der Lebensqualität:* Dieses Therapieziel sollte immer Bestandteil der Therapiezielplanung sein und ist besonders wichtig bei chronischen körperlichen Erkrankungen mit psychischen Komorbiditäten. Die Erfassung kann sowohl über Fragebögen erfolgen als auch durch freie Einschätzung.

Die psychosomatische Komplexbehandlung stellt eine individualisierte störungsspezifische, ziel- und ressourcenorientierte Therapie dar. Es liegt deshalb in der Verantwortung der Therapeuten vordringliche und realistische Therapieziele zu formulieren.

In der fortlaufenden Behandlungsdokumentation als auch in der abschließenden Epikrise wird der Therapieverlauf dokumentiert.

Literatur

Donabedian A (1980) The Definition of Quality and Approaches to Its Assessment, Explorations in Quality Assessment and Monitoring. Band 1, Health Administration Press.
Du Bois R, Resch F (2005) Klinische Psychotherapie des Jugendalters. Stuttgart: Kohlhammer.
Fröhlich-Gildhoff K, Hufnagel G, Jürgens-Jahnert S (2004) Allgemeine Kinder- und Jugendlichenpsychotherapie. In: Michels H-P, Dittrich R (Hrsg.) Auf dem Weg zu einer allgemeinen Kinder- und Jugendlichenpsychotherapie. Tübingen: dgvt-Verlag. S. 161–190.
Grawe K (1998) Psychologische Therapie. Göttingen: Hogrefe.
Hartkamp N, Hildenbrand G (2009) Stationäre psychosomatisch-psychotherapeutische Behandlung. In: Janssen PL, Joraschky P, Triss W (Hrsg.) Leitfaden Psychosomatische Medizin und Psychotherapie. Deutscher Ärzteverlag.
Kern D, Ladurner J (2016) Integrierte psychosoziale Versorgung von Kindern und Jugendlichen. Wien: Gesundheit Österreich. (https://www.sozialministerium.at/dam/jcr:09fb2747-fb26-4d81-a831-3b752f03947e/integrierte_psychosoziale_versorgung_von_kindern_und_jugendlichen_-_abschlussbericht%202016.pdf, Zugriff am 22.11.2020).
Kunert D et al. (2013) Prozessqualität in der pädiatrischen Psychosomatik. Monatsschrift Kinderheilkunde 9: 864–865.
Meister J et al. (2013) Strukturqualität in der pädiatrischen Psychosomatik. Monatsschrift Kinderheilkunde 1: 80–81.
OPS: Operationen- und Prozedurenschlüssel des DIMDI (ICPM), Version 2020.
Rogers CR (1981) Der neue Mensch. Stuttgart: Klett-Cotta.
Steffanowski A et al. (2004) Ergebnisqualität psychosomatischer Rehabilitation: Zielerreichungsskalierung auf der Basis einer strukturierten Therapiezielliste. Rehabilitation 43: 219–232.

7.2.14 Ökonomische Rahmenbedingungen

Nicola Lutterbüse

Das deutsche DRG-Fallpauschalensystem basiert auf einer in Australien entwickelten Grundlage. Es wurde ab 2003 schrittweise eingeführt und als »lernendes System« weiterentwickelt. Im sogenannten Optionsjahr 2003 erfolgte die DRG-Abrechnung für die Krankenhäuser noch auf freiwilliger Grundlage, seit dem Jahr 2004 war sie für alle somatischen Krankenhäuser verpflichtend. In diesen beiden Jahren erfolgte die Anwendung noch unter budgetneutralen Bedingungen, d. h., die neuen Entgelte veränderten das Budget des einzelnen Krankenhauses nicht.

In der sich anschließenden sogenannten Konvergenzphase wurden von 2005–2009 die krankenhausindividuellen Preise – und damit die Krankenhausbudgets an landesweit einheitliche Preise mit dem Ziel »gleiche Leistung, gleicher Preis« angeglichen. Seit dem 01.01.2010 rechnen grundsätzlich alle allgemeinen Krankenhäuser in einem Bundesland ihre Leistungen zu einem landeseinheitlichen Preisniveau (Landesbasisfallwert) ab. Wenige Einrichtungen sind zeitlich befristet als »besondere Einrichtungen« von der DRG-Abrechnung ausgenommen worden (hierunter fallen auch eigenständige Einrichtungen für Sozialpädiatrie/Pädiatrische Psychosomatik).

Neben dem DRG-Entgeltsystem nach § 17b KHG für somatische Krankenhäuser gibt es noch das sog. PEPP-Entgeltsystem für psychiatrische und psychosomatische Krankenhäuser nach den Vorgaben des § 17d KHG und der Bundespflegesatzverordnung (BPflV). Hierunter fällt auch die Kinder- und Jugendpsychiatrie, die bei Kindern auch Leistungen im Bereich Psychosomatik erbringt. Damit gibt es für die psychosomatische Behandlung von Kindern und Jugendlichen Leistungsangebote in der Pädiatrie (Pädiatrischen Psychosomatik) und in der Kinder- und Jugendpsychiatrie mit divergierender Behandlungsausrichtung.

Die Eingruppierung in eine DRG-Fallpauschale erfolgt EDV-gestützt (Grouper) und wird insbesondere durch die Diagnosen (für die Pädiatrische Psychosomatik typischerweise ICD-Kodes aus Kapitel V Psychische und Verhaltensstörungen), den Schweregrad der Erkrankung und die erbrachten Leistungen (OPS-Prozeduren) bestimmt. Der unterschiedliche Behandlungsaufwand wird durch Bewertungsrelationen ausgedrückt. Mit der Fallpauschale wird die Vergütung und Behandlung einer definierten Erkrankung (seit 2020 ohne die anfallenden Pflegepersonalkosten am Bett) in einer bestimmten Bandbreite der Verweildauer kalkuliert. Innerhalb dieser Bandbreite wird die gleiche Pauschale unabhängig von der tatsächlichen Verweildauer gezahlt. Einer Über- oder Unterschreitung der Bandbreite der ermittelten Verweildauer wird durch Vergütungszuschläge oder -abschläge Rechnung getragen. Grundsätzlich ergibt sich der Preis einer Fallpauschale durch Multiplikation der Bewertungsrelation der jeweiligen DRG mit dem Landesbasisfallwert. Neben den hier beschriebenen DRGs mit einem fallbezogenen Relativgewicht gibt es auch einige unbewertete DRGs, für die hausindividuell ein Entgelt (in der Regel tagesbezogen) vereinbart wird. Hierzu zählen auch die zwei DRGs für die Pädiatrische Psychosomatik.

Seit dem Jahr 2020 ist die Krankenhausvergütung auf eine Kombination von DRG-Fallpauschalen und einer Pflegepersonalkostenvergütung (Pflegebudget) umgestellt. Mit dem Pflegepersonal-Stärkungsgesetz (PpSG) vom 01.01.2019 wurde beschlossen, die Pflegepersonalkosten für die unmittelbare Patientenversorgung auf bettenführenden Stationen unabhängig von den Fallpauschalen zu vergüten. Dazu wurden die Selbstverwaltungspartner gesetzlich beauftragt, die Fallpauschalen, ohne die Pflegekostenanteile in der unmittelbaren Patientenversorgung auf bettenführenden Stationen auszuweisen. Auf Basis der ausgegliederten Pflegepersonalkosten wurden tagesbezogene Bewertungsrelationen für einen Pflegeerlöskatalog berechnet, der als separate Spalte in den Fallpauschalen-Katalog integriert wurde. Auch für die sogenannten unbewerteten DRGs wurden die Pflegekostenanteile für die Patientenversorgung am Bett ermittelt und ein Relativgewicht ausgewiesen. Durch die Multiplikation des Pflegeentgeltwertes mit der maßgeblichen Pflegeerlös-Bewertungsrelation und den Berechnungstagen, ergibt sich der Pflegeerlös für die Aufenthaltsdauer. Der Pflegeentgeltwert ist hausindividuell.

Seit der Ausgliederung der »Pflege am Bett« im Jahr 2020 spricht man nicht mehr von einer DRG /G-DRG, sondern von einer aDRG/aG-DRG.

Mit der Einführung des DRG-Systems im Jahr 2003 als »lernendes System« mussten auch die Klassifikationssysteme überarbeitet werden, insbesondere wurden in den damaligen OPS-301 medizinische Prozeduren aufgenommen. Mit dem OPS-301-Version 2.1– für das Jahr 2004 kamen so die ersten Prozeduren für die Abbildung der Pädiatrischen Psychosomatik und der Sozialpädiatrie in den OPS. Diese hießen damals:

9–402.1 Integrierte klinisch-psychosomatische Komplexbehandlung
9–403.– Sozial- und neuropädiatrische Therapie

Die Prozedur 9–402 *Psychosomatische Therapie* wurde ursprünglich für die Erwachsenenmedizin konzipiert. Die Regeln der Pädiatrie wurden mit aufgenommen, es blieb aber bei den zeitlichen und personellen Vorgaben im standardisierten Setting. Die Prozedur 9–403 wurde ursprünglich für die Sozialpädiatrie und die Neuropädiatrie innerhalb der verbändeübergreifenden DRG-AG der Gesellschaft der Kinderkrankenhäuser und Kinderabteilungen in Deutschland e. V. (GKinD) entwickelt.

Mit dem DRG-Katalog 2005 konnten die pädiatrisch-psychosomatische Therapie und die sozial- und neuropädiatrische Therapie im G-DRG-System abgebildet werden. Es sind insgesamt drei neue DRGs entstanden, zwei für die »Sozial- und Neuropädiatrische Therapie« jeweils in MDC 01 (DRG B46Z) und MDC 19 (DRG U41Z) und eine DRG (U43Z) für die »Psychosomatische Therapie« unter 18 Jahren ebenfalls in der MDC 19. Da diese DRGs nicht mit einer Bewertungsrelation belegt werden konnten, werden sie seit 2005 in Anlage 3 (später 3a) der Fallpauschalenvereinbarung (FPV) als krankenhausindividuell zu vereinbarende Entgelte aufgeführt.

In den Folgejahren konnte das Deutsche Institut für Medizinische Dokumentation und Information (DIMDI) von einer Zusammenführung der Pädiatrischen Psychosomatik in der Prozedur 9–403.– überzeugt werden, sodass ab dem Jahr 2007 auch der DRG-Katalog die U41Z »inklusive der Pädiatrischen Psychosomatik« ausweist. Es gab in den Folgejahren immer wieder kleine Modifikationen und Klarstellungen in den Hinweisen und Mindestmerkmalen der Prozeduren, die wegen Auslegungs- und Interpretationsspielräumen in der ursprünglichen Formulierung oder z. B. auch durch sich ändernde Berufsbezeichnungen notwendig wurden. Die letzte große Anpassung in fast allen Komplexprozeduren fand durch die Aufteilung der Mindestmerkmale in sogenannte Strukturmerkmale und Mindestmerkmale in der OPS-Version 2021 statt. Hintergrund dieser Anpassung war eine Vorgabe durch das MDK-Reformgesetz vom 14.12.2019, wo nach § 275 SGB V Krankenhäuser vor Abrechnung entsprechender Leistungen die Einhaltung von Strukturmerkmalen aufgrund des vom Bundesinstitut für Arzneimittel und Medizinprodukte (BfArM) herausgegebenen Operationen- und Prozedurenschlüssels nach § 301 Absatz 2 durch den Medizinischen Dienst begutachten lassen müssen.

Inhaltliche Bereinigung von Unschärfen bei der Definition der Strukturmerkmale kann es auch zukünftig geben, wenn erste Erfahrungen mit den Strukturprüfungen gemacht wurden.

Aus der Begleitforschung zum DRG-System kann man die Häufigkeit der stationären Behandlung von Kindern und Jugendlichen in der Pädiatrischen Psychosomatik/Sozialpädiatrie in den letzten Jahren ablesen:

Tab. 7.1: Fallzahlen stationäre Behandlung in der U41Z und U43Z 2014–2018

DRG	Name	Fallzahl 2018	Fallzahl 2017	Fallzahl 2016	Fallzahl 2015	Fallzahl 2014
U41Z	Sozial- und neuropädiatrische und pädiatrisch-psychosomatische Therapie bei psychischen Krankheiten und Störungen	4.921	5.049	4.657	4.543	4.417
U43Z	Psychosomatische Therapie, Alter < 18 Jahre	845	754	804	893	810

Quelle: InEK, DRG-Begleitforschung (www.g-drg.de)

Die Anzahl der stationär behandelten Kinder mit der DRG U41Z Sozial- und neuropädiatrische und pädiatrisch-psychosomatische Therapie ist tendenziell steigend, die Anzahl der Kinder mit der U43Z Psychosomatische Therapie, Alter < 18 Jahre variiert zwischen den Jahren. Daten aus 2019 und 2020 liegen noch nicht vor.

Die mittlere stationäre Verweildauer bei der U41Z *Sozial- und neuropädiatrische und pädiatrisch-psychosomatische Therapie* ist mit ca. vier Wochen über die Jahre betrachtet unverändert; die bei der U43Z *Psychosomatische Therapie, Alter < 18 Jahre* ist ca. zwei Wochen länger.

Tab. 7.2: Verweildauer stationäre Behandlung in der U41Z und U43Z 2014–2018

DRG	Name	Mittlere Verweildauer in Tagen 2018	Mittlere Verweildauer in Tagen 2017	Mittlere Verweildauer in Tagen 2016	Mittlere Verweildauer in Tagen 2015	Mittlere Verweildauer in Tagen 2014
U41Z	Sozial- und neuropädiatrische und pädiatrisch-psychosomatische Therapie bei psychischen Krankheiten und Störungen	28,9	28,7	27,0	27,8	27,9
U43Z	Psychosomatische Therapie, Alter < 18 Jahre	46,5	51,6	47,5	42,0	43,3

Quelle: InEK, DRG-Begleitforschung (www.g-drg.de)

Abweichend von der Fallzahl der DRG U41Z ist die Anzahl der kodierten Prozedur 9–403 höher, weil sie zwei DRGs bedient (B46Z, U41Z) und weil die einzelne Prozedur je Fall in Abhängigkeit von der Häufigkeit der Anwendung auch mehrfach kodiert werden muss. Dies zeigen die nächsten Tabellen aus Daten des Statistischen Bundesamtes von 2018.

9–403 Sozialpädiatrische, neuropädiatrische und pädiatrisch-psychosomatische Therapie

Hinw.:

Strukturmerkmale:

- Multidisziplinäres Team mit Behandlungsleitung durch einen Facharzt für Kinder- und Jugendmedizin

Mindestmerkmale:

Operationalisierte individuelle Diagnostik und Therapie und Anleitung von Bezugspersonen durch das multidisziplinäre Team bei drohender oder manifester Behinderung, Entwicklungs- und Verhaltensstörung sowie seelischen Störungen
Die Therapie erfolgt nach Diagnoseerstellung entsprechend der Mehrdimensionalen Bereichsdiagnostik der Sozialpädiatrie (MBS)/pädiatrischen Psychosomatik

Die Therapiedurchführung ist an den jeweiligen Standards der neuropädiatrischen oder sozialpädiatrischen Gesellschaft oder der pädiatrischen Psychosomatik orientiert. Folgende Therapeutengruppen sind dabei u. a. je nach Behandlungsplan einzubeziehen: Ärzte, Psychologen (Diplom/Master), Ergotherapeuten, (Heil)erzieher, (Heil)pädagogen, Kunsttherapeuten, Logopäden, Musiktherapeuten, Ökotrophologen/Ernährungsberater, Physiotherapeuten (inkl. physikalischer Therapie), Kinder- und Jugendlichen-Psychotherapeuten, Schmerztherapeuten, Sozialpädagogen

Bei den Therapieformen 9–403.2, 9–403.4, 9–403.5, 9–403.6 und 9–403.7 sind die Mindestleistungen innerhalb des angegebenen Zeitraumes zu erbringen

Die jeweilige Therapieform ist so oft zu kodieren, wie sie erbracht wurde. Die Therapieformen dürfen nur nacheinander erbracht werden

Wochenendbeurlaubungen zur Unterstützung des Therapieerfolges sind möglich, wenn die Mindestleistungen im Restzeitraum erbracht werden

(Quelle für die 9–403: OPS 2021)

Tab. 7.3: Fallzahlen zum OPS-Kode 9–403, differenziert nach Untergruppe und Alter

OPS-Kode 9–403 Sozialpädiatrische, neuropädiatrische und pädiatrisch-psychosomatische Therapie (Fälle nach Alter)	gesamt Alter < 1–20	Alter < 1	Alter 1–5	Alter 5–10	Alter 10–15	Alter 15–20
9–403.0 Begleitende Therapie	1.203	57	250	334	340	222
9–403.1 Therapie als Blockbehandlung	1.106	33	222	423	310	118
9–403.2 Therapie als erweiterte Blockbehandlung	902	21	162	236	327	156
9–403.3 Intensivtherapie	470	8	116	157	146	43
9–403.4 Erweiterte Intensivtherapie	764	4	80	290	268	122
9–403.5 Langzeit-Intensivtherapie	1.056	13	262	445	248	88
9–403.6 Langzeit-Intensivtherapie zum verhaltenstherapeutischen Training	9	0	2	5	0	2
9–403.7 Therapie im Gruppen-Setting	485	1	54	221	156	53
9–403.8 Integrierte Blockbehandlung	967	4	163	286	307	207
9–403.x Sonstige	1.372	64	338	447	320	203
9–403.y N.n.bez.	3	0	1	1	1	
SUMME	8.337	205	1.650	2.845	2.423	1.214

Quelle: Statistisches Bundesamt, DRG-Statistik 2018, OPS 2018 Tabelle 3.1

Das Gros der pädiatrisch-psychosomatischen Behandlung erfolgt zusammen mit der stationären sozialpädiatrischen und der neuropädiatrischen Komplexbehandlung über die Prozedur 9–403. Die neuropädiatrische Komplexbehandlung lässt sich über die Hauptdiagnose weiter abgrenzen, da dadurch die DRG B46Z aus der MDC01 angelaufen wird.

> **9–402 Psychosomatische Therapie**
>
> Hinw.:
>
> Operationalisierte, therapieziel-orientierte stationäre Therapie durch multidisziplinäre Teams. Hier sind diejenigen pädiatrisch-psychosomatischen Therapien zu verschlüsseln, die die unter 9–403 ff. genannten Mindestanforderungen nicht erfüllen.
>
> (Quelle für die 9–402: OPS 2021)

Tab. 7.4: Fallzahlen zum OPS-Kode 9–402, differenziert nach Untergruppe und Alter

OPS-Kode 9–402 Psychosomatische Therapie (Fälle nach Alter)	gesamt Alter < 1–20	Alter < 1	Alter 1–5	Alter 5–10	Alter 10–15	Alter 15–20
9–402.0 Psychosomatische und psychotherapeutische Komplexbehandlung*	395	3	1	24	174	193
9–402.1 Integrierte klinisch-psychosomatische Komplexbehandlung	503	28	98	54	177	146
9–402.2 Psychosomatische und psychotherapeutische Krisenintervention als Komplexbehandlung*	66	4	5	1	18	38
SUMME	**964**	**35**	**104**	**79**	**369**	**377**

Quelle: Statistisches Bundesamt, DRG-Statistik 2018, OPS 2018 Tabelle 3.1

Mit der OPS-Prozedur 9–402 sind nur diejenigen pädiatrisch-psychosomatischen Therapien zu verschlüsseln, die die unter 9–403 ff. genannten Mindestanforderungen nicht erfüllen. Da die Prozedur 9–402 nicht ausschließlich in Abteilungen für Kinder und Jugendmedizin zur Anwendung kommt und auch nur die 9–402.1 den Einsatz spezifischer psychotherapeutischer Techniken (360 Minuten/Woche) im standardisierten Setting auch in der Pädiatrie vorsieht, scheint die Häufigkeit der Kodierung nach Angabe des Statistischen Bundesamtes unplausibel. Zudem gehört die Psychosomatische Medizin für Erwachsene zum PEPP-Abrechnungssystem.

Ergänzend zu den Prozeduren für die Behandlung in der Pädiatrischen Psychosomatik gibt es noch diagnostische Prozeduren für die Ersteinschätzung (1–90-) und begleitend für die integrierte psychosoziale Behandlung in der somatischen Einheit die 9–401.5:

> **9-401.5 Integrierte psychosoziale Komplexbehandlung**
>
> Hinw.:
>
> **Strukturmerkmale**
>
> - Behandlungsleitung durch einen Facharzt, einen psychologischen Psychotherapeuten oder einen Kinder- und Jugendlichen-Psychotherapeuten auf einer somatischen Station
>
> **Mindestmerkmale**
>
> - Einsatz von mindestens 2 psychosozialen Berufsgruppen (Ärzte, psychologische Psychotherapeuten, Kinder- und Jugendlichen-Psychotherapeuten oder Psychologen, Pädagogen, Sozialarbeiter oder Künstlerische Therapeuten), davon mindestens die Hälfte der Behandlungszeit durch einen Arzt, psychologischen Psychotherapeuten, Kinder- und Jugendlichen-Psychotherapeuten oder Psychologen
> - Die psychosozialen Maßnahmen können je nach Bedarf im Einzelfall umfassen:
>   – Psychotherapeutische, psychologische oder neuropsychologische Diagnostik, Psychotherapie, supportive Therapie, Krisenintervention, künstlerische Therapie (Kunst- und Musiktherapie u. a.)
>   – Beratende Interventionen (Einzel-, Familien-, Paar-, Erziehungs- und sozialrechtliche Beratung)
>   – Nachsorgeorganisation und präventive Maßnahmen
>
> (Quelle für die 9-401.5: OPS 2021)

Um eine Erlösrelevanz auch für den psychosozialen Konsiliar-Liaison-Dienst in Kliniken bzw. Abteilungen für Kinder- und Jugendmedizin und Kinderchirurgie zu erreichen, setzt sich die Deutschen Gesellschaft Pädiatrische Psychosomatik (DGPPS, vormals AGPPS) für eine einheitliche Dokumentation der erbrachter Leistungen ein: Die Kodierung erfolgt für Kinder oder Jugendliche auf einer somatischen Station für ein psychosoziales/psychosomatisches Konsil- und/oder für eine Liaisonversorgung durch OPS 1–90.-, z. B. 1–900.– (psychosomatische und psychotherapeutische Diagnostik) und durch OPS 9–401.5- (psychosoziale Intervention, integrierte psychosoziale Komplexbehandlung). Ziel ist die vollständige Abbildung des zeitlichen Aufwands im Konsiliar- und Liaisondienst mit diesen Prozeduren.

Nach den Daten des Statistischen Bundesamtes wurden 2018 bundesweit für Patienten bis zu einem Alter von 20 Jahren diese Prozeduren in folgender Häufigkeit kodiert:

Tab. 7.5: Fallzahlen zum OPS-Kode 9–401.5, differenziert nach Untergruppe und Alter

OPS-Kode 9–401.5 Integrierte psychosoziale Komplexbehandlung (Fälle nach Alter)	gesamt Alter < 1–20	Alter < 1	Alter 1–5	Alter 5–10	Alter 10–15	Alter 15–20
9–401.50 Mindestens 3 Stunden	195	12	7	22	69	85
9–401.51 Mehr als 3 bis 5 Stunden	205	15	70	42	46	32
9–401.52 Mehr als 5 bis 8 Stunden	124	19	40	27	25	13
9–401.53 Mehr als 8 Stunden	47	11	6	10	8	12
SUMME	**571**	**57**	**123**	**101**	**148**	**142**

Quelle: Statistisches Bundesamt, DRG-Statistik 2018, OPS 2018 Tabelle 3.1

Das Institut für Entgeltsystem im Krankenhaus (InEK) konnte bislang aus den eingereichten Kalkulationsdaten noch keine eindeutigen Mehrkosten für diese Patienten identifizieren. Die Analysen ergaben ein uneinheitliches Bild der Kosten je DRG und einer starken Assoziation mit der Verweildauer. Aus den vorliegenden Informationen ergab sich kein Anhalt für die Eignung der Kodes als Splitkriterium in einzelnen DRGs oder für ein Zusatzentgelt.

Literatur

Bundesministerium für Gesundheit (https://www.bundesgesundheitsministerium.de, Zugriff am 10.12.2020).
Krankenhausentgeltgesetz (KHEntgG) (http://www.gesetze-im-internet.de/khentgg/index.html, Zugriff am 10.12.2020).
Krankenhausfinanzierungsgesetz (KHG) (http://www.gesetze-im-internet.de/khg/index.html, Zugriff am 10.12.2020).
MDK-Reformgesetz (https://www.bgbl.de/xaver/bgbl/start.xav?startbk=Bundesanzeiger_BGBl&start=//*%5B@attr_id=%27bgbl119s2789.pdf%27%5D#__bgbl__%2F%2F*%5B%40attr_id%3D%27bgbl119s2789.pdf%27%5D__1613568009465, Zugriff am 07.01.2021).
Deutsches Institut für medizinische Dokumentation und Information (DIMDI) (https://www.dimdi.de/dynamic/de/klassifikationen/, Zugriff am 15.08.2020).
Institut für das Entgeltsystem im Krankenhaus (InEK) (https://www.g-drg.de, Zugriff am 10.12.2020).
Kodierleitfaden für die Kinder- und Jugendmedizin 2005 bis 2021 (www.gkind.de).
Verbändeübergreifende Arbeitsgruppe DRG der Gesellschaft der Kinderkrankenhäuser und Kinderabteilungen in Deutschland e. V. (GKinD), VAG interne Unterlagen.

7.3 Klinik für Kinder- und Jugendpsychiatrie (KJP)

Thomas Lempp und Daniel Radeloff

Fallbeispiel

Die 14-jährige Jasmin fällt ihren Eltern seit sechs Monaten mit zunehmender Interessenslosigkeit, Einschlafproblemen und sozialem Rückzug auf. Eine eilige Vorstellung beim Kinderarzt erfolgt, als der Mutter zusätzlich einige oberflächliche Narben von Selbstverletzungen am linken Unterarm auffallen. Die Eltern bitten den Kinderarzt in Anwesenheit der Patientin, schnell alles zu tun, was hilft, »nur ja keine Psychiatrie« in Betracht zu ziehen. Der Kinderarzt überweist daraufhin kommentarlos in die Kinderklinik, da diese auch psychosomatische Betten auf einer pädiatrischen Station führt. Bei Erstvorstellung hört die Patientin vom Vater folgenden Satz an die Ärztin: »Wir sind so froh, dass unserer Tochter hier geholfen wird, damit sie nicht in Kontakt mit wirklich verrückten Patienten kommt. Wir wollen nämlich nicht in die Psychiatrie und Jasmin mit Tabletten ruhigstellen lassen.« Die Ärztin lässt den Satz unkommentiert stehen. Nach acht Wochen Wartezeit wird Jasmin stationär in die psychosomatische Abteilung der Kinderklinik aufgenommen, ihr psychischer Zustand hat sich inzwischen verschlechtert. Zehn Tage nach Aufnahme verletzt sich Jasmin tief mit einer Rasierklinge am Unterarm und die erschrockene Pflegekraft droht ihr damit, sofort in die Psychiatrie verlegt zu werden, »wenn das nicht aufhört«. Es hört nicht auf und am folgenden Wochenende erfolgt notfallmäßig die Verlegung in die zuständige Klinik für Kinder- und Jugendpsychiatrie. Die Eltern begleiten ihre Tochter und machen ihr auf der gemeinsamen Fahrt schwere Vorwürfe, dass es jetzt »so weit gekommen sei«. Der aufnehmende Arzt in der Klinik für Kinder- und Jugendpsychiatrie überfliegt kurz den Verlegungsbrief und wendet sich dann an die Eltern: »Mit einer echten Depression sind die Kollegen der Kinderklinik wohl etwas überfordert. Jetzt fangen wir hier erstmal mit einer richtigen Diagnostik an. Am Wochenende haben wir leider nur noch freie Betten auf der geschlossenen Akutstation.« Jasmin beginnt verzweifelt zu weinen.

7.3.1 Historischer Rückblick

Die Pädiatrie etablierte sich im 19. Jahrhundert als eigenständiges Fachgebiet im medizinischen Fächerkanon und entwickelte sich primär aus der Inneren Medizin heraus. Das Fachgebiet der Kinderpsychiatrie separierte sich in Deutschland erst im 20. Jahrhundert aus der Erwachsenenpsychiatrie. Erst seit 1968 gibt es ein eigenständiges ärztliches Fachgebiet mit der (heutigen) Bezeichnung *Kinder- und Jugendpsychiatrie und -psychotherapie*. Diese unterschiedlichen Entwicklungswege der beiden Fachgebiete erklären zum Teil, warum Kooperationen in diesem Feld sich bis heute nur zögerlich entwickeln. Das ist nicht überall so: In Schweden entwickelte sich die Kinderpsychiatrie nahezu vollständig aus der Pädiatrie, in Österreich zumindest teilweise. In diesen Ländern stellt sich heute die Zusammenarbeit zwischen

Pädiatrie (inkl. pädiatrische Psychosomatik) und Kinder- und Jugendpsychiatrie deutlich anders dar.

In jüngster Zeit entwickelte sich in den USA ein zunehmend in Klinik, Forschung und Lehre bedeutsamer Querschnittsbereich, der als *Pediatric Consultation-Liaison Psychiatry (CLP)* bezeichnet wird und sich um die Besonderheiten von Diagnostik und Therapie psychischer Auffälligkeiten bei Kindern mit komplexen und chronischen körperlichen Erkrankungen bemüht (Shaw und De Maso 2020).

7.3.2 Aktuelle Situation der Kliniken für Kinder- und Jugendpsychiatrie in Deutschland

Momentan gibt es in Deutschland 164 kinder- und jugendpsychiatrische Kliniken mit insgesamt 6.696 Betten, davon 17 suchtspezifische Kliniken für Jugendliche. Zusätzlich gibt es 187 Tageskliniken für Kinder und Jugendliche (www.destatis.de; www.dgkjp.de).

Fast alle Universitätskliniken in Deutschland haben zwischenzeitlich eigenständige Lehrstühle für das Fachgebiet der Kinder- und Jugendpsychiatrie mit angeschlossenen Universitätskliniken.

Übersehen wird häufig, dass das Fachgebiet der Kinder- und Jugendpsychiatrie seine Leistungen vorwiegend im ambulanten Sektor mit mehr als 500 KJP-Praxen in Deutschland erbringt. Während diese niedergelassenen Fachärzte in einem eigenen Fachverband zusammengeschlossen sind (*BKJPP:* Berufsverband für Kinder- und Jugendpsychiatrie, Psychosomatik und Psychotherapie in Deutschland e. V.; www.kinderpsychiater.org), wird der stationäre Versorgungssektor berufspolitisch durch die *BAG KJPP* (Bundesarbeitsgemeinschaft der Leitenden Klinikärzte für Kinder- und Jugendpsychiatrie, Psychosomatik und Psychotherapie e. V.) und medizinisch-wissenschaftlich durch die *DGKJP* (Deutsche Gesellschaft für Kinder- und Jugendpsychiatrie, Psychosomatik und Psychotherapie) vertreten. Der Pflege- und Erziehungsdienst in den KJP-Kliniken hat eine eigene Fachvertretung (*BAG*, Bundesarbeitsgemeinschaft leitender Mitarbeiter/-innen des Pflege- und Erziehungsdienstes kinder- und jugendpsychiatrischer Kliniken und Abteilungen e. V.; www.bag-ped.de) mit eigenen pflegespezifischen Publikationen und jährlichen Fachtagungen.

Aktueller Trend: Spezialstationen und aufsuchende Behandlung

Vor allem in den kinder- und jugendpsychiatrischen Universitätskliniken entstehen in den letzten Jahren zunehmend störungs- und/oder behandlungsspezifische Stationen. Beispiele dafür sind spezialisierte Behandlungseinheiten für psychisch kranke Jugendliche mit Intelligenzminderungen (z. B. Universitätsklinik Würzburg), für Jugendliche mit emotionaler Instabilität (z. B. KJP Kliniken Lübeck, Marsberg, Universitätsklinik Frankfurt, Freiburg), familienzentrierte Tageskliniken für Essstörungen (Universitätsklinik Dresden) und stationäre Eltern-Kind-Behandlungen für Säuglinge und Kleinkindern (z. B. Universitätsklinik Leipzig).

Ein weiterer Entwicklungs-Trend sind psychosomatisch ausgerichtete Stationen, die gemeinsam pädiatrisch und kinder-/jugendpsychiatrisch geleitet werden und sog. Transitionsstationen für ältere Jugendliche und junge Erwachsene, deren Personal zu Teilen aus der Kinder- und Jugendpsychiatrie und zu anderen Teilen aus der Erwachsenenpsychiatrie rekrutiert wird.

Seit 2017 sind über das 5. Sozialgesetzbuch (SGB V) auch aufsuchende Behandlungen für psychisch kranke Kinder und Jugendliche im deutschen Gesundheitssystem finanzierbar. Dieser home treatment-Ansatz (StäB = stationsäquivalente Behandlung) sieht vor, hochfrequent über mehrere Wochen oder Monate Familien mit psychisch kranken Kindern und Jugendlichen mit einem mobilen, ärztlich geleiteten (Facharzt für KJP), multiprofessionellen Behandlungsteam (mind. drei Berufsgruppen) aufzusuchen, vor allem um damit stationäre Behandlungen zu vermeiden. Die Patienten haben täglichen Kontakt zum Behandlerteam, die Eltern (je nach Alter der Kinder) bis zu dreimal pro Woche. Vorteile sind, dass die Integration des Kindes in der Familie vollständig erhalten bleibt, Kontakte zu Gleichaltrigen bestehen bleiben und die dauerhafte aktive Beteiligung der Eltern mehr familiäre Verantwortungsübernahme für Veränderungen bewirkt. Die Behandlung ist damit zu einem viel höheren Ausmaß auf das gesamte Lebensumfeld des Patienten ausgerichtet als bei einer Individuum-zentrierten stationären Behandlung einer Einzelperson. Zahlreiche KJP-Kliniken in Deutschland erproben aktuell diese Behandlungsform, die mittelfristig wohl einen festen Platz zwischen ambulanter Therapie und (teil-)stationären Behandlungen einnehmen wird (Böge et al. 2020).

7.3.4 Besonderheiten von Kliniken für Kinder- und Jugendpsychiatrie

Sektorisierte Pflichtversorgung

Das Prinzip der sektorisierten Pflichtversorgung stellt eine Besonderheit der Krankenhausbehandlung in Deutschland für die Fachgebiete Psychiatrie und Kinder- und Jugendpsychiatrie dar: Psychiatrische Krankenhäuser oder Abteilungen sind verpflichtet, für die Einwohner ihrer Versorgungsregion in psychischen Notlagen (zumeist Eigen-/oder Fremdgefährdung) stationäre Behandlungsplätze zu garantieren. Die Versorgungsregionen (»Einzugsgebiete«) werden von den Bundesländern festgelegt und stellen sicher, dass jedem Patienten im Notfall eine psychiatrische Klinik fest zugeordnet ist. Dies betrifft *ausschließlich die Notfallversorgung* und explizit nicht die ambulante Behandlung der Kliniken oder deren geplanten stationären Aufnahmen.

Geschlossene Unterbringungen

Muss ein psychisch krankes Kind oder Jugendlicher stationär aufgenommen werden und sind davon zwar die Eltern nicht aber das Kind zu überzeugen (aufgrund seines Alters, seiner Erkrankung oder beidem), bestehen rechtliche Möglichkeiten, Minderjährige auch gegen ihren Willen in einer Klinik für Kinder- und Jugendpsychiatrie zu behandeln. Neben länderspezifischen Regelungen (Psychisch-Kranken-Gesetze; PsychKG), die bei akuter Eigengefährdung kurzfristig eine Krisenintervention legitimieren können, kommt hier insbesondere der *§ 1631b BGB* (Bürgerliches Gesetzbuch) zum Einsatz:

> **§ 1631b, BGB: Freiheitsentziehende Unterbringung und freiheitsentziehende Maßnahmen**
>
> (1) Eine Unterbringung des Kindes, die mit Freiheitsentziehung verbunden ist, bedarf der Genehmigung des Familiengerichts. Die Unterbringung ist zulässig, solange sie zum Wohl des Kindes, insbesondere zur Abwendung einer erheblichen Selbst- oder Fremdgefährdung, erforderlich ist und der Gefahr nicht auf andere Weise, auch nicht durch andere öffentliche Hilfen, begegnet werden kann. Ohne die Genehmigung ist die Unterbringung nur zulässig, wenn mit dem Aufschub Gefahr verbunden ist; die Genehmigung ist unverzüglich nachzuholen.

Beim § 1631b BGB handelt sich dabei um eine zivilrechtliche Unterbringung auf Antrag der Eltern, die dafür ein Antrag beim Familiengericht stellen müssen. Das Familiengericht genehmigt dann die Unterbringung oder nicht, kann aber keine Unterbringung unmittelbar anordnen. Das heißt, die Ärzte bestimmen auch bei genehmigter Unterbringung die Aufnahmeindikation und vor allem den Aufnahmezeitpunkt. Zentrale Entscheidungsfrage ist, ob im Einzelfall durch eine solch invasive Maßnahme tatsächlich eine positive Entwicklungsprognose durch die Behandlung erreicht werden könnte. Die Leitfrage heißt also aus klinischer Sicht, ob bei diesem speziellen Jugendlichen (je nach Entwicklungsalter, Diagnosen, Gesundheitszustand, pädagogischer Erreichbarkeit, Ressourcen im Hilfesystem) tatsächlich eine Unterbringung positive Veränderung seines Gesundheitszustandes bewirken kann (Verhältnismäßigkeitsgrundsatz zum Freiheitsentzug). Eine akute Eigen- und Fremdgefährdung ist hierbei nicht zwingend notwendig, so kann beispielsweise ein chronischer Schulabsentismus (als massive Entwicklungsgefährdung) die Anwendung des Paragrafen begründen, was aus klinischer Sicht in schweren Fällen auch sinnvoll sein kann (▶ Kap. 3.2).

7.3.5 Hürden der Kooperation

Was behindert nun eigentlich konkret die Kooperation zwischen der pädiatrischen Psychosomatik und dem Fachgebiet der KJP? Zunächst gibt es eine normalmenschliche Tendenz in einem selbst definierten Funktionsbereich, über deren Zugehörigkeit berufliche Selbstbilder definiert werden, sich nach außen hin abzugrenzen. Auch berufspolitische Machtansprüche, finanzielle Interessen und Personalmangel sind wichtige Hürden der Kooperation zwischen medizinischen Fachgebieten.

Nach wie vor sind *psychiatrische* Behandlungen und damit auch Behandlungen in einer Klinik für Kinder- und Jugend*psychiatrie* einem hohen gesellschaftlichen Stigmatisierungsgrad ausgesetzt, was nicht nur für die Allgemeinbevölkerung, sondern auch für Mitarbeiter des Gesundheitssystems zutreffen kann (▶ Fallbeispiel, Gaebel 2004).

Schließlich bewirkt das System der *sektorisierten Pflichtversorgung*, in der fast alle KJP-Kliniken in Deutschland gesetzliche Aufnahmeverpflichtungen für Notfallbehandlungen haben und von denen die pädiatrische Psychosomatik explizit ausgenommen ist, deutliche strukturelle Unterschiede, Unterschiede im Aufnahmemodus und damit auch ein teilweise unterschiedliches Patientenklientel bezüglich der stationär behandelten Krankheitsbilder und Schweregrade.

Im ambulanten Sektor weisen niedergelassene Kinderärzte eher in Kinderkliniken mit angeschlossener Psychosomatik ein und niedergelassene Praxen für Kinder- und Jugendpsychiatrie eher in KJP-Kliniken, da sie zumeist in diesen Kliniken und Strukturen ihre Facharztausbildung gemacht haben und auch persönliche Ansprechpartner kennen. Dies bewirkt oft eine Parallelstruktur, die medizinisch-therapeutisch nicht immer nachvollziehbar erscheint. Eine eindeutige Trennlinie, welche Patienten von wem betreut werden sollten, gibt es nicht.

Schließlich gibt es sowohl für die pädiatrische Psychosomatik als auch für die Kinder- und Jugendpsychiatrie unterschiedliche Fachverbände und nur zögerlich entwickelt sich ein Austausch, z. B. bei gemeinsamen Symposien bei Kongressen oder bei gesundheitspolitischer Aktivitäten (z. B. die konsentierte Stellungnahme Kinderpsychosomatik von 2016).

7.3.6 Vorteile einer verstärkten Kooperation

Häufig besteht im stationären Sektor des deutschen Gesundheitswesens eine Konkurrenz um Zuweisungen von niedergelassenen Ärzten, da das stationäre Angebot die Nachfrage übersteigt (z. B. in der Geburtshilfe, in der Chirurgie oder in pädiatrischen Subspezialisierungen). Eine umgekehrte Situation besteht bei psychisch kranken Kindern und Jugendlichen, bei denen die Nachfrage nach stationären Behandlungsplätzen das stationäre Angebot seit Jahren übersteigt, trotz steigenden Behandlungsplätzen v. a. im tagesklinischen Bereich. Daher kann weder das Fachgebiet KJP, noch die psychosomatische Pädiatrie allen Anfragen wirklich gerecht werden, was die Bedeutung einer Kooperation unterstreicht.

Der Behandlungsverlauf von psychisch und psychosomatisch schwer erkrankten Patienten in hohem Ausmaß davon, dass die betroffenen Kinder schnell und zielgenau vom ambulanten Sektor in ein stationäres Behandlungssetting überwiesen werden, das möglichst gut an die jeweiligen Patienten und Familien angepasst ist (stationäres Behandlungsangebot, Nähe zum Wohnort, Möglichkeit der Sicherstellung poststationärer Weiterbehandlung, usw.). So profitieren körperlich und psychisch kranke Patienten sicherlich von einer konstanten Anwesenheit eines Pädiaters im gleichen Haus. Auch erleichtert eine »Behandlung in einer Kinderklinik« es vielen Familien mit vornehmlich somatischer Krankheitstheorie einer psychosomatischen Behandlung überhaupt zuzustimmen und ermöglicht oft erst psychosoziale Interventionen (z. B. bei somatoformen oder dissoziativen Störungen).

Andere Patienten wiederum profitieren von der räumlichen Nähe zu einer geschlossenen Akutstation, einer Tagesklinik oder einem Sozialdienst mit viel Erfahrung in der Weitervermittlung in die Jugendhilfe. Bei einem Großteil der Patienten liegen solche klaren Kriterien aber nicht vor bzw. sind zu Beginn nicht eindeutig erkennbar. Aber auch diese Patienten profitieren von Zuweisern und Klinikärzten, die vorurteilsfrei und eng miteinander kooperieren, z. B. um gemeinsam abzuklären, wo regional momentan ein dringend notwendiger stationärer Behandlungsplatz für einen schwer kranken Patient verfügbar ist.

Neben diesem unmittelbaren Profit für die Patientenbehandlung, liegt auch für die beteiligten Mitarbeiter des Gesundheitswesens ein großes Entwicklungspotenzial in entsprechenden Kooperationen. So gibt es in Kliniken und Abteilungen für pädiatrische Psychosomatik oft viel mehr Erfahrungswissen über psychische Symptome bei chronisch somatisch kranken Kindern, über chronische Bauchschmerzen im Rahmen von somatoformen Schmerzstörungen, über Krampfanfälle, Lähmungserscheinungen, Sehstörungen, Synkopen bei dissoziativen Störungen oder über PTBS nach medizinischen Eingriffen. Mitarbeiter von Kliniken für Kinder- und Jugendpsychiatrie wiederum sind häufiger mit der Abklärung akuter Suizidalität, mit selbstverletzendem Verhalten, Erkennen und Behandeln von psychischen Störungen wie Persönlichkeits(entwicklungs-)störungen, psychotischen Störungen oder bipolaren Störungen, befasst.

7.3.7 Welche Formen der Kooperation wären vorstellbar?

- Gemeinsame Fort- und Weiterbildungen
- Regelmäßige Jour Fixe der Leitungsebenen, um an Einzelfällen die Kooperation zu optimieren und durch persönliche Kontakte den schnellen Kontaktaustausch zu fördern.
- Gemeinsame Fallkonferenzen zu Patienten, die in beiden Fachdisziplinen betreut wurden.
- Gemeinsame Tätigkeit im Bereich Kinderschutz (Kinderschutzgruppen)
- Gemeinsame Forschungsprojekte
- und vieles mehr.

Erste Ansätze der Zusammenarbeit zeigten sich z. B. im November 2016 in einer Stellungnahme der medizinischen Fachverbände für die entwicklungsadäquate psychosomatische Versorgung von Kindern und Jugendlichen, bei denen kinderärztliche Fachverbände, die Deutsche Gesellschaft pädiatrischer Psychosomatik (DGPPS e. V., vormals AGPPS) sowie der größte Fachverband der Kinder- und Jugendpsychiater (DGKJP) gemeinsam ein Positionspapier verfassten (siehe unter: www.dgpps.de). Den dort dargestellten kooperativen Zusammenschluss auch auf lokaler Ebene zum Wohle unserer Patienten mit Leben zu füllen, stellt eine gewinnbringende Herausforderung der kommenden Jahre dar.

> **Wesentliches für die Praxis**
>
> Kinder und Jugendliche, die psychisch oder psychosomatisch erkrankt sind, halten sich nicht an die letztlich artifiziell erschaffenen Trennlinien von Fachgebieten und profitieren von einem Gesundheitssystem, in dem Therapeuten und Ärzte aus dem pädiatrischen und dem kinderpsychiatrischen Bereich eng kooperieren.
>
> Das Kooperationspotenzial zwischen pädiatrischer Psychosomatik und Kinder- und Jugendpsychiatrie beinhaltet viele Chancen für bessere Patientenbehandlungen und gegenseitiger Weiterentwicklung. Deutschland ist hier, mitverursacht durch die historische Entwicklung der Fachgebiete, noch ein Entwicklungsland.

Literatur

Böge I, Schepker R, Grupp D, Fegert JM (2020) Kinder- und jugendpsychiatrische stationsäquivalente Behandlung (StäB): Therapieoption – für alle oder für wenige? Zeitschrift für Kinder- und Jugendpsychiatrie und Psychotherapie 48(5): 348–57.

Gaebel W (2004) Psychisch Kranke: Stigma erschwert Behandlung und Integration. Deutsches Ärzteblatt 101(48): A-3253.

Shaw R, DeMaso D (2020) Clinical Manual of Pediatric Consultation-Liaison Psychiatry. 2. Aufl. Washington (USA): American Psychiatric Association Publishing.

Weiterführende Literatur

Bode H, Büsching U, Kohns U (2016) Psychosomatische Grundversorgung in der Pädiatrie. Stuttgart: Thieme.

Frank R, Mangold B (2001) Psychosomatische Grundversorgung bei Kindern und Jugendlichen – Kooperationsmodelle zwischen Pädiatrie und Kinder- und Jugendpsychiatrie. Stuttgart: Kohlhammer.

Herpertz-Dahlmann B, Warnke A (2006) Psychosomatisches Kompendium der Pädiatrie: Leitfaden für den Kinder- und Jugendarzt. München: Hans Marseille – Verlag.

Kölch M. Rassenhofer M., Fegert JM (2020) Klinikmanual Kinder- und Jugendpsychiatrie und -psychotherapie. 3. Auflage Heidelberg: Springer.

Warnke A, Lehmkuhl G (2011) Kinder- und Jugendpsychiatrie und Psychotherapie in Deutschland. Die Versorgung von psychisch kranken Kindern, Jugendlichen und ihren Familien. 4. Auflage. Stuttgart: Schattauer.

Hilfreiche Internetadressen zum Thema:

www.dgkjp.de
www.kinderpsychiater.org
www.bag-ped.de
www.dgpps.de

7.4 Klinik für Psychosomatische Medizin

Björn Nolting

Die psychosomatisch-psychotherapeutische Versorgung von Kindern und Jugendlichen hat aufgrund steigender Inzidenz psychosomatischer Erkrankungen (Mauz et al. 2020) eine große Versorgungsrelevanz. In der klinischen Versorgung gibt es einen Überschneidungsbereich dreier fachärztlicher Disziplinen: neben der Kinder- und Jugendmedizin und der Kinder- und Jugendpsychiatrie und Psychotherapie (Tegtmeyer-Metzdorf 2019) gibt es zahlreiche Kliniken für Psychosomatische Medizin und Psychotherapie, in denen in spezifischen Settings psychosomatisch erkrankte Patienten unter 18 Jahre behandelt werden (Peters et al. 2019).

Im Weiterbildungscurriculum (Muster-)Weiterbildungsordnung der Bundesärztekammer 2018) des Gebietes »Psychosomatische Medizin und Psychotherapie« ist die Erkennung und Behandlung von Verhaltensauffälligkeiten und psychosomatischen Störungen im Kinder- und Jugendalter elementarer Bestandteil der Weiterbildung. Die Sektion »Kinder-, Jugend- und Familienpsychosomatik« der Deutschen Gesellschaft für Psychosomatische Medizin und ärztliche Psychotherapie (DGPM) bietet ein entsprechendes Weiterbildungscurriculum an (Timmermann et al. 2020).

In vielen Psychosomatischen Kliniken liegt der altersmäßige Schwerpunkt bei den Adoleszenten. Diese Entwicklungsphase stellt die Jugendlichen vor große Herausforderungen: eine Reihe biologischer, psychischer und sozialer Veränderungen müssen durchlaufen werden mit dem Ziel der Entwicklung eines eigenständigen Selbst und einer eigenen Persönlichkeit.

Diese besonders vulnerable Phase ist jedoch mit dem 18. Lebensjahr nicht abgeschlossen. Es besteht die große Herausforderung der Transition. In der Kindheit und Jugend sich manifestierende chronisch körperliche und psychische Erkrankungen sistieren nicht plötzlich mit dem Erreichen des 18. Lebensjahrs. Da sowohl in pädiatrischen als auch kinder- und jugendpsychiatrischen Kliniken das Altersspektrum mit dem 18. Lebensjahr endet, führt dies zum Abbruch der Behandlungskontinuität und der therapeutischen Beziehung. Hier liegt der große Vorteil des Gebietes der Psychosomatischen Medizin und Psychotherapie. Bei fehlender Altersgrenze kann die Behandlungskontinuität über die Volljährigkeit hinaus gewährleistet werden.

Im Gegensatz zum Gebiet der Kinder- und Jugendpsychiatrie und Psychotherapie unterliegen Kliniken der Psychosomatischen Medizin und Psychotherapie keiner regionalen Pflichtversorgung. Hierdurch haben die Patienten die Möglichkeit, sich für eine Psychosomatische Klinik zu entscheiden, die die notwendige Spezialisierung (z. B. Essstörungen, Traumafolgestörungen) vorhält und nicht in unmittelbarer Wohnortnähe liegt.

Essstörungen sind klassische psychosomatische Erkrankungen. Die Erstmanifestation von Essstörungen betrifft in den letzten Jahren immer häufiger jüngere Kinder. Laut der Bundeszentrale für gesundheitliche Aufklärung zeigen etwa 1/5 der Kinder und Jugendlichen in Deutschland im Alter von 11–17 Jahren Symptome einer Essstörung, von 1.000 betrachteten Personen leiden etwa 30–50 an Essstörungen. Gemäß der AWMF S3 Leitlinien der Essstörungen soll die stationäre Behandlung in Einrichtungen erfolgen, die ein spezialisiertes, multimodales Behandlungsprogramm anbieten können.

Die Prognose der Anorexia nervosa ist bei Jugendlichen besser als bei Erwachsenen (Steinhausen 2002), insbesondere bei frühzeitigem Beginn der Behandlung in Kliniken mit spezialisierten Essstörungssettings unter Einbeziehung familientherapeutischer Maßnahmen (Godart et al. 2012). Aus Verlaufsstudien (Steinhausen et al. 2009) ist bekannt, dass 50 % aller adoleszenten Patientinnen dennoch eine zweite stationäre Behandlung benötigen, 40 % drei und mehr. Hierbei zeigt sich die Problematik der Transition in besonderer Weise: das Erreichen der Volljährigkeit hat in Kliniken, deren Versorgungsauftrag mit 18 Jahren endet, einen Wechsel des Behandlerteams zur Folge. Der Wegfall dieser Altersgrenze in Psychosomatischen Kliniken ermöglicht dagegen eine Kontinuität der Behandlung innerhalb der therapeutischen Beziehung.

Das Behandlungsangebot für Kinder und Jugendliche ist, ähnlich wie im Erwachsenenbereich, multimodal. Die zur Anwendung kommenden Therapiebausteine sind denen in Kliniken der Pädiatrie und Kinder- und Jugendpsychiatrie vergleichbar (Kunert und Meister 2019): psychotherapeutische Behandlung im engeren Sinne, somatische Behandlung, Milieutherapie und Schule. Es handelt sich um eine Methode sui generis. Die neuen Beziehungserfahrungen innerhalb der Behandlung führen idealerweise zu einer korrigierenden emotionalen Erfahrung (Alexander und French 1946).

Frühe Bindungsstörungen reinszenieren sich im therapeutischen Milieu. In der multipersonalen Situation einer psychosomatisch-psychotherapeutischen Station oder Tagesklinik werden dadurch Übertragungs- und Gegenübertragungsprozesse angestoßen, die durch interne und insbesondere externe Supervision immer wieder intensiv analysiert werden müssen. Nach Janssen (Jansse 2012) ist nur »ein solches integratives stationäres Psychotherapiekonzept (...) aus psychoanalytischer Sicht in der Lage, die interaktionellen, szenischen Reinszenierungen im multipersonalen Beziehungsfeld zu erfassen und therapeutisch zu nutzen, wobei die gruppenanalytische Handhabung der Teamprozesse eine besondere Rolle spielt«. Hierbei kommt dem Setting eine besondere Rolle zu: es ist ohne äußere Störfaktoren; es besteht Verlässlichkeit und Kontinuität der Beziehung zu dem Behandlerteam und eine Vorhersehbarkeit von Aufnahmen und Entlassungen bei ausreichend langer Verweildauern.

Da im Rahmen der Weiterbildung der drei genannten Fachgebiete unterschiedliche Expertisen entstehen, stellt die Bildung von Zentren der Kinder- und Jugendmedizin, in denen alle drei Fachbereiche unter einem Dach zusammenarbeiten, ein besonders wertvolles Behandlungsangebot dar. Fachübergreifender Konsiliardienst, gemeinsame Fortbildungen und Fallvorstellungen sowie gegenseitige Zuweisungen der Patienten führen zu einer optimalen Patientenversorgung. Die enge Kooperation mit einer Kinderklinik ermöglicht beispielsweise die stationäre psychosomatische-psychotherapeutische Behandlung von anorektischen Patienten mit einem im lebensbedrohlichen Bereich liegenden Body-Mass-Index (BMI) und daraus resultierenden somatischen Komplikationen. Mit der Aufnahme in die Kinderklinik erfolgt eine psychosomatische Mitbetreuung im Sinne eines Liaisondienstes, um die in der Regel nur rudimentär vorhandenen Therapiemotivation zu verbessern.

Im Hinblick auf Abrechnungsmöglichkeiten bestehen jedoch für die Kliniken für Psychosomatische Medizin, die diesem wichtigen Behandlungsauftrag nachkommen, finanzielle Nachteile. Der Aufwand der Behandlung von Adoleszenten ist deutlich höher als der von Erwachsenen. Sie benötigen eine engere pflegerische Betreuung, auch aufgrund der rechtlichen Verantwortung. Erlebnispädagogische Behandlungen sind essenzieller Bestandteil der Therapie. Auch die Durchführung regelmäßiger Familien- oder Elterngespräche sowie die Möglichkeit der Unterrichtung der schulpflichtigen Patienten in einer Klinikschule tragen zum erhöhten Behandlungsaufwand bei. Dieser erhöhte Aufwand wird jedoch bislang in den Operationen- und Prozedurenschlüssel (OPS-Codes) des DIMDI (Deutsches Institut für Medizinische Dokumentation und Information) nicht entsprechend abgebildet, sodass hier dringender Nachbesserungsbedarf besteht.

Zusammengefasst leisten die Kliniken für Psychosomatische Medizin und Psychotherapie in spezifischen Behandlungssettings einen wertvollen Beitrag in der psychosomatisch-psychotherapeutischen Versorgung von unter 18-Jährigen. Aufgrund des steigenden Behandlungsbedarfes ist ein weiterer Ausbau erforderlich.

Literatur

Alexander F, French TM (1946) Psychoanalytic therapy: principles and application. New York, Ronald Press.
AWMF (Arbeitsgemeinschaft der Wissenschaftlichen Medizinischen Fachgesellschaften e.V.) S3 Leitlinie Diagnostik und Therapie der Essstörungen. Registrierungsnummer: 051–026, Entwicklungsstufe: S3. (https://www.awmf.org/leitlinien/detail/ll/051-026.html, Zugriff am 21.02.2022).
Godart N, Berthoz S, Curt F, Perdereau F, Rein Z, Wallier J, Horreard AS, Kaganski I, Lucet R, Atger F, Corcos M, Fermanian J, Falissard B, Flament M, Eisler I, Jeammet P (2012) A randomized controlled trial of adjunctive family therapy and treatment as usual following inpatient treatment for anorexia nervosa adolescents. PLoS One 7(1): e28249.
Janssen P (2012) Zur Theorie und Praxis psychoanalytisch begründeter stationärer Psychotherapie. Forum Psychoanal 28: 337–358.
Kunert D, Meister J (2019) Stationäre pädiatrische Psychosomatik. Möglichkeiten und Grenzen. Ärztliche Psychotherapie 14(3): 181–186.
Mauz E, Lange M, Houben R, Hoffmann R, Allen J, Gößwald A, Hölling H, Lampert T, Lange C, Poethko-Müller C, Richter A, Schaffrath Rosario A, von Schenck U, Ziese T, Kurt BM (2020) Cohort profile: KiGGS cohort longitudinal study on the health of children, adolescents and young adults in Germany. International Journal of Epidemiology: 49(2): 375–375k.
(Muster-)Weiterbildungsordnung der Bundesärztekammer (2018) (https://www.bundesaerztekammer.de/aerzte/aus-weiter-fortbildung/weiterbildung/muster-weiterbildungsordnung/, Zugriff am 21.02.2022).
Peters K, Bürk G, Lucas T, Loew TH (2019) Die stationäre und teilstationäre psychosomatische Versorgung von Kindern und Jugendlichen in der Bundesrepublik Deutschland. PDP 18: 220–225.
Steinhausen HC (2002) The outcome of anorexia nervosa in the 20th century. The American journal of psychiatry 159: 1284–1293.
Steinhausen HC, Grigoroiu-Serbanescu M, Boyadjieva S, Neumärker KJ, Winkler-Metzke C (2009) The relevance of body weight in the medium-term to long-term course of adolescent

anorexia nervosa. Findings from a multisite study. The International journal of eating disorders 42: 19–25.

Timmermann J, Loew T, Franz M (2020) Curriculum der Zusatzweiterbildung Kinder- und Jugendpsychosomatik. Ärztliche Psychotherapie 15(1): 61.

Tegtmeyer-Metzdorf H (2019) Psychosomatik in der Kooperation von Kinder- und Jugendpsychiatrie und Kinder- und Jugendmedizin – eine Zwangsehe? Ärztliche Psychotherapie 14(3): 157–160.

7.5 Stationäre Rehabilitation

Gerd Claußnitzer

7.5.1 Einleitung

Psychosomatische Erkrankungen gehören im Kindes- und Jugendalter zu den häufigsten Diagnosen in der stationären Rehabilitation. So wurden 2018 durch die Deutsche Rentenversicherung als Kostenträger 8.724 Maßnahmen mit einer psychosomatischen Erkrankung als Erstdiagnose durchgeführt (Jaster 2019). Das entspricht ca. 27 % aller Kinder- und Jugendlichen-Rehabilitationen pro Jahr. Für diese stehen 50 Kliniken mit unterschiedlichen Schwerpunkten in Deutschland zur Verfügung.

7.5.2 Indikation

Eine Rehabilitationsbedürftigkeit ist gegeben, wenn ein Kind oder ein Jugendlicher durch eine Erkrankung in seiner Teilhabe im Alltag, in der Schule/Berufsausbildung sowie im sozialen Umfeld (Familie/Peers) mehr als sechs Monate eingeschränkt ist.

Häufige Indikationen im Einzelnen sind:

- Depressive Störungen (F30–F39)
- Somatoforme Störungen (F44–F48)
- Verhaltens- und emotionale Störungen (F90–F98)
- Angst- und Anpassungsstörungen (F40–F43)
- Entwicklungsstörungen F80–F89

Kontraindikationen

- Akute psychiatrische Erkrankung
- Suizidalität
- Hohes Aggressionspotenzial mit Selbst- und Fremdgefährdung
- Fehlende Gruppenfähigkeit (Gruppengröße bis ca. 20 Kinder/Jugendliche)

7.5.3 Beantragung

Der Antrag auf Rehabilitation (Leistungen zur Teilhabe) wird vom Versicherten bei der Krankenkasse oder dem Rentenversicherungsträger gestellt und ist zustimmungspflichtig.

Dem Antrag wird ein ärztlicher Befundbericht auf Formular 61 der Krankenkasse oder Formular G0612 der Rentenversicherung beigefügt.

Mitaufnahme einer Bezugsperson

Bis zum Alter von zwölf Jahren kann regelhaft eine Bezugsperson mit aufgenommen und in den therapeutischen Prozess mit eingebunden werden. Bei älteren Kindern und Jugendlichen ist dies bei entsprechender Indikation mit ärztlich-therapeutischer Begründung möglich.

7.5.4 Rehabilitationsziele

Grundlegende Behandlungsziele sind nach dem Modell der ICF die vollständige bzw. größtmögliche Wiederherstellung der ursprünglichen Struktur und Funktion, der Aktivitäten und Teilhabe bzw. der Kompensation und Adaptation.
Im Einzelnen können das sein:

- Wiedererwerb der schulischen/beruflichen Leistungsfähigkeit
- Reduktion von Problemverhalten und/oder Symptomen
- Überwindung von Defiziten, insbesondere im sozialen und interaktionellen Verhalten
- Systematischer Aufbau eines Selbsthilfepotenzials und die Mobilisierung vorhandener Ressourcen
- Abbau von Schon- und Vermeidungsverhalten im sozialen und körperlichen Bereich
- Wiedererwerb von Vertrauen in die eigene psychische und soziale Funktionsfähigkeit, Erlangung von Autonomie und krankheitsspezifischer Kompetenzen
- Übernahme von Verantwortung für die Wiederherstellung bzw. Erhaltung der eigenen Gesundheit

Die Rehabilitationsziele werden gemeinsam mit dem Rehabilitanden erarbeitet und wöchentlich aktualisiert.

7.5.5 Diagnostik

In der Rehabilitation ist davon auszugehen, dass die erforderliche somatische Diagnostik bereits im Vorfeld (ambulante und stationäre Behandlung) erfolgt ist.
Zur erforderlichen psychologischen Diagnostik gehören neben Krankheits- und Behandlungsanamnese auch der Einsatz verschiedener Fragebögen und die Ver-

haltensanalyse unter Einbezug verschiedener Berufsgruppen einschließlich der Klinikschule.

7.5.6 Therapeutisches Angebot

Die Therapie erfolgt altersadaptiert entsprechend den Reha-Zielen durch ein multiprofessionelles Team in einem therapeutischen Milieu.

Zum therapeutischen Team gehören Kinder-Jugendärzte, -psychiater, -psychotherapeuten, Kinderkrankenschwestern, Erzieher, Sozialpädagogen, Lehrer, Ergo-, Kunst- und Musiktherapeuten, Krankengymnasten und Sporttherapeuten, Ökotrophologen und Diätassistenten, Logopäden.

In der Bezugsgruppe erlernen die Rehabilitanden individuelle Bewältigungsstrategien und soziale Kompetenzen, die es auf die häusliche Situation zu übertragen gilt.

Klare Gruppenregeln und die Vermittlung von Werten wie Zuverlässigkeit und Beständigkeit bieten einen festen Rahmen, um Vertrauen zu entwickeln.

Zur Verwirklichung eines individuellen Therapieansatzes ist es zentrale Aufgabe des Therapeuten in psychotherapeutischen Einzelgesprächen eine bewältigungsorientierte Beziehung aufzubauen, ein verständliches Bedingungsmodell der Problemlage zu erarbeiten, den Rehabilitanden in den notwendigen Verhaltensänderungen zu motivieren und diese im Therapiefortschritt mit ihm weiter zu verfolgen.

Durch psychodynamisch-interaktionelle Gruppenarbeit werden emotionale Ressourcen genutzt, soziale Fähigkeiten zielgerichtet eingesetzt, damit Kenntnisse und Erfahrungen über verdrängte Prozesse und Energien erworben werden können.

Dadurch soll die Entwicklung von Selbstsicherheit und sozialer Kompetenz unterstützt, das psychische Verhalten stabilisiert und ein kreativer Umgang mit Problemen und Konflikten ermöglicht werden.

Nonverbale Therapieangebote wie Musik-, Gestaltungs-, Tanz- und Theatertherapie erleichtern den Kontakt zu den eigenen Empfindungen, helfen das »Ich« zu stabilisieren und unterstützen die Kontaktaufnahme zu anderen.

Sport und Bewegungstherapie können helfen eine neue Beziehung zum eigenen Körper aufzubauen und Vertrauen in eigene Fähigkeiten zu gewinnen.

Schulische Rehabilitation

Ziel des entwicklungspädagogischen Unterrichts ist die Förderung der sozial-emotionalen Kompetenz. Der stark strukturierte Unterricht in Kleingruppen vermag die Selbstwahrnehmung und Selbstverantwortung zu stärken und soll Freude am Lernen vermitteln.

7.5.7 Qualitätssicherung

Neben zertifizierter interner Qualitätssicherung nehmen die Kliniken an der externen Qualitätssicherung der Deutschen Rentenversicherung mit Strukturanforderungen und Therapiestandards teil. Dazu gehören auch Rehabilitandenbefragungen mit jährlichem Benchmarking und Visitationen.

7.5.8 Nachsorge

Zur stationären Rehabilitation gehört auch die Planung der Nachsorge für den Rehabilitanden bzw. seine Familie. Die Finanzierung von speziellen Nachsorgeleistungen durch die Rentenversicherung ist seit Inkrafttreten des Flexirentengesetzes 2018 möglich. Angebote werden aktiv unterstützt (Gross 2018).

7.5.9 Zusammenfassung

Die stationäre Rehabilitation ist eine lang etablierte Maßnahme. Sie soll das Funktionsniveau und die Teilhabe von somatisch und psychisch kranken Kindern und Jugendlichen verbessern und fördern sowie unter Entlastung von Alltagsanforderungen zur Krankheitsverarbeitung beitragen.

Literatur

Jaster M (2019) Veränderungen der Erwartungen und Bedarfe in der Kinder- und Jugendreha. (http://www.kinder-und-jugendreha-im-netz.de/fileadmin/pdf/Jahrestagung_2019/JT_KJRH_2019-Jaster_Veraenderungen.pdf, Zugriff am 14.07.2020).

Gross B (2018) Die neue Kinderrichtlinie und die neuen Leistungen (http://www.kinder-und-jugendreha-im-netz.de/fileadmin/pdf/jahrestagung_berlin_2018/4Berlin_JT-KJRH_20181212_Gross.pdf, Zugriff am 21.04.2020).

8 Kooperationspartner im Psychosomatik-Netzwerk
Von Familien über öffentliche Einrichtungen bis zu privaten Trägern

Petra Nickel

8.1 Krippe und Kindergarten

> *Wenn Marie fragt, wo denn eigentlich die Milch herkommt und Sven glaubt, dass alle Kühe lila sind, wenn's keine Matschecke mehr gibt und die Playstation immer mehr Freizeit frisst, dann bieten Kindertageseinrichtungen, Tagespflegepersonen und offene Kinderangebote notwendige Erfahrungen und Anregungen – Angebote, die Kinder brauchen, die in einer Welt aufwachsen, in der es mehr Autos als Kinder gibt* (Kinder- und Jugendhilfe 2020, S. 20).

Die Herausforderungen in der Gesundheitshilfe und der psychosozialen Fürsorge für Kinder können nur system- und fachübergreifend bewältigt werden. In der Praxis zeigen sich bei fehlender Vernetzung sowie institutionellen und personellen »Einzelgängen« schnell die Grenzen. In den letzten Jahren hat sich durch die Zunahme psychischer und chronischer körperlicher Erkrankungen in Deutschland die Situation der Kinder deutlich verändert. Diese haben ein uneingeschränktes Recht auf ein hohes Maß an Gesundheit (Bundeskinderschutzgesetz 2012, § 4 KKG; Übereinkommen über die Rechte des Kindes, Artikel 24, BMFSFJ 2018), die mehr ist als die »Abwesenheit von Krankheit« (WHO 1986) und damit ein positiver Zustand mit Ressourcen, der ein selbstbestimmtes Leben ermöglicht (Hollenweger et al. 2017). Ein funktionales Netzwerk sichert die Früherkennung von Risiken kranker und belasteter Kinder (RKI 2008), stärkt die Elternkompetenzen in ihrem Erziehungs- und Schutzauftrag und gestaltet gesundheitsförderliche, kindgerechte Lebenswelten in den Familien sowie den Kinder-, Schul-, Freizeit-, Kultur- und Sporteinrichtungen.

Die unter Einbindung vieler Fachgesellschaften erarbeitete S3+ Kinderschutz-Leitlinie spiegelt das Potenzial einer interdisziplinären Vernetzung wider, indem alle medizinischen Schwerpunkte unter Einbindung von Jugendhilfe, Pädagogik und Rechtssystems berücksichtigt werden.

Kinderbetreuende Einrichtungen bilden das Fundament von Bildung und Erziehung und beeinflussen entscheidend alle Bereiche, in denen Entwicklung und Selbstwirksamkeit der Kinder stattfindet (Hollenweger et al. 2017; Hölling et al. 2012). Zur Stärkung der Elternkompetenz gibt es Broschüren, präventive Angebote, Vorsorgeuntersuchungen, Elternschulungen und mehr. Aus dem Austausch mit Erziehern, Lehren, Sozialarbeitern, Psychologen, kinderbehandelnden Kliniken, Arztpraxen, SPZ, kinderpsychiatrisch-psychotherapeutischen Anlaufstellen,

8 Kooperationspartner im Psychosomatik-Netzwerk

Frühförder- und Frühberatungsstellen sowie der Jugend- und Sozialhilfe ergeben sich so vielfältige Ressourcen (▶ Abb. 8.1). Hilfreich sind die Aktivitäten des Netzwerkes »Kinderschutz, Frühe Hilfen für Eltern und Kinder und soziale Frühwarnsysteme« des Bundesministeriums für Familie, Senioren, Frauen und Jugend. Besondere Berücksichtigung finden hoch gefährdete Kinder und ihre Familien bei der Abklärung von Vernachlässigung, körperlicher und sexueller Misshandlung (AWMF Kinderschutzleitlinie 2019; Herrmann et al. 2016).

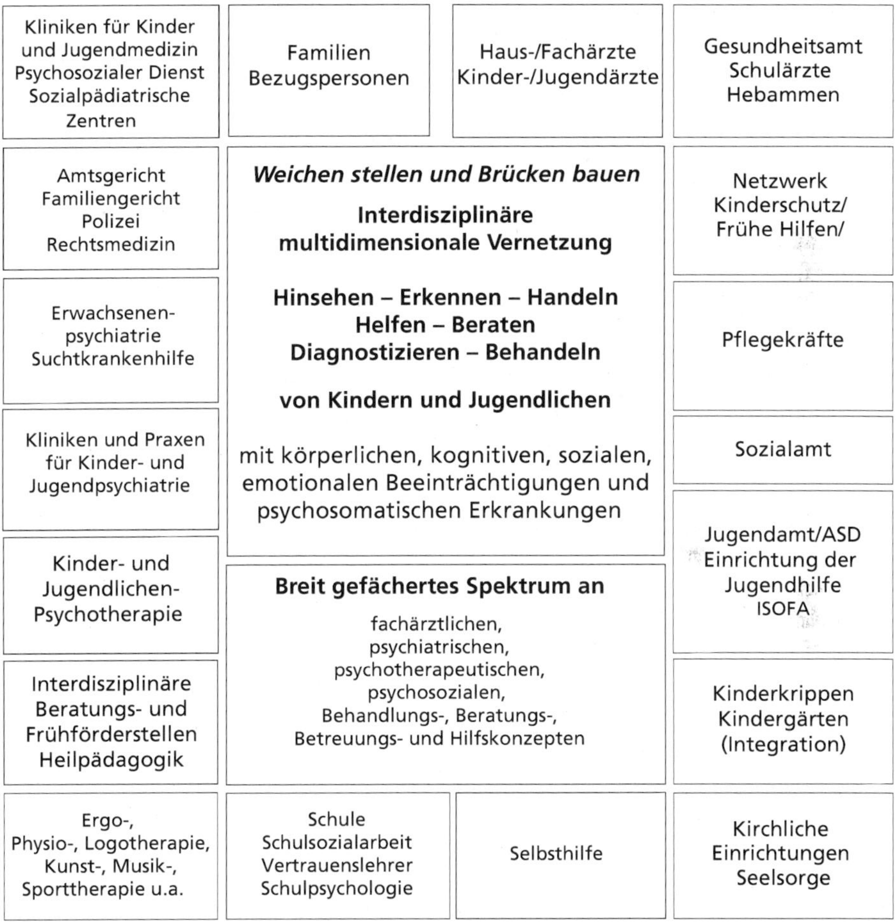

Kliniken für Kinder und Jugendmedizin Psychosozialer Dienst Sozialpädiatrische Zentren	Familien Bezugspersonen	Haus-/Fachärzte Kinder-/Jugendärzte	Gesundheitsamt Schulärzte Hebammen
Amtsgericht Familiengericht Polizei Rechtsmedizin	**Weichen stellen und Brücken bauen** **Interdisziplinäre multidimensionale Vernetzung**		Netzwerk Kinderschutz/ Frühe Hilfen/
Erwachsenen- psychiatrie Suchtkrankenhilfe	Hinsehen – Erkennen – Handeln Helfen – Beraten Diagnostizieren – Behandeln von Kindern und Jugendlichen		Pflegekräfte
Kliniken und Praxen für Kinder- und Jugendpsychiatrie	mit körperlichen, kognitiven, sozialen, emotionalen Beeinträchtigungen und psychosomatischen Erkrankungen		Sozialamt
Kinder- und Jugendlichen- Psychotherapie	**Breit gefächertes Spektrum an** fachärztlichen, psychiatrischen, psychotherapeutischen, psychosozialen, Behandlungs-, Beratungs-, Betreuungs- und Hilfskonzepten		Jugendamt/ASD Einrichtung der Jugendhilfe ISOFA
Interdisziplinäre Beratungs- und Frühförderstellen Heilpädagogik			Kinderkrippen Kindergärten (Integration)
Ergo-, Physio-, Logotherapie, Kunst-, Musik-, Sporttherapie u.a.	Schule Schulsozialarbeit Vertrauenslehrer Schulpsychologie	Selbsthilfe	Kirchliche Einrichtungen Seelsorge

Abb. 8.1: Interdisziplinäre Netzwerkstruktur – Überblick über die Kooperationspartner im psychosomatischen Beratungs- und Behandlungssetting von Kindern und Jugendlichen

8.2 Schulen

Die zwölfjährige Maria fällt in der Schule zunehmend mit Schweigen und Rückzug auf. Sie wird auf Vorschlag der Klassenlehrerin und der Schulsozialarbeiterin dem Schulpsychologischen Dienst vorgestellt. Wegen Bauchschmerzen und zunehmenden Schulfehltagen ist Maria schon länger in kinderärztlicher Behandlung. Die Eltern vermuten aufgrund von Äußerungen ihrer Tochter, dass diese von Mitschülerinnen massiv gemobbt wird und denken über einen Schulwechsel nach. Die Schulsozialarbeiterin hat das Aufsuchen einer Erziehungsberatungsstelle nahegelegt. Der Kinderarzt empfiehlt eine Psychotherapie und regt einen Runden Tisch an.

In den Schulen werden Lernanforderungen gestellt und soziale Erfahrungen vermittelt. Kinder verbringen dort viel Zeit. Schule hat somit für das körperlich und psychisch gesunde Aufwachsen einen relevanten Auftrag (BZgA 2012). Auch von Lehrern und anderen Mitarbeitenden in schulischen Einrichtungen wird bezüglich einer interdisziplinären Vernetzung ein quantitativ und qualitativ hoher Bedarf reflektiert und eingefordert. Es bewährt sich, wenn in den Austausch verschiedenste Einrichtungen einbezogen werden, um bei Schulkindern körperliche, soziale und psychoemotionale Beeinträchtigungen früh zu erkennen und psychosoziale und therapeutische Hilfen in Gang zu bringen. 2014/15 gab es an deutschen Bildungseinrichtungen 11,1 Millionen Schulpflichtige. Bei einer Prävalenz von 10 % psychischer Störungen gibt es eine große Anzahl von Schülern mit Behandlungsbedarf (▶ Kap. 2.3.3, ▶ Kap. 3.3, ▶ Kap. 7.2.10).

8.3 Kinder- und Jugendhilfe

Der 14-jährige Tim leidet an Mukoviszidose und seit zwei Jahren zusätzlich an einem Diabetes mellitus Typ1. Ärzte und Therapeuten verlangen ständig eine gute Mitarbeit, besonders das Inhalieren geht Tim »auf den Keks«. Seine BZ-Werte schwanken stark, seine Lungenfunktion hat sich verschlechtert. Seine alleinerziehende Mutter muss sich nicht nur um ihn, sondern auch um zwei jüngere entwicklungsverzögerte Geschwister kümmern. Tim fühlt sich von seiner Mutter wenig unterstützt, zum Vater hat er kaum Kontakt. So hat sich Wut angestaut, oft reagiert der Jugendliche provokativ-aggressiv, es kommt zu Spannungen und Streit. Zuletzt hat die gereizte und überforderte Mutter ihn geschlagen. Darüber ist sie erschrocken und verzweifelt. Die Mutter stellt einen Antrag auf ambulante Jugendhilfe, ein Erziehungsbeistand wird eingesetzt. Wegen der sich verstärkenden familiären Spannungen äußert Tim den Wunsch, von zu Hause auszuziehen. Inzwischen lebt Tim in einer Wohngruppe und hat weiter Kontakt zu seiner Familie. Arztbesuche funktionieren besser. In der

Schule, die ihm Halt gibt, klappt es gut. Tim, Mutter, Behandlungsteam, Jugendamt und Schule bilden ein stabiles Netzwerk.

Eltern obliegt per Gesetz das natürliche Recht und der Auftrag zur Pflege und Erziehung. Bei Bedarf übernimmt das Jugendamt in seiner Wächterfunktion diese Aufgaben. Das Achte Sozialgesetzbuch ist die Basis für die Kinder- und Jugendhilfe (Kinder- und Jugendhilfe 2020).

Überblick über das Hilfs- und Leistungsspektrum des Jugendamtes

- *Örtlicher Ansprechpartner für alle Aufgabenbereiche der Kinder- und Jugendhilfe*
  Geeignete Hilfsangebote werden geprüft, organisiert und von freien Trägern (z. B. Wohlfahrtsverbände, Selbsthilfegruppen, Vereine, private Träger) durchgeführt. Hilfesuchende sind berechtigt, zwischen diesen zu wählen.
- *Allgemeine Leistungen*
  - Angebote und Anregung zur Entwicklungs- und Interessenförderung, Selbstbestimmung, Mitverantwortung: in Einrichtungen der Jugendarbeit, Jugendhäusern, Freizeitstätten, Kunstschulen, Spiel-/Musikmobile, Erholungseinrichtungen, internationale Projekte
  - Jugendsozialarbeit zur Erleichterung sozialer Integration durch schul-, berufs- und arbeitsweltbezogene Angebote und Hilfen
  - Erzieherischer Kinder- und Jugendschutz mit Information, Aufklärung, Beratung und vorbeugenden Maßnahmen zu Gefährdungen: z. B. Sexualität, Aids, Drogen, Sucht, Sekten, Neue Medien (u. a. Informationsangebote der BZgA)
- *Förderung der Erziehung in der Familie*
  - Angebote zu Familienbildung und Familienfreizeiten, Beratung zu Erziehungs- und Entwicklungsfragen, Beratung/Hilfe für Mütter und Väter zu Fragen der Partnerschaft und elterlicher Kompetenzen
  - Beratung zu Fragen der Ausübung elterlicher Sorge, nach Trennung/Scheidung, Umgangsrecht
  - Gemeinsame Wohnformen für Mütter, Väter, Kleinkinder wegen schwieriger Umstände
  - Betreuung, Versorgung in Notsituationen (u. a. bei Krankheit eines Elternteils)
- *Förderung in Tageseinrichtungen und in der Kindertagespflege*
  Förderauftrag, der auf Altersgruppen und die umfassende Entwicklung zur »Erziehung, Bildung und Betreuung« bezogen ist. Seit 2013 haben Kinder ab Ende des ersten Lebensjahres bis Schuleintritt Anspruch auf frühkindliche Förderung.
- *Hilfen zur Erziehung und Eingliederungshilfe bei seelischer Behinderung*
  Angebot individueller pädagogisch und therapeutisch geeigneter Hilfen, wenn die Entwicklung, z. B. bei Kindeswohlgefährdung nicht gewährleistet ist: Erziehungsberatung, Erziehungs-, Betreuungsbeistand, sozialpädagogische Familienhilfe, Pflegefamilien, Tagesgruppen, Heimerziehung, andere betreute

Wohnformen, intensive sozialpädagogische Einzelbetreuung, Hilfen für junge Volljährige.

Minderjährige, die seelisch behindert oder von einer Behinderung bedroht sind, haben Anspruch auf Eingliederungshilfe (§ 35a SGB VIII). Hilfen für körperlich oder geistig Behinderte im Sinne von Eingliederungshilfe sind seit 2020 neu geregelt und im Teil 2 des SGB IX zu finden. Ziel ist, dass die Kinder- und Jugendhilfe für alle Kinder und Jugendlichen zuständig wird, egal ob mit oder ohne Behinderung. Die Wirkung der Hilfe hängt von Akzeptanz und Mitwirkung ab, Betroffene werden in die Planung zu Art, Dauer, Gestaltung, Ziel einbezogen.

- *Inobhutnahme eines Kindes oder Jugendlichen*
  Das Jugendamt ist dazu berechtigt und verpflichtet, wenn ein Minderjähriger »Selbstmelder« darum bittet, eine Kindeswohlgefährdung eine Krisenintervention erfordert, Personensorgeberechtigte nicht widersprechen und eine familiengerichtliche Entscheidung nicht rechtzeitig eingeholt werden kann. Besteht eine Gefährdung und sind Eltern nicht bereit bzw. nicht in der Lage zur Abwendung, trifft das Familiengericht weitere Entscheidungen (§ 1666 BGB).
- *Angelegenheiten des Familien- und Kindschaftsrechts und Jugendgerichtsverfahren*
  Vertretung bei rechtlichen, materiellen Ansprüchen zum Schutz von Minderjährigen. Beratung bei Vaterschaftsfeststellung. Unterhaltsanspruch. Mitwirken in familiengerichtlichen und Verfahren der Jugendgerichtshilfe. Führen von Beistands-, Amtspfleg- und Vormundschaften.

8.4 Gesundheitshilfe

Lisa ist 15 Jahre alt und leidet an einer chronischen Magen-Darm-Erkrankung. Seit Wochen klagt sie über starke Bauch-, Kopfschmerzen, Schlafstörungen, Appetitverlust. Sie wirkt verzweifelt, grübelnd, weine viel, fühle sich »wie erstarrt«, könne sich schlecht konzentrieren. Sie frage sich öfter nach dem Lebenssinn. Sie erlebe durch die gymnasialen Anforderungen Stress und Überforderung, fehle seit Wochen häufiger in der Schule, ziehe sich von Freunden zurück, empfinde keine Freude an ihren Hobbys.

Unser Gesundheitssystem sorgt ganzheitlich für das körperliche und seelische Wohlbefinden von Kindern und Jugendlichen und steht stetig im Austausch mit den Familien sowie weiteren Ansprechpartnern. Es stellt eine unverzichtbare Schnittstelle im bundesweiten Netzwerk für Kinderschutz, Frühe Hilfen und Frühwarnsysteme dar (AWMF Kinderschutzleitlinie 2019; Ziegenhain et al. 2011).

Grundsätzlich sind körperliche Reaktionen auf seelische Belastungssituationen entwicklungsmäßig alte, normale menschliche Verhaltensmuster, die – oft noch ohne Krankheitswert – das »Überleben« in einer sich schnell verändernden, mitunter bedrohlich wirkenden Umwelt ermöglichen. Häufig sind im Verlauf psychosoziale Hilfen erforderlich (Schulte-Körne 2016). Von psychosomatisch kranken Kindern und ihren Familien werden Angebote des Gesundheitssystems selten in Anspruch genommen. Mögliche Gründe: Unzureichende fachärztliche Versorgung mit erschwerter Zugänglichkeit. Mangelnde Kenntnis über Anlaufstellen. Unsicherheiten bezüglich eines Therapiebedarfes. Erhöhte Angst vor psychischer Krankheit. Benachteiligung und Stigmatisierung. Kommunikative Blockaden aufgrund sprachlich-kultureller Unterschiede (Schulte-Körne 2016; Becker und Freitag 2019).

Zur frühzeitigen, adäquaten Gesundheitsfürsorge bedarf es im Psychosomatik-Betreuungssystem – entwicklungsbezogen, psychisch, physisch und sozial – einer kompetenten Vernetzung zwischen der Gesundheits-, Sozial- und Jugendhilfe, dem Bildungssystem, der Polizei, der Richterschaft sowie der Selbsthilfe. Nur auf diese Weise sind standardisierte, multimodal-interdisziplinäre Konzepte in der psychosomatischen Versorgung umsetzbar, um den Kindern und Familien in ihrem Verständnis, der Akzeptanz und der Bewältigung von Belastungen und Krankheiten wirksam zu helfen (Nickel et al. 2017, ▶ Abb. 8.1). Jeder Akteur sollte seine Ansprechpartner, deren Fachkompetenz und Sprache sehr gut kennen, um »auf Augenhöhe« und wechselseitiger Akzeptanz zu kommunizieren.

8.5 Selbsthilfe

Der elfjährige Marc ist wegen ADHS in kinderpsychiatrischer Behandlung. Im Verlauf der Routinekontrollen fällt eine mangelnde Gewichtszunahme und ein Wachstumsstillstand seit einem Jahr auf. Der Kinderarzt im »Tür-an-Tür«-MVZ wird hinzugezogen. Schlussendlich wird die Diagnose eines Morbus Crohn gestellt. Den durch das ADHS schon stark belasteten Eltern wird zur Unterstützung die Kontaktaufnahme zur Deutschen Morbus Crohn/Colitis ulcerosa-Vereinigung (DCCV e. V.) empfohlen. Die Eltern erleben den Austausch mit anderen betroffenen Familien als sehr hilfreich und profitieren vom Beratungsmaterial (▶ Kap. 4.3 und ▶ Kap. 5.10).

Die bundesweiten Selbsthilfegruppen sind eine wirksame Schnittstelle im Psychosomatik-Netzwerk und ergänzen die Angebote des Gesundheits-, Jugendhilfe-, Bildungs- und Sozialsystems, indem sie sich aktiv mit den speziellen gesundheitlichen und psychosozialen Problemen der Menschen beschäftigen. Sie werden von den Kostenträgern anerkannt und von der gesetzlichen Krankenversicherung (§ 20 h SGB 5) gefördert (NAKOS Studien 2017). Örtliche Selbsthilfegruppen befinden sich in freien, privaten und öffentlichen Trägerschaften und erhalten Unterstützung durch Kommunen, Selbsthilfeorganisationen, Institutionen, wie der gesetzlichen Rentenversicherung sowie durch regionale Selbsthilfekontaktstellen (NAKOS Studien 2017). Im Aufbau und in der Vermittlung Betroffener werden Selbsthilfegruppen durch Fachkräfte, Ärzte, Psychotherapeuten oder Sozialarbeiter begleitet. Diese professionelle Vernetzung hilft, inhaltliche Fehlentwicklungen und Konflikte zu vermeiden. In den Gruppen können sich Menschen aller Altersgruppen mit ihren chronischen Erkrankungen oder (komplexen) Behinderungen engagieren (Berg-Peer 2016). Die Akteure vermitteln regional einen Überblick über psychosoziale Ansprechpartner, Kliniken, Therapeuten und geben praktische Tipps. Durch die Kontakte zu medizinischen Versorgungseinrichtungen können Behandlungsanliegen patientenzugewandter und bedürfnisorientierter gestaltet werden. Selbsthilfe ersetzt keine Behandlung, besitzt aber einen emotional stabilisierenden Faktor, da sich Patienten und Angehörige gerade während einer langen, belastenden Therapie über Bewältigungsstrategien austauschen. Die Angebote der Selbsthilfe stärken die Akzeptanz der Lebenssituation, Gesundheitskompetenz, Eigenverantwortung und Selbstwirksamkeit. Ein Zugehörigkeitsgefühl kann seelisch entlastend wirken, verhindert (drohende) soziale Isolation und das Risiko psychischer Folgeerkrankungen (Berg-Peer 2016). Lebensnahe, familienorientierte Selbsthilfe unterstützt Kinder und Jugendliche in ihrem Anpassungsprozess an die Krankheit, in ihrer Alltagsbewältigung sowie in ihrem Umgang mit Ängsten und Frustration.

> **Wesentliches für die Praxis**
>
> Kernaussagen zu Faktoren guter Zusammenarbeit (nach Kinderschutzleitlinie 2019)
>
> - Klare Verantwortungsstrukturen schaffen.
> - Informationsaustausch und Zusammenarbeit absprechen, einvernehmlich regeln und regelmäßig überprüfen (z. B. Fall- und Helferkonferenzen)
> - Gegenseitige Anerkennung und Würdigung der Leistungen

Literatur

AWMF (2019) S3+ Leitlinie Kindesmisshandlung, -missbrauch, -vernachlässigung unter Einbindung der Jugendhilfe und Pädagogik (Kinderschutzleitlinie), Langfassung 1.0, AWMF-Registernummer: 027–069. (https://www.dgkim.de/leitlinien/awmf-s3-kinderschutzleitlinie, Zugriff am 25.02.2022).

Becker K, Freitag C M (2019) Psychische Störungen im Kindes- und Jugendalter und deren Behandlung. Hessisches Ärzteblatt 7/8: 437–441.

Berg-Peer J (2016) Moderation von Selbsthilfegruppen: Ein Leitfaden (Psychosoziale Arbeitshilfen). 1. Aufl. Köln: Psychiatrie Verlag GmbH.

Bundeskinderschutzgesetz (2012) Gesetz zur Kooperation und Information im Kinderschutz vom 22. Dezember 2011 (BGBl. I S. 2975), seit 01.01.2012 in Kraft getreten, das zuletzt durch Artikel 2 des Gesetzes vom 3. Juni 2021 (BGBl. I S. 1444) geändert worden ist

Bundesministerium für Familie, Senioren, Frauen und Jugend (BMFSFJ) (2018) Übereinkommen über die Rechte des Kindes. VN-Kinderrechtskonvention im Wortlaut mit Materialien.) Referat Öffentlichkeitsarbeit. 6. Aufl.
Bundesministerium für Familie, Senioren, Frauen und Jugend Referat Öffentlichkeitsarbeit (Hrsg.) (2020) Kinder- und Jugendhilfe Achtes Buch Sozialgesetzbuch. Berlin: BMFSFJ.
Bundeszentrale für gesundheitliche Aufklärung (Hrsg.) (2012) Gesundes Aufwachsen für alle! Köln: BZgA. Band 17: 17–38: 121–129.
Herrmann B, Dettmeyer RB, Banaschak S, Thyen U (2016) Kindesmisshandlung: Medizinische Diagnostik, Intervention und rechtliche Grundlagen. 3. Aufl. Berlin, Heidelberg: Springer.
Hollenweger J, Kraus de Camargo O (Hrsg.) (2017) ICF-CY Internationale Klassifikation der Funktionsfähigkeit, Behinderung und Gesundheit bei Kindern und Jugendlichen WHO – World Health Organization. 2., korrigierte Aufl. Göttingen: Hogrefe.
Hölling, H, Schlack R, Kamtsiuris P, Butschalowsky H, Schlaud M, Kurth BM (2012) Die KiGGS-Studie. Bundesweit repräsentative Längs- und Querschnittstudie zur Gesundheit von Kindern und Jugendlichen im Rahmen des Gesundheitsmonitorings am Robert-Koch-Institut Bundesgesundheitsbl 55: 836–842.
NAKOS Studien (2017) Selbsthilfe im Überblick 5, Zahlen und Fakten, 5. Ausgabe. Berlin: NAKOS.
Nickel P, Wolfram C, Pfeifer-Wiegleb d, Hornemann, F, Kiess, W, Merkenschlager, A., Bertsche, A (2017) Herausforderungen in der psychologischen Diagnostik, Beratung und Therapie bei Kindern und Jugendlichen mit geistiger Behinderung und ihren Familien als interdisziplinärer Bestandteil innerhalb eines Sozialpädiatrischen Zentrums. Kinder- und Jugendmedizin 5: 298–299.
Robert Koch-Institut, Bundeszentrale für gesundheitliche Aufklärung (Hrsg.) (2008) Erkennen – Bewerten – Handeln: Zur Gesundheit von Kindern und Jugendlichen in Deutschland. Berlin: RKI; Köln: BZgA.
Schulte-Körne G (2016) Psychische Störungen bei Kindern und Jugendlichen im schulischen Umfeld. Deutsches Ärzteblatt 113(11): 183–188.
WHO (1986) Ottawa-Charta zur Gesundheitsförderung. (Ottawa-Charta zur Gesundheitsförderung, 1986 (who.int), Zugriff am 25.02.2022).
Ziegenhain, U, Schöllhorn, A, Künster, AK, Hofer, A, König, C, Fegert, JM (2011) Werkbuch Vernetzung. Chancen und Stolpersteine interdisziplinärer Kooperation und Vernetzung im Bereich Früher Hilfen und im Kinderschutz. 4. Aufl. Köln: Nationales Zentrum Frühe Hilfen (NZFH).

IV   Fazit

9 Pädiatrisch-Psychosomatische Merksätze

Guido Bürk, Dieter Kunert, Jochen Meister und Maya von Stauffenberg

1. Pädiatrische Psychosomatik als Brücke
2. Sowohl somatisch als auch psychosozial; nicht: entweder oder
3. Psychosomatisch denken heißt, nicht dem Körper weniger, sondern der Seele mehr Beachtung schenken
4. Leib und Seele sind eng miteinander verwoben
5. Frühzeitige Behandlung psychosomatischer Beschwerden verhindert eine Chronifizierung
6. Auch seelische Schmerzen tun weh
7. Gewalt hinterlässt Spuren an Körper und Seele
8. Die Säuglingszeit kann nicht ernst genug genommen werden
9. Auch Kinder geraten in Lebenskrisen und sollen dabei adäquat begleitet werden
10. Ressourcen und Stärken sind Kraftquellen
11. Familiäre Erfahrungen bergen Chancen und Risiken, Eltern können Kinder stärken oder schwächen
12. Das Beziehungserleben und das Affekterleben brauchen Beachtung
13. Die Haltung des Behandlers ist bedeutsam
14. Eigene emotionale Resonanz wahrnehmen, auf das Bauchgefühl achten
15. Psychosomatisches Arbeiten ist in erster Linie Beziehungsarbeit
16. Psychosomatisches Arbeiten ist eine Begegnung Person zu Person
17. Mikrokosmos = Makrokosmos (Patienten-Familien-Klinikmitarbeiter-DGPPS)
18. Psychosomatisches Arbeiten ist Teamarbeit
19. Psychosomatisches Arbeiten mit Kind und Familie erfordert Zeit und Einfühlungsvermögen
20. Zu Beginn der Behandlung die Nachsorge planen – regionale Versorgung im Blick haben
21. Diagnostik: so viel wie nötig, so wenig wie möglich
22. Diagnosestellung nach Positivkriterien – nicht: Ausschlussdiagnostik
23. Keine Intervention und Therapie ohne Nebenwirkungen
24. Moderne Kinderkliniken brauchen biopsychosoziales Denken und Handeln
25. Auch für pädiatrische Subdisziplinen ist der biopsychosoziale Blick erforderlich
26. Langsamkeit und Behutsamkeit sind für einen effektiven diagnostischen Prozess förderlich
27. Einfache Ursache-Wirkungszusammenhänge gehören auf den Prüfstand
28. Eine schnelle und einseitige diagnostische Festlegung auf der Achse Soma-Psyche birgt die Gefahr eines Behandlungsabbruchs
29. Pädiatrische Psychosomatik als Brücke

10 Pädiatrische Psychosomatik braucht Menschen

Guido Bürk, Maya von Stauffenberg, Dieter Kunert und Jochen Meister

Psychosomatik braucht Menschen
mit einer besonderen Haltung,
die eine Beziehung zu Kindern und
ihren Eltern aufbauen

Psychosomatik braucht Menschen
mit einer verständlichen Sprache,
die empathisch mit Kindern und
ihren Eltern umgehen

Psychosomatik braucht Menschen,
die Brücken bauen zwischen
Körper und Seele
nicht ausschließen, sondern einschließen

Psychosomatik braucht Menschen,
die zusammenarbeiten im Team
und Hypothesen, Diagnosen,
personenzentrierte Therapien entwickeln

Psychosomatik braucht Menschen
mit Gelassenheit und Geduld,
die aus einem mit Wissen und Erfahrung
gefüllten Werkzeugkasten schöpfen können

11 Quo vadis pädiatrische Psychosomatik? Situationsbeschreibung, Ausblick und Vision

Guido Bürk, Dieter Kunert, Jochen Meister und Maya von Stauffenberg

Wie in diesem Buch dargestellt, ist die pädiatrische Psychosomatik enorm vielfältig und hat viele Schnittstellen innerhalb der Kinder- und Jugendmedizin und deren Subdisziplinen, wie auch mit der Kinder- und Jugendpsychiatrie, der Kinder- und Jugendlichenpsychotherapie und der hausärztlichen Versorgung. Die Möglichkeiten und Chancen, die sich daraus ergeben, werden aktuell noch nicht vollumfänglich genutzt.

Betrachten wir exemplarisch die Situation einer 16-jährigen Jugendlichen, die seit drei Wochen rezidivierend Bauchschmerzen und »Herzbeschwerden« hat. Die Patientin war früher häufig in Behandlung wegen einer Nierenerkrankung. Der besorgten Familie sind zunächst keine Ursachen ersichtlich. Nach Blutabnahme und gründlicher Untersuchung schickt der Kinderarzt die Jugendliche zur Magenspiegelung. Bei allen Untersuchungen finden sich keine auffälligen Befunde. Erst bei der anschließenden Besprechung werden mögliche Auslösefaktoren angesprochen: Am Vortag des Beschwerdebeginns war der Hund der Patientin gestorben, auch die Mutter hatte schon insgeheim über mögliche Zusammenhänge nachgedacht.

An dem Beispiel zeigt sich ein erstes Problem: Zur Lösung gesundheitlicher Probleme von Kindern und Jugendlichen, die der ganzen Person gerecht werden soll, brauchen wir in der Primärversorgung und bei der Langzeitbetreuung fach- und sachkundige Behandler, brauchen wir entsprechend ausgebildete Generalisten. Das biopsychosoziale Krankheitsmodell sollte dabei die Grundlage allen Handelns sein. Eine Möglichkeit, das theoretische und praktische Handwerkzeug zu erlernen, sind die Module der »psychosomatischen Grundversorgung«. Diese sind leider bislang noch nicht flächendeckend in der Weiterbildungsordnung der Kinder- und Jugendmedizin verankert.

Was soll nun mit der Jugendlichen geschehen? Wer hilft ihr, die Beschwerden als Ausdruck von Trauer zu verstehen und mögliche weitere symptomerhaltende Bedingungen zu identifizieren? Ein Kinderarzt ohne oder mit psychosomatischer oder psychotherapeutischer Ausbildung, ein Kinder- und Jugendlichenpsychotherapeut, ein Sozialpädiater, ein Facharzt für Psychosomatik und Psychotherapie oder ein Kinder- und Jugendpsychiater? Auf viele dieser Kontakte müsste die Patientin lange warten. Deshalb ist es hilfreich, wenn der Kinder- und Jugendarzt als primärer Ansprechpartner kenntnisreich beraten und damit einer Chronifizierung vorbeugen kann.

Werden in unserem Beispiel die oben genannten Spezialisten angesprochen, sind sie häufig nur teilweise vernetzt; außerdem fehlen für die interdisziplinäre Kommunikation oft Zeit und Mut. Dabei ist die fachspezifische Sorge um die »richtige« Kompetenz hinderlich und wird dem Anliegen der Patientin nicht gerecht.

Und was wäre, wenn bei unserer trauernden Patientin die Bauchschmerzen eskalieren würden und/oder sich komorbide Probleme oder sogar schwerwiegende psychosoziale Belastungen auftun?

Bei akuter Suizidalität wäre die Situation dramatisch, die Vorgehensweise hingegen klar: Die Kinder- und Jugendpsychiatrie ist zuständig. In anderen Fällen ist die Entscheidung schwieriger: ist bei vermuteter depressiver Episode mit starken Bauchschmerzen und der Notwendigkeit einer stationären Behandlung eine Kinderklinik mit Gastroenterologie oder eine Kinder- und jugendpsychiatrische Klinik zuständig? Letztendlich ist es wichtig, dass die Abteilungen miteinander kooperieren oder eine Klinik für Kinder- und Jugendmedizin eine Psychosomatikstation bzw. zumindest einen aktiven psychosozialen Konsiliar- und Liasondienst hat. Entscheidend sind die am jeweiligen Ort vorhandenen Versorgungsstrukturen, in denen die Patienten angemessen behandelt werden können.

Die pädiatrische Psychosomatik braucht eine starke und geeinte Pädiatrie und eine gelebte Kooperation mit der Kinder- und Jugendpsychiatrie, wie auch mit allen anderen diagnostischen und therapeutischen Disziplinen. Die Pädiatrie wiederum braucht eine integrierte und strukturierte pädiatrische Psychosomatik als gelebte Realität. Sie braucht keine neue Subdisziplinen, wie beispielsweise einen Facharzt oder eine Fachpflegekraft für pädiatrische Psychosomatik. Die Psychosomatik steht für multiprofessionelles und interdisziplinäres Arbeiten auf Augenhöhe, verbunden mit einer adäquaten therapeutischen Grundhaltung. Der diagnostische und therapeutische Ansatz muss von Anfang an transparent sein und das Kind in seiner Familie und dem gesamten Lebensumfeld erfassen. Die Arbeitsweise ist dabei kooperierend und integrativ. Dies gilt sowohl für das ambulante als auch für das stationäre Setting. Eine Vielzahl von Beispielen ist in diesem Buch in den Kapiteln über Symptome (▶ Kap. 3), Krankheiten (▶ Kap. 4) und Störungen (▶ Kap. 5) dargestellt.

Dieses Buch entstand in einer ganz besonderen Zeit: Die Corona-Pandemie mit all ihrer Kraft, Gewalt und Bedrohung hat gewohnte Abläufe in allen Bereichen des gesellschaftlichen Lebens verändert. Sie hat auch die Bewältigungsanforderungen für die Kinder und ihre Familien erhöht. Gleichzeitig hat die Corona-Pandemie auch Zeit zur Besinnung ermöglicht, was nicht zuletzt neben der geringeren Reisetätigkeit auch diesem Buch zugutekam. Die Herausgeber konnten die Vorteile moderner Kommunikation schätzen lernen. Der Verzicht auf persönliche Begegnungen war aber spürbar. Welche Veränderungen und neuen Herausforderungen sich aus diesen pandemiebedingten Einschränkungen für die Arbeit mit den Kindern und ihren Familien ergeben, bleibt abzuwarten.

> **Was ist unsere Vision?**
>
> - Die pädiatrische Psychosomatik der Zukunft hat ausreichend Zeit für die Patienten sowie ihre Familien und ist selbstverständlich ausreichend finanziert. Sie hat Einzug in die universitäre Medizin gehalten und wird flächendeckend und in allen Subdisziplinen der Pädiatrie gelebt.

- Die Wartezeiten der Patienten bewegen sich in den Bedürfnissen der Patienten angemessenen Dimensionen, der Zugang zu entsprechenden Kliniken und Praxen ist niederschwellig.
- Die hinderliche Konkurrenz der Fachdisziplinen, insbesondere zwischen der Pädiatrie und der Kinder- und Jugendpsychiatrie, hat ein Ende gefunden, es bestehen fruchtbare Kooperationen.
- Die pädiatrische Psychosomatik forscht, arbeitet an Ergebnisqualität und Leitlinien. Sie entwickelt beispielsweise umfassende Konzepte zum Umgang mit chronisch kranken Kindern und Jugendlichen, zusätzlich zu den schon teilweise etablierten Behandlungsstrukturen.
- Sowohl im Studium der Medizin als auch der Psychologie und der pädagogischen Fächer ist die Psychosomatik des Kindesalters fest integriert.
- Als Herausgeber und als Mitglieder der DGPPS haben wir uns dieser Vision verschrieben und wollen mit dem vorliegenden Buch einen Beitrag zur Umsetzung leisten. Möge sich die Idee des Buches weiterentwickeln und neue Visionen ermöglichen.

V Verzeichnisse

Verzeichnis der Autorinnen und Autoren

Angersbach, Johanna
Physiotherapeutin
Clementine Kinderhospital Frankfurt
johanna.angersbach@akc.de

Arend, Claudia
Pflegerische Stationsleitung Pädiatrische Psychosomatik
Klinik für Pädiatrische Hämatologie und Onkologie, Psychosomatik und Systemerkrankungen, Abteilung für Pädiatrische Psychosomatik und Psychotherapie, Klinikum Kassel
claudia.arend@gnh.net

Arend, Wolfgang, Dr. med.
Facharzt für Kinder- und Jugendpsychiatrie und -psychotherapie, FA für Kinder- und Jugendmedizin
Praxis für Kinder- und Jugendpsychiatrie, Kassel
praxis@drarend.de

Bader, Christiane
Diplom-Sozialpädagogin, Case Management-Ausbilderin DGCC
Institut für Sozialmedizin in der Pädiatrie Augsburg
christiane.bader@ispa-institut.de

Berger, Thomas, Dr. med.
Facharzt für Kinder- und Jugendmedizin, Kindergastroenterologe, Kinderrheumatologe
Vestische Kinder- und Jugendklinik Datteln
t.berger@kinderklinik-datteln.de

Blankenburg, Markus, Prof. Dr. med.
Facharzt für Neurologie, Kinder- und Jugendmedizin, Neuropädiater, Psychotherapeut, Schmerztherapeut, Palliativmediziner
Klinik für Pädiatrische Neurologie, Psychosomatik und Schmerztherapie
Zentrum für Kinder-, Jugend- und Frauenmedizin
Klinikum Stuttgart – Olgahospital
m.blankenburg@klinikum-stuttgart.de

Bürk, Guido
Facharzt für Kinder- und Jugendmedizin, Kindergastroenterologe, Kinderrheumatologe, Infektiologe, Neonatologe
paedicum ruhrkidz Herne
guido.buerk@web.de

Claußnitzer, Gerd, Dr. med.
Facharzt für Kinder- und Jugendmedizin
Spessart-Klinik Bad Orb, Klinik für Kinder, Jugendliche und junge Erwachsene
dr.claussnitzer@spessartklinik.de

Daxer, Florian
Facharzt für Kinder- und Jugendpsychiatrie und -psychotherapie
Klinik für Kinder- und Jugendpsychosomatik, Clementine Kinderhospital Frankfurt
f.daxer@ckhf.de

Degener, Lisa
Fachärztin für Allgemeinmedizin
Niedergelassen in einer hausärztlichen Gemeinschaftspraxis in Altenberge bei Münster/Westf.
Referentin und Autorin für das IhF (Institut für hausärztliche Fortbildung) und für andere Institutionen zu pädiatrischen Themen in der Allgemeinmedizin
Mitglied der Arbeitsgruppe hausärztliche Pädiatrie in der DEGAM
degener.altenberge@googlemail.com

Essen, Brigitte
Fachärztin für Kinder- und Jugendpsychiatrie und -psychotherapie
paedicum ruhrkiz Herne
brigitte.essen@paedicum.net

Franz, Matthias, Prof. Dr. med.
Facharzt für Psychosomatische Medizin (DGPM), Facharzt für Neurologie und Psychiatrie, Lehranalytiker (DPG, DGPT, IPD), Gruppenlehranalytiker (D3G, IAGD), Psychodynamische Organisationsentwicklung (POP) (https://www.prof-m-franz.de)
Universitätsklinikum Düsseldorf, Klinisches Institut für Psychosomatische Medizin und Psychotherapie
matthias.franz@uni-duesseldorf.de

Fricke, Christian, Dr. med.
Facharzt für Kinder- und Jugendmedizin, Neuropädiater, Sozialpädiater
Werner-Otto-Institut Sozialpädiatrisches Zentrum, Hamburg
Hochschule Nordhausen
cfricke@werner-otto-institut.de

Frosch, Michael, Prof. Dr. med.
Facharzt für Kinder- und Jugendmedizin, Kinderrheumatologe, Kinderschmerztherapeut
Deutsches Kinderschmerzzentrum, Kinderpalliativzentrum, Vestische Kinder- und Jugendklinik Datteln
m.frosch@kinderklinik-datteln.de

Goblirsch, Martina, Dr. phil.
Kinder- und Jugendlichenpsychotherapeutin, Traumatherapeutin, Dozentin, Supervisorin
Psychotherapeutische Praxis für Kinder und Jugendliche, Bad Wildungen
praxis.dr.goblirsch@gmail.com

Heidenreich, Yvonne, Dr. med.
Fachärztin für Kinder- und Jugendmedizin, Psychotherapeutin, Schmerztherapeutin
Klinik für Kinder- und Jugendmedizin, Klinikum der Stadt Soest
heidenreich@klinikumstadtsoest.de

Hellemann, Nicole
Lehrerin, Stufenleiterin
Mönchebergschule – Förderschule der Stadt Kassel mit dem Förderschwerpunkt kranke Schülerinnen und Schüler
nicole.hellemann@schule.hessen.de

Herrmann, Bernd, Dr. med.
Facharzt für Kinder- und Jugendmedizin, Neonatologe, Kinder- und Jugendgynäkologe, Kinderschutzmediziner
Klinik für Neonatologie und allgemeine Pädiatrie, Ärztliche Kinderschutz- und Kindergynäkologieambulanz, Klinikum Kassel
herrmann@klinikum-kassel.de

Karpinski, Hendrik, Dipl.-Med.
Facharzt für Kinder- und Jugendmedizin
Klinik für Kinder- und Jugendmedizin, Klinikum Niederlausitz
h.karpinski@klinikum-niederlausitz.de

Kindler, Wolfgang
ehemaliger Gymnasiallehrer
Fortbilder, Coach und Autor in Sachen Mobbing und Gewaltprävention (Wolfgang-Kindler.de)
w.kindler@gmx.de

Klein, Eva
Kunsttherapeutin (B.A.)
Klinik für Pädiatrische Hämatologie und Onkologie, Psychosomatik und Systemerkrankungen, Abteilung für Pädiatrische Psychosomatik und Psychotherapie, Klinikum Kassel
eva.klein@gnh.net

Koester-Lück, Maria, Dr. med.
Fachärztin für Kinder- und Jugendmedizin, Fachärztin für Psychosomatische Medizin und Psychotherapie für Kinder, Jugendliche und Erwachsene
Schwerpunkt Eltern-Säuglings-Kleinkind-Psychotherapie
Psychotherapeutische Praxis Schweinfurt
dr.m.koelueck@t-online.de

Korsch, Charlotte, M. Sc. Psychologin
Psychologische Psychotherapeutin i. A.
Klinik für Kinder- und Jugendmedizin, Kinderkrankenhaus Amsterdamer Straße, Kliniken Köln
KorschC@kliniken-koeln.de

Krüger, Andreas, Dr. med.
Facharzt für Kinder- und Jugendpsychiatrie und -psychotherapie, Paar- und Familientherapeut
Ankerland Trauma-Therapiezentrums Hamburg, Leiter des Instituts für Psychotraumatologie des Kindes- und Jugendalters (IPKJ) Hamburg
andreas.krueger@ankerland.de

Kunert, Dieter
Dipl.-Pädagoge, Kinder- und Jugendlichenpsychotherapeut, Paar- und Familientherapeut
Klinik für Pädiatrische Hämatologie und Onkologie, Psychosomatik und Systemerkrankungen, Abteilung für Pädiatrische Psychosomatik und Psychotherapie, Klinikum Kassel
dieter.kunert@icloud.com

Kuwertz-Bröking, Eberhard, Dr. med.
Facharzt für Kinder- und Jugendmedizin, Pädiatrischer Nephrologe
Klinik für Kinder- und Jugendmedizin der Universitätsklinik Münster, Schwerpunkt Pädiatrische Nephrologie
kuwertz-broeking@t-online.de

Kwant, Jan, Dr. med.
Facharzt für Kinder- und Jugendpsychiatrie und -psychotherapie, Facharzt für Kinder- und Jugendmedizin, Allergologe
Kinderhospital Osnabrück Fachklinik für Kinder- und Jugendpsychiatrie, -Psychotherapie und -Psychosomatik
kwant@kinderhospital.de

Lachnit, Andreas
Facharzt für Kinder- und Jugendmedizin
Klinik für Kinder- und Jugendmedizin, Abteilung Pädiatrische Psychosomatik, Städtisches Klinikum Dresden
andreas.lachnit@klinikum-dresden.de

Lang, Egbert, Dr. med., Dipl.-Psych.
Facharzt für Kinderheilkunde, Kinder- und Jugendlichenpsychotherapeut
St. Vincenz-Hospital, Kinderklinik Coesfeld
egbertlang@t-online.de

Lempp, Thomas, Dr. med.
Facharzt für Kinder- und Jugendpsychiatrie und -psychotherapie
Klinik für Kinder- und Jugendpsychosomatik, Clementine Kinderhospital Frankfurt
t.lempp@ckhf.de

Lucas, Torsten, Dr. med.
Facharzt für Kinder- und Jugendpsychiatrie und -psychotherapie, Paar- und Familientherapeut
Klinik für Kinder- und Jugendmedizin/Kinderzentrum, »Die Insel« – Pädiatrische Psychosomatik und Psychotherapie/Kinder- und Jugendpsychiatrie, UKSH Schleswig-Holstein, Campus Lübeck
torsten.lucas@uksh.de

Lutterbüse, Nicola, Dr. med.
Ärztliche Koordinatorin
Gesellschaft der Kinderkrankenhäuser und Kinderabteilungen in Deutschland (GKinD), Berlin
nicola.lutterbuese@gkind.de

Meister, Jochen, Dr. med.
Facharzt für Kinder und Jugendmedizin, Kinder-Pneumologie, Allergologie, Psychotherapie
Klinik für Kinder- und Jugendmedizin am HELIOS Klinikum Aue.
jochen.meister@helios-gesundheit.de

Möller, Heidi, Prof. Dr. phil., Dipl.-Psych.
Professorin für Theorie und Methodik der Beratung
Universität Kassel, Institut für Psychologie, FB Humanwissenschaften
heidi.moeller@uni-kassel.de

Mönkemöller, Kirsten, Dr. med.
Fachärztin für Kinder und Jugendheilkunde, Diabetologin und Kinderrheumatologin
Klinik für Kinder- und Jugendmedizin, Kinderkrankenhaus Amsterdamer Straße, Kliniken Köln
moenkemoellerk@kliniken-koeln.de

Monninger, Martina, Dr. med.
Fachärztin für Kinder- und Jugendpsychiatrie und -psychotherapie, Psychotraumatherapie, Systemische Therapie
Universitätsklinikum Münster, Klinik für Kinder- und Jugendmedizin, Allgemeine Pädiatrie, Psychosomatik
martina.monninger@ukmuenster.de

Nathrath, Michaela, Prof. Dr. med.
Fachärztin für Kinder- und Jugendmedizin, Kinder-Hämato-Onkologin, Palliativmedizinerin, Psychoonkologin
Klinik für Pädiatrische Hämatologie und Onkologie, Psychosomatik und Systemerkrankungen, Klinikum Kassel
michaela.nathrath@gnh.net

Neudorf, Ulrich, Dr. med.
Facharzt für Kinder- und Jugendmedizin, Kinderkardiologe, Kinder- und Jugendrheumatologe
Klinik für Kinderheilkunde III. Universitätsklinikum Essen
ulrich.neudorf@uk-essen.de

Nickel, Petra, Dr. rer. nat.
Dipl.-Psychologin, Psychologische Psychotherapeutin
Universitätsklinikum Leipzig, Klinik und Poliklinik für Kinder- und Jugendmedizin
petra.nickel@uniklinik-leipzig.de

Nolting, Björn, Dr. med.
Facharzt für Psychosomatische Medizin und Psychotherapie, Psychoanalytiker (DPV/IPA), Suchtmedizinische Grundversorgung, Fachliche Befähigung Kinder- und Jugendlichenpsychotherapie, Psychoonkologe
Klinik für Psychosomatische Medizin und Psychotherapie Klinikum Esslingen
b.nolting@klinikum-esslingen.de

Oommen, Prasad Thomas, Dr. med.
Facharzt für Kinder- und Jugendmedizin, Kinder Hämato-Onkologe, Kinderrheumatologe, Immunologe, Palliativmediziner
Klinik für Kinder-Onkologie, -Hämatologie und Klinische Immunologie, Leiter des Bereichs Pädiatrische Rheumatologie, Universitätsklinikum Düsseldorf
prasad.oommen@med.uni-duesseldorf.de

Podeswik, Andreas, Dipl.-Psych.
Psychologischer Psychotherapeut, Kinder- und Jugendlichenpsychotherapeut
Institut für Sozialmedizin in der Pädiatrie Augsburg
andreas.podeswik@bv.bunter-kreis.de

Radeloff, Daniel, Dr. med.
Facharzt für Kinder- und Jugendpsychiatrie und -psychotherapie
Klinik und Poliklinik für Psychiatrie, Psychotherapie und Psychosomatik des Kindes- und Jugendalters, Universitätsklinikum Leipzig
daniel.radeloff@uniklinik-leipzig.de

Reichert, Bernd, Dr. rer. medic.
Dipl.-Musiktherapeut, Kinder- und Jugendlichenpsychotherapeut
Universitätsklinikum Münster, Klinik für Kinder- und Jugendmedizin, Allgemeine Pädiatrie Psychosomatik
reiber@ukmuenster.de

Reinehr, Thomas, Prof. Dr. med.
Facharzt für Kinder- und Jugendmedizin, Kinder-Endokrinologie, Kinder-Diabetologie, Kindergastroenterologie, Kinder-Rheumatologie, Ernährungsmedizin
Endokrinologie und Diabetologie, Vestische Kinder- und Jugendklinik Datteln
t.reinehr@kinderklinik-datteln.de

Rodeck, Burkhard, PD Dr. med.
Generalsekretär der Deutschen Gesellschaft für Kinder- und Jugendmedizin e. V. (DGKJ)
Deutsche Gesellschaft für Kinder- und Jugendmedizin Berlin
generalsekretaer@dgkj.de

Roll, Claudia, Prof. Dr. med.
Fachärztin für Kinder- und Jugendmedizin, Neonatologie, Pädiatrische Intensivmedizin
Abteilung Neonatologie, Pädiatrische Intensivmedizin, Schlafmedizin, Perinatalzentrum Datteln
Vestische Kinder- und Jugendklinik Datteln
c.roll@kinderklinik-datteln.de

Rott-Schaberick, Manuela
Förderschullehrerin, Schulleiterin
Möncheberschule – Förderschule der Stadt Kassel mit dem Förderschwerpunkt kranke Schülerinnen und Schüler
poststelle@moenchebergschule.kassel.schulverwaltung.hessen.de

Schlack, Robert, Dr. rer. nat.
Gesundheitswissenschaftler
Abteilung Epidemiologie & Gesundheitsmonitoring, Robert-Koch-Institut, Berlin
schlackr@rki.de

Scholz, Dietmar, Dr. med.
Facharzt für Kinder- und Jugendmedizin, Kindergastroenterologe, in Weiterbildung zum Facharzt für Kinder- und Jugendpsychiatrie und -psychotherapie
Klinik und Poliklinik für Psychiatrie, Psychotherapie und Psychosomatik des Kindes- und Jugendalters, Universitätsklinikum Leipzig
Dietmar.Scholz@medizin.uni-leipzig.de

Steuber, Christian, Dr. med.
Facharzt für Kinder- und Jugendmedizin, Kindergastroenterologie, Psychotherapie
Praxis für Kinder- und Jugendmedizin und Klinik für Kinder- und Jugendmedizin im Eltern-Kind-Zentrum Prof. Hess, Bremen
christian.steuber@gesundheitnord.de

Stichnoth, Ulrike, Dr. med.
Fachärztin für Psychotherapeutische Medizin, Familientherapeutin
Praxis für Psychotherapie und Psychosomatik Göttingen
ulrike.stichnoth@gmx.de

Strack, Andreas, Dr. med.
Facharzt für Kinderchirurgie
Klinik für Kinderchirurgie und Zentrum für schwerbrandverletzte Kinder, Klinikum Kassel
a.strack@gnh.net

Tegtmeyer-Metzdorf, Harald, Dr. med., Dipl.-Psych.
Facharzt für Kinder- und Jugendmedizin, Neuropädiater, Psychotherapeut
Gemeinschaftspraxis für Kinder- und Jugendmedizin Lindau
dr.harald.tegtmeyer@t-online.de

Vogler, Lars, Dr. med.
Facharzt für Kinder- und Jugendmedizin, Allergologe, Kinderpneumologe, Asthma- und Neurodermitistrainer
paedicum ruhrkiz Herne
dr.l.vogler@paedicum.net

von Stauffenberg, Maya, Dr. med.
Fachärztin für Kinder- und Jugendmedizin
Fachärztin für Kinder- und Jugendpsychiatrie und -psychotherapie, Frankfurt am Main
m.stauffenberg@freenet.de

Weckesser, Michael
Facharzt für Kinder- und Jugendmedizin
Klinik für Pädiatrische Hämatologie und Onkologie, Psychosomatik und Systemerkrankungen, Abteilung für Pädiatrische Psychosomatik und Psychotherapie, Klinikum Kassel
michael.weckesser@gnh.net

Zillessen, Klaus Eckart, Dr. med.
Facharzt für Kinder- und Jugendpsychiatrie und -psychotherapie, Familientherapeut Sophien Weimar
Klinik für Kinder- und Jugendmedizin, Psychosomatik und Psychotherapie, Sophien- und Hufeland-Klinikum Weimar
e.zillessen@klinikum-weimar.de

Stichwortverzeichnis

A

Adaptations-Konzept 331
ADHS 271
Adipositas 37, 142
Adolescent Onset 271
Adoleszenz 295, 377
Adverse Childhood Experiences (ACE) 54, 73, 84, 110, 314
Affektkrampf 130
Affektregulation 353
Aggravation 128
Agnosie 123
Agoraphobie 229
Akzeptanz 60
Alarmsymptome 124, 279
Albträume 216
Alexithymie 123
Alleinerziehende 92
Allparteilichkeit 338
Alltagsbelastung 78
Alltagsbewältigung 111
Altöttinger Papier 297
Anamnese
– gelebte 285
Anamneseerhebung 66
Anfall
– psychogener 130
Angst 162, 204, 221
Angst- und depressive Verhaltensstörungen 185
Angsthierarchie 227
Angststörung 103, 168, 192, 271, 318
– generalisierte 224
Anhaltende Belastungsreaktion 175
Anorexia nervosa 151
Anpassungsstörung
– somatoforme 116
Anpassungsstörungen 319
Antidepressiva vom SSRI-Typ 228
Anus praeter 167
Arbeitsgemeinschaft Pädiatrische Psychosomatik (AGPPS) 26
Arbeitszufriedenheit 355
Artifizielle Störung 128, 253

Arztpraxis 279
Asthma bronchiale 37, 115
Atemnot
– subjektive 222
Auffälligkeiten
– psychische 32
Aufmerksamkeitsdefizit-Hyperaktivitätsstörung (ADHS) 262
Aufmerksamkeitsstörung 262
Aufnahme
– stationäre 319
Aufnahmebefund
– körperlicher 352
Aufnahmemodalität 359
Ausscheidungsstörung 319
Ausschlussdiagnostik 45, 307
Ausstattung
– personelle 357
– räumliche 358
Autismus-Spektrum-Störung 212, 266
Autoaggression 232
Autogenes Training 227
Autonomie 358
Autonomiebestrebungen 55
Autonomieentwicklung 338
Autonomieverlust 175
Autorität 61
Avoidant Restrictive Food Intake Disorder (ARFID) 152

B

Battered-child-Syndrom 86
Bauchschmerzen 34, 102, 223, 316
– funktionelle 102
Befund
– körperlicher 66
– psychischer 67
Behandlung
– intensivmedizinische 203
– multimodale 291
– multiperspektivisch, interdisziplinär 288
– stationäre 318
Behandlungsauftrag 326, 330

413

Behandlungsbausteine 322
Behandlungsdokumentation 361
Behandlungskapazitäten 57
Behandlungsmittel
- ressourcenorientiertes 342
Behandlungsmotivation 273
Behandlungsplanung 322, 358
Behandlungsplätze
- Nachfrage nach 374
Behandlungsproblem 354
Behandlungsresistenz 151
Behandlungsteam 319
behavioral inhibition 225
Behinderung 158, 194, 296
Belastung
- biografische 232
Belle indifférence 247
Berufsgruppen 357
Beschwerden
- funktionelle 43
- körperliche 111
- psychosomatische 59, 64, 306
Besondere Einrichtungen 362
Besprechungskultur 322
Bewältigungsstrategie 169
Bewegungseinschränkung 190
Beziehung
- therapeutische 146, 334
Beziehungserfahrung 359
Beziehungsgestaltung 359
Beziehungsorientierung 333
Beziehungsproblem 337
Beziehungsstörung 240
Bindung 51, 75, 208, 210
Bindungserfahrung 210
- frühe 341
Bindungsmuster 91, 211
- desorganisiertes 51, 52
- sicheres 51
- unsicher-ambivalentes 52
- unsicher-vermeidendes 52
Bindungsqualität 51, 211
Bindungsstörung 211
- Kernsymptome 211
Binge-Eating-Störung 151
Biopsychosoziales Krankheitsmodell 90, 283
Blase
- überaktive 136
Body Mass Index (BMI) 37
Bulimia nervosa 151
Bunter Kreis 299

C

Care und Case Management 299
CED-Schulung 171
Child Onset 271
Chronifizierung 186, 277, 279, 284, 327
Chronifizierungsneigung 151
Chronisch entzündliche Darmerkrankung (CED) 102, 168
Chronische Erkrankung 158
Colitis ulcerosa 167
Corona-Pandemie 398
CUT = callous-unemotional traits 270
Cybermobbing 79

D

Defäkationsstörung 121
Defibrillator 183
Dekompensation
- psychische 353
Delinquenz 267
Depression 103, 110, 143, 162, 168, 178, 191, 192, 230, 271, 314
- Kernsymptome 231
- postpartal 231
Depressionsfragebogen 231
Deprivation
- frühkindliche 50
Derealisations- und Depersonalisationserlebnisse 245
Deutschen Gesellschaft für Kinderschutz in der Medizin (DGKiM) 87
Deutschen Gesellschaft Pädiatrische Psychosomatik (DGPPS) 26
Devianz 270
Diabetes-Management 160
Diabetes mellitus 160, 315
Diabetesteam 161
Diagnose-Checkliste für Zwangs-Spektrum-Störungen (DCL-ZWA) 259
Diagnose-Checklisten 69
Diagnoseschock 164, 175
Diagnostik
- multimodale 71
- psychosoziale 359
- somatische 359
Diagnostik-System für psychische Störungen 259
Diagnostische Klassifikation seelischer Gesundheit und Entwicklungsstörungen der frühen Kindheit (DC\
- 0–5) 72
Diagnostische Trennung 252
Diathese-Stress-Modell 244

Dissoziation 209
Dissoziative Störung 128, 243, 319
Dissoziativer Anfall 128
Dissoziatives Symptom 239
Doctor-Hopping 247, 327
Dormagener Modell 93
DRG
- U41Z 364
- U43Z 365
DRG-Fallpauschalensystem 362
Dysfunktionelle Atmung vom thorakalen Typ mit insuffizienter Ventilation (DA-TIV) 115
Dysfunktionelle respiratorische Symptomatik (DRS) 114
Dyspepsie
- funktionelle 102
Dysthymie 231

E

Eingliederungshilfe 273, 387
Einnässen 135
Elterliche Belastung 218
Elterliche Präsenz 112
Eltern 207
Eltern-Kind-Interaktion 211, 219
Elternkompetenz
- Förderung von 91
Emergenz 48
Emotionalität 341
Empathie 60
Empfinden
- körperliches 346
Entängstigung 327
Entspannung 346
Entwicklung 49
Entwicklungsaufgaben 49, 158, 309
Entwicklungsberatung 219
Entwicklungskonflikt 90
Entwicklungsneurologie 49
Entwicklungsorientierung 333
Entwicklungsphasentypische Angst 226
Entwicklungsrisiken 277
Entwicklungsstörung
- motorische 196
- tiefgreifende 212
Entwicklungstraumastörung 239
Entwicklungsverzögerung 194
Entzündungsschübe 169
Enuresis nocturna 135
Epigenetik 47, 53
Epigenom 53
Epilepsie 130
Epistemisches Vertrauen 50

Erbrechen
- zyklisches 122
Erfahrungen
- traumatische 346
Ergebnisqualität 360
Ergotherapie 190
Erinnerung
- bildhafte 239, 240
- intrusive 238
Erkrankung
- atopische 37
- chronische 309
- onkologische 174, 317
Erstdiagnose 169
Erstgespräch 61
Erstickungsangst 115
Erstkontakt 290
Erstschulung 163
Erziehungsstile 56
Essstörungen 151, 214, 216, 217, 318, 377
Ewing-Sarkom 173
Exercise Induced Laryngeal Obstruction (EILO) 115
Exerzebation 352
Exploration
- klinische 68

F

Facharztverbund 280
Fachkompetenz 354
Factitious disorder 251
Fall- und Helferkonferenz 390
Fallpauschale 362
Familie 54
Familien- und Interaktionsdiagnostik 70
Familien- und Kindschaftsrecht 388
Familienarbeit 112
Familiengericht 373
Familiengespräch 337
Familienmedizin 55
Familienorientierung 333
Familienskulptur 71
Familienstruktur 55
Familiensystem 55
Familientherapie 336
Fehldiagnose 279
Flashbacks 238
Folgeerkrankungen
- diabetesspezifische 161
Fragebögen für Eltern und Lehrer 272
Fragetechniken 65
Fremdaggression 352
Fright-fight-flight-freeze-Reaktion 208
Früharthrose 192

415

G

Frühe Hilfen 73, 385
Frühförderung
– heilpädagogische 198
Frühgeborene 74, 197
Fugue 245
Funktionsniveau
– psychosoziales 361
Fürsorgepflicht 83

G

Gedeihstörung 216
Gegenübertragungsphänomen 354
Geistige Behinderung 196
Gen-Umwelt-Interaktion 90
Generationsgrenzen 55
Genogramm 56, 70, 233
Genregulation 53
Geschwisterkind 292
Gesprächsführung 46
– personenzentrierte 150
Gesundheit
– seelischer 90
Gesundheitshilfe 384, 388
Gesundheitsrisiken 94, 202
Gesundheitsstörung
– chronisch körperliche 38
Gesundheitsverhalten 31
Gewalterfahrung 36
– innerfamiliäre 240
Gewichtsphobie 152
Globusgefühl 115
Glukoseeinstellung 160
Grundhaltung
– entwicklungsfördernde 60
Grundversorgung
– psychosomatische 126

H

Habitueller Husten 115
Haltung 305
– reflektierende 337
– therapeutische 145, 329
– wertschätzende 325
Handeln
– pflegerisches 324
Handlungsraum 358
Harnausscheidungsstörung 140
Harninkontinenz 135
Hauttransplantation 203
HbA1c-Wert 161
Helikoptereltern 253
Herzinsuffizienz 183
Herzschmerzen 180

Herztransplantation 183
HHN-Achse 208
Hidden agenda 282
Hilfe statt Strafe 88
Hilflosigkeit 79
Hirnatrophie 154
Hirnreifung 264
Home treatment-Ansatz 372
Homöostase
– hormonelle 154
Hyperaktivität 262
Hyperventilation 115
Hyperventilationstetanie 131
Hypoglykämie 161

I

ICD-Kode 362
ICF-Kriterien 194
Identitätsstörung
– dissoziative 239
Impulsivität 262
Inneres Erleben 231
Inobhutnahme 388
Institut für Entgeltsystem im Krankenhaus (InEK) 369
Insulindosis 160
Intervention
– psychotherapeutische 273
– verhaltensorientierte 291
Intrusive Erinnerungen 239

J

Jugendamt 88, 387
Jugendhilfe 110, 212
Jugendhilfemaßnahme 291
Jugendkriminalität
– Prävention von 93
Juvenile idiopathische Arthritis (JIA) 102, 188, 308

K

Känguru-Pflege 75
Kardiale Warnzeichen 185
Kardiomyopathie
– hypertrophe 180
Katastrophisierung 129
Ketoazidose 161
KiGGS-Studie 31
Kinder- und Jugendhilfe 386
Kinder- und Jugendlichenpsychotherapeut 288

Kinder- und Jugendpsychiater 290
Kinderheilkunde 280
Kinderrheumatologie 308
Kinderschutz 86
- S3+-Leitlinie 87, 384
Kinderschutzangebot
- regionales 88
Kinderschutzgruppe 250, 317
- multiprofessionelle 87
Kindesmisshandlung 83, 241, 254
Kindeswohlgefährdung 63, 254
Kindliche Stressbelastung
- transgenerationale Auswirkungen 90
Klassifikationssystem 290
Kleine Erwachsene 86
Klinik für Kinder- und Jugendpsychiatrie 370
Klinik für Psychosomatische Medizin und Psychotherapie 377
Kommunikation 217
- interdisziplinäre 397
- non-verbale 340
- videogestützte 219
Kommunikationsstörung 356
Komorbidität 163, 168, 273
Komplexbehandlung 328
- integrierte-klinisch-psychsomatische (OPS 9–402.1) 363
- miultimodale 359
Komplexität 282
Konfliktlösungsstrategie 273
Kongruenz 60
Konsiliar- und Liaisondienst
- psychosozialer 368
Konsiliarmodell 315
Konsiliartätigkeit 315
Kontraindikation 358
Konversionsstörung 244
Kooperation 289, 373
- Form der 375
Kooperationspartner 385
Kopfschmerzen 34, 102, 323
Körper-Seele-Dialog 331
Körper-Seele-Spaltung 332
Körperarbeit 347
Körperausdruck 346
Körperbeschwerden
- chronisch-rezidivierende 286
Körperbild 205
Körperbildstörung 154
Körpererleben 346
Körperfunktion 346
Körperliche Misshandlung 84
Körpersignale 347
Körperwahrnehmung 344
Krankenhausbehandlung

- psychosomatisch-psychotherapeutische 356
Krankheits- und Entzündungsaktivität 169
Krankheitsbelastung
- subjektive 192
Krankheitsbewältigung 99, 299
Krankheitsgewinn 129
- sekundärer 248
Krankheitskonzept
- individuelles 330
Krankheitsmodell
- biopsychosoziales 47, 103, 302, 397
- morphologisch-ätiologisches 43
Krankheitsmodifizierende Substanzen 190
Krankheitsverarbeitung 281
Krankheitsverarbeitungsprozesse 159
Krankheitsverständnis 63
Kränkungserfahrung 112
Krise 351
Kritische Lebensereignisse 73
Kunsttherapie 342

L

Landesbasisfallwert 362
Langzeitbetreuung 159, 280
Laxantienabusus 152
Lebensbedingungen
- prekäre 282
Lebensereignisse
- belastende 225
Lebenserwartung 198
Lebensqualität 168, 199, 361
Lebensstilgewohnheit 145
Lebenszyklus 55
Leib-Seele-Problem 42
Leistungsanforderungen
- zunehmende 109
Leistungsfähigkeit
- schulische 349
Leitfaden für Kinderschutz in Kliniken 88
Leitung
- ärztliche 357
- therapeutische 357
Liaisonmodell 316
Liaisonversorgung 316
Libidoverlust 232
Life events 62
Loyalitätskonflikt 338

M

Magisches Denken 256
Man-Made-Desaster 236
Maternal mind-mindedness 91

Medizin
- personenzentrierte 60
Medizinischer Dienst 364
Mehrdimensionale Bereichsdiagnostik der Sozialpädiatrie (MBS) 71
Mehrdimensionale Bereichsdiagnostik in der Sozialpädiatrie (MBS) 194, 297
Mehrfachbehinderung 199
Mehrlingsgeburten 77
Mentalisieren 50
Methodeninventar 339
Migräne
- abdominelle 102, 122
Migrantenfamilie 281
Miktionsaufschub 136
Milieu
- therapeutisches 359, 378
Milieutherapie 112
Misshandlung
- emotionale 85
Mobbing 79, 123, 231
- Eltern und Ärzte 82
Mobbingopfer 80
Mobbingtäter 80
Modell der ICF 381
Monotraumatisierung 241
Morbiditäten
- neue 38
Morbus Crohn 167
Mukoviszidose 386
Multiaxiale Klassifikationssystem psychischer Störungen des Kindes- und Jugendalters (MAS) 71
Multiprofessionelles Team 328
Multizentrische Studien 178
Münchhausen-by-Proxy-Syndrom (MbPS) 86, 128, 251
Musiktherapie 339
Muskelrelaxation
- progressive 227
Mutter
- frühgebärende 75

N

Nachsorge 383
Neonatologie 76
Nervensystem
- sympathisch-autonomes 208
Netzwerk 277
Neue Morbiditäten 280
Neugeborenen-Intensivstation 75
Neuroblastom 172
Notfall 64
- psychischer 351

O

Obstipation 121
Operation 172
Operationen- und Prozedurenschlüssel (OPS) 356, 362, 379
Organische Angst-Erkrankungen 226
Oxytocin 54

P

Pädiatrischen Onkologie
- psychosoziale Symptome 176
Palliativphase 177
PANDAS (paediatric autoimmune neuropsychiatric disorders associated with streptococcus) 258
Panikstörung 224
PANS (paediatric acute onset neuropsychiatric syndrome) 258
Parentifizierung 211
Passung 55
Pavor nocturnus 130, 215
Pediatric Consultation-Liaison Psychiatry (CLP) 371
Pediatric Medical Traumatic Stress 313
PEPP-Entgeltsystem 362
Perinatalzentrum 76
Perry Preschool Project 93
Personalausstattung 351
Persönlichkeitsdiagnostik 69
Persönlichkeitsmerkmal 258
Persönlichkeitsstörung 271
Pflege- und Erziehungsdienst 324, 371
Pflegeerlös 363
Pflegepersonalkostenvergütung 363
Pflichtversorgung
- sektorierte 372
Pharmakotherapie 267
Phasenkonzept der Nachsorge 300
Phobie
- soziale 224
- spezifische 223
Physiotherapie 190, 196, 346
Placebo-Behandlung 332
Plastizität
- neuronale 47
Posttraumatische Belastungsstörung (PTBS) 103, 202, 235
Prävention 197, 206
- psychosoziale 89
Präventionsforschung 94
Präventionsgesetz 94
Praxisablauf 282
Prekäre Verhältnisse 74

Primärprävention
- psychosoziale 90
Primärversorgung 284, 397
Projektives Verfahren 69
Prozedur 330
Prozessqualität 358
Psychodiagnostik 68
Psychodynamisch Imaginative Traumatherapie für Kinder und Jugendliche (PITT-KID) 240
Psychoedukation 119, 206
Psychohygiene 355
Psychopharmakotherapie 291
Psychosomatik-Betreuungssystem 389
Psychosomatik-Station 319
Psychosomatische Grundversorgung 280, 397
Psychosomatische Probleme frühgeborener Kinder 77
Psychosozialer Konsil- und Liasondienst 303
Psychotherapeutische Medizin 292
Psychotherapie
- bindungsfördernde 212
- stationäre 333
Pubertät 162
Purging 152

Q

Qualitätssicherung 354
Qualitätszirkel 25

R

Reagibilität
- soziale 212
Rechtsmedizin 253
Reflective function 91
Regelverletzung 352
Regression 344
Regulationsstörung
- frühkindliche 214
Regulationsstörungen 340
Rehabilitation
- schulische 382
Rehabilitationsbedürftigkeit 380
Rehabilitationsziel 381
Reinszenierung 378
Reizdarmsyndrom 102
Remissionsphase 177
Rendite
- volkswirtschaftliche 93
Resilienz 26, 50, 54
Resilienzfaktoren 114

Resilienzforschung 59
Resonanz
- emotionale 340
Ressourcen 64, 159, 310, 342, 359
- familiäre 233
Ressourcenorientierung 333
Rhythmusstörung 185
Risikofaktor 310
Rituale 324
Rollenübernahme 80
Rooming-in 76
Rumination 122
Runder Tisch 300

S

Schlaf- Wachregulation 216
Schlafhomöostase 216
Schlafstörung 215
Schlafwandeln 215
Schmerzen 34, 64
- chronische 101
- somatoforme 314
Schmerzerfahrung 204
Schmerzfragebogen 104
Schmerzhäufigkeit 39
Schmerzstörung 192
- somatoforme 34, 101
Schmerzsymptomatik 341
Schmerztherapie 104, 203
Schmerzwahrnehmung 101
Schonraum 324
Schreien 215
- exzessives 214, 223
Schulabsentismus 108, 228
Schuld 83
Schuldgefühl 75, 199, 204, 336
Schuldkonflikt 233
Schule 73, 386
Schule für Kranke 348, 360
Schulungsprogramm 332
schulvermeidendes Verhalten 108
Schütteltrauma 84
Schwerbehinderung 195
Sektion Kinder-, Jugend- und Familienpsychosomatik 377
Sekundärprävention
- psychosoziale 90
Selbstfürsorge 355
Selbsthilfe 389
Selbsthilfegruppe 200
Selbsthilfeverein »Paulinchen« 206
Selbstmanagement 310
- gesundheitserhaltendes 302
Selbstreflexion 62, 291, 338

Selbstregulation 214, 269, 293
Selbstsicherheit 324
Selbstverletzendes Verhalten 233
Selbstverletzung 353, 370
Selbstvertrauen 347
Selbstwahrnehmung 294
Selbstwirksamkeit 331, 342
Selbstwirksamkeitserfahrung 324
Selektive Serotonin-Wiederaufnahmehemmer (SSRI) 233
Seltene Erkrankungen 74
Setting
– therapeutisches 358
Seufzer-Dyspnoe 115
Sexueller Missbrauch 85, 123
Shaken-Baby-Syndrom 86
Sicherheit 326
Simulation 128
Skills 353
Somatisierung 293
Sozial- und neuropädiatrische und pädiatrisch-psychosomatische Therapie (OPS 9–403) 364
Soziale Isolation 175
Soziale Phobie 143
Sozialmedizinische Nachsorge 77, 299
Sozialpädiatrische Zentren (SPZ) 295
Spaltungsphänomen 355
Spaltungstendenz 351
Sphinkter-Detrusor-Dyskoordination 136
Stationäre Rehabilitation 380
Stationsalltag 359
Stationsregeln 352
Stereotypie 130
Stigmatisierung 197
Stigmatisierungsgrad 374
Stillförderung 76
Störung
– psychische 313, 339
– somatoforme 283, 318
Störung des Sozialverhaltens 143, 267, 269
Störungszeichen
– somatoforme 236
Stress 53, 208
– chronischer 310
– toxischer 54
– traumatischer 209, 238
Stresserfahrung
– frühe 90
Stressfaktor 293
Stressniveau 54
Stressreaktion 208
Stresstoleranz 53, 208
Strukturen
– transparente 325

Strukturqualität 357
Stuhlentleerungsstörung 135
Stuhlinkontinenz
– nicht-retentive 127
Substanzmissbrauch 222, 267, 272
Suchtmittelgenuss 352
Suizid 230
Suizidalität 178, 237
– akute 353
Suizidgedanken 354
Supervision 354
Swoon 245
Symptombildung 99
Symptome
– gemeinsame Bewertung 326
– körperliche 279
– physiologische 100
Symptomkalender 331
Syndrom
– somatisches 232
Synkope 131, 222
Systemtheorie 47

T

Tagtraum 131
Tanztherapie 346
Team 325
– therapeutisches 335
Teambesprechung 358
Teilhabe 165, 194, 295
Temperamentsmerkmale 263
Testbatterie zur Aufmerksamkeitsprüfung (TAP) 265
Therapeutisches Milieu 325
Therapieadhärenz 169
Therapiebündnis 247
Therapiemodule 162
Therapieoptimierungsprotokoll 174
Therapieziel 360
Thoraxschmerzen 182
Tic-Störung 265
Todesfall
– misshandlungsbedingt 86
Transgenerationale Weitergabe 53
Transition 159, 171, 377
Transitionsstation 372
Transkutane elektrische Neurostimulation (TENS) 139
Trauma
– frühkindliches 253
Traumafolgestörung 205, 211, 237, 272
– komplexe 319
Traumapsychologischer Symptom- und Resilienzfragebogen (TPSR) 240

Traumatherapie 235, 241
Traumatisierung
– sequenzielle 237
– Typ-I 236
– Typ-II 236
Trennungsangst 110, 225
Trennungsängstlichkeit 235

U

Überbehütung 110
Überdiagnostik 284
Übererregungszeichen 238
Übergabe 327
Übergewicht 142
Überlastungssyndrom 214
Übertragung 355
Übertragungs- und Gegenübertragungserleben 329
Übertragungs- und Gegenübertragungsprozess 378
Übertragungsbeziehung, 219
Übungsfeld 324
Unfall 207
Unfallfolgen 313
Unfallverletzung 201
Unterbringung
– freiheitsentziehende 373
Unterstützungsnetzwerk 300
Urotherapie 138
Uveitis anterior 189

V

Veränderungsmotivation 360
verbändeübergreifende Arbeitsgruppe Entwicklungsdiagnostik (IVAN) 296
Verbrennung 201
Verbrühung 201
Verhaltensauffälligkeiten 199, 269
Verhaltensregulation
– kindliche 214
Verhaltensstörung 204, 269
Verhaltenstherapie
– kognitiv-behaviorale 260
Verhaltensweise
– dissoziale 270

Verkehrsunfall 317
Vermeidungsverhalten 222, 232, 239
Vernachlässigung 85
Versorgung
– medizinische 31
– psychosoziale 57
Versorgungsangebot 277
Versorgungsqualität 57
Versorgungsstrukturen
– interdisziplinäre 312
Versorgungssystem 45
Vertrauen 326
Verweildauer 25
Verwobenheit 294
Vision 398
Vocal Cord Dysfunction (VCD) 115
Vorgehen
– belastungsfokussiertes 289
– pädagogisches 349

W

Wartezeit 277
Watchful waiting 285
Wiedervorstellung 286
Wirkfaktoren 333
Wirkung
– therapeutische 359

Z

Zentrum der Kinder- und Jugendmedizin 378
Zentrum für schwerbrandverletzte Kinder 202
Zerebralparese
– infantile 196
Zeugenschaft 238
Zugangswege 320
Zwanghafte Tendenzen 259
Zwangsgedanken 257
Zwangshandlungen 257
Zwangsinventar für Kinder- und Jugendliche (ZWIK-S/-E) 259
Zwangsrituale 256
Zwei-Faktoren-Modell 259